『本草纲目』全本图典

【第四册】

典藏版

原　　著　李时珍

顾　　问　肖培根

主　　编　陈士林

分册主编　罗建锋　裴　华　刘　国

副 主 编　谢军成　孙　玉　张　鹏　王　庆　张　鹤

人民卫生出版社

图书在版编目（CIP）数据

《本草纲目》全本图典. 第四册 / 陈士林主编. --
北京：人民卫生出版社，2018
ISBN 978-7-117-26474-7

Ⅰ. ①本… Ⅱ. ①陈… Ⅲ. ①《本草纲目》- 图解
Ⅳ. ①R281.3-64

中国版本图书馆 CIP 数据核字（2018）第 088496 号

《本草纲目》全本图典（第四册）

主　　编： 陈士林
出版发行： 人民卫生出版社（中继线 010-59780011）
地　　址： 北京市朝阳区潘家园南里 19 号
邮　　编： 100021
E - mail： pmph @ pmph.com
购书热线： 010-59787592　010-59787584　010-65264830
印　　刷： 北京盛通印刷股份有限公司
经　　销： 新华书店
开　　本： 889 × 1194　1/16　　**印张：** 15
字　　数： 354 千字
版　　次： 2018 年 7 月第 1 版　2018 年 7 月第 1 版第 1 次印刷
标准书号： ISBN 978-7-117-26474-7
定　　价： 640.00 元
打击盗版举报电话：010-59787491　E-mail：WQ @ pmph.com
（凡属印装质量问题请与本社市场营销中心联系退换）

凡　例

一、本套书以明代李时珍著《本草纲目》（金陵版胡承龙刻本）为底本，以金陵版排印本（王育杰整理，人民卫生出版社，2016年）及金陵版美国国会图书馆藏全帙本为校本，按原著的分卷和排序进行内容编排，即按序列、主治、水部、火部、土部、金石部、草部、谷部、菜部、果部、木部、服器部、虫部、鳞部、介部、禽部、兽部、人部的顺序进行编排，共分20册。

二、本套书中“释名”“主治”“附方”等部分所引书名多为简称，如：《本草纲目》简称《纲目》，《名医别录》简称《别录》，《神农本草经》简称《本经》，《日华子诸家本草》简称《日华》，《肘后备急方》简称《肘后方》，等等。

三、人名书名相同的名称，如吴普之类，有时作人名，有时又作书名，情况较复杂，为统一起见，本次编写均按原著一律不加书名号。

四、原著《本草纲目》中的部分中草药名称，与中医药学名词审定委员会公布名称不一致的，为了保持原著风貌，均保留为原著形式，不另作修改。

五、本套书为保持原著风貌，对原著之服器部和人部的内容全文收录，但基本不配图。

六、本套书依托原著的原始记载，根据作者们多年野外工作经验和鉴定研究成果，结合现有考证文献，对《纲目》收载的药物进行了全面的本草考证，梳理了古今药物传承关系，并确定了各药物的基原和相应物种的拉丁学名；对于多基原的药物均进行了综合分析，对于部分尚未能准确确定物种者也有表述。同时，基于现代化、且普遍应用的DNA条形码鉴定体系，在介绍常用中药材之《药典》收载情况的同时附上其基原物种的通用基因碱基序列。由此古今结合、图文并茂，丰富阅读鉴赏感受，并提升其实用参考和珍藏价值。

七、本套书结合现实应用情况附有大量实地拍摄的原动植物（及矿物等）和药材（及饮片）原色图片，方便读者认药和用药。

八、部分药物尚未能解释科学内涵，或者疗效有待证实、原料及制作工艺失传，以及其他因素，故无考证内容及附图，但仍收载《纲目》原始内容，有待后来者研究、发现。

目录

本草纲目草部第十二卷

草之一山草类三十一种

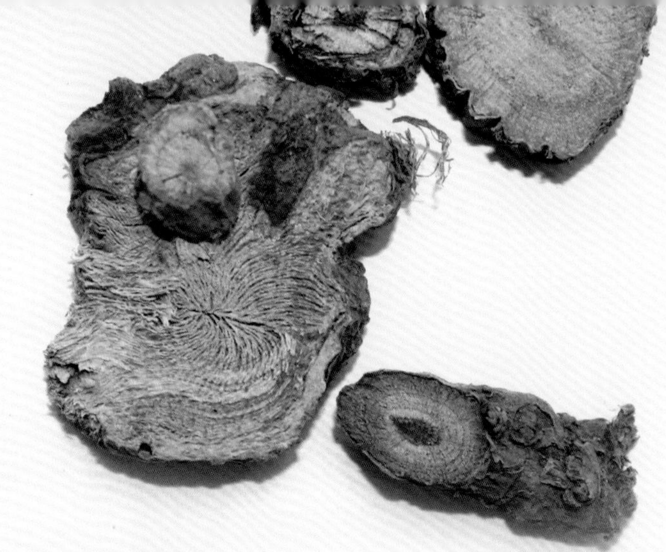

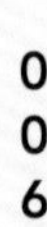

本草纲目

草部第十二卷

草之一 山草类三十一种

‖ **基原** ‖

据《纲目图鉴》及相关考证*等综合分析，本品为豆科植物甘草 *Glycyrrhiza uralensis* Fisch.。分布于新疆、内蒙古、甘肃、黑龙江、吉林、河北等地。《纲目彩图》《药典图鉴》《中草药大典》《大辞典》《中华本草》认为还包括同属植物胀果甘草 *G. inflata* Bat.、光果甘草 *G. glabra* L.。胀果甘草分布于新疆、甘肃等地，光果甘草分布于新疆等地。《药典》收载甘草药材为豆科植物甘草、胀果甘草或光果甘草的干燥根和根茎；春、秋二季采挖，除去须根，晒干。

*高晓娟，赵丹，赵建军，等. 甘草的本草考证 [J]. 中国实验方剂学杂志，2017，23（2）：193.

甘草

甘草

《本经》上品

△甘草的原植物

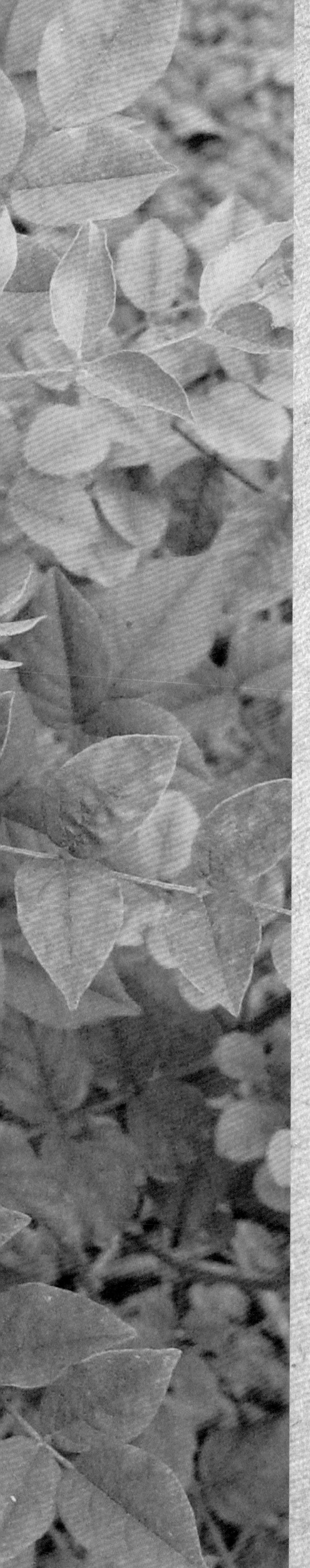

‖ **释名** ‖

蜜甘别录**蜜草**别录**美草**别录**蕗草**别录**灵通**记事珠**国老**别录。[弘景曰] 此草最为众药之主，经方少有不用者，犹如香中有沉香也。国老即帝师之称，虽非君而为君所宗，是以能安和草石而解诸毒也。[甄权曰] 诸药中甘草为君，治七十二种乳石毒，解一千二百般草木毒，调和众药有功，故有国老之号。

‖ **集解** ‖

[别录曰] 甘草生河西川谷积沙山及上郡。二月、八月除日采根，曝干，十日成。[陶弘景曰] 河西上郡今不复通市。今出蜀汉中，悉从汶山诸夷中来。赤皮断理，看之坚实者，是抱罕草，最佳。抱罕乃西羌地名。亦有火炙干者，理多虚疏。又有如鲤鱼肠者，被刀破，不复好。青州间有而不如。又有紫甘草，细而实，乏时亦可用。[苏颂曰] 今陕西、河东州郡皆有之。春生青苗，高一二尺，叶如槐叶，七月开紫花似柰冬，结实作角子如毕豆。根长者三四尺，粗细不定，皮赤色，上有横梁，梁下皆细根也。采得去芦头及赤皮，阴干用。今甘草有数种，以坚实断理者为佳。其轻虚纵理及细韧者不堪，惟货汤家用之。谨按尔雅云：蘦，大苦。郭璞：蘦似地黄。又诗唐风云，采苓采苓，首阳之巅，是也。蘦与苓通用。首阳之山在河东蒲坂县，乃今甘草所生处相近，而先儒所说苗叶与今全别，岂种类有不同者乎？[李时珍曰] 按沈括笔谈云：本草注引尔雅蘦大苦之注为甘草者，非矣。郭璞之注，乃黄药也，其味极苦，故谓之大苦，非甘草也。甘草枝叶悉如槐，高五六尺，但叶端微尖而糙涩，似有白毛，结角如相思角，作一本生，至熟时角拆，子扁如小豆，极坚，齿啮不破，今出河东西界。寇氏衍义亦取此说，而不言大苦非甘草也。以理度之，郭说形状殊不相类，沈说近之。今人惟以大径寸而结紧断纹者为佳，谓之粉草。其轻虚细小者，皆不及之。刘绩霏雪录，言安南甘草大者如柱，土人以架屋，不识果然否也。

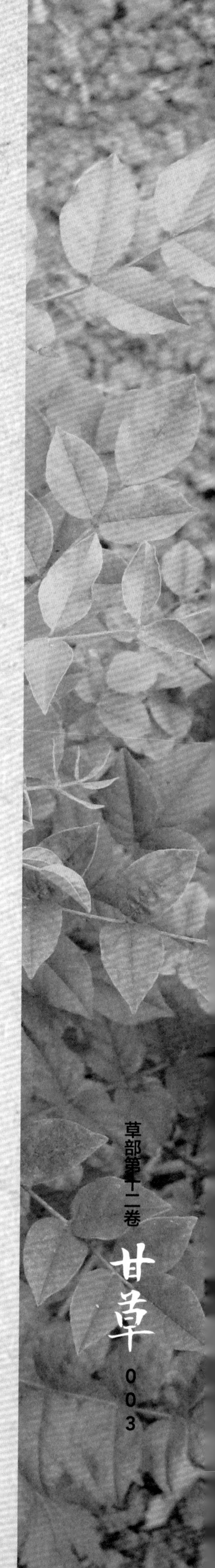

根

‖ **修治** ‖

[雷敩曰] 凡使须去头尾尖处，其头尾吐人。每用切长三寸，擘作六七片，入瓷器中盛，用酒浸蒸，从巳至午，取出暴干剉细用。一法：每斤用酥七两涂炙，酥尽为度。又法：先炮令内外赤黄用。[时珍曰] 方书炙甘草皆用长流水蘸湿炙之，至熟刮去赤皮，或用浆水炙熟，未有酥炙、酒蒸者。大抵补中宜炙用，泻火宜生用。

‖ **气味** ‖

甘，平，无毒。[寇宗奭曰] 生则微凉，味不佳；炙则温。[王好古曰] 气薄味厚，升而浮，阳也。入足太阴厥阴经。[时珍曰] 通入手足十二经。[徐之才曰] 术、苦参、干漆为之使，恶远志，反大戟、芫花、甘遂、海藻。[权曰] 忌猪肉。[时珍曰] 甘草与藻、戟、遂、芫四物相反，而胡洽居士治痰澼，以十枣汤加甘草、大黄，乃是痰在膈上，欲令通泄，以拔去病根也。东垣李杲治项下结核，消肿溃坚汤加海藻。丹溪朱震亨治劳瘵，莲心饮用芫花。二方俱有甘草，皆本胡居士之意也。故陶弘景言古方亦有相恶相反者，乃不为害。非妙达精微者，不知此理。

‖ **主治** ‖

五脏六腑寒热邪气，坚筋骨，长肌肉，倍气力，金疮尰，解毒。久服轻身延年。本经。尰音时勇切，肿也。**温中下气，烦满短气，伤脏咳嗽，止渴，通经脉，利血气，解百药毒，为九土之精，安和七十二种石，一千二百种草。**别录。**主腹中冷痛，治惊痫，除腹胀满，补益五脏，肾气内伤，令人阴不痿，主妇人血沥腰痛，凡虚而多热者加用之。**甄权。**安魂定魄，补五劳七伤，一切虚损，惊悸烦闷健忘，通九窍，利百脉，益精养气，壮筋骨。**大明。**生用泻火热，熟用散表寒，去咽痛，除邪热，缓正气，养阴血，补脾胃，润肺。**李杲。**吐肺痿之脓血，消五发之疮疽。**好古。**解小儿胎毒惊痫，降火止痛。**时珍。

▽甘草（根）切片

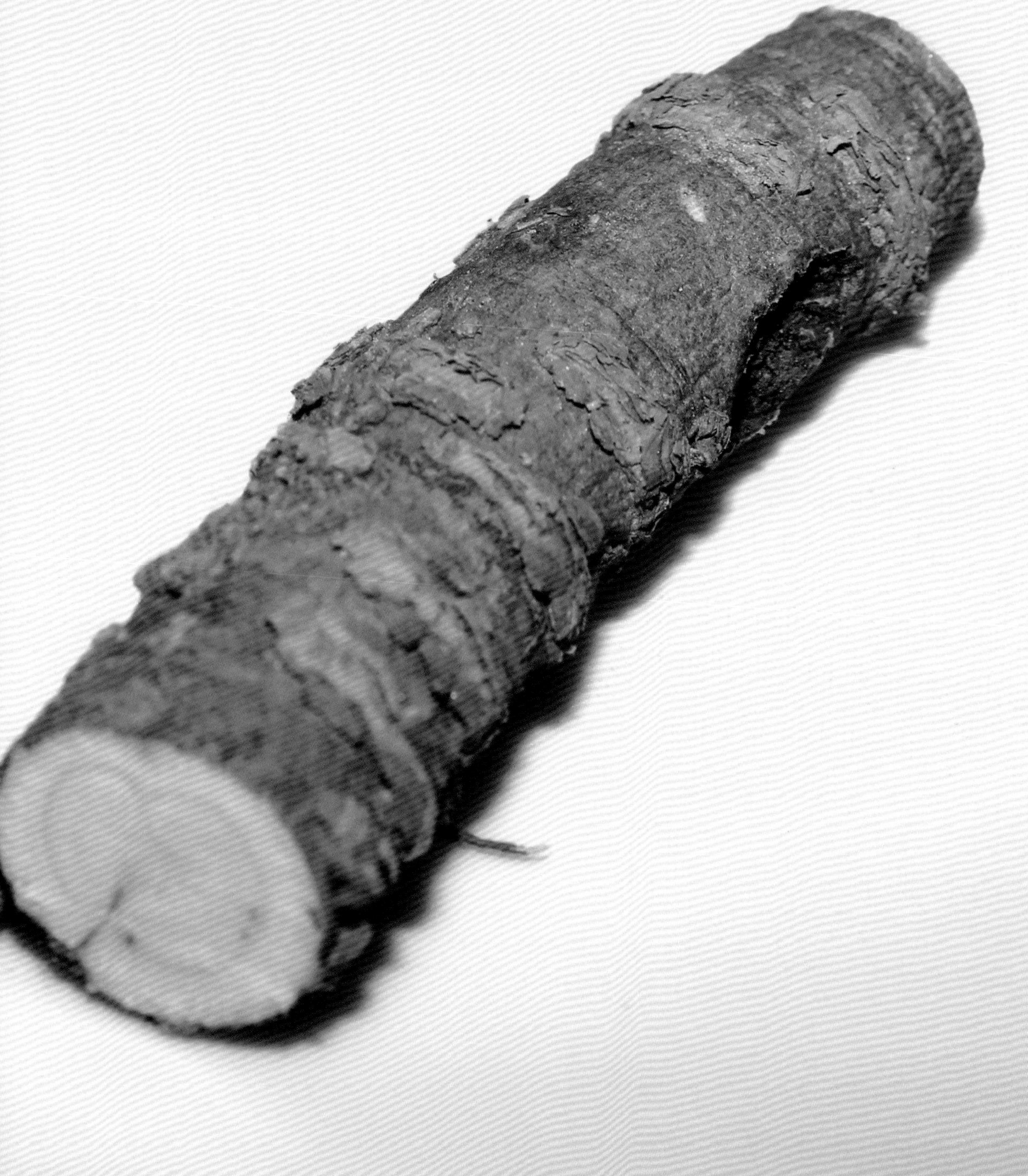

梢

‖ **主治** ‖

生用治胸中积热，去茎中痛，加酒煮玄胡索、苦楝子尤妙。元素。

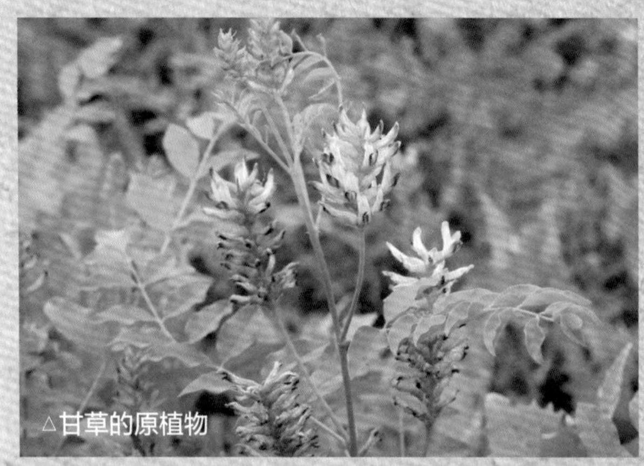
△甘草的原植物

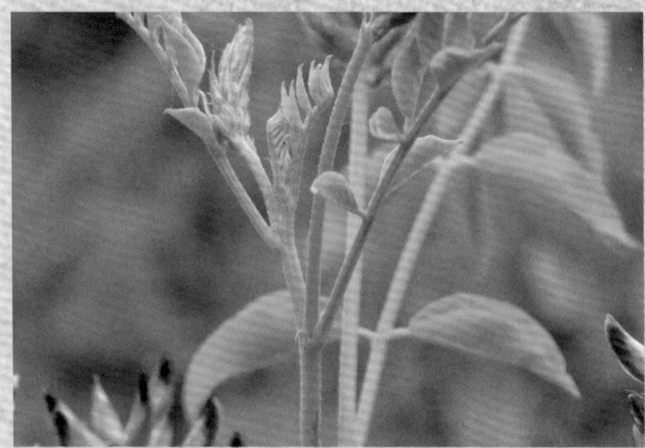

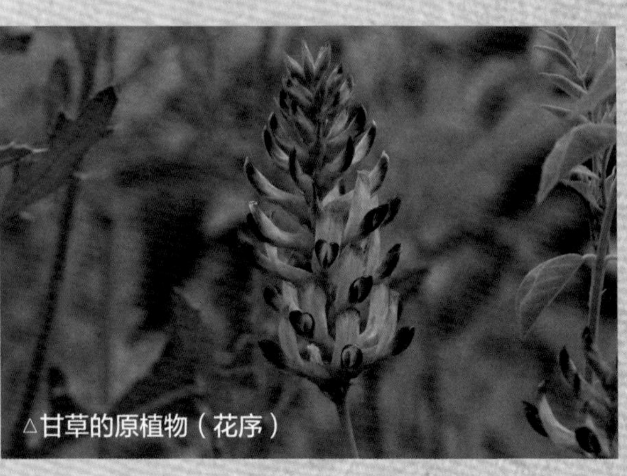
△甘草的原植物（花序）

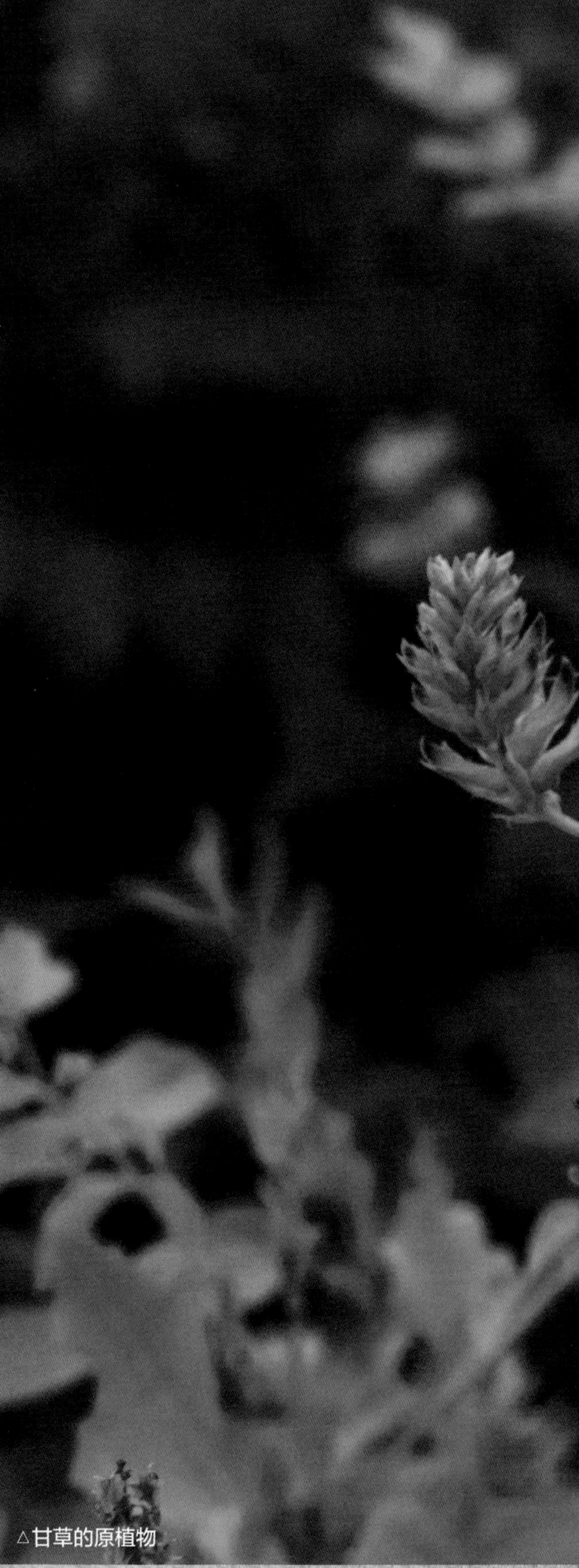
△甘草的原植物

甘草 *Glycyrrhiza uralensis* ITS2 条形码主导单倍型序列：

1　CAGACCGTTG CCCGATGCCA ATTGCCTCGC GATAGGTACT TTGGTTGTGC AGGGTGAATG TTGGCTTCCC GTGAGCATTG
81　CGGCCTCACG GTTGGCTCAA AACTGAGTCC ATGGTAGGGT TTGGCATGAT CGATGGTGGT TGAGTGACGC TCGAGACCAA
161 TCATGTGTGA CTCCACTGAG TTTGGGCTCT GTAACCAATA GGCGTCTTTG AACGCTCGTG ATG

胀果甘草 *Glycyrrhiza inflate* ITS2 条形码主导单倍型序列：

1　CAGACCGTTG CCCGACAACA ATTGCCTCGC GATAGGTACT TTGGTTGTGC AGGGTGAATG TTGGCTTCCC GTGAGCATTG
81　CGGCCTCACG GTTGGCTCAA AACTGAGTCC ATGGTAGGGT TTGGCATGAT CGATGGTGGT TGAGTGACGC TCGAGACCAA
161 TCATGTGTGA CTCCACTGAG TTTGGGCTCT GTAACCAATA GGCGTCTTTG AACGCTCGTG ATG

光果甘草 *Glycyrrhiza glabra* ITS2 条形码主导单倍型序列：

1　CAGACCGTTG CCCGACAACA ATTGCCTCGC GATAGGTACT TTGGTTGTGC AGGGTGAATG TTGGCTTCCC GTGAGCATTG
81　CGGCCTCACG GTTGGCTCAA AACTGAGTCC ATGGTAGGGT TTGGCATGAT CGATGGTGGT TGAGTGACGC TCGAGACCAA
161 TCATGTGTGA CTCCACTGAG TTTGGGCTCT GTAACCAATA GGCGTCTTTG AACGCTCGTG ATG

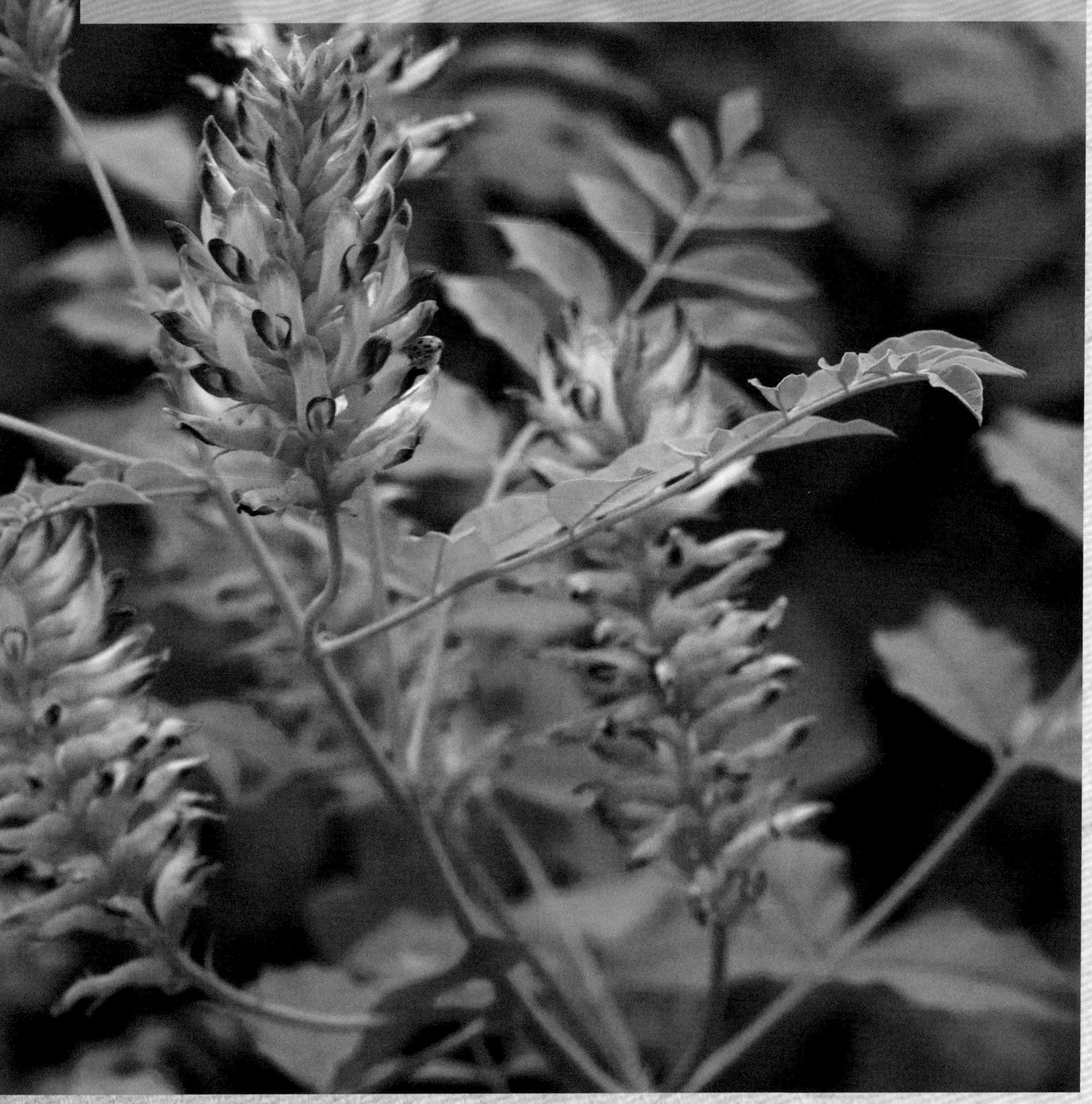

头

‖ **主治** ‖

生用能行足厥阴、阳明二经污浊之血，消胀导毒。震亨。**主痈肿，宜入吐药。**时珍。

‖ **发明** ‖

[震亨曰] 甘草味甘，大缓诸火，黄中通理，厚德载物之君子也。欲达下焦，须用梢子。[杲曰] 甘草气薄味厚，可升可降，阴中阳也。阳不足者，补之以甘。甘温能除大热，故生用则气平，补脾胃不足而大泻心火；炙之则气温，补三焦元气而散表寒，除邪热，去咽痛，缓正气，养阴血。凡心火乘脾，腹中急痛，腹皮急缩者，宜倍用之。其性能缓急，而又协和诸药，使之不争。故热药得之缓其热，寒药得之缓其寒，寒热相杂者用之得其平。[好古曰] 五味之用，苦泄辛散，酸收咸软，甘上行而发，而本草言甘草下气何也？盖甘味主中，有升降浮沉，可上可下，可外可内，有和有缓，有补有泄，居中之道尽矣。张仲景附子理中汤用甘草，恐其僭上也；调胃承气汤用甘草，恐其速下也，皆缓之之意。小柴胡汤有柴胡、黄芩之寒，人参、半夏之温，而用甘草者，则有调和之意。建中汤用甘草，以补中而缓脾急也；凤髓丹用甘草，以缓肾急而生元气也，乃甘补之意。又曰：甘者令人中满，中满者勿食甘，甘缓而壅气，非中满所宜也。凡不满而用炙甘草为之补，若中满而用生甘草为之泻，能引诸药直至满所，甘味入脾，归其所喜，此升降浮沉之理也。经云，以甘补之，以甘泻之，以甘缓之，是矣。[时珍曰] 甘草外赤中黄，色兼坤离；味浓气薄，资全土德。协和群品，有元老之功；普治百邪，得王道之化。赞帝力而人不知，敛神功而己不与，可谓药中之良相也。然中满、呕吐、酒客之病，不喜其甘；而大戟、芫花、甘遂、海藻，与之相反。是亦迂缓不可以救昏昧，而君子尝见嫉于宵人之意欤？[颂曰] 按孙思邈千金方论云：甘草解百药毒，如汤沃雪。有中乌头、巴豆毒，甘草入腹即定，验如反掌。方称大豆解百药毒，予每试之不效，加入甘草为甘豆汤，其验乃奇也。又葛洪肘后备急方云：席辩刺史尝言岭南俚人解蛊毒药，并是常用之物，畏人得其法，乃言三百头牛药，或言三百两银药。久与亲狎，乃得其详。凡饮食时，先取炙熟甘草一寸，嚼之咽汁，若中毒随即吐出。仍以炙甘草三两，生姜四两，水六升，煮二升，日三服。或用都淋藤、黄藤二物，酒煎温常服，则毒随大小溲出。又常带甘草数寸，随身备急。若经含甘草而食物不吐者，非毒物也。三百头牛药，即土常山也。三百两银药，即马兜铃藤也。详见各条。

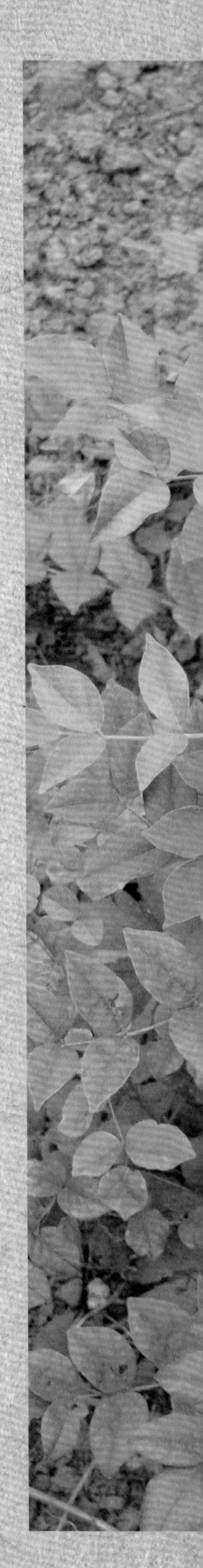

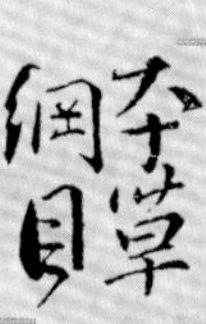

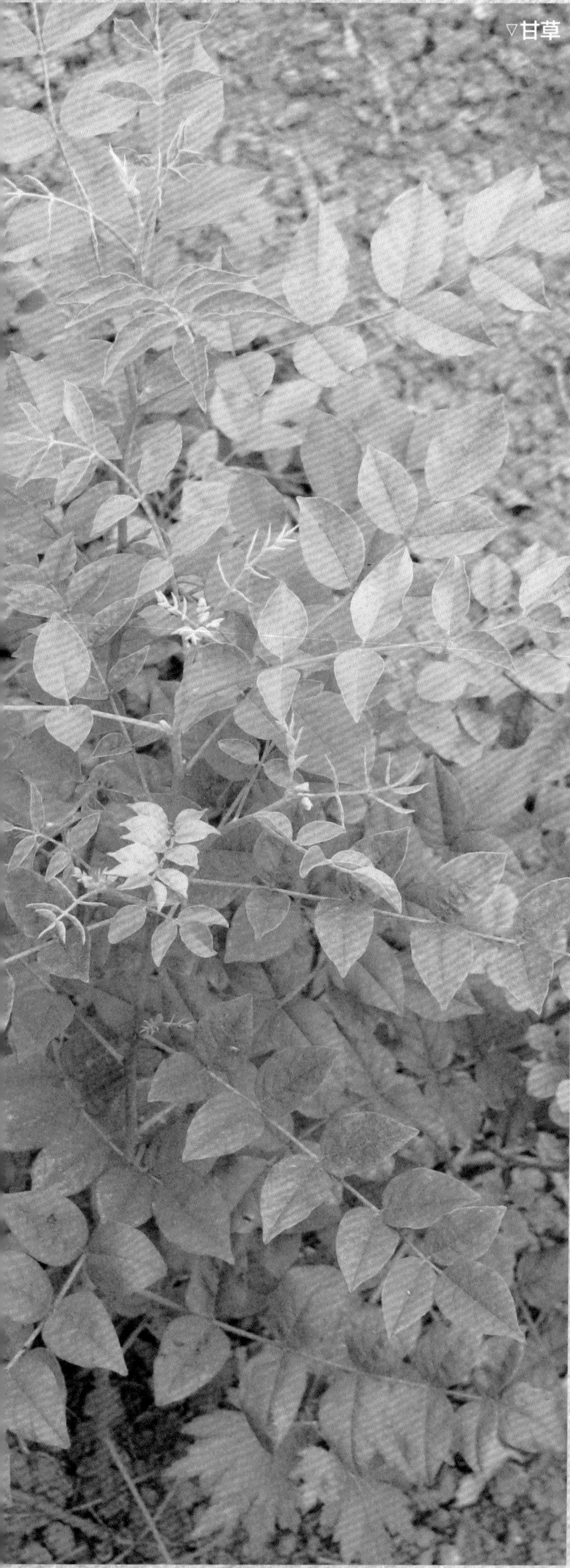

▽甘草

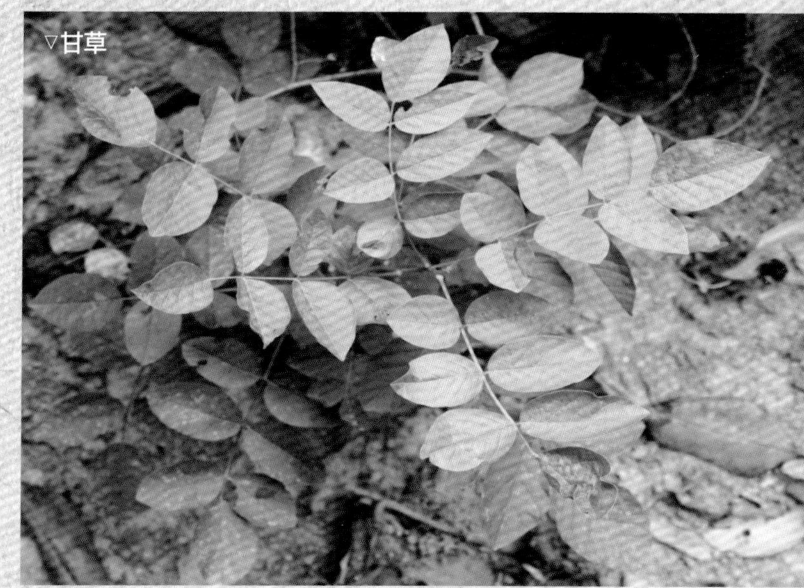

▽甘草

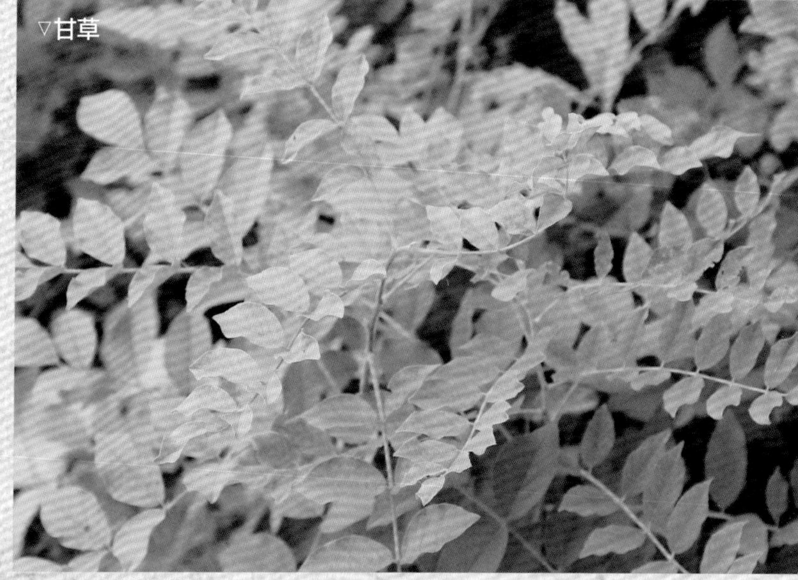

▽甘草

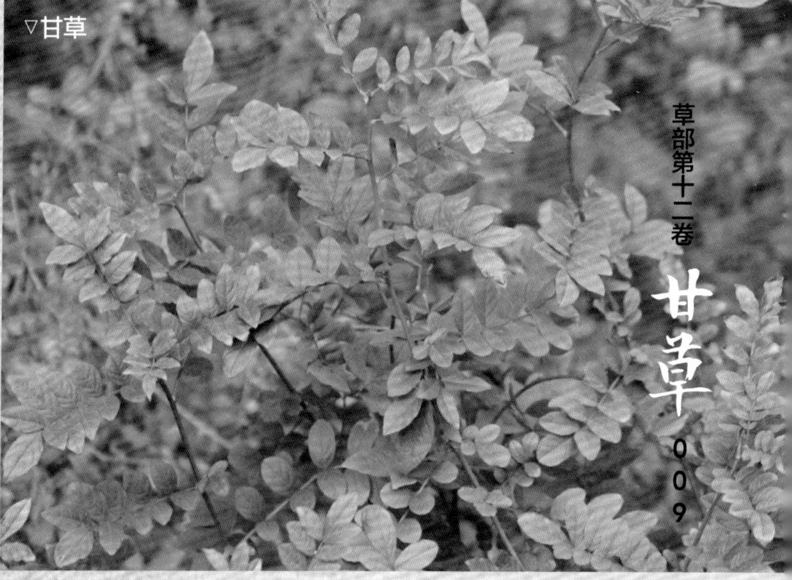

▽甘草

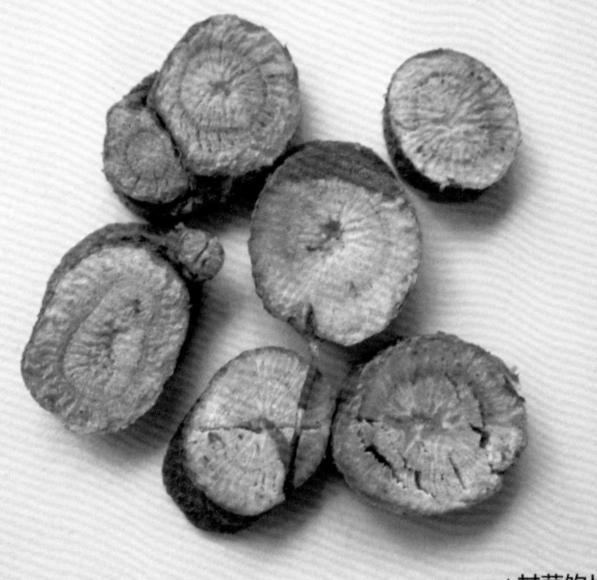

△甘草饮片　△甘草饮片

‖**附方**‖

旧十五，新二十。**伤寒心悸**脉结代者。甘草二两，水三升，煮一半，服七合，日一服。伤寒类要。**伤寒咽痛**少阴证。甘草汤主之。用甘草二两蜜水炙，水二升，煮一升半，服五合，日二服。张仲景伤寒论。**肺热喉痛**有痰热者。甘草炒二两，桔梗米泔浸一夜一两，每服五钱，水一钟半，入阿胶半片，煎服。钱乙直诀。**肺痿多涎**肺痿吐涎沫，头眩，小便数而不咳者，肺中冷也，甘草干姜汤温之。甘草炙四两，干姜炮二两，水三升，煮一升五合，分服。张仲景金匮要略。**肺痿久嗽**涕唾多，骨节烦闷，寒热。以甘草三两炙，捣为末。每日取小便三合，调甘草末一钱，服之。广利方。**小儿热嗽**甘草二两，猪胆汁浸五宿，炙研末，蜜丸绿豆大，食后薄荷汤下十丸。名凉膈丸。圣惠方。**初生解毒**小儿初生，未可便与朱砂蜜。只以甘草一指节长，炙碎，以水二合，煮取一合，以绵染点儿口中，可为一蚬壳，

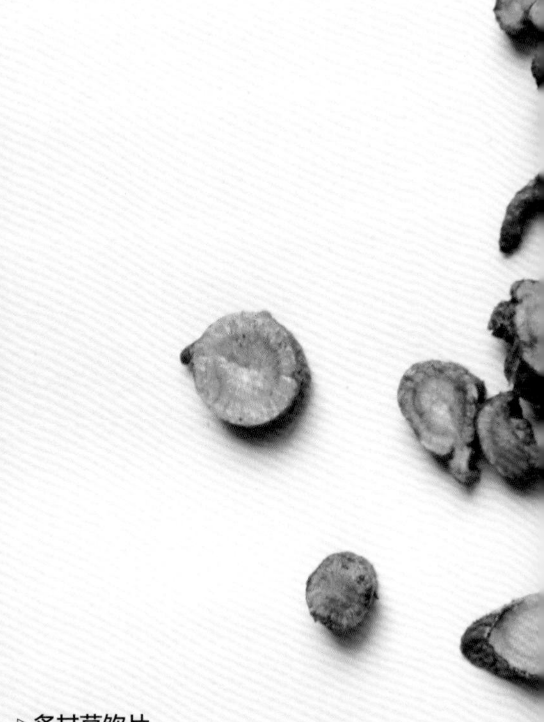

▷炙甘草饮片

当吐出胸中恶汁。此后待儿饥渴，更与之。令儿智慧无病，出痘稀少。王璆选方。**初生便闭**甘草、枳壳煨各一钱，水半盏煎服。全幼心鉴。**小儿撮口**发噤。用生甘草二钱半，水一盏，煎六分，温服，令吐痰涎，后以乳汁点儿口中。金匮玉函。**婴儿目涩**月内目闭不开，或肿羞明，或出血者，名慢肝风。用甘草一截，以猪胆汁炙为末，每用米泔调少许灌之。幼幼新书。**小儿遗尿**大甘草头煎汤，夜夜服之。危氏得效方。**小儿尿血**甘草一两二钱，水六合，煎二合，一岁儿一日服尽。姚和众至宝方。**小儿羸瘦**甘草三两，炙焦为末，蜜丸绿豆大。每温水下五丸，日二服。金匮玉函。**大人羸瘦**甘草三两炙，每旦以小便煮三四沸，顿服之，良。外台秘要。**赤白痢下**崔宣州衍所传方用甘草一尺，炙劈破，以淡浆水蘸三二度，又以慢火炙之，后用生姜去皮半两，二味以浆水一升半，煎取八合，服之立效。梅师方用甘草一两炙，肉豆蔻七个煨剉，以水三升，煎一升，分服。**舌肿塞口**不治杀人。甘草煎浓汤，热漱频吐。圣济总录。**太阴口疮**甘草二寸，白矾一粟大，同嚼咽汁。保命集。**发背痈疽**崔元亮海上集验方云：李北海言，此方乃神授，极奇秘。用甘草三大两，生捣筛末，大麦面九两，和匀，取好酥少许入内，下沸水搜如饼状，方圆大于疮一分，热傅肿上，以绸片及故纸隔，令通风，冷则换之。已成者脓水自出，未成者肿便内消，仍当吃黄芪粥为妙。又一法：甘草一大两，水炙捣碎，水一大升浸之，器上横一小刀子，露一宿，平明以物搅令沫出，去沫服之，但是疮肿发背皆甚效。苏颂图经。**诸般痈**

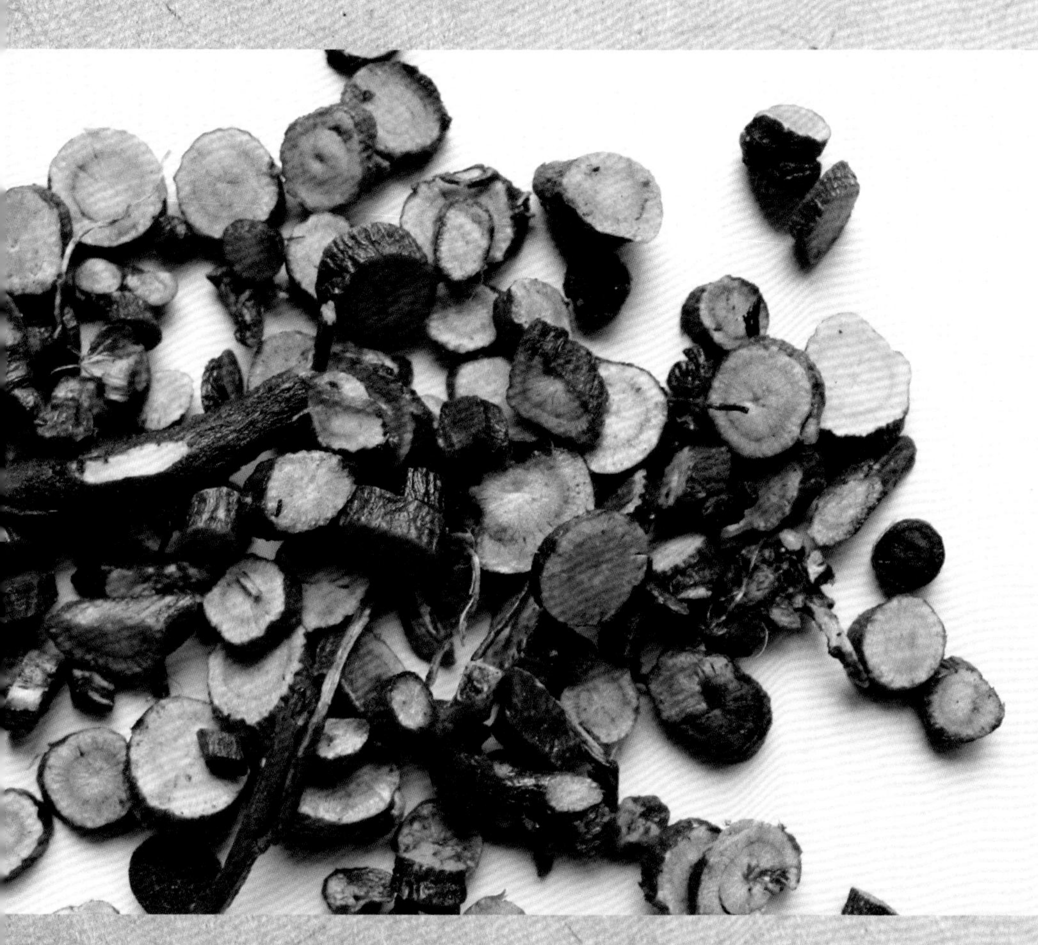

疽甘草三两，微炙切，以酒一斗同浸瓶中，用黑铅一片溶成汁，投酒中取出，如此九度。令病者饮酒至醉，寝后即愈也。经验方。**一切痈疽**诸发，预期服之，能消肿逐毒，使毒不内攻，功效不可俱述。用大横文粉草二斤捶碎，河水浸一宿，揉取浓汁，再以密绢过，银石器内慢火熬成膏，以瓷罐收之。每服一二匙，无灰酒或白汤下，曾服丹药者亦解之，或微利无妨，名国老膏。外科精要方。**痈疽秘塞**生甘草二钱半，井水煎服，能疏导下恶物。直指方。**乳痈初起**炙甘草二钱，新水煎服，仍令人咂之。直指方。**些小痈疖**发热时，即用粉草节，晒干为末，热酒服一二钱，连进数服，痛热皆止。外科精要方。**痘疮烦渴**粉甘草炙，栝楼根等分，水煎服之。甘草能通血脉，发疮痘也。直指方。**阴下悬痈**生于谷道前后，初发如松子大，渐如莲子，数十日后，赤肿如桃李，成脓即破，破则难愈也。用横文甘草一两，四寸截断，以溪涧长流水一碗，河水、井水不用，以文武火慢慢蘸水炙之，自早至午，令水尽为度，劈开视之，中心水润乃止。细剉，用无灰好酒二小碗，煎至一碗，温服，次日再服，便可保无虞。此药不能急消，过二十日，方得消尽。兴化守康朝病已破，众医拱手，服此两剂即合口，乃韶州刘从周方也。李迅痈疽方。**阴头生疮**蜜煎甘草末，频频涂之神效。千金方。**阴下湿痒**甘草煎汤，日洗三五度。古今录验。**代指肿痛**甘草煎汤渍之。千金方。**冻疮发裂**甘草煎汤洗之。次以黄连、黄檗、黄芩末，入轻粉、麻油调傅。谈野翁方。**汤火灼疮**甘草煎蜜涂。李楼奇方。**蛊毒药毒**甘草节，以真麻油浸之，年久愈妙。每用嚼咽，或水煎服，神妙。直指方。**小儿中蛊**欲死者。甘草半两，水一盏，煎五分服，当吐出。金匮玉函。**牛马肉毒**甘草煮浓汁，饮一二升，或煎酒服，取吐或下。如渴，不可饮水，饮之即死。千金方。**饮馔中毒**未审何物，卒急无药。只煎甘草荠苨汤，入口便活。金匮玉函方。**水茛菪毒**菜中有水莨菪，叶圆而光，有毒，误食令人狂乱，状若中风，或作吐。以甘草煮汁服之，即解。金匮玉函妙方。

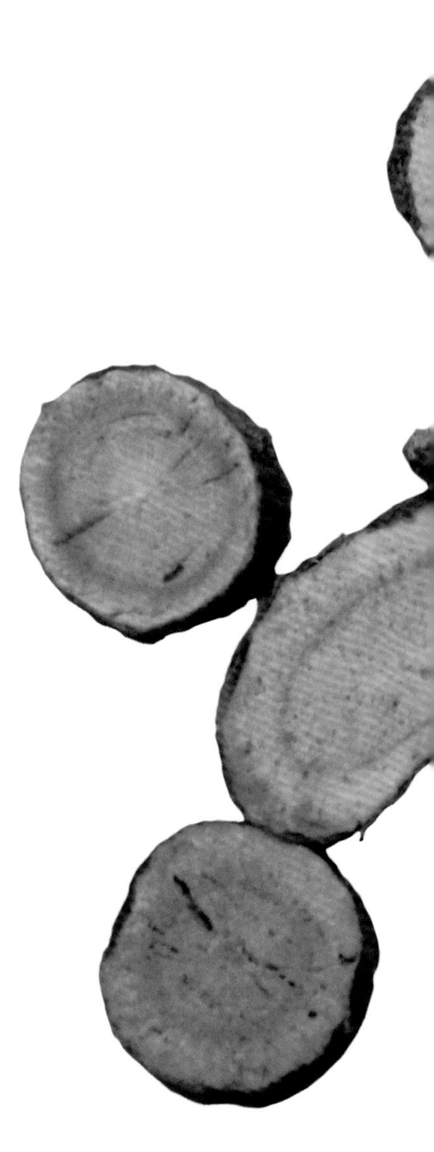

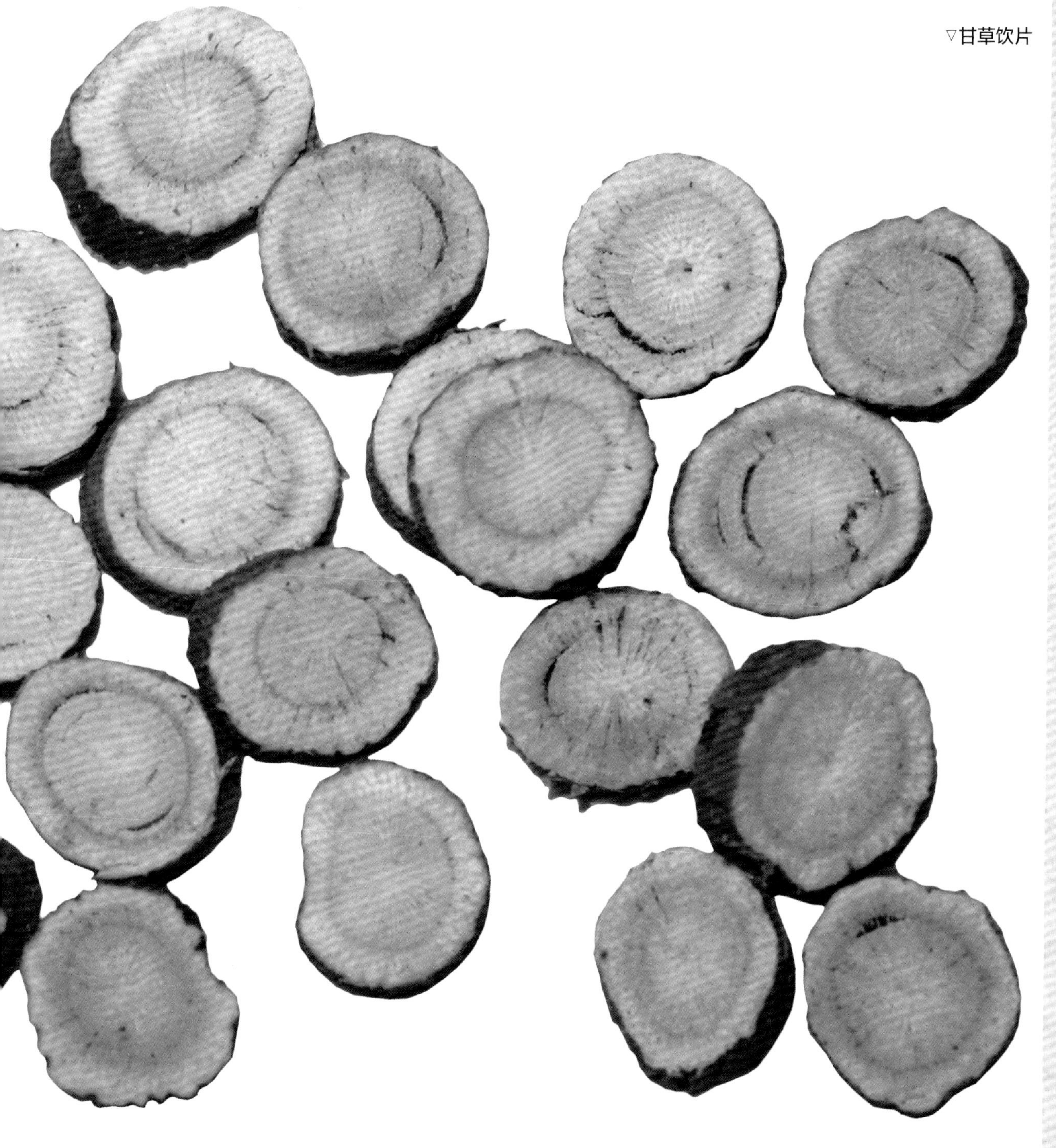

▽甘草饮片

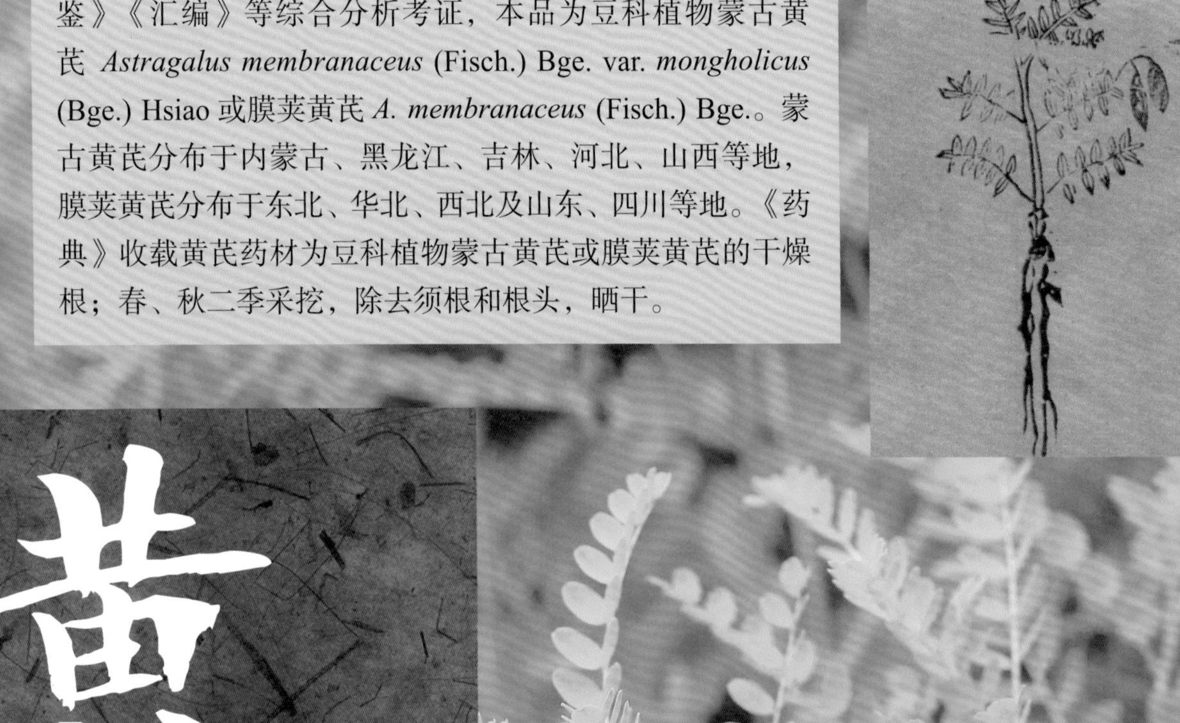

黄耆

《本经》上品

‖ **基原** ‖

据《纲目图鉴》《纲目彩图》《药典图鉴》《中药图鉴》《汇编》等综合分析考证，本品为豆科植物蒙古黄芪 *Astragalus membranaceus* (Fisch.) Bge. var. *mongholicus* (Bge.) Hsiao 或膜荚黄芪 *A. membranaceus* (Fisch.) Bge.。蒙古黄芪分布于内蒙古、黑龙江、吉林、河北、山西等地，膜荚黄芪分布于东北、华北、西北及山东、四川等地。《药典》收载黄芪药材为豆科植物蒙古黄芪或膜荚黄芪的干燥根；春、秋二季采挖，除去须根和根头，晒干。

△黄芪的原植物

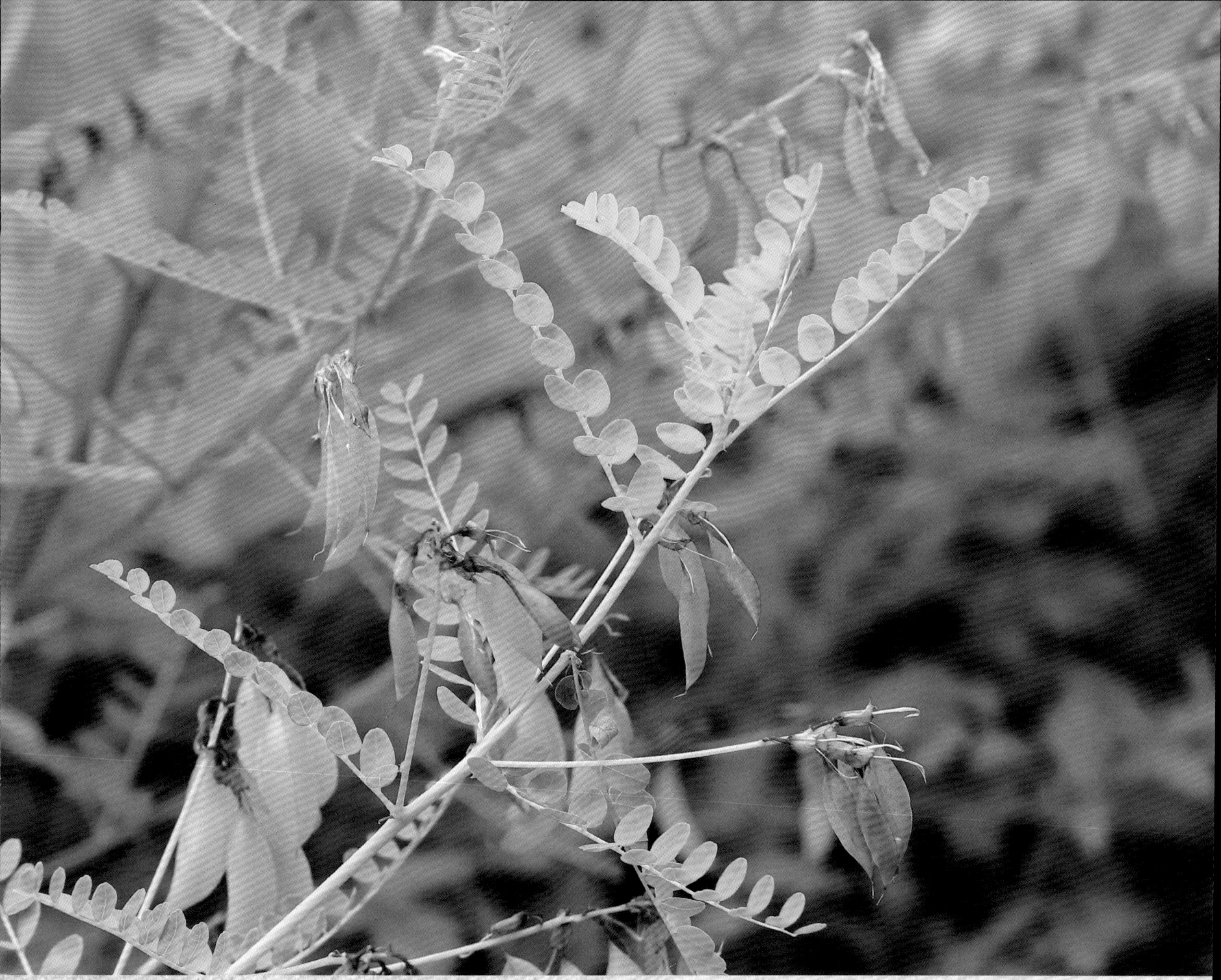

‖释名‖

黄芪纲目**戴糁**本经**戴椹**别录又名独椹。**芰草**别录又名蜀脂。**百本**别录**王孙**药性论。

[时珍曰] 耆，长也。黄芪色黄，为补药之长，故名。今俗通作黄芪。或作蓍者非矣，蓍乃蓍龟之蓍，音尸。王孙与牡蒙同名异物。

‖集解‖

[别录曰] 黄芪生蜀郡山谷、白水、汉中，二月、十月采，阴干。[弘景曰] 第一出陇西洮阳，色黄白甜美，今亦难得。次用黑水宕昌者，色白肌理粗，新者亦甘而温补。又有蚕陵白水者，色理胜蜀中者而冷补。又有赤色者，可作膏贴。俗方多用，道家不须。[恭曰] 今出原州及华原者最良，蜀汉不复采用。宜州、宁州者亦佳。[颂曰] 今河东、陕西州郡多有之。根长二三尺以来。独茎，或作丛生，枝干去地二三寸。其叶扶疏作羊齿状，又如蒺藜苗。七月中开黄紫花。其实作荚子，长寸许。八月中采

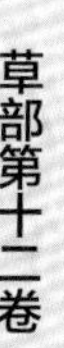

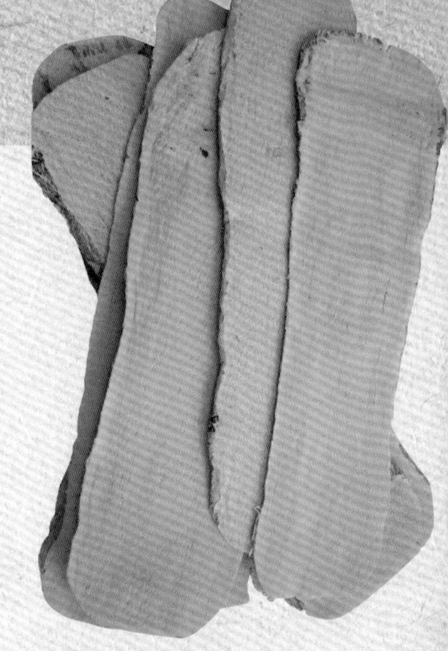

根用。其皮折之如绵，谓之绵黄芪。然有数种，有白水芪、赤水芪、木芪，功用并同，而力不及白水芪。木芪短而理横。今人多以苜蓿根假作黄芪，折皮亦似绵，颇能乱真。但苜蓿根坚而脆，黄芪至柔韧，皮微黄褐色，肉中白色，此为异耳。[承曰] 黄芪本出绵上者为良，故名绵黄芪，非谓其柔韧如绵也。今图经所绘宪州者，地与绵上相邻也。[好古曰] 绵上即山西沁州，白水在陕西同州。黄芪味甘，柔软如绵，能令人肥；苜蓿根，味苦而坚脆，俗呼为土黄芪，能令人瘦。用者宜审。[嘉谟曰] 绵上，沁州乡名，今有巡检司，白水、赤水二乡，俱属陇西。[时珍曰] 黄芪叶似槐叶而微尖小，又似蒺藜叶而微阔大，青白色。开黄紫花，大如槐花。结小尖角，长寸许。根长二三尺，以紧实如箭竿者为良。嫩苗亦可煠淘茹食。其子收之，十月下种，如种菜法亦可。

‖ **修治** ‖

[敩曰] 凡使勿用木芪草，真相似，只是生时叶短并根横也。须去头上皱皮，蒸半日，擘细，于槐砧上剉用。[时珍曰] 今人但捶扁，以蜜水涂炙数次，以熟为度。亦有以盐汤润透，器盛，于汤瓶蒸熟切用者。

▽黄芪的原植物

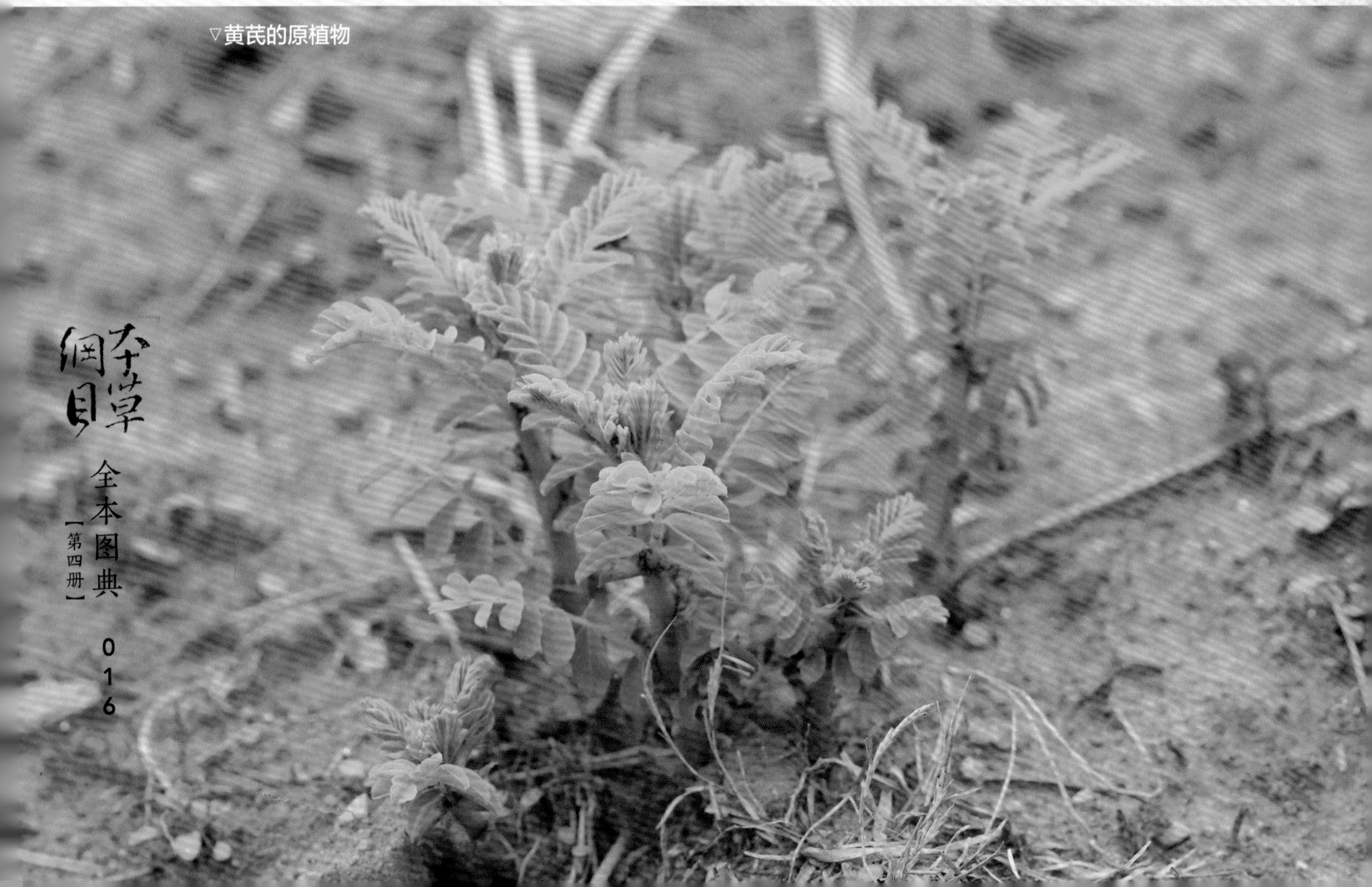

根

‖**气味**‖

甘，微温，无毒。本经。**白水者冷，补。**别录。[元素曰] 味甘，气温，平。气薄味厚，可升可降，阴中阳也。入手足太阴气分，又入手少阳、足少阴命门。[之才曰] 茯苓为之使，恶龟甲、白鲜皮。

‖**主治**‖

痈疽久败疮，排脓止痛，大风癞疾，五痔鼠瘘，补虚，小儿百病。本经。**妇人子脏风邪气，逐五脏间恶血，补丈夫虚损，五劳羸瘦，止渴，腹痛泄痢，益气，利阴气。**别录。**主虚喘，肾衰耳聋，疗寒热，治发背，内补。**甄权。**助气壮筋骨，长肉补血，破癥癖，瘰疬瘿赘，肠风血崩，带下赤白痢，产前后一切病，月候不匀，痰嗽，头风热毒赤目。**日华。**治虚劳自汗，补肺气，泻肺火心火，实皮毛，益胃气，去肌热及诸经之痛。**元素。**主太阴疟疾，阳维为病苦寒热，督脉为病逆气里急。**好古。

‖**发明**‖

[弘景曰] 出陇西者温补，出白水者冷补。又有赤色者，可作膏，用消痈肿。[藏器曰] 虚而客热，用白水黄芪；虚而客冷，用陇西黄芪。[大明曰] 黄芪药中补益，呼为羊肉。白水芪凉无毒，排脓治血，及烦闷热毒骨蒸劳。赤水芪凉无毒，治血退热毒，余功并同。木芪凉无毒，治烦排脓之力，微于黄芪，遇阙即倍用之。[元素曰] 黄芪甘温纯阳，其用有

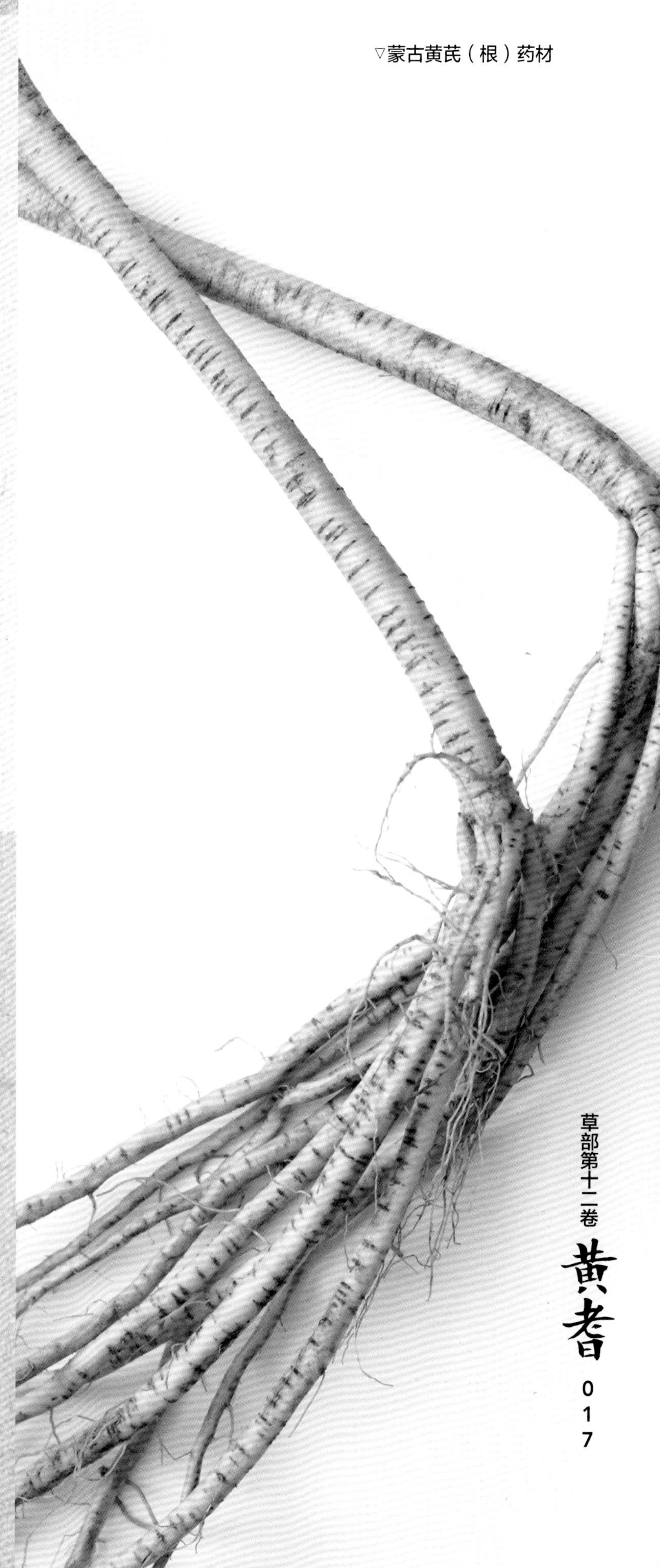

▽蒙古黄芪（根）药材

五：补诸虚不足，一也；益元气，二也；壮脾胃，三也；去肌热，四也；排脓止痛，活血生血，内托阴疽，为疮家圣药，五也。又曰：补五脏诸虚，治脉弦自汗，泻阴火，去虚热，无汗则发之，有汗则止之。[好古曰] 黄芪治气虚盗汗，并自汗及肤痛，是皮表之药；治咯血，柔脾胃，是中州之药；治伤寒尺脉不至，补肾脏元气，是里药，乃上中下内外三焦之药也。[杲曰] 灵枢云：卫气者，所以温分肉而充皮肤，肥腠理而司开阖。黄芪既补三焦，实卫气，与桂同功；特比桂甘平，不辛热为异耳。但桂则通血脉，能破血而实卫气，芪则益气也。又黄芪与人参、甘草三味，为除躁热肌热之圣药。脾胃一虚，肺气先绝。必用黄芪温分肉，益皮毛，实腠理，不令汗出，以益元气而补三焦。[震亨曰] 黄芪补元气，肥白而多汗者为宜；若面黑形实而瘦者服之，令人胸满，宜以三拗汤泻之。[宗奭曰] 防风、黄芪，世多相须而用。唐许胤宗初仕陈为新蔡王外兵参军时，柳太后病风不能言，脉沉而口噤。胤宗曰：既不能下药，宜汤气蒸之，药入腠理，周时可瘥。乃造黄芪防风汤数斛，置于床下，气如烟雾，其夕便得语也。[杲曰] 防风能制黄芪，黄芪得防风其功愈大，乃相畏而相使也。[震亨曰] 人之口通乎地，鼻通乎天。口以养阴，鼻以养阳。天主清，故鼻不受有形而受无形；地主浊，故口受有形而兼乎无形。柳太后之病不言，若以有形之汤，缓不及事；今投以二物，汤气满室，则口鼻俱受。非智者通神，不可回生也。[杲曰] 小儿外物惊，宜用黄连安神丸镇心药。若脾胃寒湿，呕吐腹痛，泻痢青白，宜用益黄散药。如脾胃伏火，劳役不足之证，及服巴豆之类，胃虚而成慢惊者，用益黄、理中之药，必伤人命。当于心经中，以甘温补土之源，更于脾土中，以甘寒泻火，以酸凉补金，使金旺火衰，风木自平矣。今立黄芪汤泻火补金益土，为神治之法。用炙黄芪二钱，人参一钱，炙甘草五分，

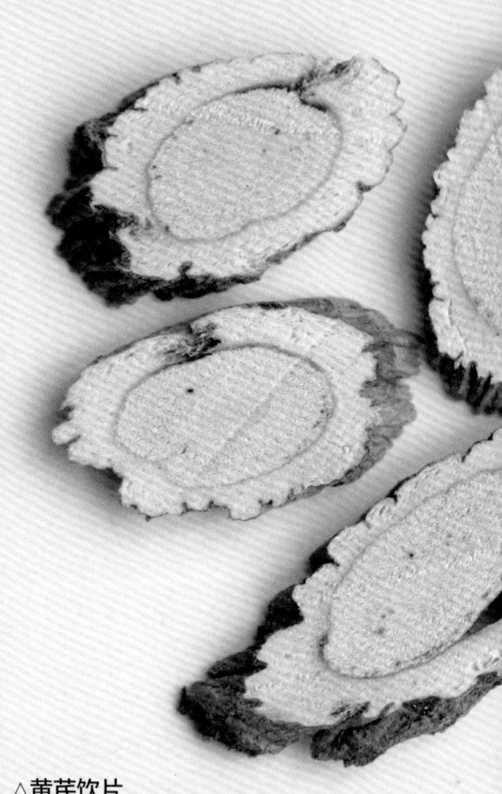
△黄芪饮片

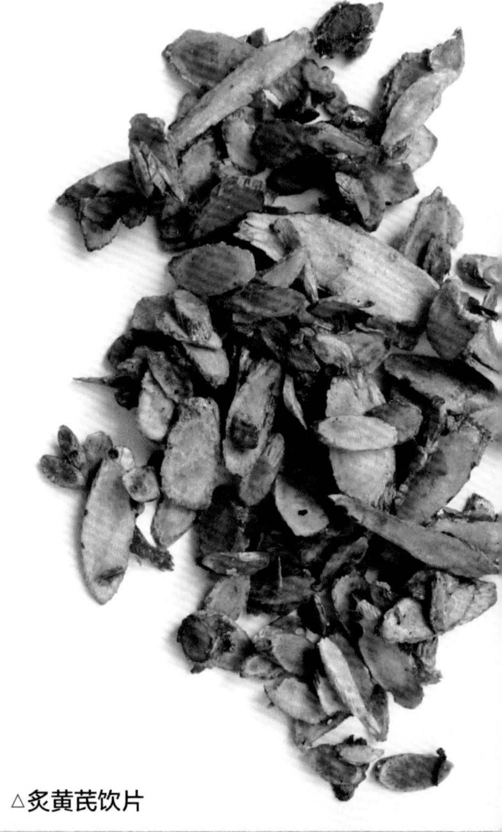
△炙黄芪饮片

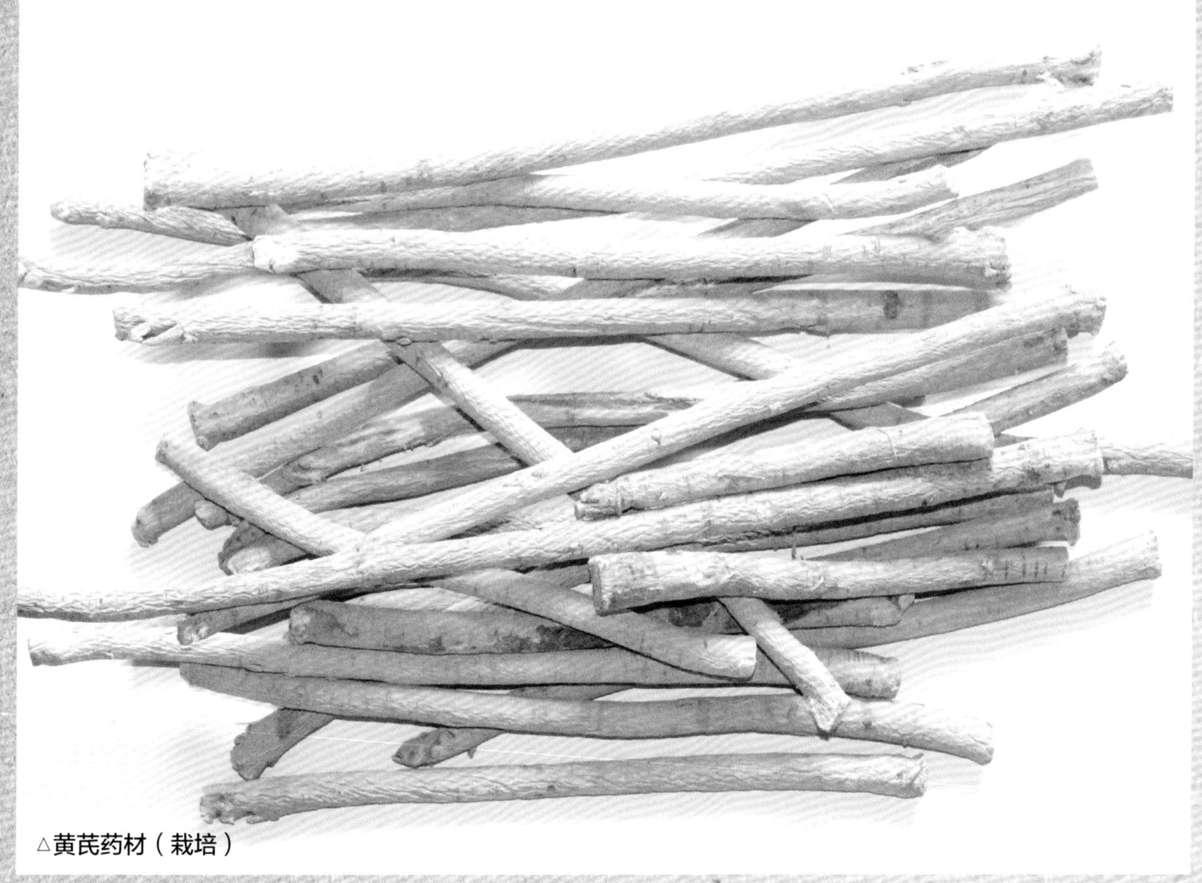
△黄芪药材（栽培）

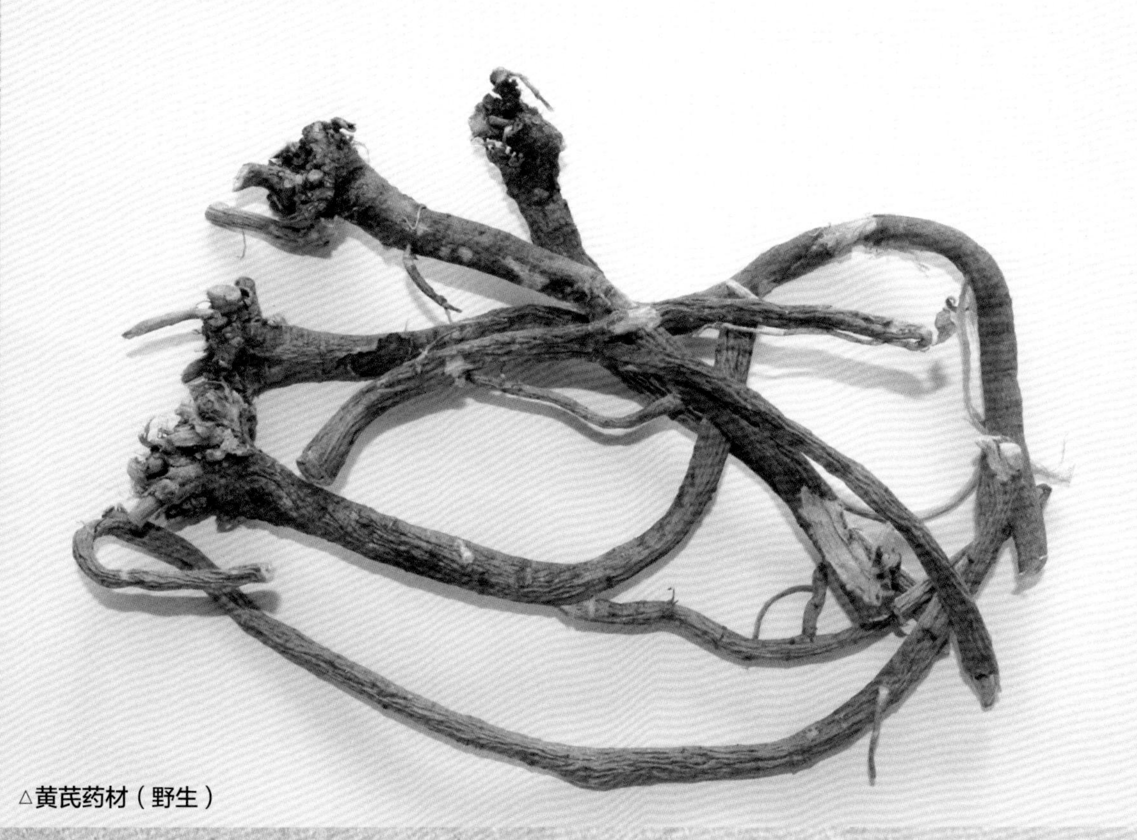
△黄芪药材（野生）

白芍药五分，水一大盏，煎半盏，温服。[机曰]萧山魏直著博爱心鉴三卷，言小儿痘疮，惟有顺、逆、险三证。顺者为吉，不用药。逆者为凶，不必用药。惟险乃悔吝之象，当以药转危为安，宜用保元汤加减主之。此方原出东垣，治慢惊土衰火旺之法。今借而治痘，以其内固营血，外护卫气，滋助阴阳，作为脓血，其证虽异，其理则同。去白芍药，加生姜，改名曰保元汤。炙黄芪三钱，人参二钱，炙甘草一钱，生姜一片，水煎服之。险证者，初出圆晕干红少润也，将长光泽，顶陷不起也，既出虽起惨色不明也，浆行色灰不荣也，浆定光润不消也，浆老湿润不敛也，结痂而胃弱内虚也，痂落而口渴不食也，痂后生痈肿也，痈肿溃而敛迟也。凡有诸证，并宜此汤。或加芎䓖，加官桂，加糯米以助之。详见本书。[嘉谟曰]人参补中，黄芪实表。凡内伤脾胃，发热恶寒，吐泄怠卧，胀满痞塞，神短脉微者，当以人参为君，黄芪为臣；若表虚自汗亡阳，溃疡痘疹阴疮者，当以黄芪为君，人参为臣，不可执一也。

‖ **附方** ‖

旧五，新九。**小便不通**绵黄芪二钱，水二盏，煎一盏，温服。小儿减半。总微论。**酒疸黄疾**心下懊痛，足胫满，小便黄，饮酒发赤黑黄斑，由大醉当风，入水所致。黄芪二两，木兰一两，为末。酒服方寸匕，日三服。肘后方。**气虚白浊**黄芪盐炒半两，茯苓一两，为末。每服一钱，白汤下。经验良方。**治渴补虚**男子妇人诸虚不足，烦悸焦渴，面色萎黄，不能饮食，或先渴而后发疮疖，或先痈疽而后发渴，并宜常服此药，平补气血，安和脏腑，终身可免痈疽之疾。用绵黄芪箭杆者去芦六两，一半

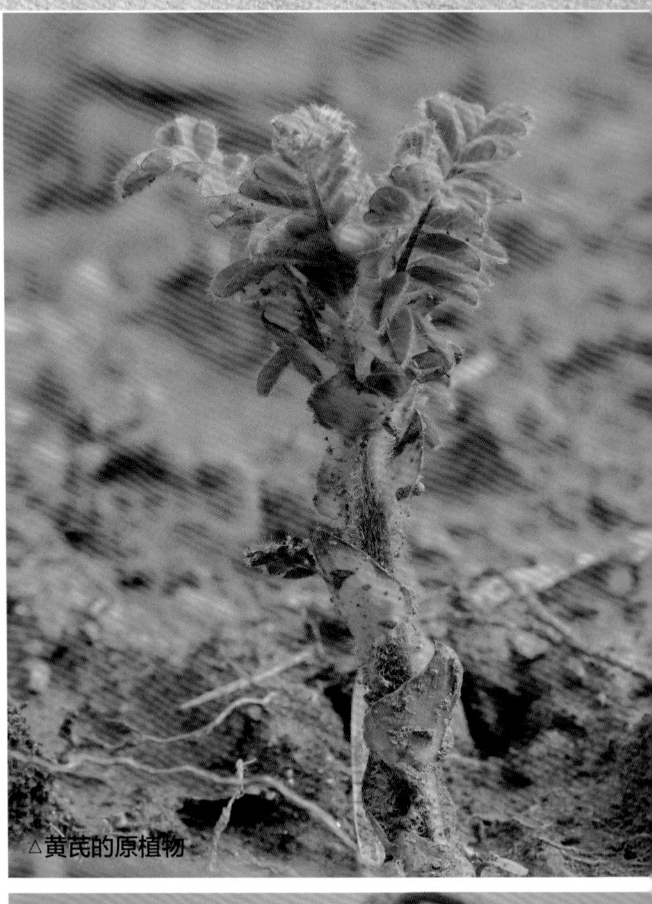
△黄芪的原植物

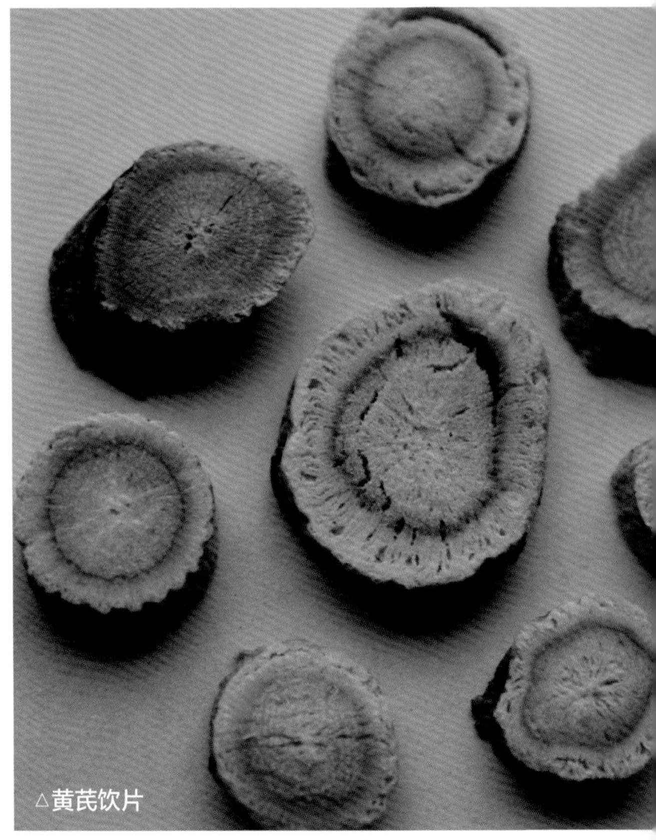
△黄芪饮片

生焙，一半以盐水润湿，饭上蒸三次，焙剉，粉甘草一两，一半生用，一半炙黄为末。每服二钱，白汤点服，早晨、日午各一服，亦可煎服，名黄芪六一汤。外科精要。**老人秘塞**绵黄芪、陈皮去白各半两，为末。每服三钱，用大麻子一合，研烂，以水滤浆，煎至乳起，入白蜜一匙，再煎沸，调药空心服，甚者不过二服。此药不冷不热，常服无秘塞之患，其效如神。和剂局方。**肠风泻血**黄芪、黄连等分，为末，面糊丸绿豆大。每服三十丸，米饮下。孙用和秘宝方。**尿血沙淋**痛不可忍。黄芪、人参等分，为末。以大萝卜一个，切一指厚大，四五片，蜜二两，淹炙令尽，不令焦，点末食无时，以盐汤下。永类方。**吐血不止**黄芪二钱半，紫背浮萍五钱，为末。每服一钱，姜蜜水下。圣济总录。**咳嗽脓血**咽干，乃虚中有热，不可服凉药。以好黄芪四两，甘草一两，为末。每服二钱，点汤服。席延赏方。**肺痈得吐**黄芪二两，为末。每服二钱，水一中盏，煎至六分，温服，日三四服。圣惠方。**甲疽疮脓**生足趾甲边，赤肉突出，时常举发者。黄芪二两，蔄茹一两，醋浸一宿，以猪脂五合，微火上煎取二合，绞去滓，以封疮口上，日三度，其肉自消。外台秘要。**胎动不安**腹痛，下黄汁。黄芪、川芎䓖各一两，糯米一合，水一升，煎半升，分服。妇人良方。**阴汗湿痒**绵黄芪，酒炒为末，以熟猪心点吃妙。赵真人济急方。**痈疽内固**黄芪、人参各一两，为末，入真龙脑一钱，用生藕汁和丸绿豆大。每服二十丸，温水下，日三服。本事方。

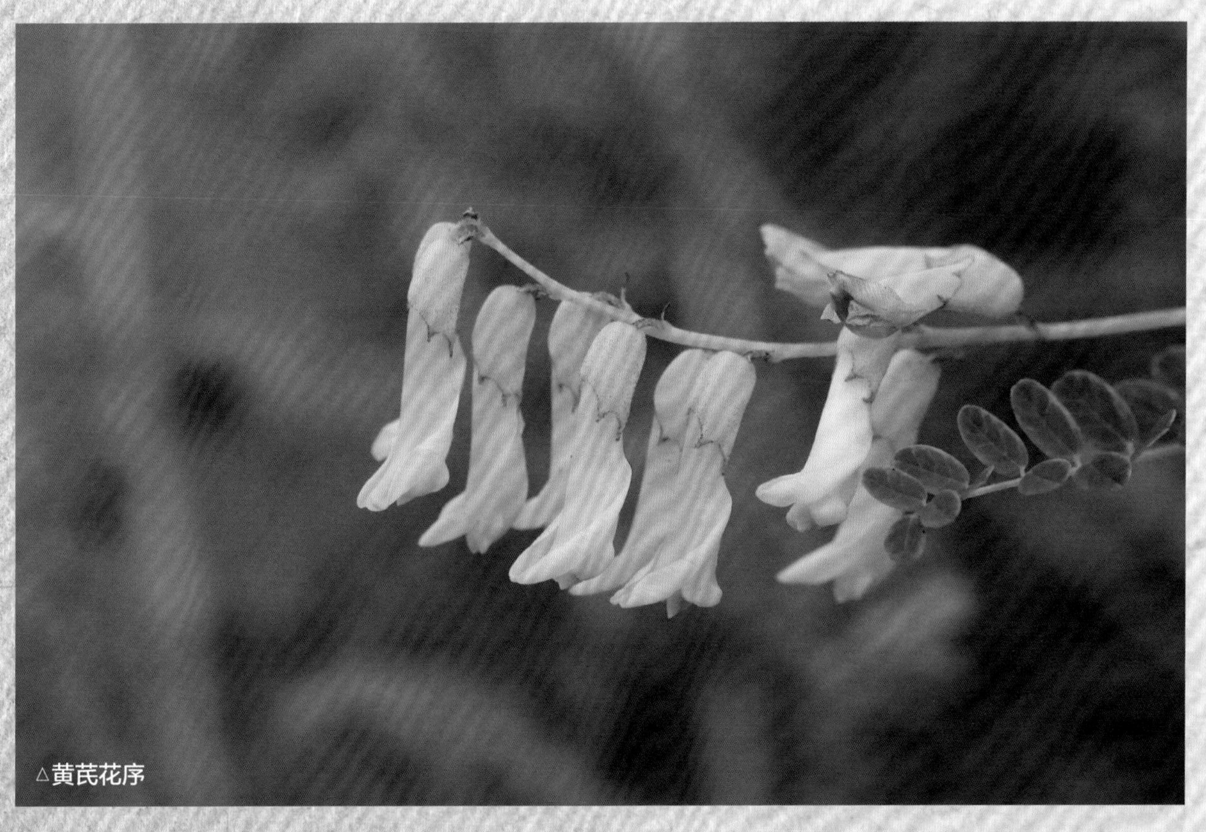
△黄芪花序

茎叶

‖**主治**‖

疗渴及筋挛，痈肿疽疮。别录。

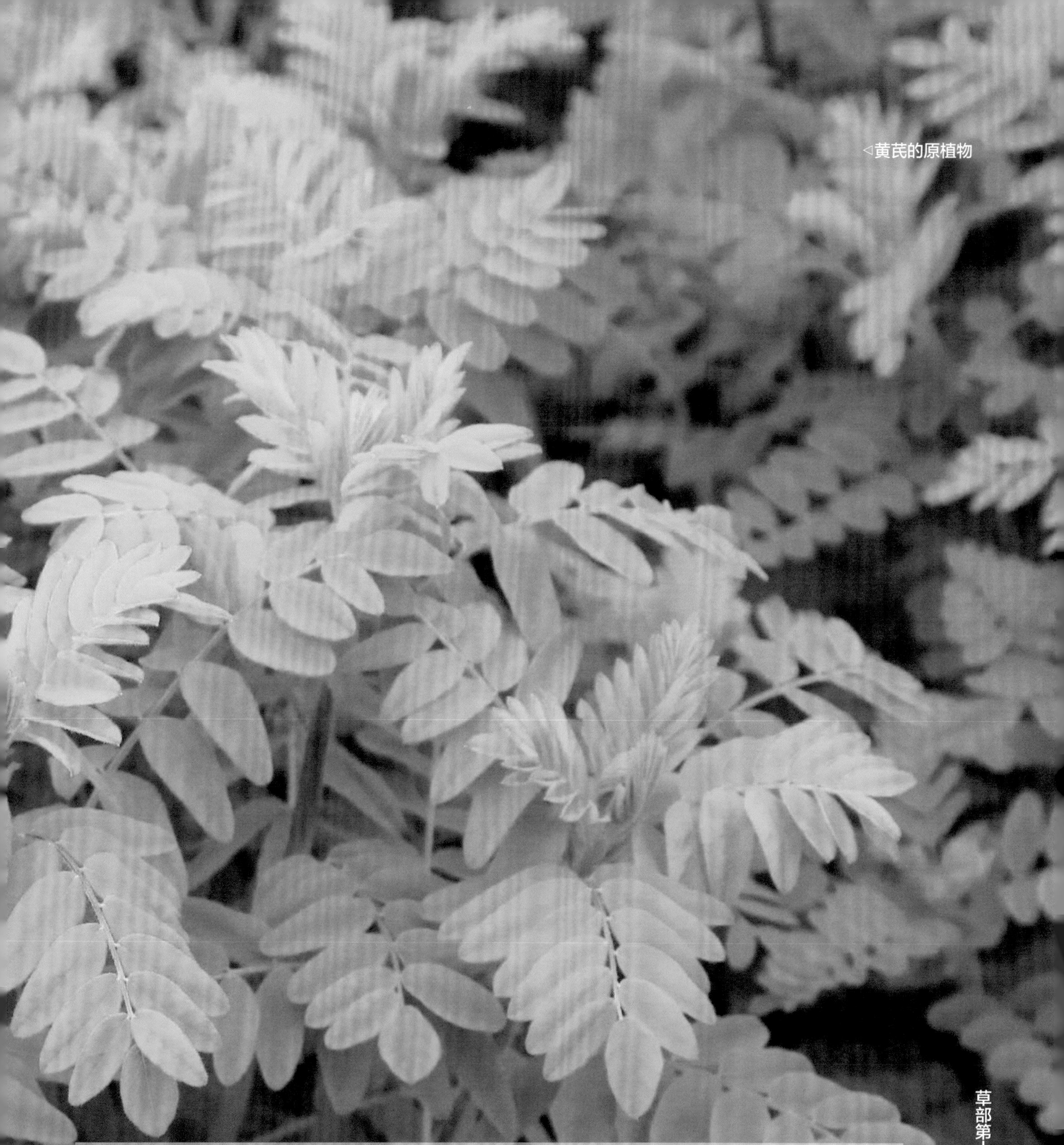

◁黄芪的原植物

蒙古黄芪 *Astragalus membranaceus* var. *mongholicus* ITS2 条形码主导单倍型序列：

```
1   CATATCGTTG CCCGATGCCT ATTGCAGTGT GATAGGAATT TTTAGGGCGA ATGATGGCTT CCCGTGAGCG TTGTTGCCTC
81  GCGGCTGGTT GAAAATTGAG TCCTTGGTGG GGTGTGCCAT GATAGATGGT GGTCGAGTTA GCACGAGACC CATCATGTGT
161 ACGCTCCCCA TAATATGGCT TCGATGACCC ACATGCGTCT TTTGACTCTC ATGACG
```

膜荚黄芪 *Astragalus membranaceus* ITS2 条形码主导单倍型序列：

```
1   CATATCGTTG CCCGATGCCT ATTGCAGTGT GATAGGAATT TTTAGGGCGA ATGATGGCTT CCCGTGAGCG TTGTTGCCTC
81  GCGGTTGGTT GAAAATTGAG TCCTTGGTGG GGTGTGCCAT GATAGATGGT GGTCGAGTTA GCACGAGACC CATCATGTGT
161 ACGCTCCCCA TAATATGGCT TCGATGACCC ACATGCGTCT TTTGACTCTC ATGACG
```

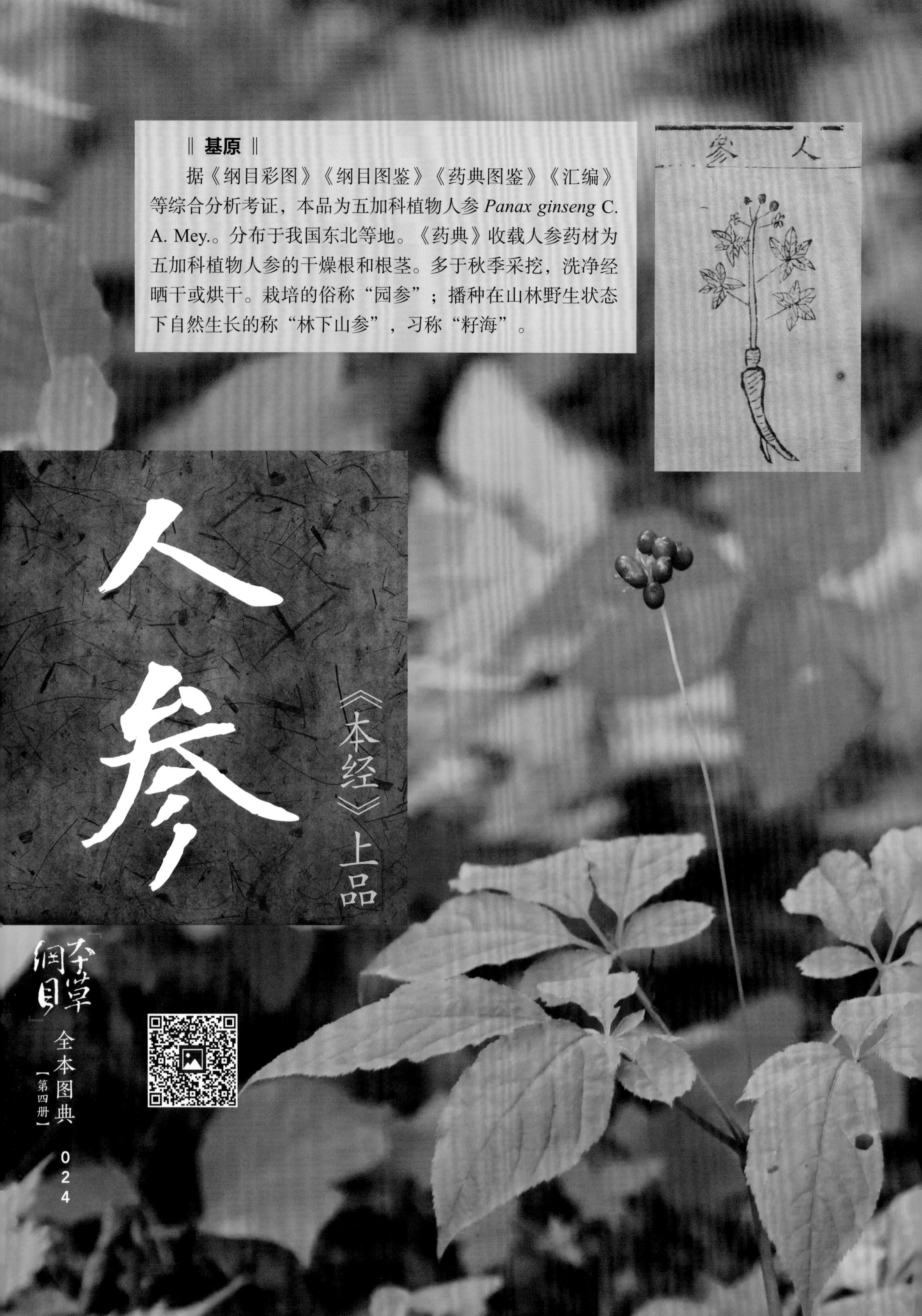

‖ 基原 ‖
据《纲目彩图》《纲目图鉴》《药典图鉴》《汇编》等综合分析考证，本品为五加科植物人参 *Panax ginseng* C. A. Mey.。分布于我国东北等地。《药典》收载人参药材为五加科植物人参的干燥根和根茎。多于秋季采挖，洗净经晒干或烘干。栽培的俗称“园参”；播种在山林野生状态下自然生长的称“林下山参”，习称“籽海”。
人参
人参
《本经》上品

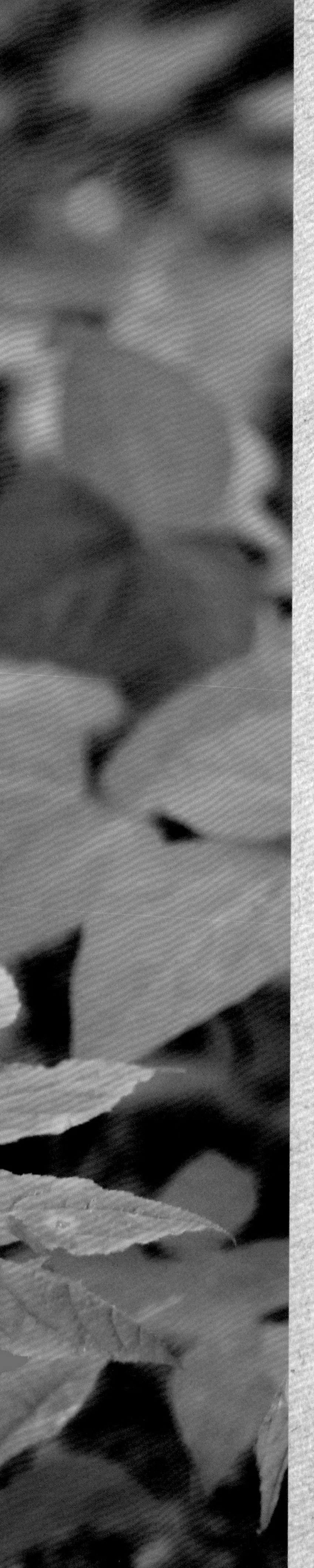

‖**释名**‖

人薓音参。或省作蓡。**黄参**吴普**血参**别录**人衔**本经**鬼盖**本经**神草**别录**土精**别录**地精**广雅**海腴　皱面还丹**广雅。[时珍曰] 人薓年深，浸渐长成者，根如人形，有神，故谓之人薓、神草。薓字从浸，亦浸渐之义。浸即浸字，后世因字文繁，遂以参星之字代之，从简便尔。然承误日久，亦不能变矣，惟张仲景伤寒论尚作浸字。别录一名人微，微乃浸字之讹也。其成有阶级，故曰人衔。其草背阳向阴，故曰鬼盖。其在五参，色黄属土，而补脾胃，生阴血，故有黄参、血参之名。得地之精灵，故有土精、地精之名。广五行记云：隋文帝时，上党有人宅后每夜闻人呼声，求之不得。去宅一里许，见人参枝叶异常，掘之入地五尺，得人参，一如人体，四肢毕备，呼声遂绝。观此，则土精之名，尤可证也。礼·斗威仪云：下有人参，上有紫气。春秋·运斗枢云：摇光星散而为人参。人君废山渎之利，则摇光不明，人参不生。观此，则神草之名，又可证矣。

‖**集解**‖

[别录曰] 人参生上党山谷及辽东，二月、四月、八月上旬采根，竹刀刮暴干，无令见风。根如人形者有神。[普曰] 或生邯郸，三月生叶小锐，枝黑茎有毛，三月、九月采根，根有手足，面目如人者神。[弘景曰] 上党在冀州西南，今来者形长而黄，状如防风，多润实而甘。俗乃重百济者，形细而坚白，气味薄于上党者。次用高丽者，高丽即是辽东，形大而虚软，不及百济，并不及上党者。其草一茎直上，四五叶相对生，花紫色。高丽人作人参赞云：三桠五叶，背阳向阴。欲来求我，椵树相寻。椵音贾，树似桐，甚大，阴广则多生，采作甚有法。今近山亦有，但作之不好。[恭曰] 人参见用多是高丽、百济者，潞州太行紫团山所出者，谓之紫团参。[保升曰] 今沁州、辽州、泽州、箕州、平州、易州、檀州、幽州、妫州、并州并出人参，盖其山皆与太行连亘相接故也。[珣曰] 新罗国所贡者，有

手足，状如人形，长尺余，以杉木夹定，红丝缠饰之。又沙州参，短小不堪用。[颂曰]今河东诸州及泰山皆有之，又有河北榷场及闽中来者名新罗人参，俱不及上党者佳。春生苗，多于深山背阴，近椵漆下湿润处。初生小者三四寸许，一椏五叶；四五年后生两椏五叶，未有花茎；至十年后生三椏；年深者生四椏，各五叶。中心生一茎，俗名百尺杵。三月、四月有花，细小如粟，蕊如丝，紫白色。秋后结子，或七八枚，如大豆，生青熟红，自落。根如人形者神。泰山出者，叶干青，根白，殊别。江淮间出一种土人参，苗长一二尺，叶如匙而小，与桔梗相似，相对生，生五七节。根亦如桔梗而柔，味极甘美。秋生紫花，又带青色。春秋采根，土人或用之。相传欲试上党参，但使二人同走，一含人参，一空口，度走三五里许，其不含人参者必大喘，含者气息自如，其人参乃真也。[宗奭曰] 上党者根颇纤长，根下垂，有及一尺余者，或十歧者，其价与银等，稍为难得。土人得一窠，则置板上，以新彩绒饰之。[嘉谟曰]紫团参，紫大稍扁。百济参，白坚且圆，名白条参，俗名羊角参。辽东参，黄润纤长有须，俗名黄参，独胜。高丽参，近紫体虚。新罗参，亚黄味薄。肖人形者神，其类鸡腿者力洪。[时珍曰] 上党，今潞州也。民以人参为地方害，不复采取。今所用者皆是辽参。其高丽、百济、新罗三国，今皆属于朝鲜矣。其参犹来中国互市。亦可收子，于十月下种，如种菜法。秋冬采者坚实，春夏采者虚软，非地产有虚实也。辽参连皮者

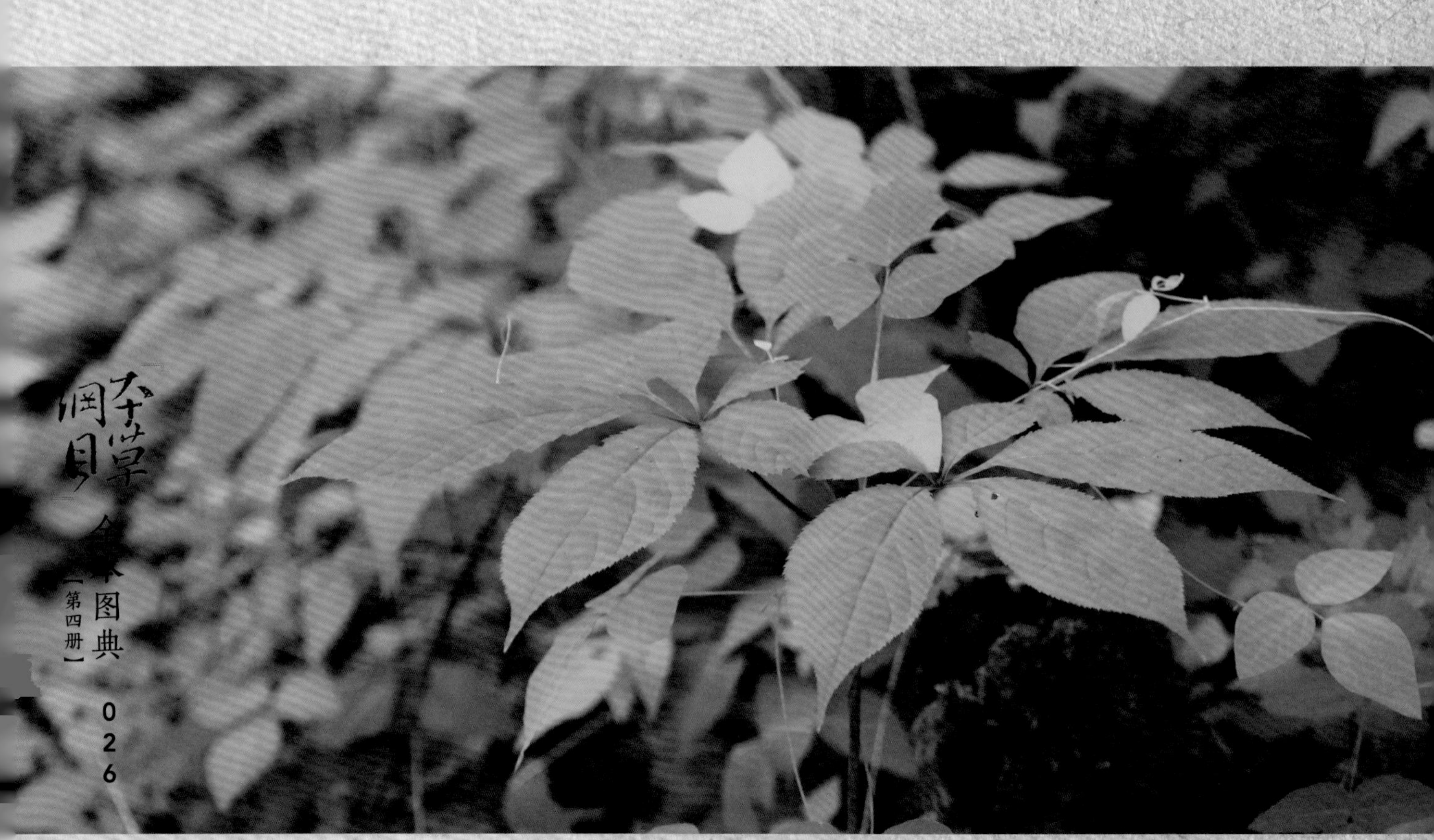

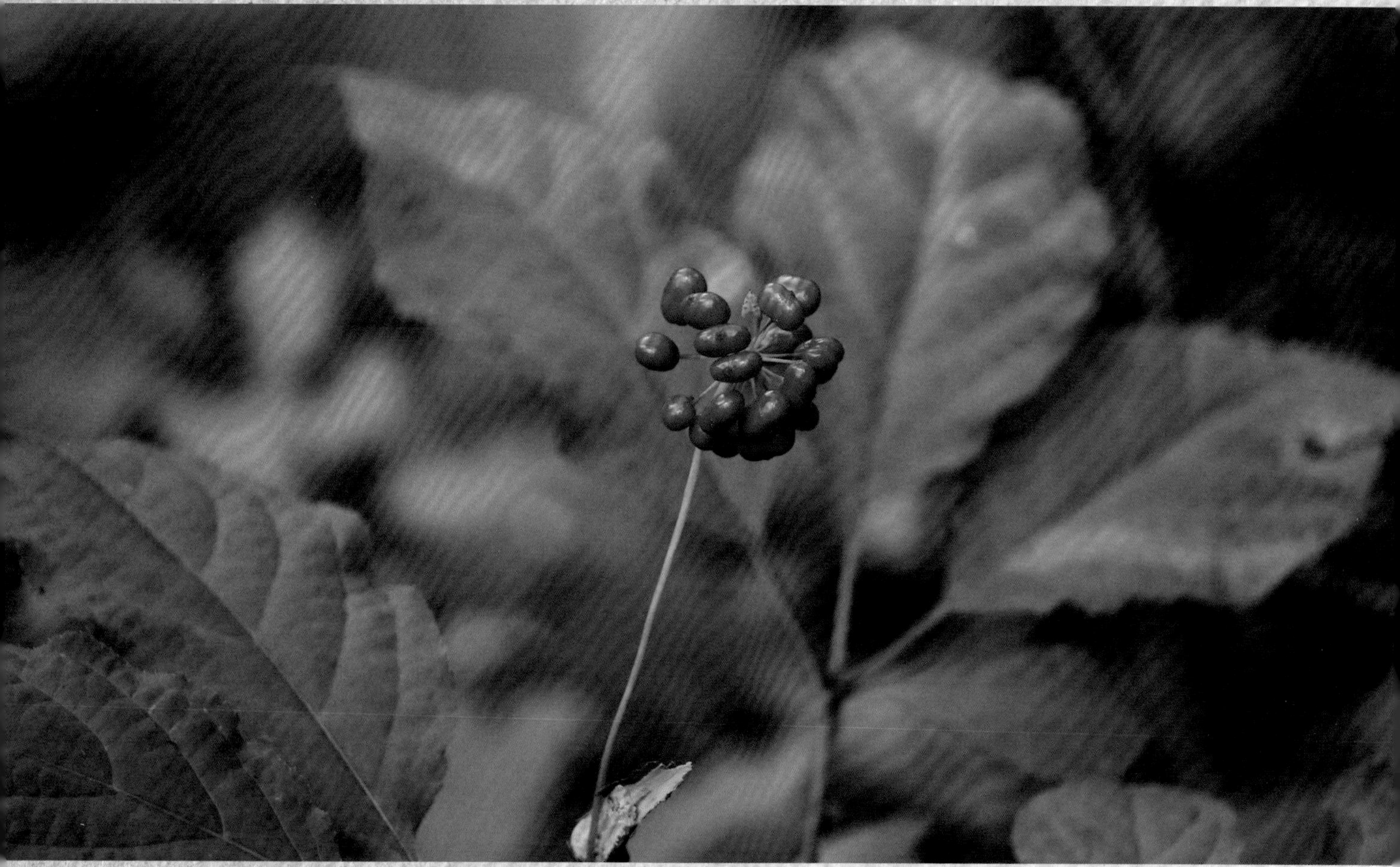

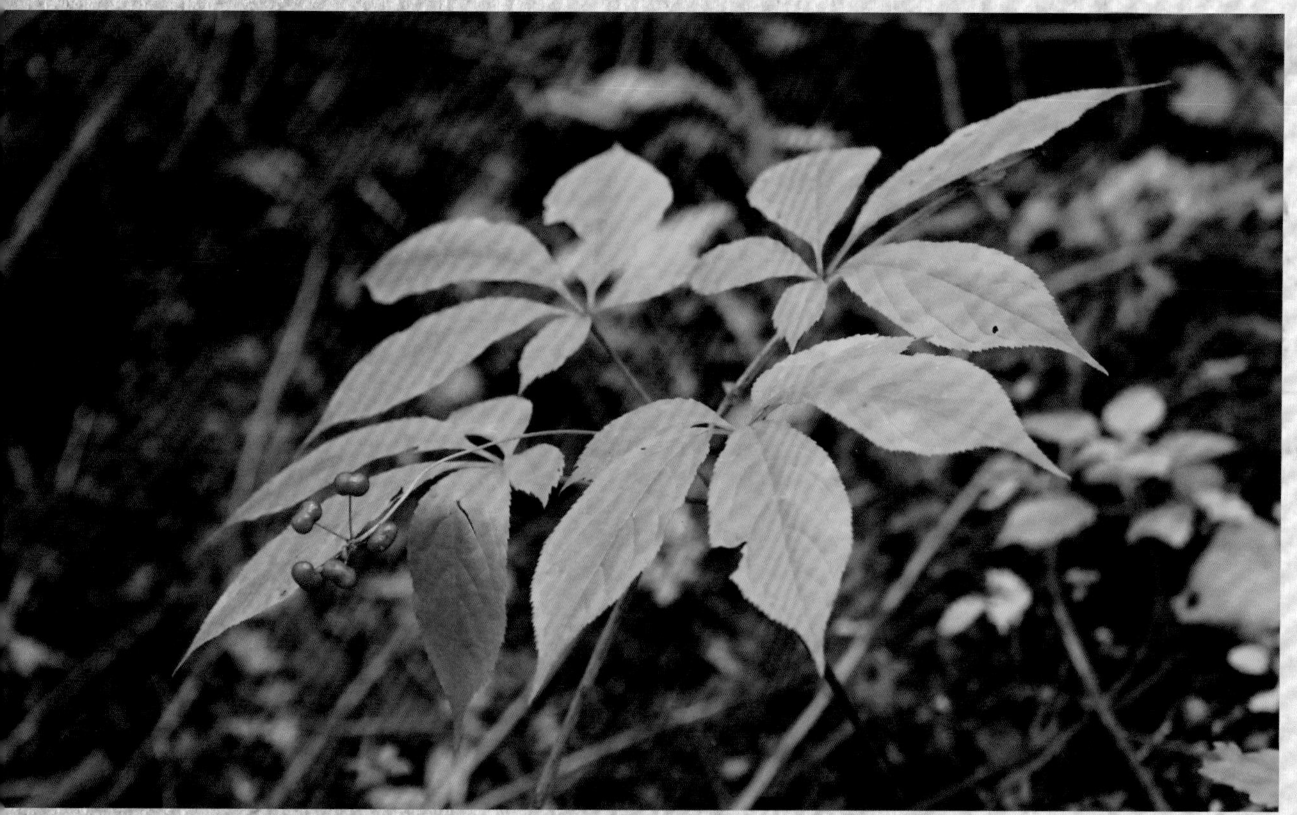

黄润色如防风，去皮者坚白如粉，伪者皆以沙参、荠苨、桔梗采根造作乱之。沙参体虚无心而味淡，荠苨体虚无心，桔梗体坚有心而味苦。人参体实有心而味甘，微带苦，自有余味，俗名金井玉阑也。其似人形者，谓之孩儿参，尤多赝伪。宋·苏颂图经本草所绘潞州者，三椏五叶，真人参也。其滁州者，乃沙参之苗叶。沁州、兖州者，皆荠苨之苗叶。其所云江淮土人参者，亦荠苨也。并失之详审。今潞州者尚不可得，则他处者尤不足信矣。近又有薄夫以人参先浸取汁自啜，乃晒干复售，谓之汤参，全不任用，不可不察。考月池翁讳言闻，字子郁，衔太医吏目。尝著人参传上下卷甚详，不能备录，亦略节要语于下条云耳。

‖ **修治** ‖

[弘景曰] 人参易蛀蚛，唯纳新器中密封，可经年不坏。[炳曰] 人参频见风日则易蛀。惟用盛过麻油瓦罐，泡净焙干，入华阴细辛与参相间收之，密封，可留经年。一法：用淋过灶灰晒干罐收亦可。[李言闻曰] 人参生时背阳，故不喜见风日，凡生用宜㕮咀，熟用宜隔纸焙之，或醇酒润透㕮咀焙熟用，并忌铁器。

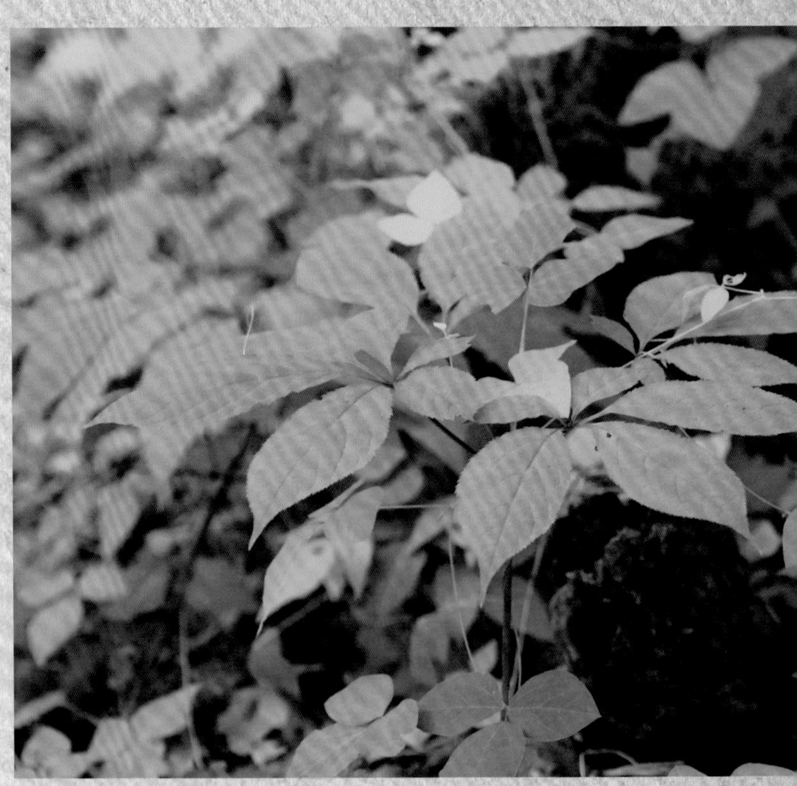

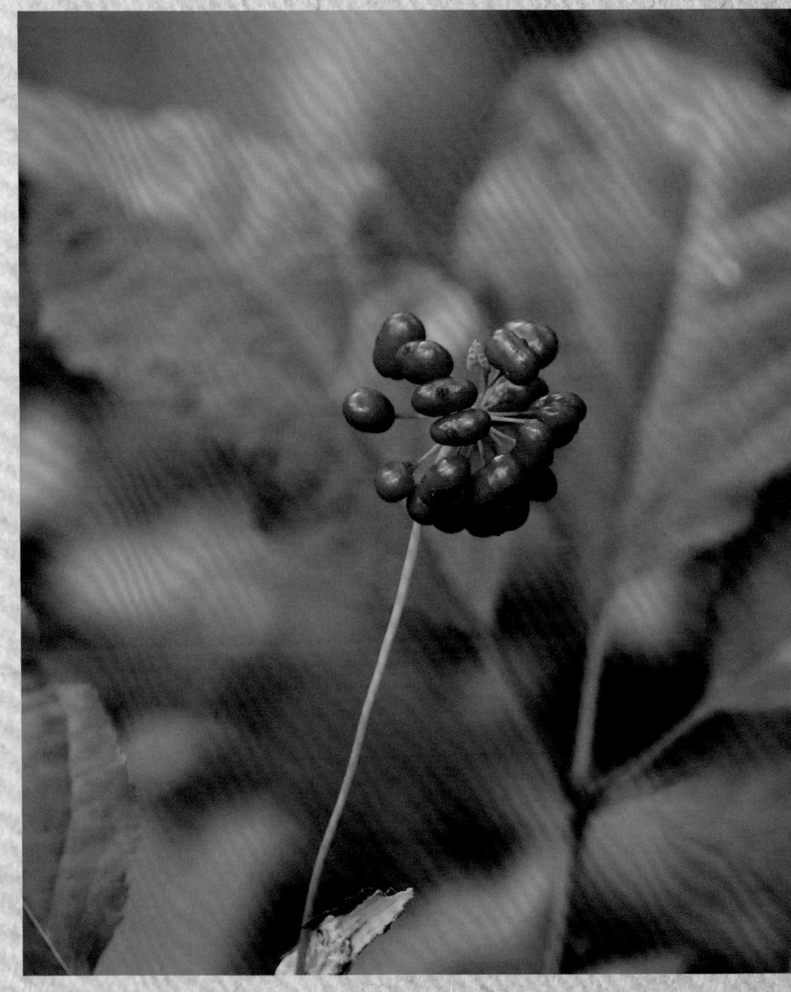

▽芦头（根茎）

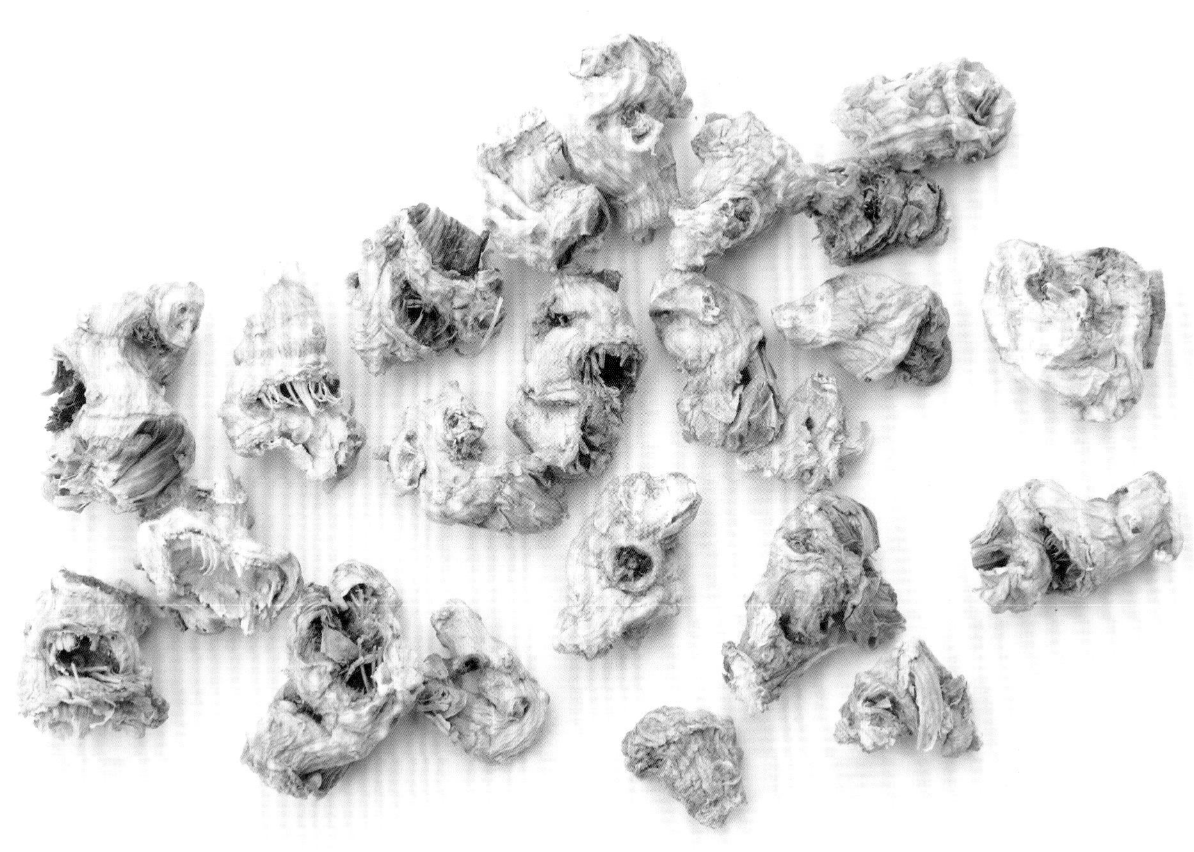

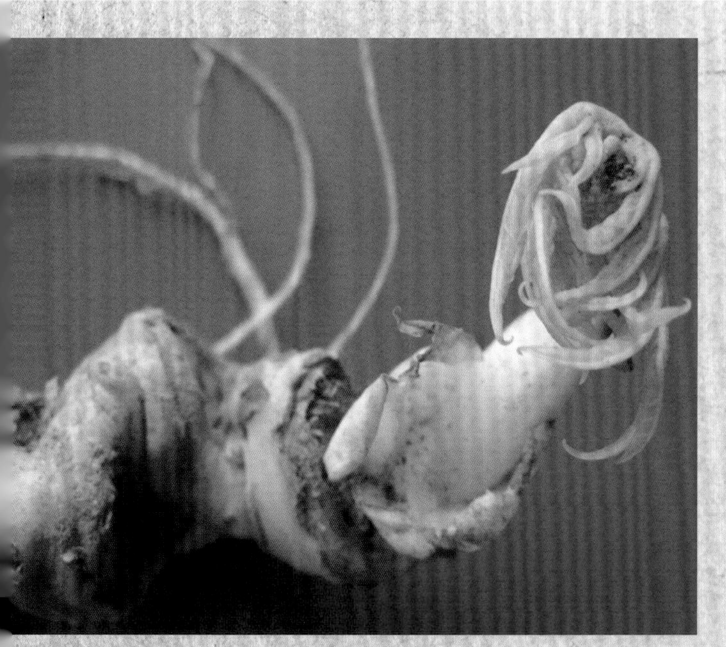

▽人参幼芽

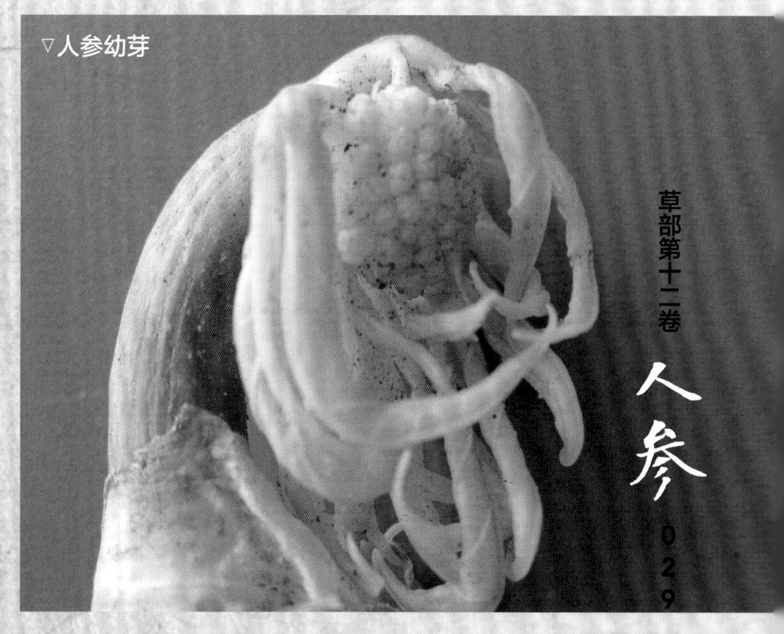

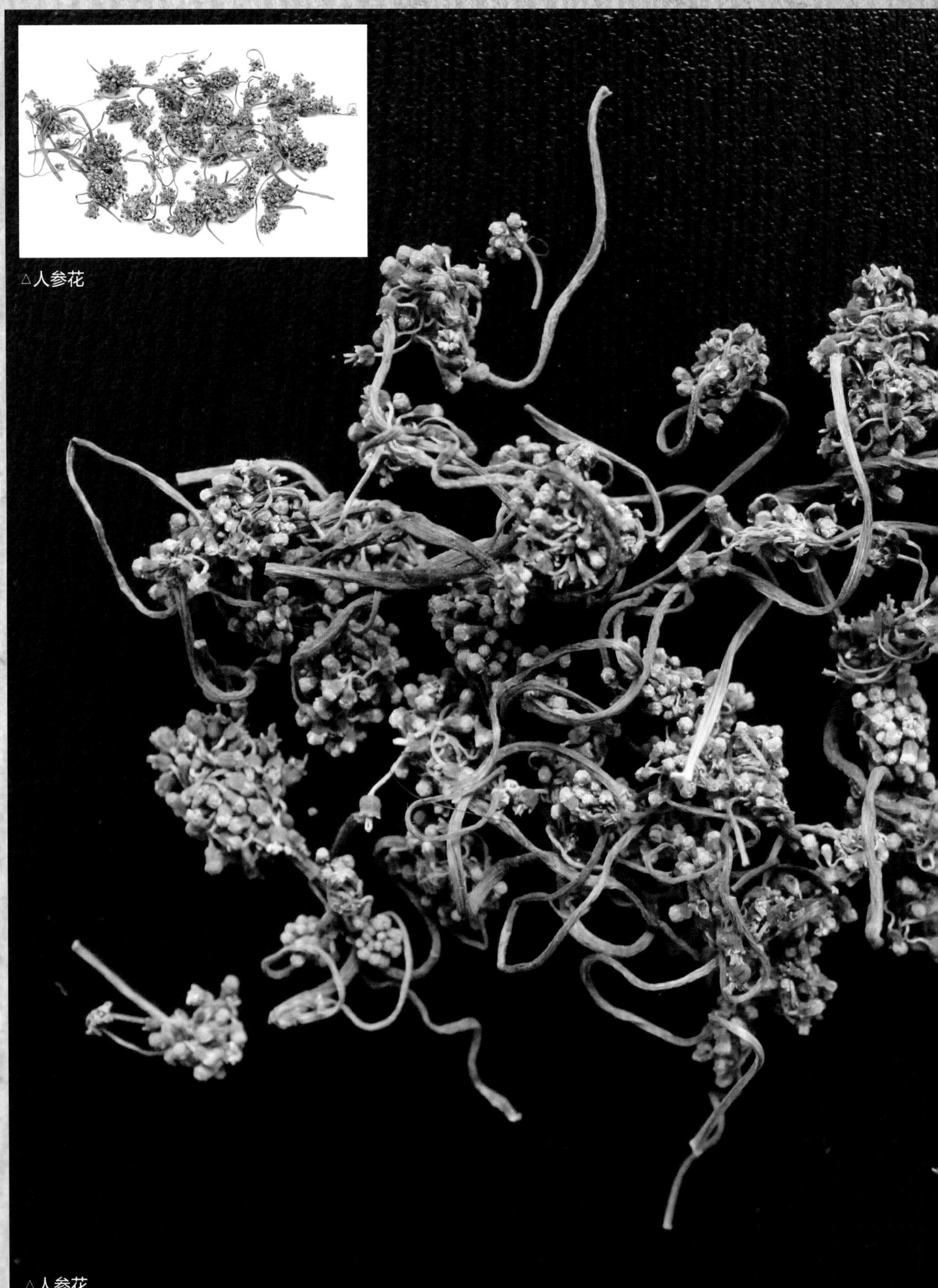

△人参花

△人参花

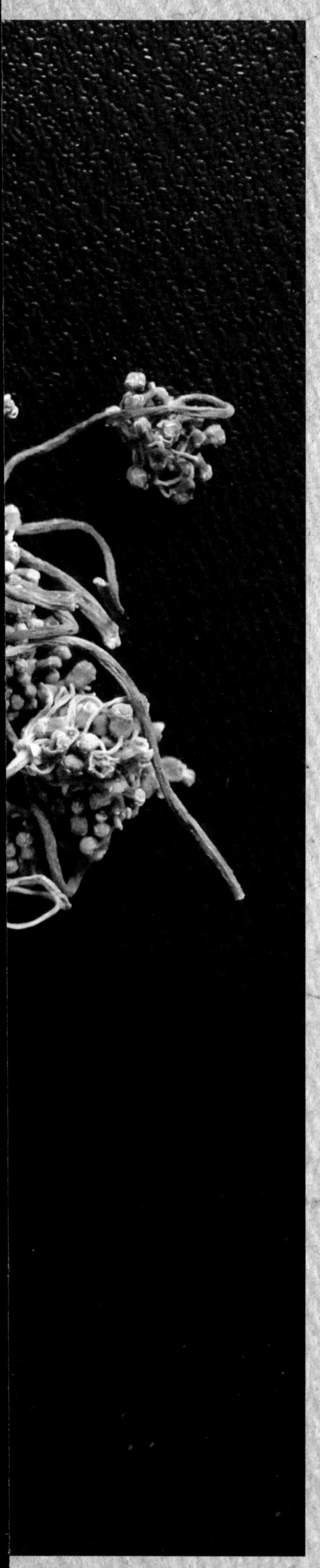

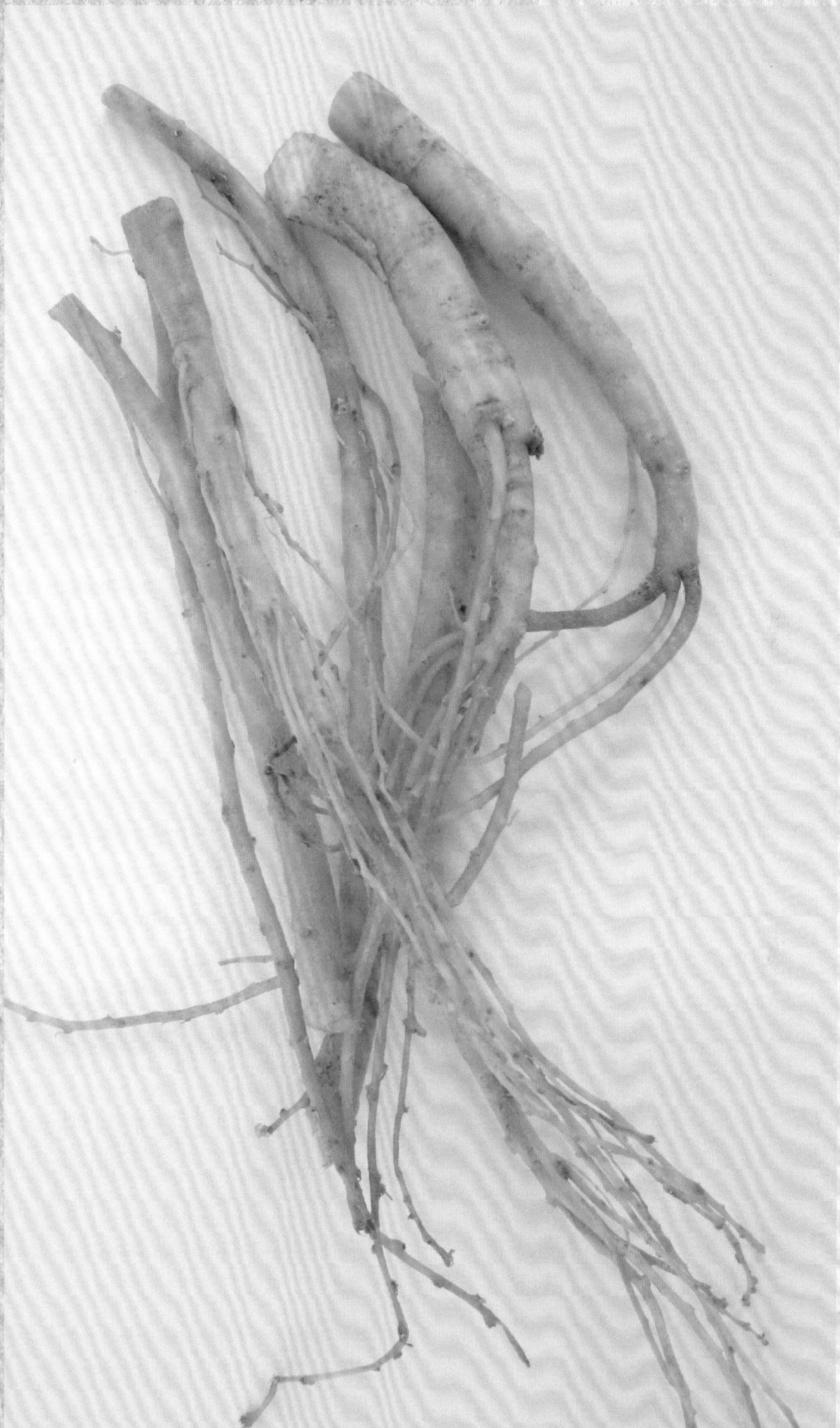

△园参（支根及须根）

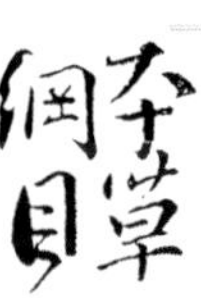

人参 *Panax ginseng* ITS2 条形码主导单倍型序列：

1 CGCATCGCGT CGCCCCCCAA CCCATCACTC CCTTGCGGGA GTTGAGGCGG AGGGGCGGAT AATGGCCTCC CGTGTCTCAC
81 CGCGCGGTTG GCCCAAATGC GAGTCCTTGG CGATGGACGT CACGACAAGT GGTGGTTGTA AAAAGCCCTC TTCTCATGTC
161 GTGCGGTGAC CCGTCGCCAG CAAAAGCTCT CATGACCCTG TTGCGCCGTC CTCGACGTGC GCTCCGACCG

根

‖气味‖

甘，微寒，无毒。[别录曰]微温。[普曰]神农：小寒。桐君、雷公：苦。黄帝、岐伯：甘，无毒。[元素曰]性温，味甘、微苦，气味俱薄，浮而升，阳中之阳也。又曰：阳中微阴。[之才曰]茯苓、马蔺为之使，恶溲疏、卤碱，反藜芦。一云：畏五灵脂，恶皂荚、黑豆，动紫石英。[元素曰]人参得升麻引用，补上焦之元气，泻肺中之火；得茯苓引用，补下焦之元气，泻肾中之火。得麦门冬则生脉，得干姜则补气。[杲曰]得黄芪、甘草，乃甘温除大热，泻阴火，补元气，又为疮家圣药。[震亨曰]人参入手太阴。与藜芦相反，服参一两，入藜芦一钱，其功尽废也。[言闻曰]东垣李氏理脾胃，泻阴火，交泰丸内用人参、皂荚，是恶而不恶也。古方疗月闭四物汤加人参、五灵脂，是畏而不畏也。又疗痰在胸膈，以人参、藜芦同用而取涌越，是激其怒性也。此皆精微妙奥，非达权衡者不能知。

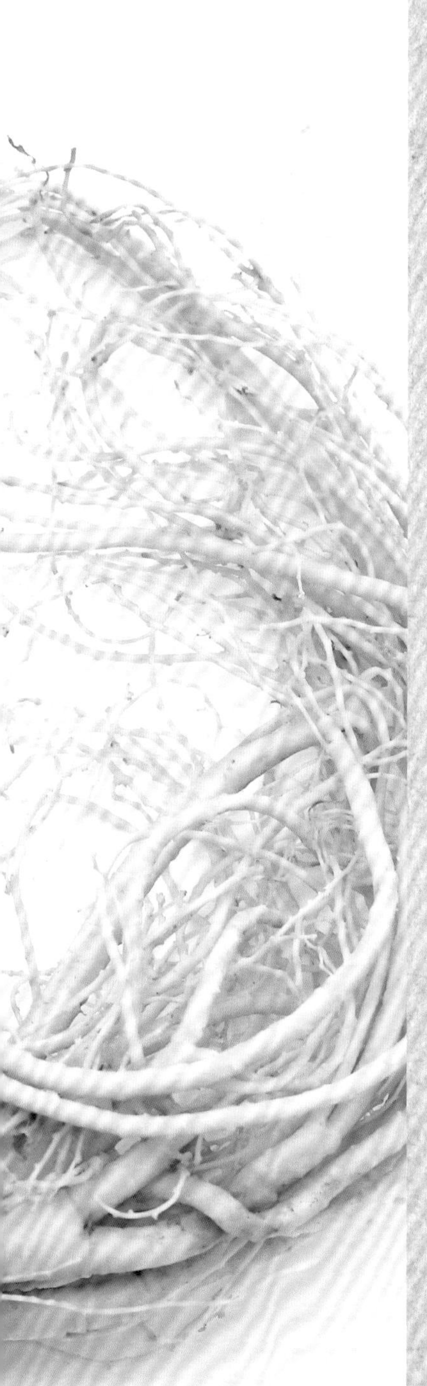

‖主治‖

补五脏，安精神，定魂魄，止惊悸，除邪气，明目开心益智。久服轻身延年。本经。**疗肠胃中冷，心腹鼓痛，胸胁逆满，霍乱吐逆，调中，止消渴，通血脉，破坚积，令人不忘。**别录。**主五劳七伤，虚损痰弱，止呕哕，补五脏六腑，保中守神。消胸中痰，治肺痿及痫疾，冷气逆上，伤寒不下食，凡虚而多梦纷纭者加之。**甄权。**止烦躁，变酸水。**李珣。**消食开胃，调中治气，杀金石药毒。**大明。**治肺胃阳不足，肺气虚促，短气少气，补中缓中，泻心肺脾胃中火邪，止渴生津液。**元素。**治男妇一切虚证，发热自汗，眩运头痛，反胃吐食，痎疟，滑泻久痢，小便频数淋沥，劳倦内伤，中风中暑，痿痹，吐血嗽血下血，血淋血崩，胎前产后诸病。**时珍。

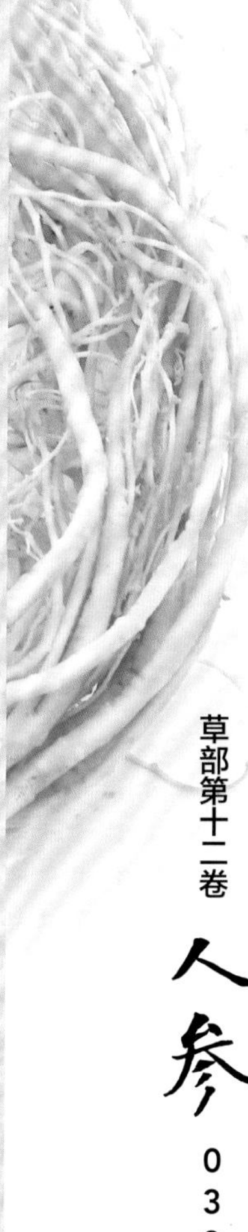

‖发明‖

[弘景曰]人参为药切要，与甘草同功。[杲曰]人参甘温，能补肺中元气，肺气旺则四脏之气皆旺，精自生而形自盛，肺主诸气故也。张仲景云，病人汗后身热亡血脉沉迟者，下痢身凉脉微血虚者，并加人参。古人血脱者益气，

盖血不自生，须得生阳气之药乃生，阳生则阴长，血乃旺也。若单用补血药，血无由而生矣。素问言：无阳则阴无以生，无阴则阳无以化。故补气须用人参，血虚者亦须用之。本草十剂云：补可去弱，人参、羊肉之属是也。盖人参补气，羊肉补形，形气者，有无之象也。[好古曰] 洁古老人言，以沙参代人参，取其味甘也。然人参补五脏之阳，沙参补五脏之阴，安得无异？虽云补五脏，亦须各用本脏药相佐使引之。[言闻曰] 人参生用气凉，熟用气温；味甘补阳，微苦补阴。气主生物，本乎天；味主成物，本乎地。气味生成，阴阳之造化也。凉者，高秋清肃之气，天之阴也，其性降；温者，阳春生发之气，天之阳也，其性升。甘者，湿土化成之味，地之阳也，其性浮；微苦者，火土相生之味，地之阴也，其性沉。人参气味俱薄。气之薄者，生降熟升；味之薄者，生升熟降。如土虚火旺之病，则宜生参，凉薄之气，以泻火而补土，是纯用其气；脾虚肺怯之病，则宜熟参，甘温之味，以补土而生金，是纯用其味也。东垣以相火乘脾，身热而烦，气高而喘，头痛而渴，脉洪而大者，用黄檗佐人参。孙真人治夏月热伤元气，人汗大泄，欲成痿厥，用生脉散，以泻热火而救金水。君以人参之甘寒，泻火而补元气；臣以麦门冬之苦甘寒，清金而滋水源，佐以五味子之酸温，生肾精而收耗气。此皆补天元之真气，非补热火也。白飞霞云：人参炼膏服，回元气于无何有之乡。凡病后气虚及肺虚嗽者，并宜之。若气虚有火者，合天门冬膏对服之。

‖ **正误** ‖

[敩曰] 夏月少使人参，发心痃之患。[好古曰] 人参甘温，补肺之阳，泄肺之阴。肺受寒邪，宜此补之。肺受火邪，则反伤肺，宜以沙参代之。[王纶曰] 凡酒色过度，损伤肺肾真阴，阴虚火动，劳嗽吐血咳血等证，勿用之。盖人参入手太阴能补火，故肺受火邪者忌之。若误服参、芪甘温之剂，则病日增；服之过多，则死不可治。盖甘温助气，气属阳，阳旺则阴愈消；惟宜苦甘寒之药，生血降火。世人不识，往往服参、芪为补而死者多矣。[言闻曰] 孙真人云：夏月服生脉散、肾沥汤三剂，则百病不生。李东垣亦言生脉散、清暑益气汤，乃三伏泻火益金之圣药，而雷敩

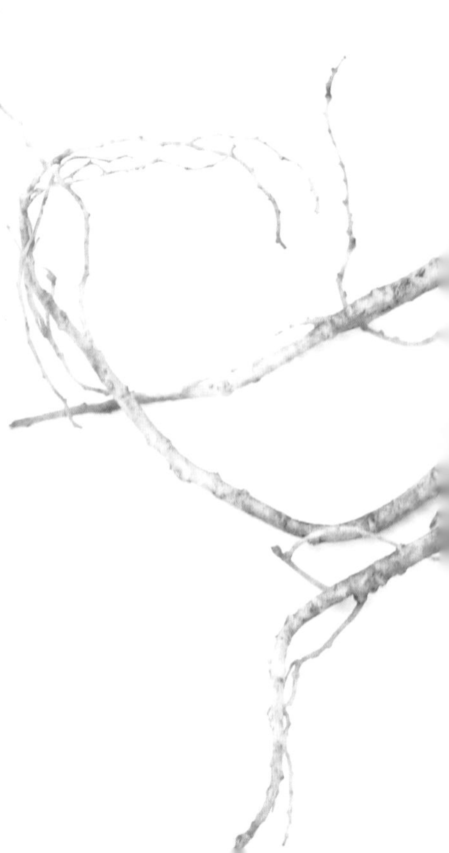

反谓发心痃之患，非矣！痃乃脐旁积气，非心病也。人参能养正破坚积，岂有发痃之理？观张仲景治腹中寒气上冲，有头足，上下痛不可触近，呕不能食者，用大建中汤，可知矣。又海藏王好古言人参补阳泄阴，肺寒宜用，肺热不宜用。节斋王纶因而和之，谓参、芪能补肺火，阴虚火动失血诸病，多服必死。二家之说皆偏矣。夫人参能补元阳，生阴血，而泻阴火，东垣李氏之说也明矣。仲景张氏言亡血血虚者，并加人参；又言肺寒者去人参加干姜，无令气壅。丹溪朱氏亦言虚火可补，参、芪之属；实火可泻，芩、连之属。二家不察三氏之精微，而谓人参补火，谬哉！夫火与元气不两立，元气胜则邪火退。人参既补元气而又补邪火，是反复之小人矣，何以与甘草、苓、术谓之四君子耶？虽然，三家之言不可尽废也。惟其语有滞，故守之者泥而执一，遂视人参如蛇蝎，则不可也。凡人面白面黄青黧悴者，皆脾肺肾气不足，可用也；面赤面黑者，气壮神强，不可用也。脉之浮而芤濡虚大迟缓无力，沉而迟涩弱细结代无力者，

▽林下山参

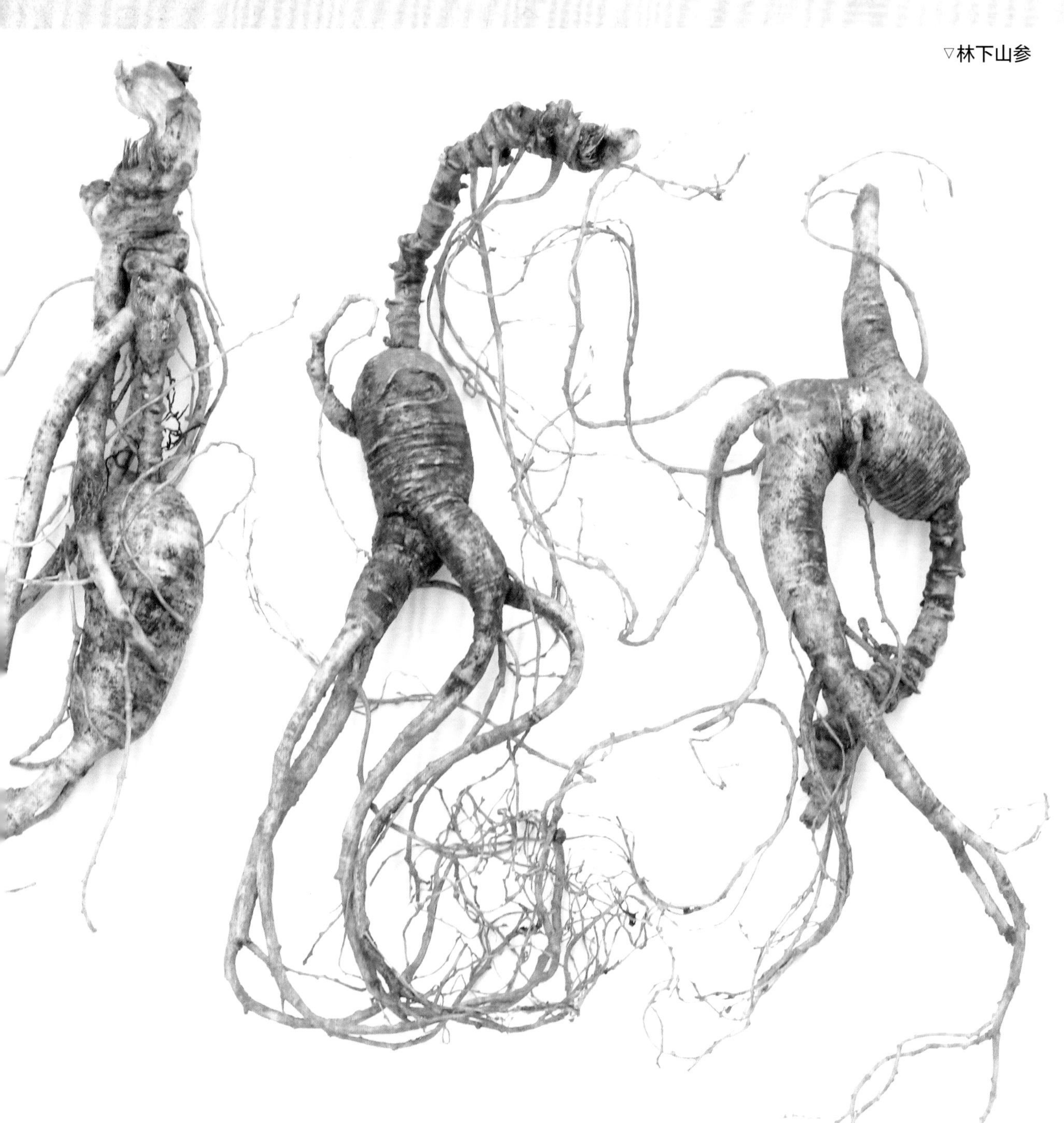

皆虚而不足，可用也；若弦长紧实滑数有力者，皆火郁内实，不可用也。洁古谓喘嗽勿用者，痰实气壅之喘也；若肾虚气短喘促者，必用也。仲景谓肺寒而咳勿用者，寒束热邪壅郁在肺之咳也；若自汗恶寒而咳者，必用也。东垣谓久病郁热在肺勿用者，乃火郁于内宜发不宜补也；若肺虚火旺气短自汗者，必用也。丹溪言诸痛不可骤用者，乃邪气方锐，宜散不宜补也；若里虚吐利及久病胃弱虚痛喜按者，必用也。节斋谓阴虚火旺勿用者，乃血虚火亢能食，脉弦而数，凉之则伤胃，温之则伤肺，不受补者也；若自汗气短肢寒脉虚者，必用也。如此详审，则人参之可用不可用，思过半矣。[机曰] 节斋王纶之说，本于海藏王好古，但纶又过于矫激。丹溪言虚火可补，须用参、芪。又云阴虚潮热，喘嗽吐血，盗汗等证，四物加人参、黄檗、知母。又云好色之人，肺肾受伤，咳嗽不愈，琼玉膏主之。又云肺肾虚极者，独参膏主之。是知阴虚劳瘵之证，未尝不用人参也。节斋，私淑丹溪者也，而乃相反如此。斯言一出，印定后人眼目。凡遇前证，不问病之宜用不宜，辄举以借口。致使良工掣肘，惟求免夫病家之怨。病家亦以此说横之胸中，甘受苦寒，虽至上呕下泄，去死不远，亦不悟也。古今治劳莫过于葛可久，其独参汤、保真汤，何尝废人参而不用耶？节斋之说，诚未之深思也。[杨起曰] 人参功载本草，人所共知。近因病者吝财薄医，医复算本惜费，不肯用参疗病，以致轻者至重，重者至危。然有肺寒、肺热、中满、血虚四证，只宜散寒、消热、消胀、补营，不用人参，其说近

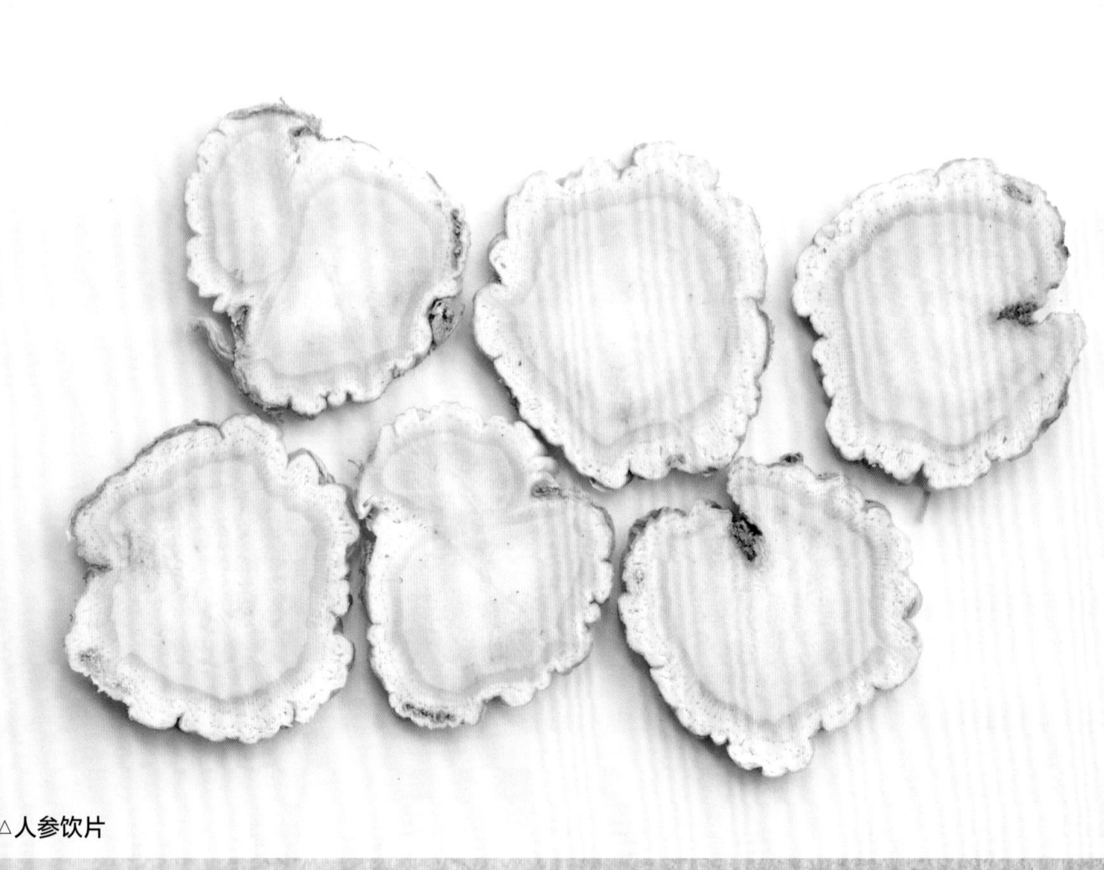
△人参饮片

是；殊不知各加人参在内，护持元气，力助群药，其功更捷。若曰气无补法，则谬矣。古方治肺寒以温肺汤，肺热以清肺汤，中满以分消汤，血虚以养营汤，皆有人参在焉。所谓邪之所辏，其气必虚。又曰养正邪自除，阳旺则生阴血，贵在配合得宜尔。庸医每谓人参不可轻用，诚哉庸也。好生君子，不可轻命薄医，医亦不可计利不用。书此奉勉，幸勿曰迂。

‖**附方**‖

旧九，新六十。**人参膏**用人参十两细切，以活水二十盏浸透，入银石器内，桑柴火缓缓煎取十盏，滤汁，再以水十盏，煎取五盏，与前汁合煎成膏，瓶收，随病作汤使。丹溪云：多欲之人，肾气衰惫，咳嗽不止，用生姜、橘皮煎汤化膏服之。浦江郑兄，五月患痢，又犯房室，忽发昏运，不知人事，手撒目暗，自汗如雨，喉中痰鸣如曳锯声，小便遗失，脉大无伦，此阴亏阳绝之证也。予令急煎大料人参膏，仍与灸气海十八壮，右手能动，再三壮，唇口微动，遂与膏服一盏，半夜后服三盏，眼能动，尽三斤，方能言而索粥，尽五斤而痢止，至十斤而全安，若作风治则误矣。一人背疽，服

▽园参

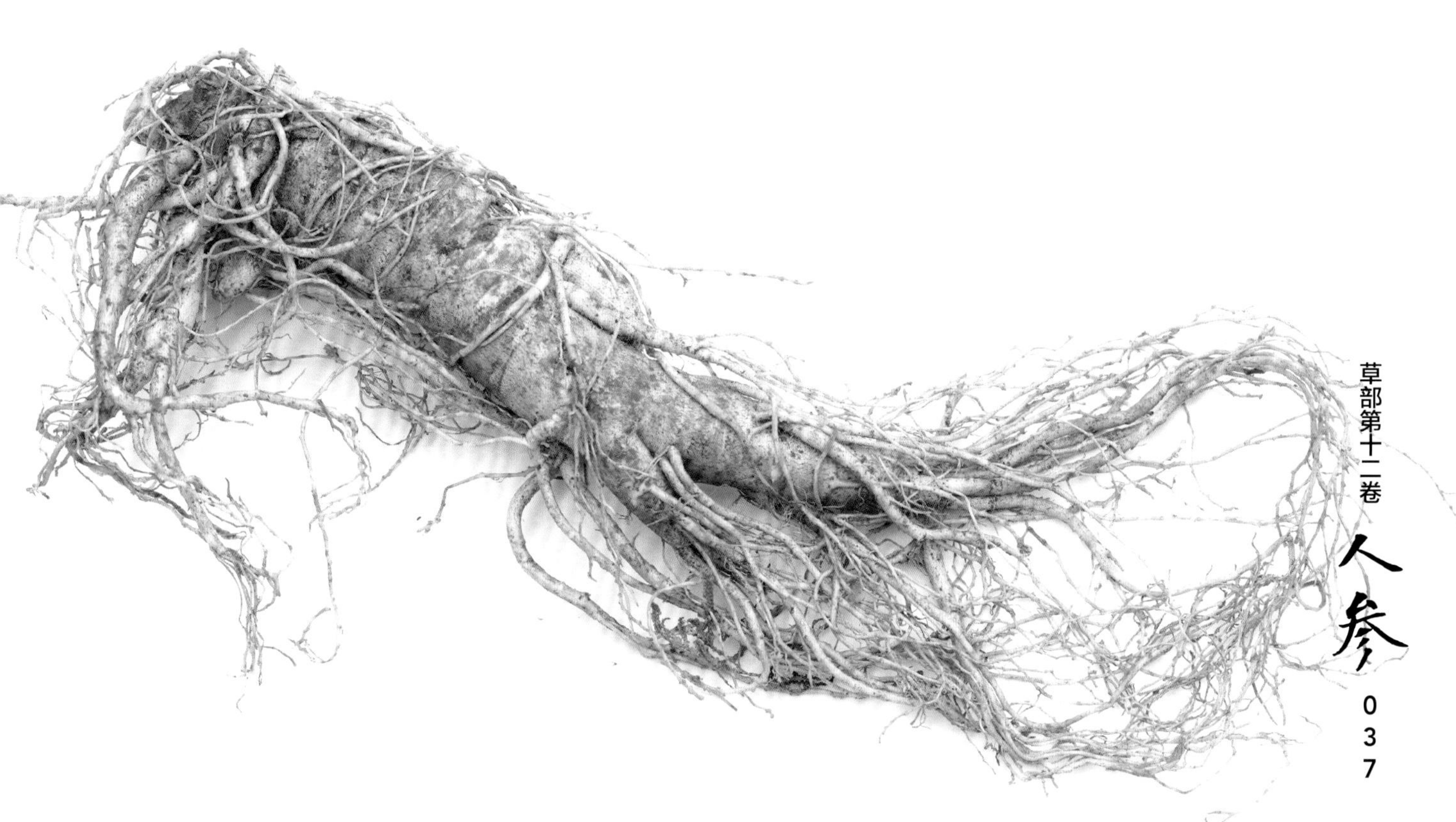

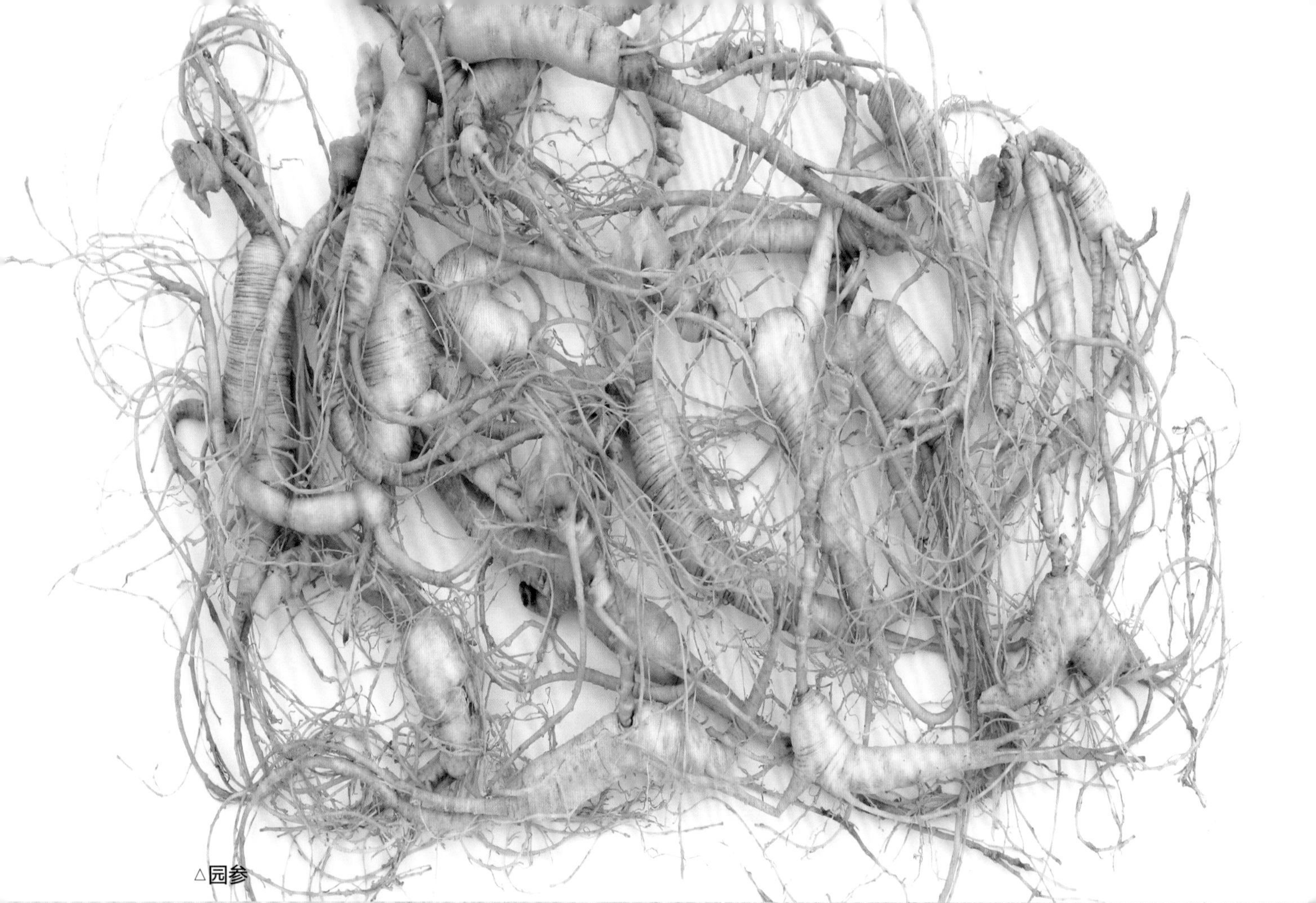

△园参

内托十宣药已多，脓出作呕，发热，六脉沉数有力，此溃疡所忌也。遂与大料人参膏，入竹沥饮之，参尽一十六斤，竹伐百余竿而安。后经旬余，值大风拔木，疮起有脓，中有红线一道，过肩胛，抵右肋。予曰：急作参膏，以芎、归、橘皮作汤，入竹沥、姜汁饮之。尽三斤而疮溃，调理乃安。若痈疽溃后，气血俱虚，呕逆不食，变证不一者，以参、耆、归、术等分，煎膏服之，最妙。**治中汤**[颂曰] 张仲景治胸痹，心中痞坚，留气结胸，胸满，胁下逆气抢心，治中汤主之。即理中汤，人参、术、干姜、甘草各三两，四味以水八升，煮三升，每服一升，日三服，随证加减。此方自晋宋以后至唐名医，治心腹病者，无不用之，或作汤，或蜜丸，或为散，皆有奇效。胡治居士治霍乱，谓之温中汤。陶隐居百一方云：霍乱余药乃或难求，而治中方、四顺汤、厚朴汤不可暂缺，常须预合自随也。唐石泉公王方庆云：数方不惟霍乱可医，诸病皆疗也。四顺

▷人参（根）切片

汤，用人参、甘草、干姜、附子炮各二两，水六升，煎二升半，分四服。**四君子汤**治脾胃气虚，不思饮食，诸病气虚者，以此为主。人参一钱，白术二钱，白茯苓一钱，炙甘草五分，姜三片，枣一枚，水二钟，煎一钟，食前温服，随证加减。和剂局方。**开胃化痰**不思饮食，不拘大人小儿。人参焙二两，半夏姜汁浸焙五钱，为末，飞罗面作糊，丸绿豆大。食后姜汤下三五十丸，日三服。圣惠方：加陈橘皮五钱。经验方。**胃寒气满**不能传化，易饥不能食。人参末二钱，生附子末半钱，生姜二钱，水七合，煎二合，鸡子清一枚，打转空心服之。圣济总录。**脾胃虚弱**不思饮食。生姜半斤取汁，白蜜十两，人参末四两，银锅煎成膏，每米饮调服一匙。普济方。**胃虚恶心**或呕吐有痰。人参一两，水二盏，煎一盏，入竹沥一杯，姜汁三匙，食远温服，以知为度，老人尤宜。简便方。**胃寒呕恶**不能腐熟水谷，食即呕吐。人参、丁香、藿香各二钱半，橘皮五钱，生姜三片，水二盏，煎一盏，温服。拔萃方。**反胃呕吐**饮食入口即吐，困弱无力，垂死者。上党人参三大两拍破，水一大升，煮取四合，热服，日再。兼以人参汁，入粟米、鸡子白、薤白，煮粥与啖。李直方司勋，于汉南患此，两月余，诸方不瘥。遂与此方，当时便定。后十余日，遂入京师。绛每与名医论此药，难可为俦也。李绛兵部手集。**食入即吐**人参半夏汤：用人参一两，半夏一两五钱，生姜十片，水一斗，以杓扬二百四十遍，取三升，入白蜜三合，煮一升半，分服。张仲景金匮方。**霍乱呕恶**人参二两，水一盏半，煎汁一盏，入

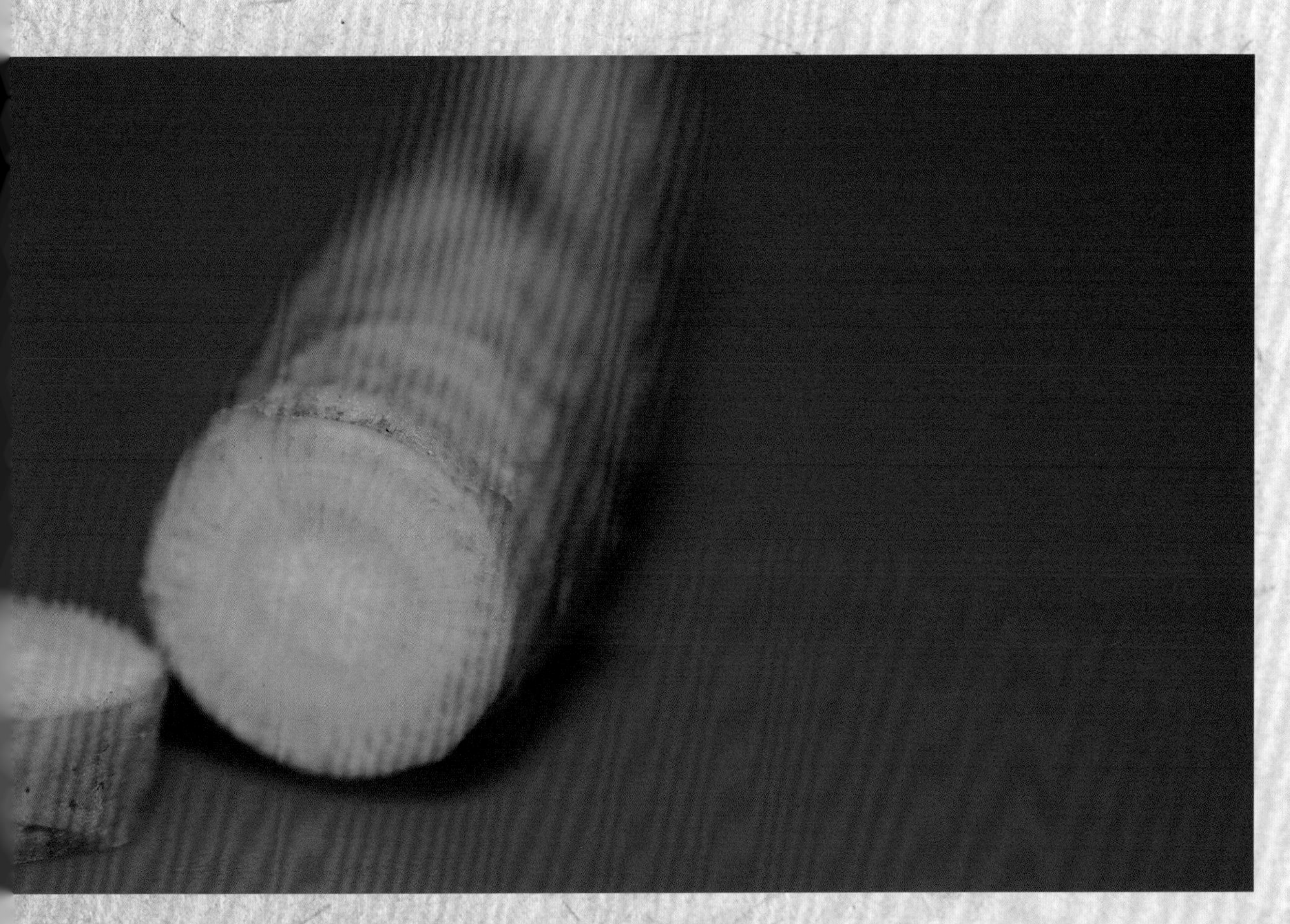

鸡子白一枚，再煎温服。一加丁香。卫生家宝方。**霍乱烦闷**人参五钱，桂心半钱，水二盏，煎服。圣惠方。**霍乱吐泻**烦躁不止。人参二两，橘皮三两，生姜一两，水六升，煮三升，分三服。圣济总录。**妊娠吐水**酸心腹痛，不能饮食。人参、干姜炮等分，为末，以生地黄汁和丸梧子大。每服五十丸，米汤下。和剂局方。**阳虚气喘**自汗盗汗，气短头运。人参五钱，熟附子一两，分作四帖。每帖以生姜十片，流水二盏，煎一盏，食远温服。济生方。**喘急欲绝**上气鸣息者。人参末，汤服方寸匕，日五六服效。肘后方。**产后发喘**乃血入肺窍，危症也。人参末一两，苏木二两，水二碗，煮汁一碗，调参末服，神效。圣惠方。**产后血运**人参一两，紫苏半两，以童尿、酒、水三合，煎服。医方摘要。**产后不语**人参、石菖蒲、石莲肉等分，每服五钱，水煎服。妇人良方。**产后诸虚**发热自汗。人参、当归等分，为末，用猪腰子一个，去膜切小片，以水三升，糯米半合，葱白二茎，煮米熟，取汁一盏，入药煎至八分，食前温服。永类方。**产后秘塞**出血多。以人参、麻子仁、枳壳麸炒为末，炼蜜丸梧子大。每服五十丸，米饮下。济生方。**横生倒产**人参末、乳香末各一钱，丹砂末五分，研匀，鸡子白一枚，入生姜自然汁三匙，搅匀，冷服，即母子俱安，神效，此施汉卿方也。妇人良方。**开心益智**人参末一两，炼成豮猪肥肪十两，以淳酒和匀。每服一杯，日再服。服至百日，耳目聪明，骨髓充盈，肌肤润泽，日记千言，兼去风热痰病。千金方。**闻雷即昏**一小儿七岁，闻雷即昏倒，不知人事，此气怯也。以人参、当归、麦门冬各二两，五味子五钱，水一斗，煎汁五升，再以分五升，煎滓取汁二升，合煎成膏。每服三匙，白汤化下。服尽一斤，自后闻雷自若矣。杨起简便方。**忽喘**

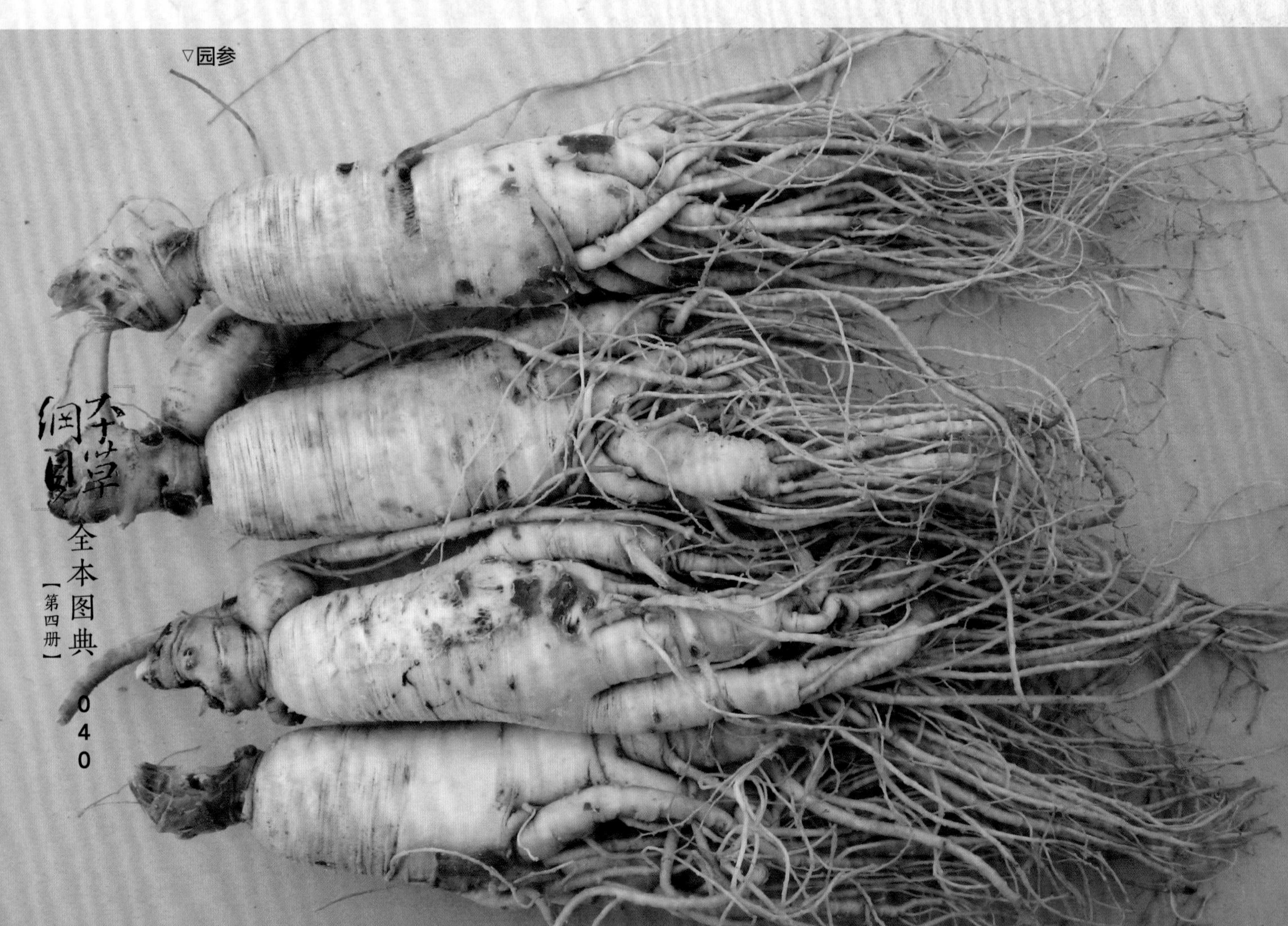
▽园参

闷绝方见大黄下。**离魂异疾**有人卧则觉身外有身，一样无别，但不语。盖人卧则魂归于肝，此由肝虚邪袭，魂不归舍，病名曰离魂。用人参、龙齿、赤茯苓各一钱，水一盏，煎半盏，调飞过朱砂末一钱，睡时服。一夜一服，三夜后，真者气爽，假者即化矣。夏子益怪证奇疾方。**怔忡自汗**心气不足也。人参半两，当归半两，用豮猪腰子二个，以水二碗，煮至一碗半，取腰子细切，人参、归同煎至八分，空心吃腰子，以汁送下。其滓焙干为末，以山药末作糊，丸绿豆大，每服五十丸，食远枣汤下，不过两服即愈。此昆山神济大师方也。一加乳香二钱。王璆百一选方。**心下结气**凡心下硬，按之则无，常觉膨满，多食则吐，气引前后，噫呃不除，由思虑过多，气不以时而行则结滞，谓之结气。人参一两，橘皮去白四两，为末，炼蜜丸梧子大，每米饮下五六十丸。圣惠方。**房后困倦**人参七钱，陈皮一钱，水一盏半，煎八分，食前温服，日再服，千金不传。赵永庵方。**虚劳发热**愚鲁汤：用上党人参、银州柴胡各三钱，大枣一枚，生姜三片，水一钟半，煎七分，食远温服，日再服，以愈为度。奇效良方。**肺热声哑**人参二两，诃子一两，为末噙咽。丹溪摘玄。**肺虚久咳**人参末二两，鹿角胶炙研一两。每服三钱，用薄荷、豉汤一盏，葱少许，入铫子煎一二沸，倾入盏内。遇咳时，温呷三五口甚佳。食疗本草。**止嗽化痰**人参末一两，明矾二两，以酽醋二升，熬矾成膏，人参末炼蜜和收。每以豌豆大一丸，放舌下，其嗽即止，痰自消。简便方。**小儿喘咳**发热自汗吐红，脉虚无力者。人参、天花粉等分，每服半钱，蜜水调下，以瘥为度。经验方。**喘咳嗽血**咳喘上气，喘急，嗽血吐血，脉无力者。人参末每服三钱，鸡子清调之，五更初服便睡，去枕仰卧，只一服愈。年深者，再服。咯血者，服尽一两甚好。一方以乌鸡子水磨千遍，自然化作水，调药尤妙。忌醋咸腥酱，面鲊醉饱。将息乃佳。沈存中灵苑方。**咳嗽吐血**人参、黄芪、飞罗面各一两，百合五钱，为末，水丸梧子大。每服五十丸，食前茅根汤下。朱氏集验方用人参、乳香、辰砂等分，为末，乌梅肉和丸弹子大。每白汤化下一丸，日一服。**虚劳吐血**甚者，先以十灰散止之，其人必困倦，法当补阳生阴，独参汤主之。好人参一两，肥枣五枚，水二钟，煎一钟服，熟睡一觉，即减五六，继服调理药。葛可久十药神书。**吐血下血**因七情所感，酒色内伤，气血妄行，口鼻俱出，心肺脉破，血如涌泉，须臾不救。用人参焙，侧柏中蒸焙，荆芥穗烧存性，各五钱，为末。用二钱入飞罗面二钱，以新汲水调如稀糊服，少倾再啜，一服立止。华陀中藏经。**衄血不止**人参、柳枝（寒食采者），等分，为末。每服一钱，东流水服，日三服。无柳枝，用莲子心。圣济总录。**齿缝出血**人参、赤茯苓、麦门冬各二钱，水一钟，煎七分，食前温服，日再。苏东坡得此，自谓神奇。后生小子多患此病，予累试之，累如所言。谈野翁试验方。**阴虚尿血**人参焙，黄芪盐水炙，等分，为末。用红皮大萝卜一枚，切作四片，以蜜二两，将萝卜逐片蘸炙，令干再炙，勿令焦，以蜜尽为度。每用一片，蘸药食之，仍以盐汤送下，以瘥为度。三因方。**沙淋石淋**方同上。**消渴引饮**人参为末，鸡子清调服一钱，日三四服。集验用人参、栝楼根等分，生研为末，炼蜜丸梧子大。每服百丸，食前麦门冬汤下。日二服，以愈为度，名玉壶丸。忌酒面炙煿。郑氏家传消渴方：人参一两，粉草二两，以雄猪胆汁浸炙，脑子半钱，为末，蜜丸芡子大。每嚼一丸，冷水下。圣济总录用人参一两，葛粉二两，为末。发时以焊猪汤一升，入药三钱，蜜二两，慢火熬至三合，状如黑饧，以瓶收之，每夜以一匙含咽，不过三服取效也。**虚疟寒热**人参二钱二分，雄黄五钱，为末，端午日用粽尖捣丸梧子大。发日侵晨，井华水吞下七丸，发前再服，忌诸般热物，立效。一方：加神曲等分。丹溪纂要。**冷痢厥逆**六脉沉细。人参、大附子各一两半。每服半两，生姜十片，丁香十五粒，粳米一撮，水二盏，煎七分，空心温服。经验方。**下痢禁口**人参、莲肉各三钱，以井华水二盏，煎一盏，细细呷之。或加姜汁炒黄连三钱。经验良方。**老人虚痢**不止，不能饮食。上党人参一两，鹿角去皮炒研五钱，为末。每服方寸匕，米汤调下，日三服。十便良方。**伤寒坏证**凡伤寒时疫，不问阴阳，老幼妊妇，误服药饵，因重垂死，脉沉伏，不省人事，七日以后，皆可服之，百不失一，此名夺命散，又名复脉汤。人参一两，水二钟，紧火煎一钟，以井水浸冷服之，少顷鼻梁有汗出，脉复立瘥。苏韬光侍郎云：用此救数十人。予作清流宰，县倅申屠行辅之子妇患时疫三十余日，已成坏病，令服此药而安。王璆百一选方。**伤寒厥逆**身有微热，烦躁，六脉沉细微弱，此阴极发躁也。无忧散：用人参半两，水一钟，煎七分，调牛胆南星末二钱，热服立苏。三因方。**夹阴伤寒**先因欲事，后感寒邪，阳衰阴盛，六脉沉伏，小腹绞痛，四肢逆冷，呕吐清水，不假此药，无以回阳。人参、干姜炮各一两，生附子一枚，破作八片，水四升半，煎一升，顿服，脉出身温即愈。吴绶伤寒蕴要。**筋骨风痛**人参四两，酒浸三日，晒干，土茯苓一斤，山慈姑一两，为末，炼蜜丸梧子大。每服一百丸，食前米汤下。经验方。**小儿风痫**瘛疭。用人参、蛤粉、辰砂等分，为末，以豭猪心血和丸绿豆大。每服五十丸，金银汤下，一日二服，大有神效。卫生宝鉴。**脾虚慢惊**黄芪汤，见黄芪发明下。**痘疹险证**保元汤，见黄芪发明下。**惊后瞳斜**小儿惊后瞳人不正者。人参、阿胶糯米炒成珠，各一钱，水一盏，煎七分，温服，日再服，愈乃止，效。直指方。**小儿脾风**多困。人参，冬瓜仁各半两，南星一两，浆水煮过，为末。每用一钱，水半盏，煎二三分，温服。本事方。**酒毒目盲**一人形实，好饮热酒，忽病目盲而脉涩，此热酒所伤，胃气污浊，血死其中而然。以苏木煎汤，调人参末一钱服，次日鼻及两掌皆紫黑，此滞血行矣。再以四物汤，加苏木、桃仁、红花、陈皮，调人参末服，数日而愈。丹溪纂要。**酒毒生疽**一妇嗜酒，胸生一疽，脉紧而涩。用酒炒人参，酒炒大黄，等分为末，姜汤服一钱，得睡汗出而愈，效。丹溪医案。**狗咬风伤**肿痛。人参置桑柴炭上烧存性，以碗覆定，少顷为末，掺之立瘥。经验方。**蜈蚣咬伤**嚼人参涂之。医学集成。**蜂虿螫伤**人参末傅之。证治要诀。**胁破肠出**急以油抹入，煎人参、枸杞汁淋之，内吃羊肾粥，十日愈。危氏得效方。**气奔怪疾**方见虎杖。

芦

‖ **气味** ‖

苦，温，无毒。

‖ **主治** ‖

吐虚劳痰饮。时珍。

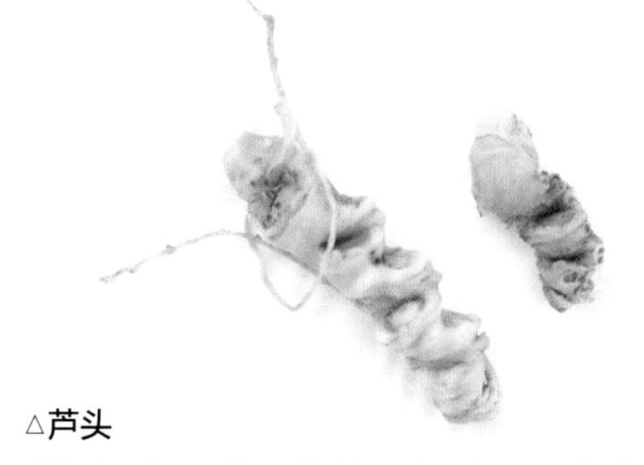

△芦头

‖ **发明** ‖

[吴绶曰] 人弱者，以人参芦代瓜蒂。[震亨曰] 人参入手太阴，补阳中之阴，芦则反能泻太阴之阳。亦如麻黄，苗能发汗，根则止汗。谷属金而糠之性热，麦属阳而麸之性凉。先儒谓物物具一太极，学者可不触类而长之乎。一女子性躁味厚，暑月因怒而病呃，每作则举身跳动，昏冒不知人。其形气俱实，乃痰因怒郁，气不得降，非吐不可。遂以人参芦半两，逆流水一盏半，煎一大碗饮之，大吐顽痰数碗，大汗昏睡一日而安。又一人作劳发疟，服疟药变为热病，舌短痰嗽，六脉洪数而滑，此痰蓄胸中，非吐不愈。以参芦汤加竹沥二服，涌出胶痰三块，次与人参、黄芪、当归煎服，半月乃安。

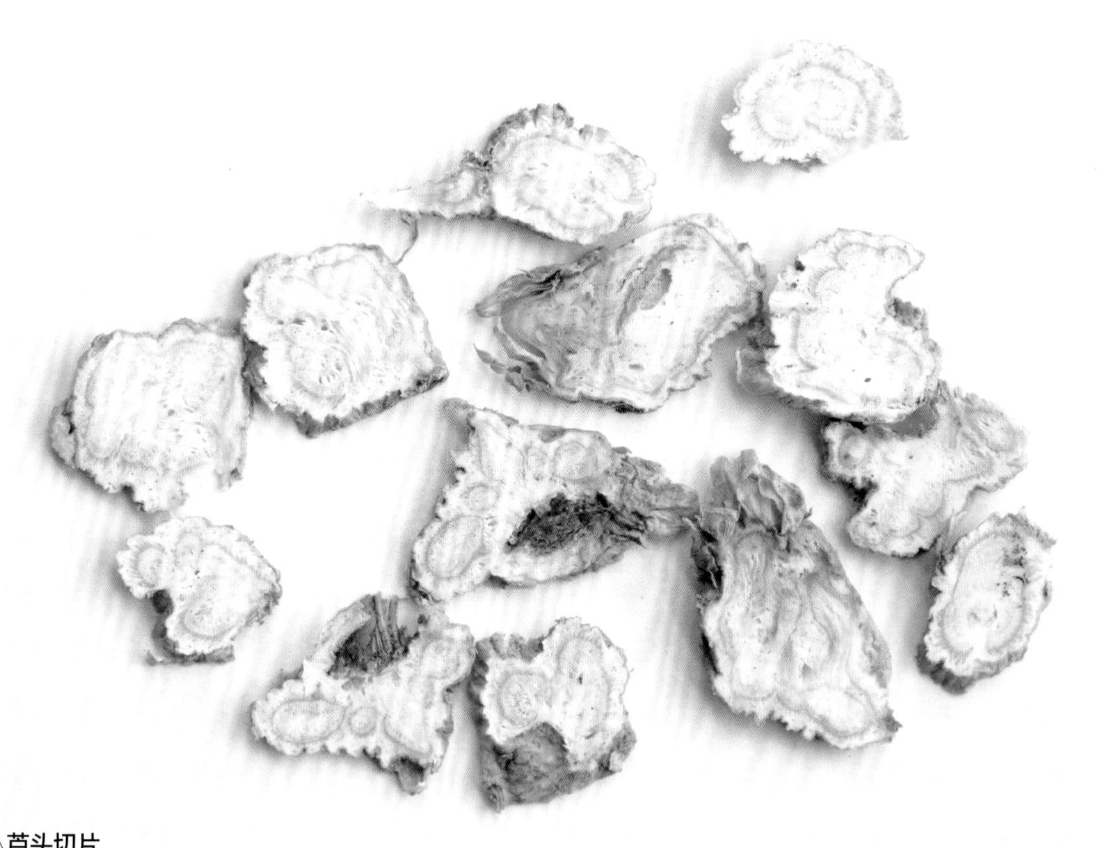

△芦头切片

‖ **基原** ‖

据《纲目图鉴》《大辞典》《汇编》等综合分析考证，本品为桔梗科植物沙参 *Adenophora stricta* Miq.。分布于安徽、江苏、浙江、贵州等地。《纲目彩图》《大辞典》《中华本草》《汇编》认为还包括同属植物杏叶沙参 *A. humanensis* Nannf.、轮叶沙参 *A. tetraphylla* (Thunb.) Fisch 等。《药典》收载南沙参药材为桔梗科植物轮叶沙参或沙参的干燥根；春、秋二季采挖，除去须根，洗后趁鲜刮去粗皮，洗净，干燥。收载北沙参为伞形科植物珊瑚菜 *Glehnia littoralis* Fr. Schmidt ex Miq.；夏、秋二季采挖，除去须根，洗净，稍晾，置沸水中烫后，除去外皮，干燥。或洗净直接干燥。

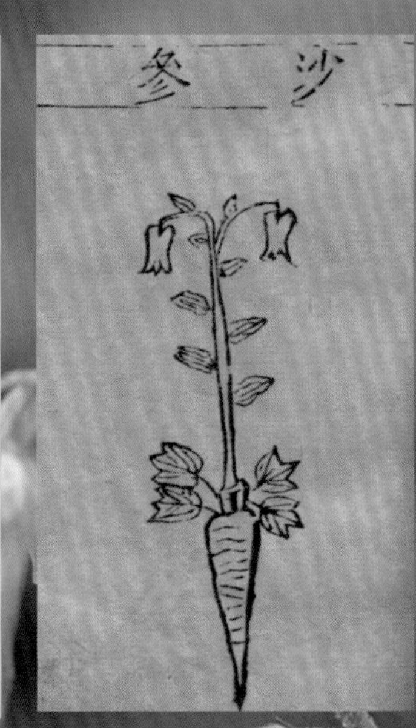

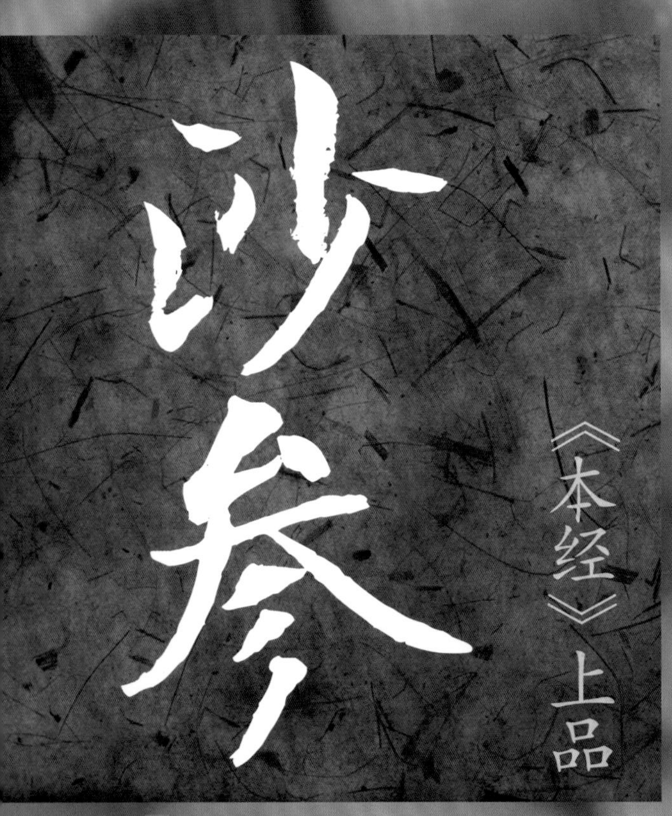

▷沙参的原植物

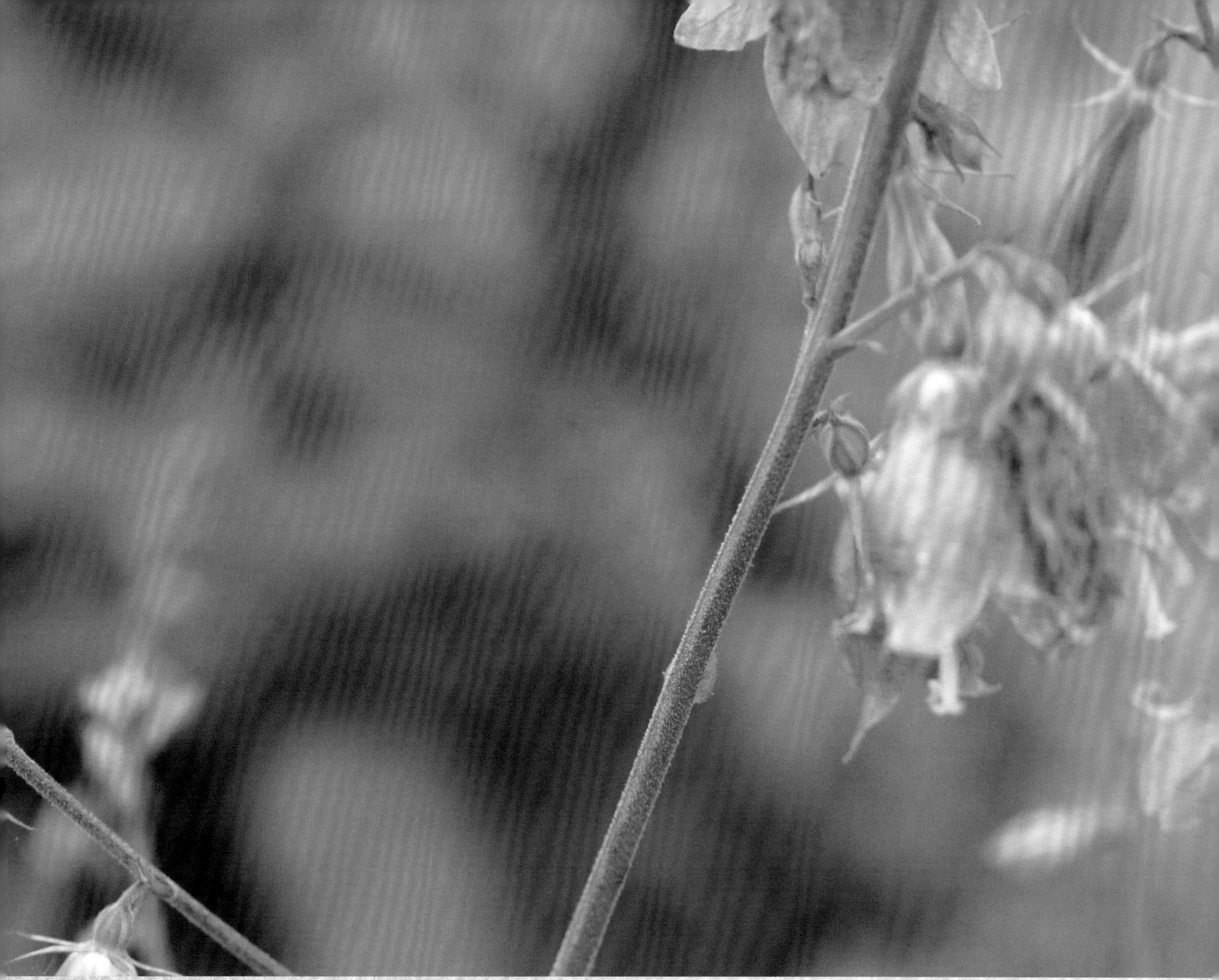

校正：并入别录有名未用部羊乳。

‖ **释名** ‖

白参吴普**知母**别录**羊乳**别录**羊婆奶**纲目**铃儿草**别录**虎须**别录**苦心**别录。又名文希，一名识美，一名志取。[弘景曰] 此与人参、玄参、丹参、苦参，是为五参，其形不尽相类，而主疗颇同，故皆有参名。又有紫参，乃牡蒙也。[时珍曰] 沙参白色，宜于沙地，故名。其根多白汁，俚人呼为羊婆奶，别录有名未用羊乳，即此也。此物无心味淡，而别录一名苦心，又与知母同名，不知所谓也。铃儿草，象花形也。

‖ **集解** ‖

[别录曰] 沙参生河内川谷及冤句般阳续山，二月、八月采根暴干。又曰：羊乳一名地黄，三月采，立夏后母死。[恭曰] 出华山者为善。[普曰] 二月生苗，如葵，叶青

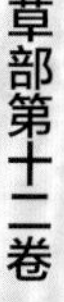

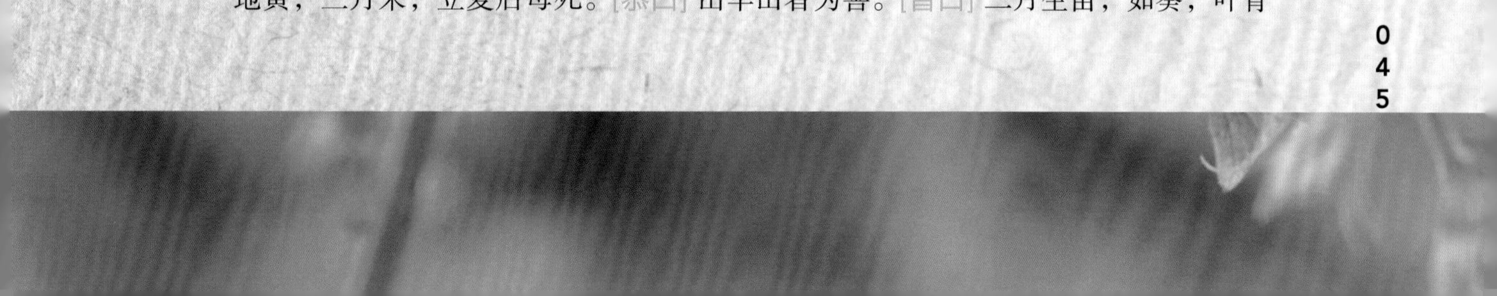

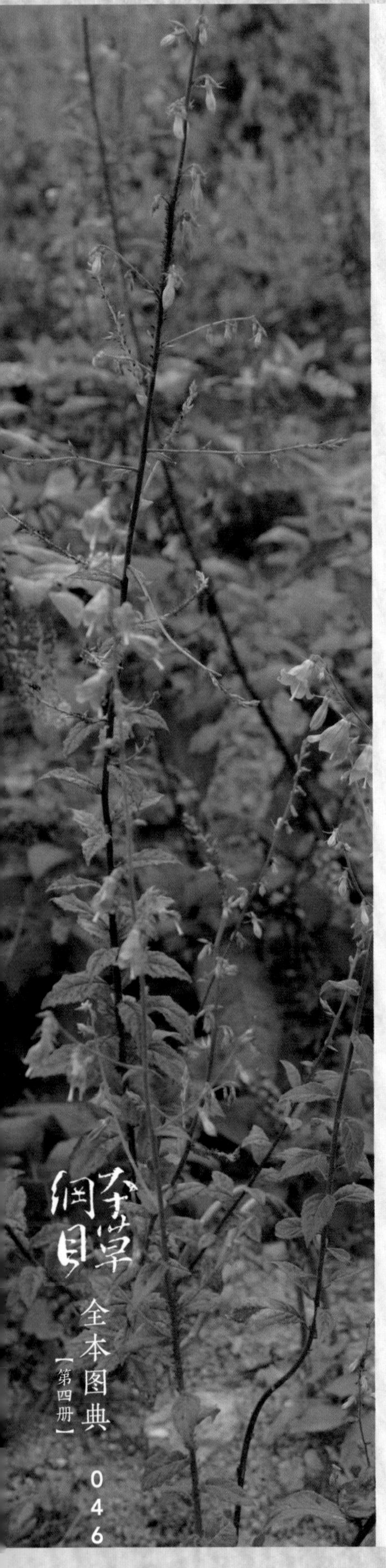

色，根白，实如芥，根大如芜菁，三月采。[弘景曰] 今出近道，丛生，叶似枸杞，根白实者佳。[保升曰] 其根若葵根，其花白色。[颂曰] 今淄、齐、潞、随、江、淮、荆、湖州郡皆有之。苗长一二尺以来，丛生崖壁间，叶似枸杞而有叉丫，七月开紫花，根如葵根，大如指许，赤黄色，中正白实者佳，二月、八月采根。南土生者叶有细有大，花白，瓣上仍有白粘，此为小异。[藏器曰] 羊乳根如荠苨而圆，大小如拳，上有角节，折之有白汁，人取根当荠苨。苗作蔓，折之有白汁。[时珍曰] 沙参处处山原有之。二月生苗，叶如初生小葵叶，而团扁不光。八九月抽茎，高一二尺。茎上之叶，则尖长如枸杞叶，而小有细齿。秋月叶间开小紫花，长二三分，状如铃铎，五出，白蕊，亦有白花者。并结实，大如冬青实，中有细子。霜后苗枯。其根生沙地者长尺余，大一虎口，黄土地者则短而小。根茎皆有白汁。八九月采者，白而实；春月采者，微黄而虚。小人亦往往絷蒸压实以乱人参，但体轻松，味淡而短耳。

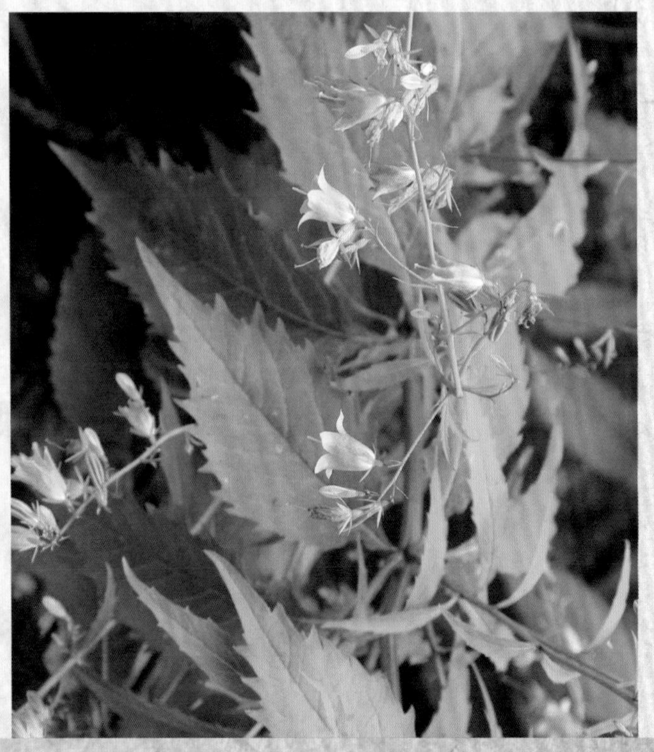

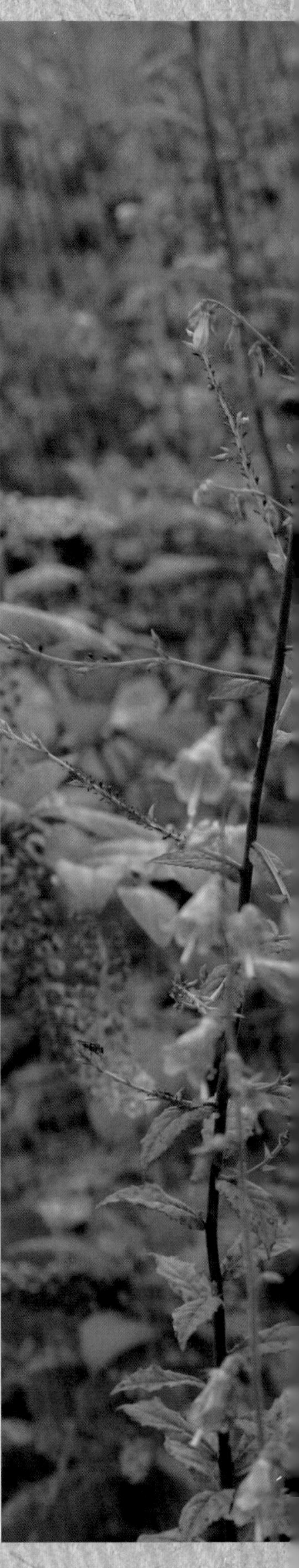

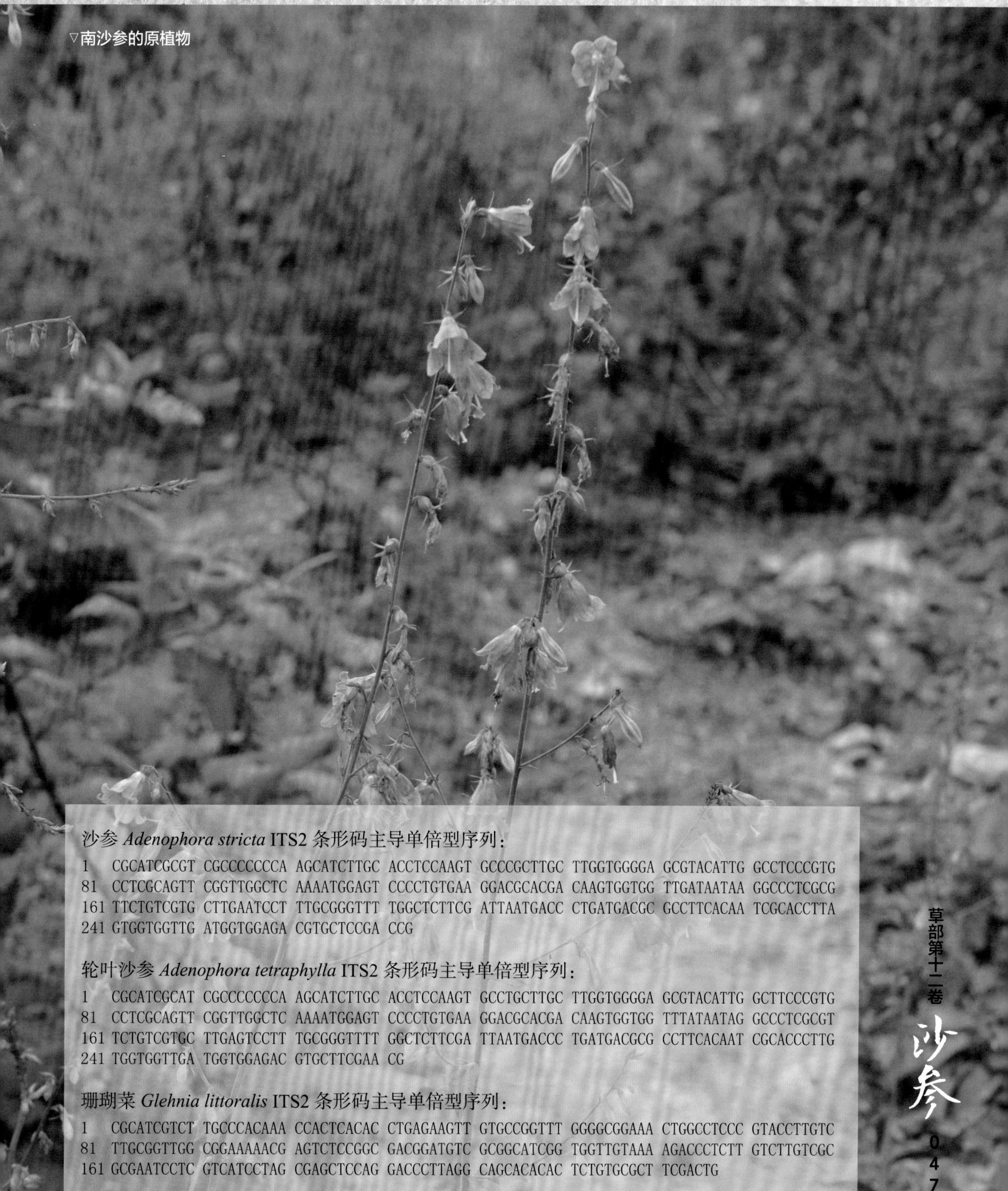

▽南沙参的原植物

沙参 *Adenophora stricta* ITS2 条形码主导单倍型序列：

1 CGCATCGCGT CGCCCCCCCA AGCATCTTGC ACCTCCAAGT GCCCGCTTGC TTGGTGGGGA GCGTACATTG GCCTCCCGTG
81 CCTCGCAGTT CGGTTGGCTC AAAATGGAGT CCCCTGTGAA GGACGCACGA CAAGTGGTGG TTGATAATAA GGCCCTCGCG
161 TTCTGTCGTG CTTGAATCCT TTGCGGGTTT TGGCTCTTCG ATTAATGACC CTGATGACGC GCCTTCACAA TCGCACCTTA
241 GTGGTGGTTG ATGGTGGAGA CGTGCTCCGA CCG

轮叶沙参 *Adenophora tetraphylla* ITS2 条形码主导单倍型序列：

1 CGCATCGCAT CGCCCCCCCA AGCATCTTGC ACCTCCAAGT GCCTGCTTGC TTGGTGGGGA GCGTACATTG GCTTCCCGTG
81 CCTCGCAGTT CGGTTGGCTC AAAATGGAGT CCCCTGTGAA GGACGCACGA CAAGTGGTGG TTTATAATAG GCCCTCGCGT
161 TCTGTCGTGC TTGAGTCCTT TGCGGGTTTT GGCTCTTCGA TTAATGACCC TGATGACGCG CCTTCACAAT CGCACCCTTG
241 TGGTGGTTGA TGGTGGAGAC GTGCTTCGAA CG

珊瑚菜 *Glehnia littoralis* ITS2 条形码主导单倍型序列：

1 CGCATCGTCT TGCCCACAAA CCACTCACAC CTGAGAAGTT GTGCCGGTTT GGGGCGGAAA CTGGCCTCCC GTACCTTGTC
81 TTGCGGTTGG CGGAAAAACG AGTCTCCGGC GACGGATGTC GCGGCATCGG TGGTTGTAAA AGACCCTCTT GTCTTGTCGC
161 GCGAATCCTC GTCATCCTAG CGAGCTCCAG GACCCTTAGG CAGCACACAC TCTGTGCGCT TCGACTG

根

‖ **气味** ‖

苦，微寒，无毒。[别录曰] 羊乳，温，无毒。[普曰] 沙参，岐伯：咸。神农、黄帝、扁鹊：无毒。[李当之] 大寒。[好古曰] 甘、微苦。[之才曰] 恶防已，反藜芦。

‖ **主治** ‖

血结惊气，除寒热，补中，益肺气。本经。**疗胸痹，心腹痛，结热邪气头痛，皮间邪热，安五脏。久服利人。又云：羊乳主头肿痛，益气，长肌肉。**别录。**去皮肌浮风，疝气下坠，治常欲眠，养肝气，宣五脏风气。**甄权。**补虚，止惊烦，益心肺，并一切恶疮疥癣及身痒，排脓，消肿毒。**大明。**清肺火，治久咳肺痿。**时珍。

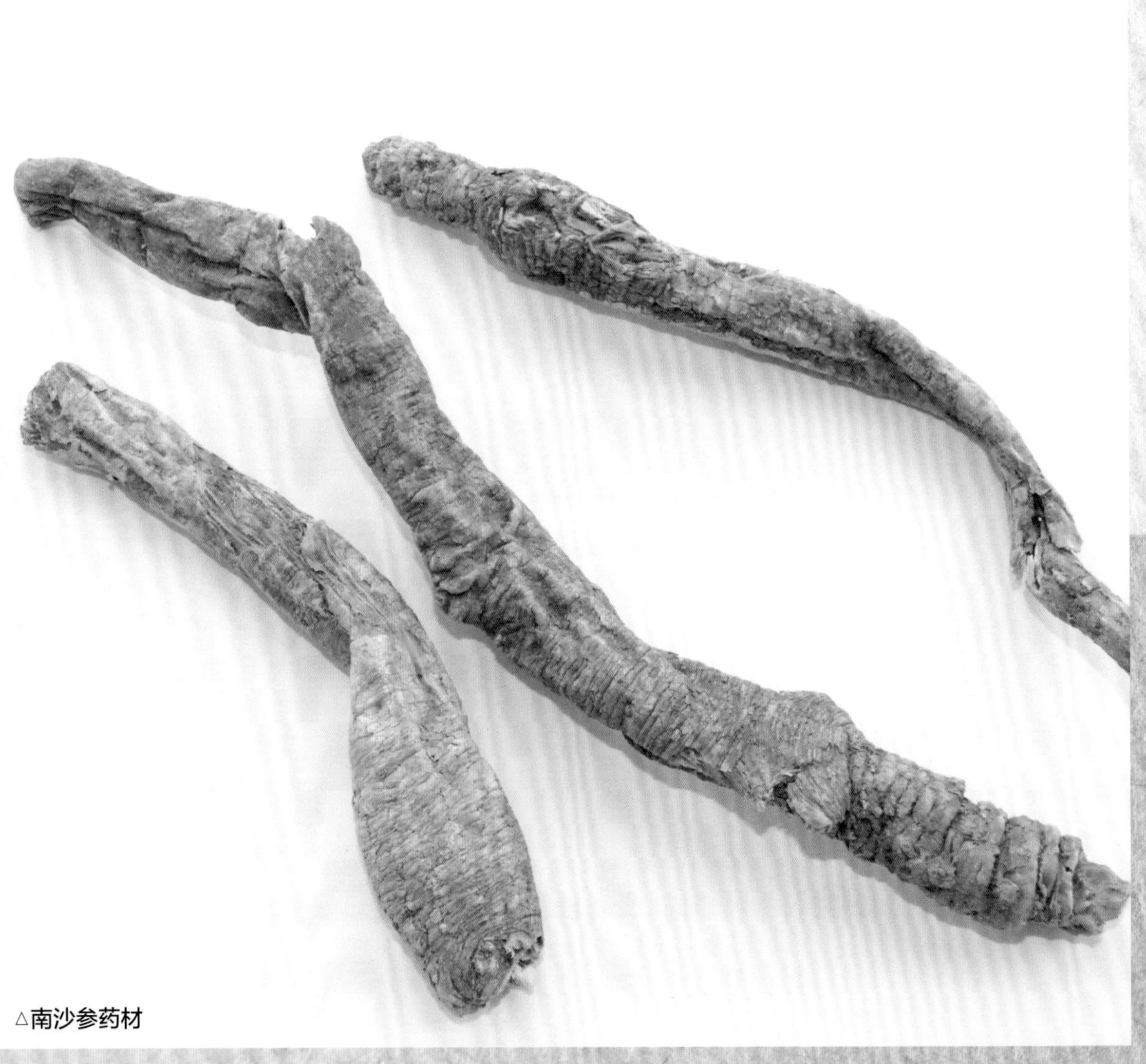

△南沙参药材

‖ **发明** ‖

[元素曰] 肺寒者，用人参；肺热者，用沙参代之，取其味甘也。[好古曰] 沙参味甘微苦，厥阴本经之药，又为脾经气分药。微苦补阴，甘则补阳，故洁古取沙参代人参。盖人参性温，补五脏之阳；沙参性寒，补五脏之阴。虽云补五脏，亦须各用本脏药相佐，使随所引而相辅之可也。[时珍曰] 人参甘苦温，其体重实，专补脾胃元气，因而益肺与肾，故内伤元气者宜之。沙参甘淡而寒，其体轻虚，专补肺气，因而益脾与肾，故金能受火克者宜之。一补阳而生阴，一补阴而制阳，不可不辨之也。

‖ **附方** ‖

旧一，新二。**肺热咳嗽**沙参半两，水煎服之。卫生易简方。**卒得疝气**小腹及阴中相引痛如绞，自汗出，欲死者。沙参捣筛为末，酒服方寸匕，立瘥。肘后方。**妇人白带**多因七情内伤或下元虚冷所致。沙参为末，每服二钱，米饮调下。证治要诀。

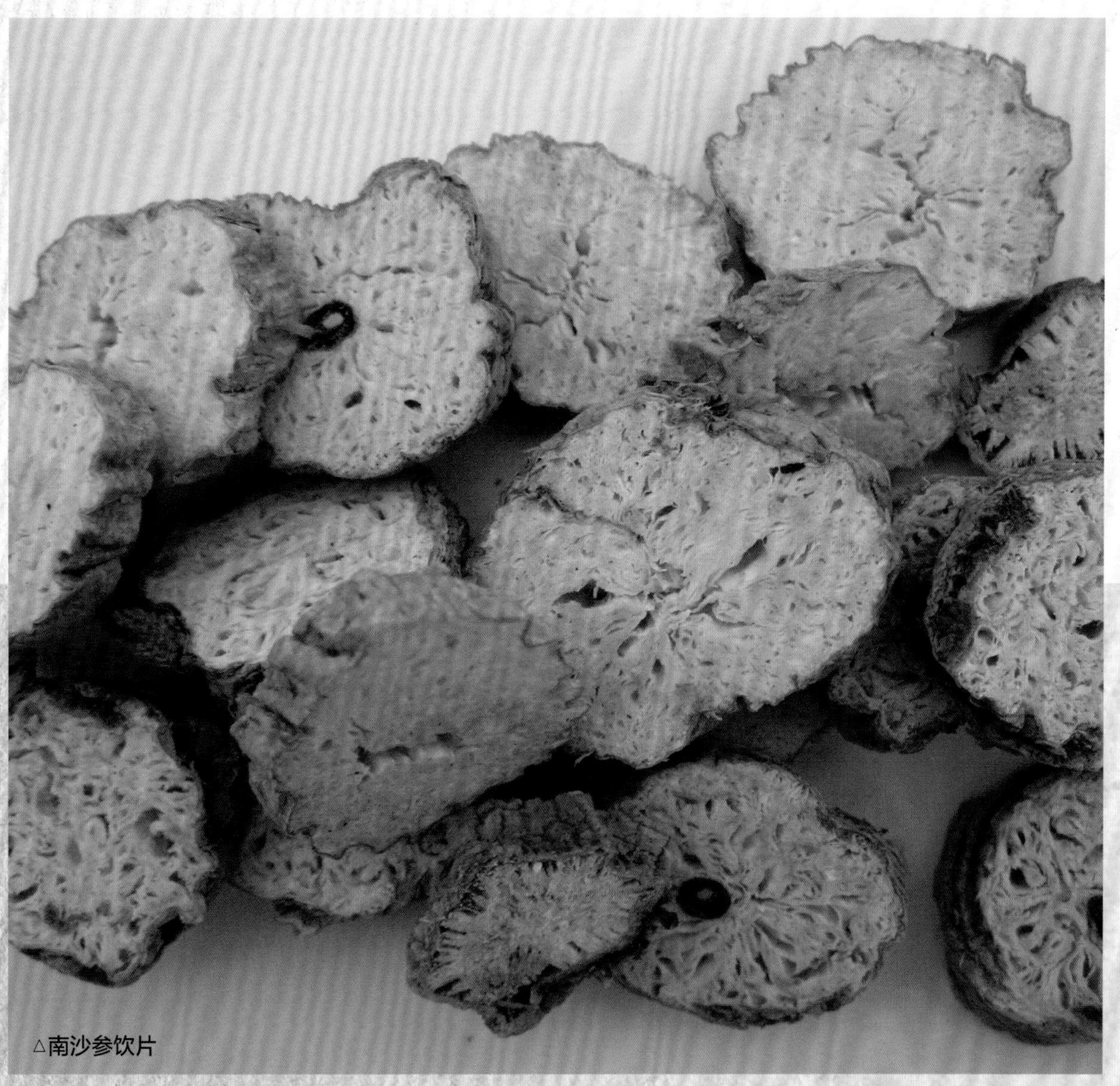

△南沙参饮片

‖ **基原** ‖

据《纲目图鉴》《滇南本草》及相关考证 * 等综合分析，本品为桔梗科植物杏叶沙参 *Adenophora hunanensis* Nannf.。分布于河北、河南、山西、陕西、江西、湖北等地。《纲目彩图》《植物志》认为本品为同属植物荠苨 *A. trachelioides* Maxim.。

* 屠鹏飞，徐国钧，徐珞珊，等. 沙参和荠苨的本草考证 [J]. 中国中药杂志，1991（4）：200.

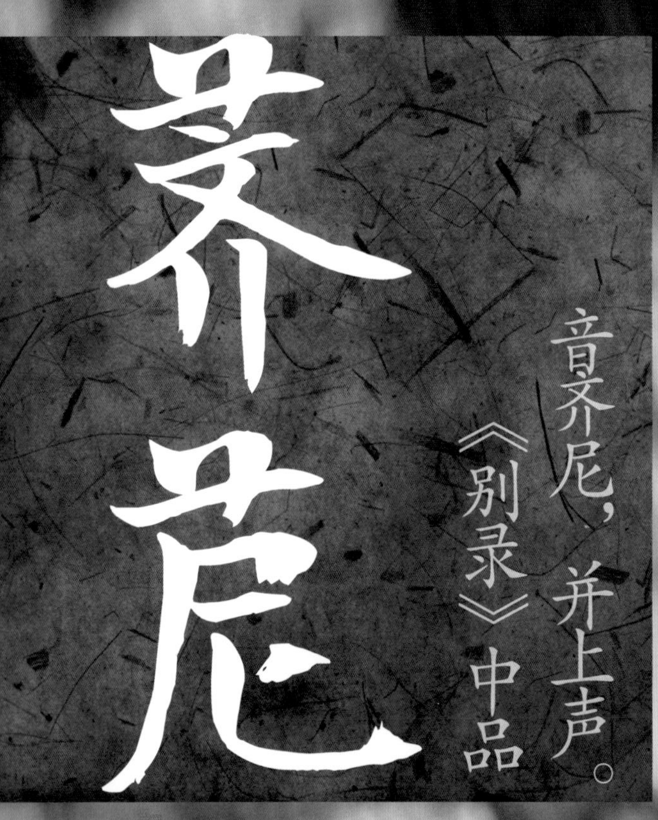

荠苨

音齐尼，并上声。

《别录》中品

▷杏叶沙参（*Adenophora hunanensis*）

校正：并入图经杏参。

‖ **释名** ‖

杏参图经**杏叶沙参**救荒**荠苨荠**音底。尔雅**甜桔梗**纲目**白面根**救荒**苗名隐忍**。[时珍曰] 荠苨多汁，有济范之状，故以名之。济范，浓露也。其根如沙参而叶如杏，故河南人呼为杏叶沙参。苏颂图经杏参，即此也。俗谓之甜桔梗。尔雅云：范，荠苨也。郭璞云：即荠苨也。隐忍，说见下文。

‖ **集解** ‖

[弘景曰] 荠苨根茎都似人参，而叶小异，根味甜绝，能杀毒。以其与毒药共处，毒皆自然歇，不正入方家用也。又曰：魏文帝言荠苨乱人参，即此也。荠苨叶甚似桔梗，但叶下光明滑泽无毛为异，又不如人参相对耳。[恭曰] 人参苗似五加而阔短，茎圆有三四桠，桠头有五叶，陶引荠苨乱人参，误矣。且荠苨、桔梗又有叶差互者，亦有叶三四对者，皆一茎直上，叶既相乱，惟以根有心为别尔。[颂曰] 今川蜀、江浙皆有之。春生苗茎，都似人参，而叶小异，根似桔梗，但无心为异。润州、陕州尤多，人家收以为果，或作脯啖，味甚甘美，兼可寄远，二月、八月采根暴干。[承曰] 今人多以蒸过压扁乱人参，但味淡尔。[宗奭曰] 陶以根言，故云荠苨乱人参；苏以苗言，故以陶为误矣。[机曰] 荠苨苗茎与桔梗相似，其根与人参相乱。今言苗茎都似人参，近于误也。当以人参、荠苨、桔梗三注参看自明矣。[时珍曰] 荠苨苗似桔梗，根似沙参，故奸商往往以沙参、荠苨通乱人参。苏颂图经所谓杏参，周定王救荒本草所谓杏叶沙参，皆此荠苨也。图经云：杏参生淄州田野，根如小菜根。土人五月采苗叶，治咳嗽上气。救荒本草云：杏叶沙参，一名白面根，苗高一二尺，茎色清白。叶似杏叶而小，微尖而背白，边有叉牙。杪间开五瓣白碗子花。根形如野胡萝卜，颇肥，皮色灰黜，中间白色。味甜微寒。亦有开碧花者。嫩苗煠熟水淘，油

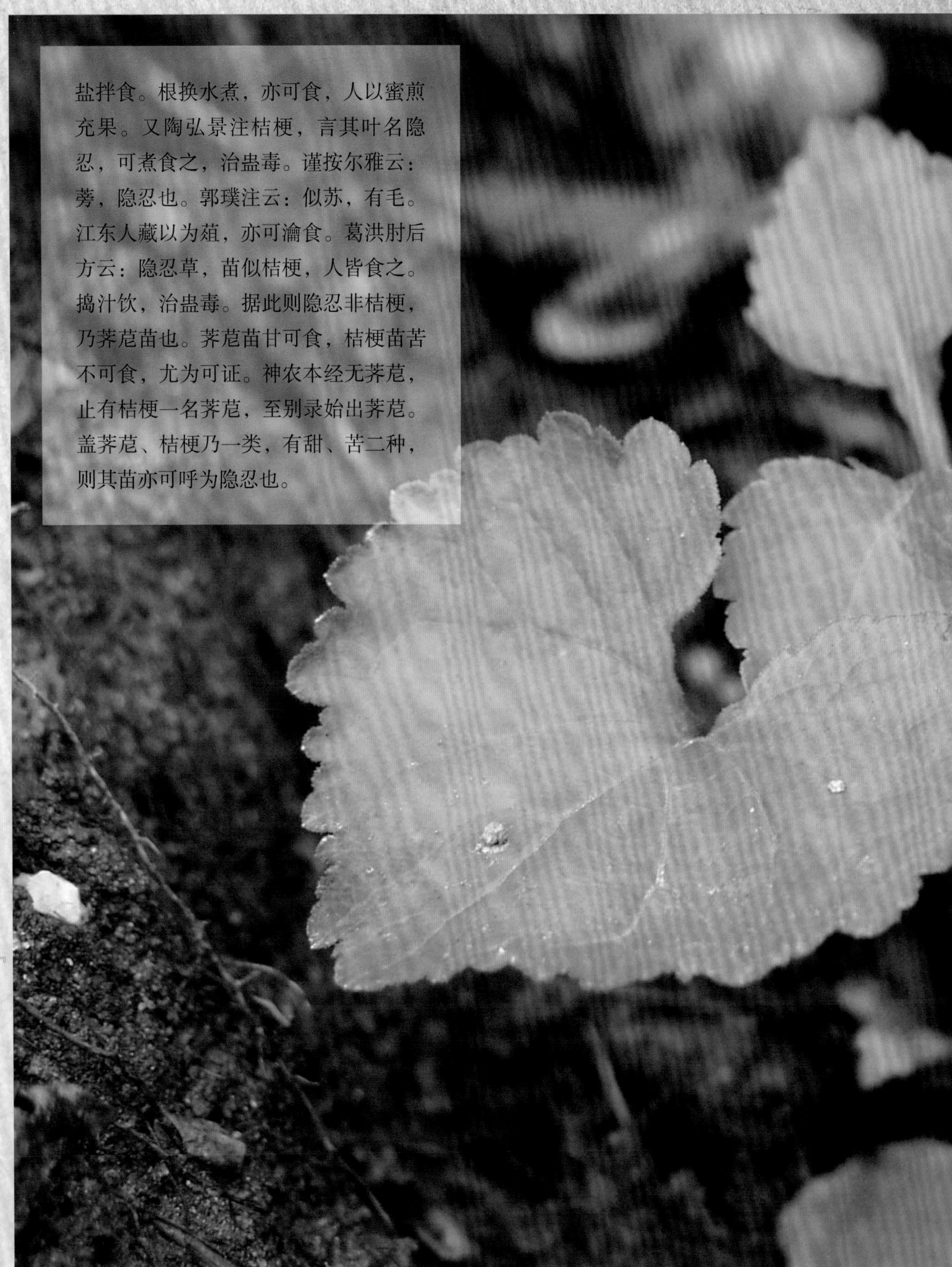

盐拌食。根换水煮，亦可食，人以蜜煎充果。又陶弘景注桔梗，言其叶名隐忍，可煮食之，治蛊毒。谨按尔雅云：苨，隐忍也。郭璞注云：似苏，有毛。江东人藏以为葅，亦可瀹食。葛洪肘后方云：隐忍草，苗似桔梗，人皆食之。捣汁饮，治蛊毒。据此则隐忍非桔梗，乃荠苨苗也。荠苨苗甘可食，桔梗苗苦不可食，尤为可证。神农本经无荠苨，止有桔梗一名荠苨，至别录始出荠苨。盖荠苨、桔梗乃一类，有甜、苦二种，则其苗亦可呼为隐忍也。

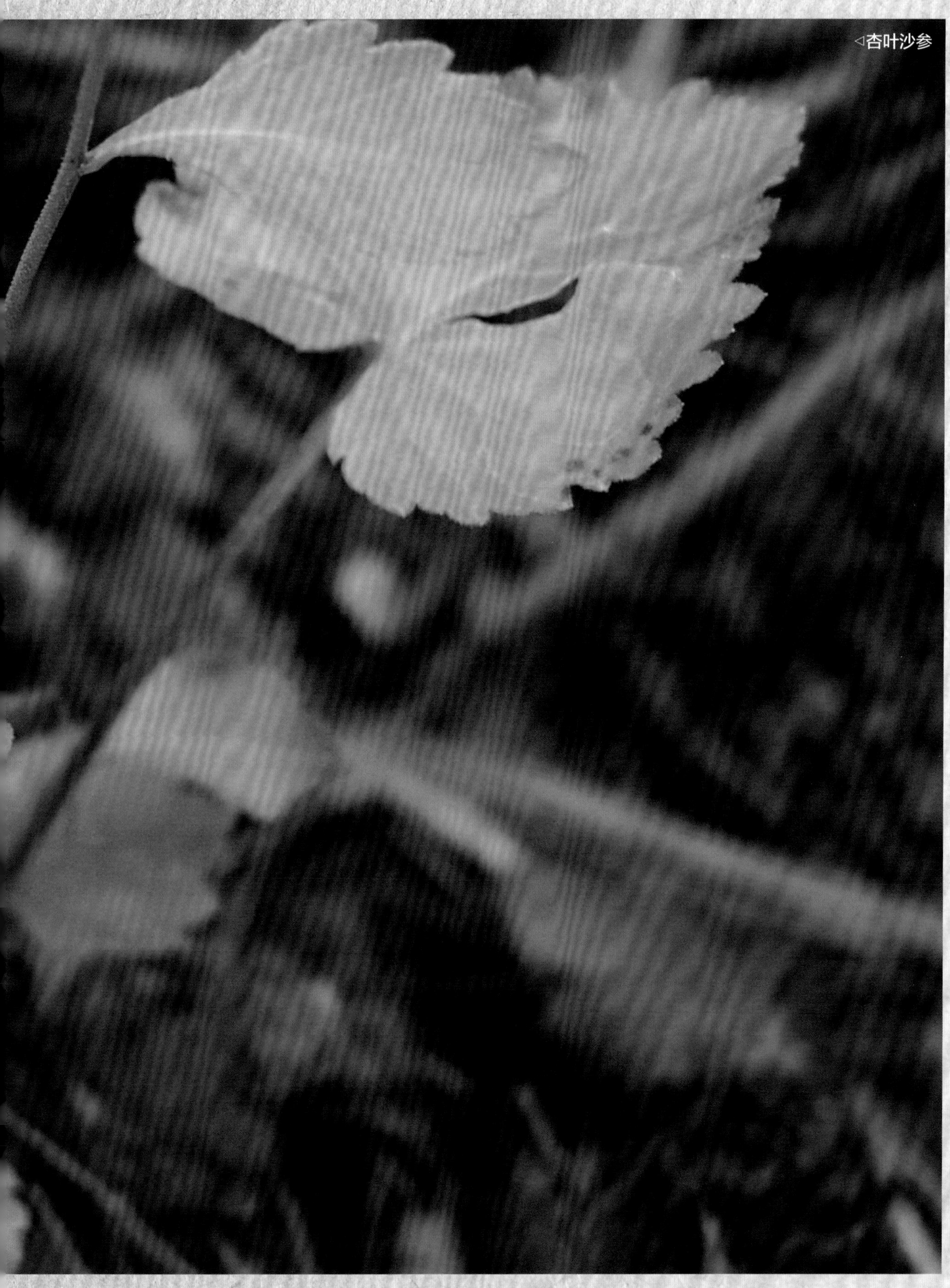
◁杏叶沙参

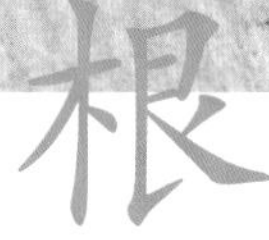

根

‖ 气味 ‖

甘，寒，无毒。

‖ 主治 ‖

解百药毒。别录。**杀蛊毒，治蛇虫咬，热狂温疾，罯毒箭。**大明。**利肺气，和中明目止痛，蒸切作羹粥食，或作齑菹食。**昝殷。**食之，压丹石发动。**孟诜。**主咳嗽消渴强中，疮毒丁肿，辟沙虱短狐毒。**时珍。

‖ 发明 ‖

[时珍曰] 荠苨寒而利肺，甘而解毒，乃良品也，而世不知用，惜哉。按葛洪肘后方云：一药而兼解众毒者，惟荠苨汁浓饮二升，或煮嚼之，亦可作散服。此药在诸药中，毒皆自解也。又张鷟朝野佥载云：各医言虎中药箭，食清泥而解；野猪中药箭，豗荠苨而食。物犹知解毒，何况人乎？又孙思邈千金方，治强中为病，茎长兴盛，不交精出，消渴之后，发为痈疽，有荠苨丸、猪肾荠苨汤方，此皆本草所未及者。然亦取其解热解毒之功尔，无他义。

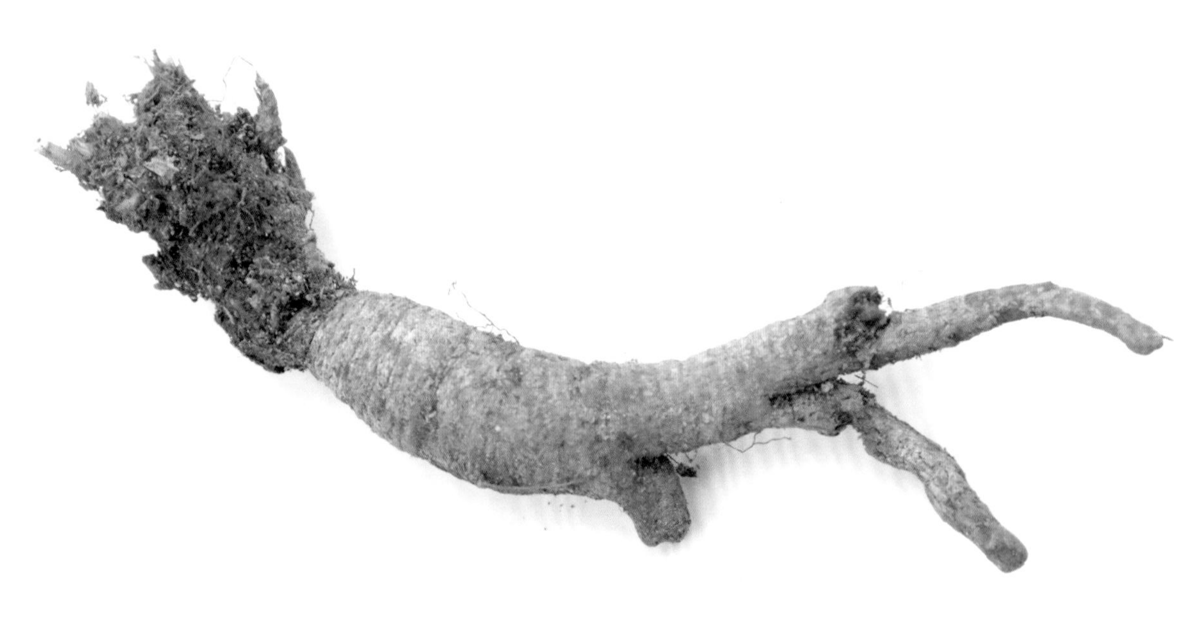

△杏叶沙参（根及根茎）

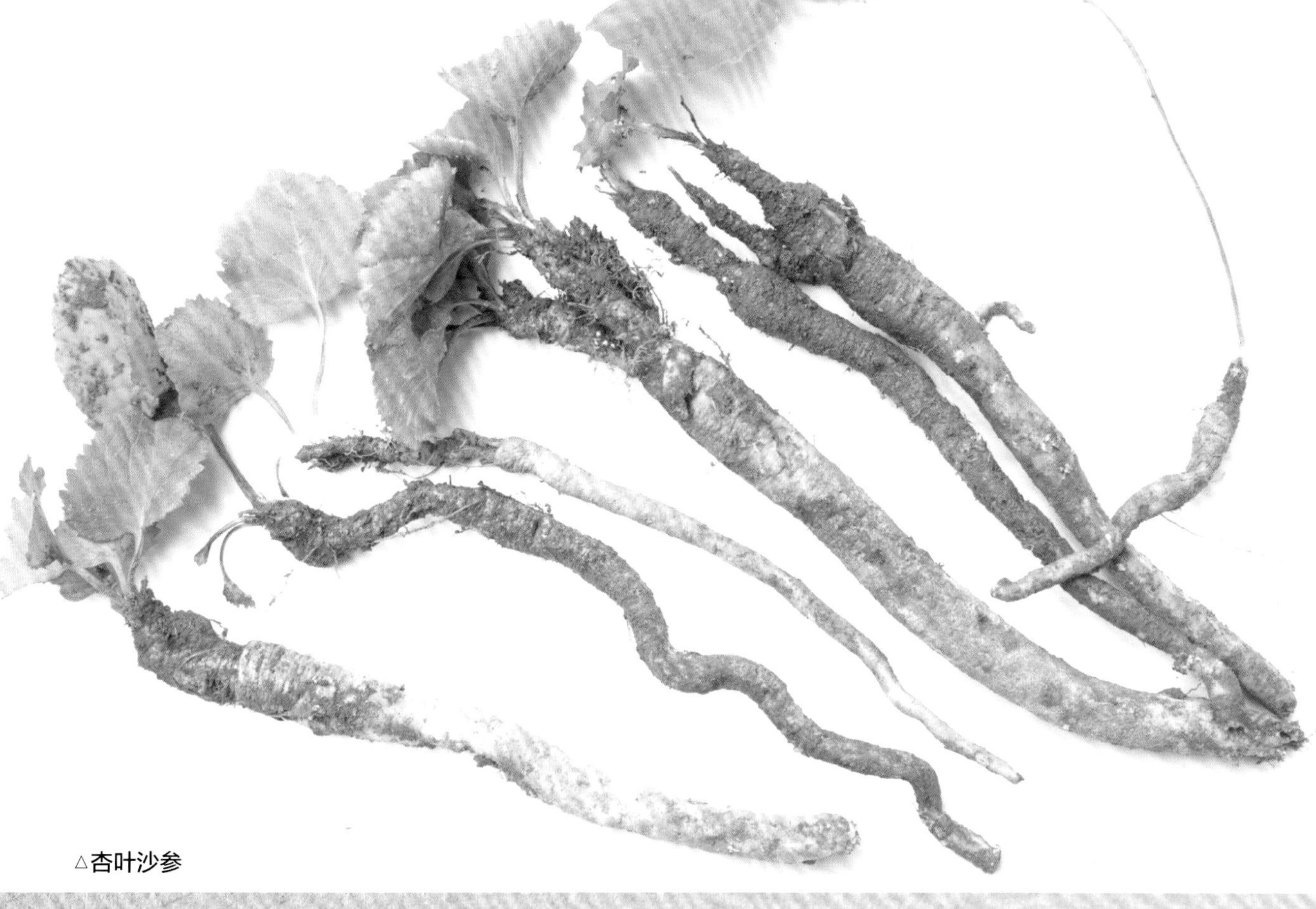

△杏叶沙参

‖ **附方** ‖

旧四，新三。**强中消渴**猪肾荠苨汤，治强中之病，茎长兴盛，不交精液自出，消渴之后，即发痈疽。皆由恣意色欲，或饵金石所致，宜此以制肾中热也。用猪肾一具，荠苨、石膏各三两，人参、茯苓、磁石、知母、葛根、黄芩、栝楼根、甘草各二两，黑大豆一升，水一斗半，先煮猪肾、大豆取汁一斗、去滓下药，再煮三升，分三服。后人名为石子荠苨汤。又荠苨丸：用荠苨、大豆、茯神、磁石、栝楼根、熟地黄、地骨皮、玄参、石斛、鹿茸各一两，人参、沉香各半两，为末。以猪肚治净煮烂，杵和丸梧子大。每服七十丸，空心盐汤下。并千金方。**丁疮肿毒**生荠苨根捣汁，服一合，以滓傅之，不过三度。千金翼。**面上皯皰**荠苨、肉桂各一两，为末。每用方寸匕，酢浆服之，日一服。又灭瘢痣。圣济总录。**解诸蛊毒**荠苨根捣末，饮服方寸匕，立瘥。陈延之小品方。**解钩吻毒**钩吻叶与芹叶时相似，误食之杀人。惟以荠苨八两，水六升，煮取三升，每服五合，日五服。仲景金匮玉函。**解五石毒**荠苨生捣汁，多服之。立瘥。苏颂图经。

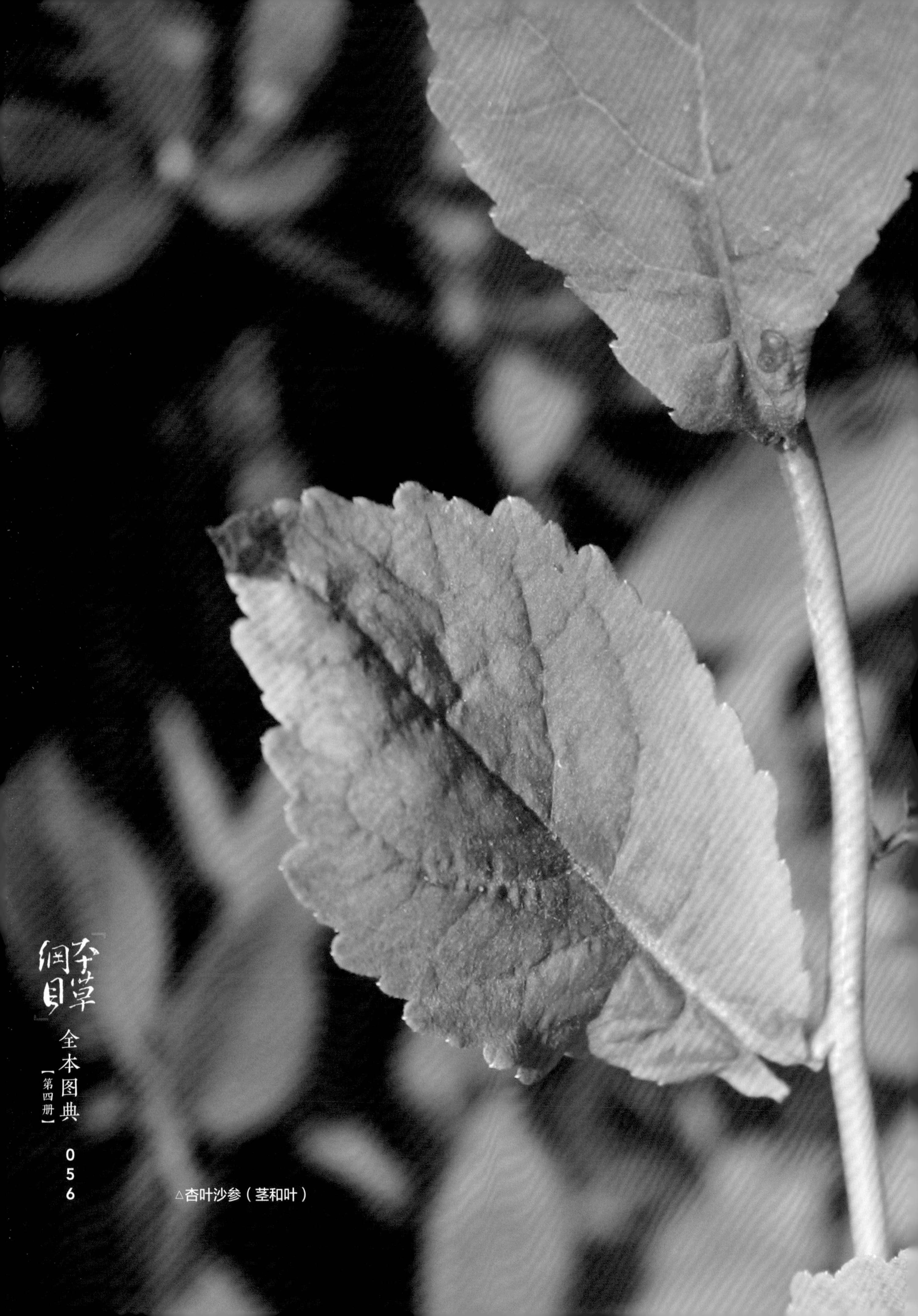

△杏叶沙参（茎和叶）

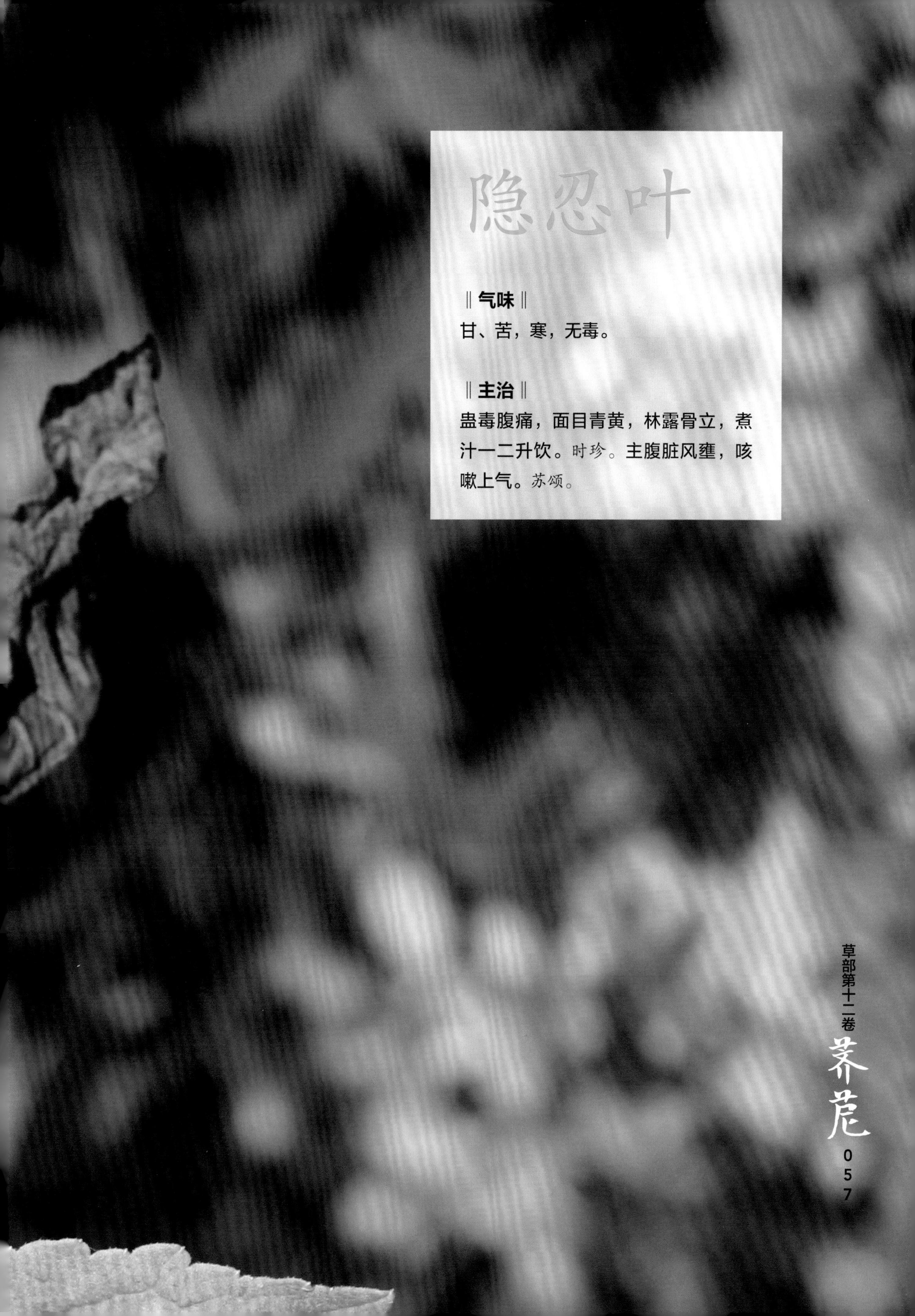

隐忍叶

‖**气味**‖

甘、苦，寒，无毒。

‖**主治**‖

蛊毒腹痛，面目青黄，林露骨立，煮汁一二升饮。时珍。**主腹脏风壅，咳嗽上气。**苏颂。

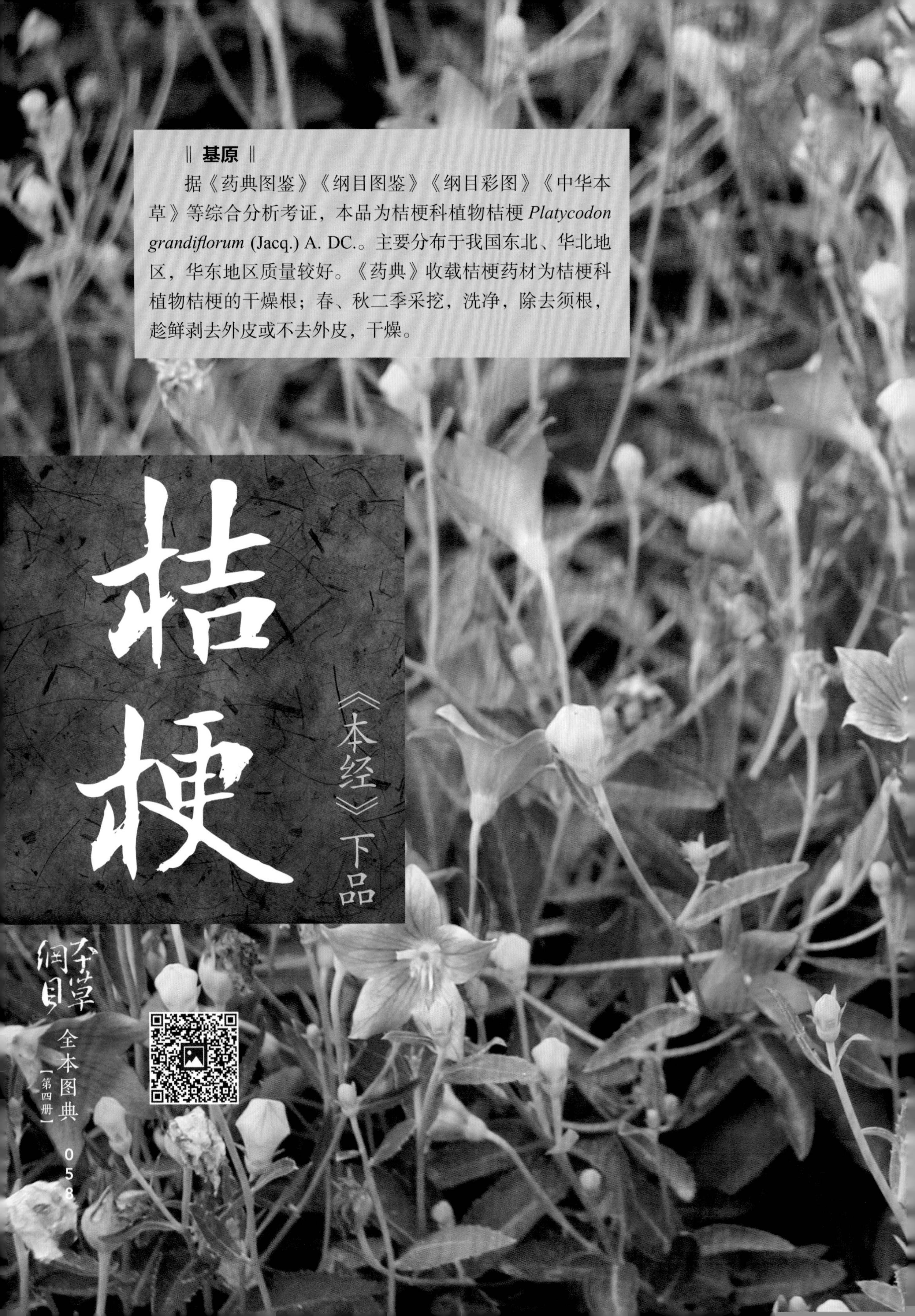

‖ **基原** ‖

据《药典图鉴》《纲目图鉴》《纲目彩图》《中华本草》等综合分析考证，本品为桔梗科植物桔梗 *Platycodon grandiflorum* (Jacq.) A. DC.。主要分布于我国东北、华北地区，华东地区质量较好。《药典》收载桔梗药材为桔梗科植物桔梗的干燥根；春、秋二季采挖，洗净，除去须根，趁鲜剥去外皮或不去外皮，干燥。

桔梗

《本经》下品

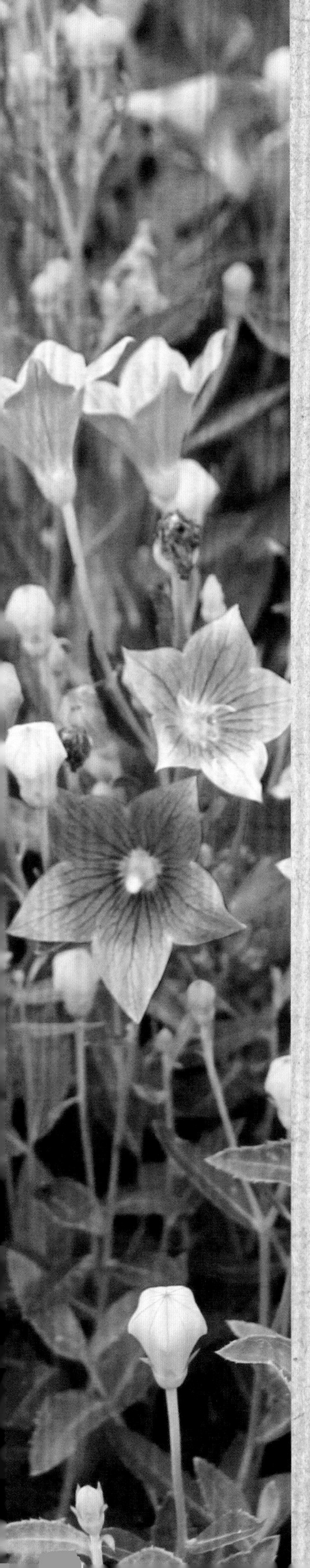

‖ **释名** ‖

白药别录**梗草**别录**荠苨**本经。[时珍曰] 此草之根结实而梗直，故名。吴普本草一名利如，一名符扈，一名房图，方书并无见，盖亦庾辞尔。桔梗、荠苨乃一类，有甜、苦二种，故本经桔梗一名荠苨，而今俗呼荠苨为甜桔梗也。至别录始出荠苨条，分为二物，然其性味功用皆不同，当以别录为是。

‖ **集解** ‖

[别录曰] 桔梗生嵩高山谷及冤句，二月采根暴干。[普曰] 叶如荠苨，茎如笔管，紫赤色，二月生苗。[弘景曰] 近道处处有，二三月生苗，可煮食之。桔梗疗蛊毒甚验，俗方用此，乃名荠苨。今别有荠苨，能解药毒，可乱人参，叶甚相似。但荠苨叶下光明滑泽无毛为异，叶生又不如人参相对耳。[恭曰] 荠苨、桔梗，叶有差互者，亦有叶三四对者，皆一茎直上，叶既相乱，惟以根有心为别耳。[颂曰] 今在处有之。根如指大，黄白色。春生苗，茎高尺余。叶似杏叶而长椭，四叶相对而生，嫩时亦可煮食。夏开小花紫碧色，颇似牵牛花，秋后结子。八月采根，其根有心，若无心者为荠苨。关中所出桔梗，根黄皮，似蜀葵根。茎细，青色。叶小，青色，似菊叶也。

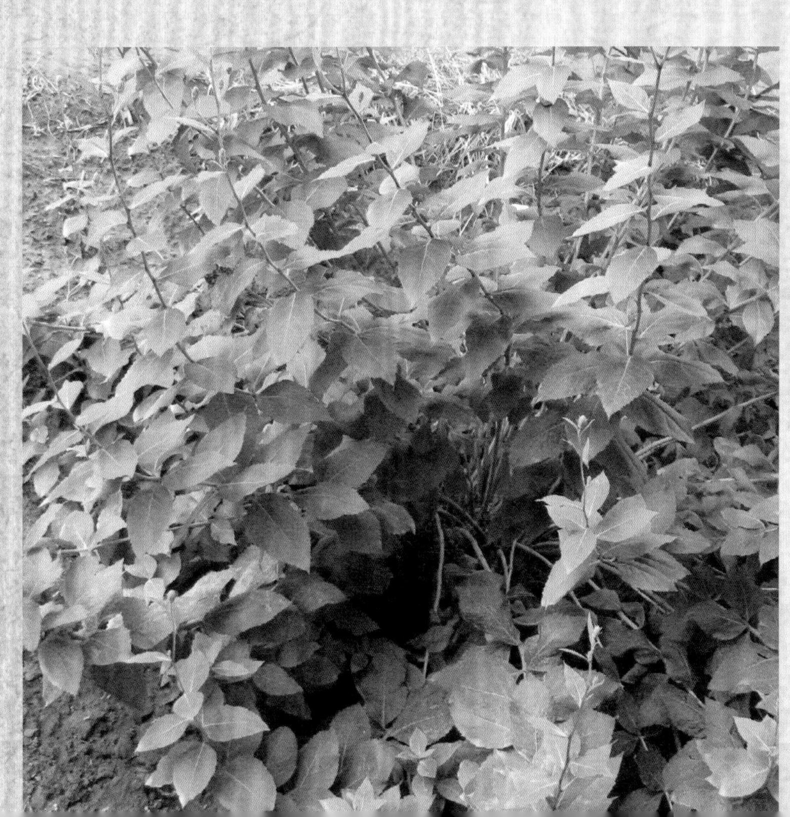

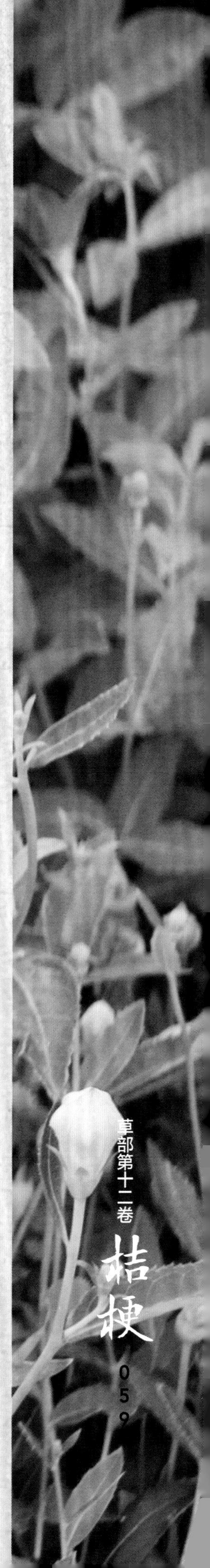

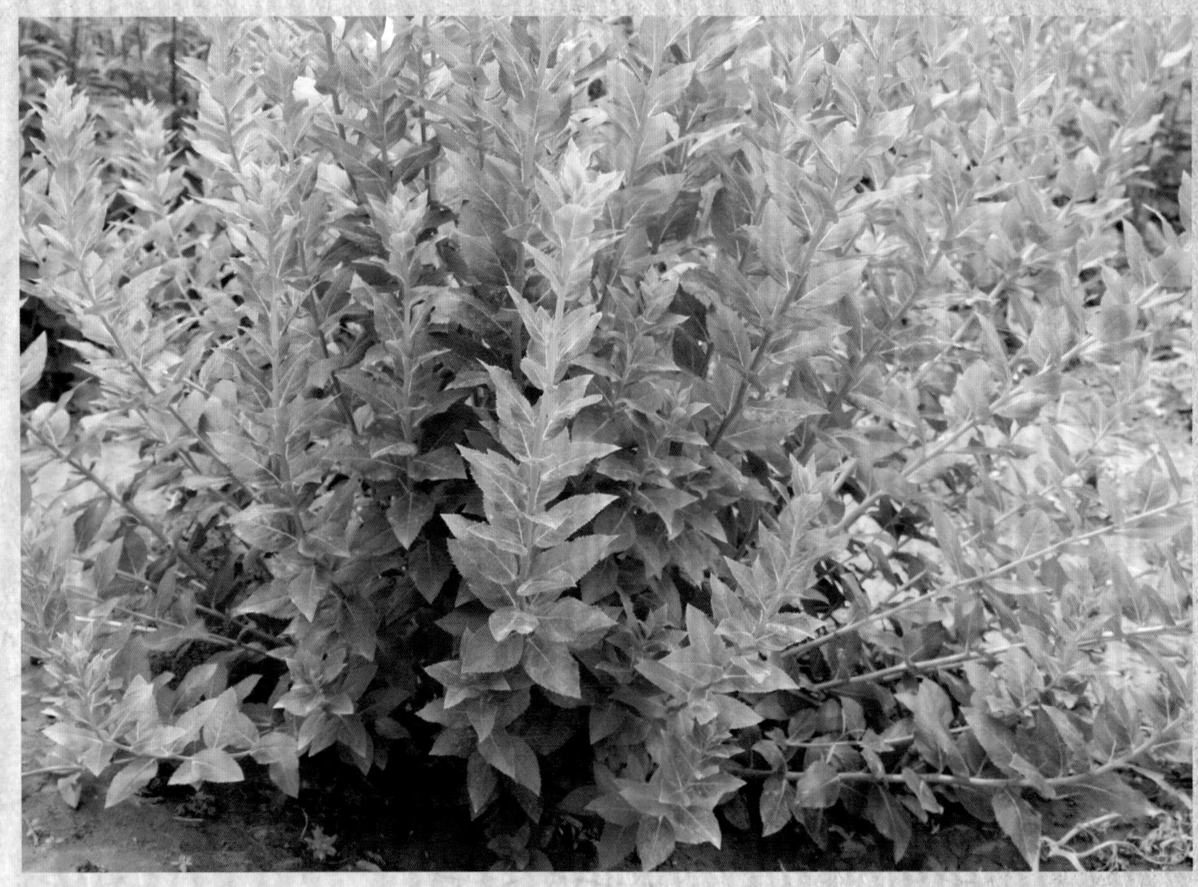

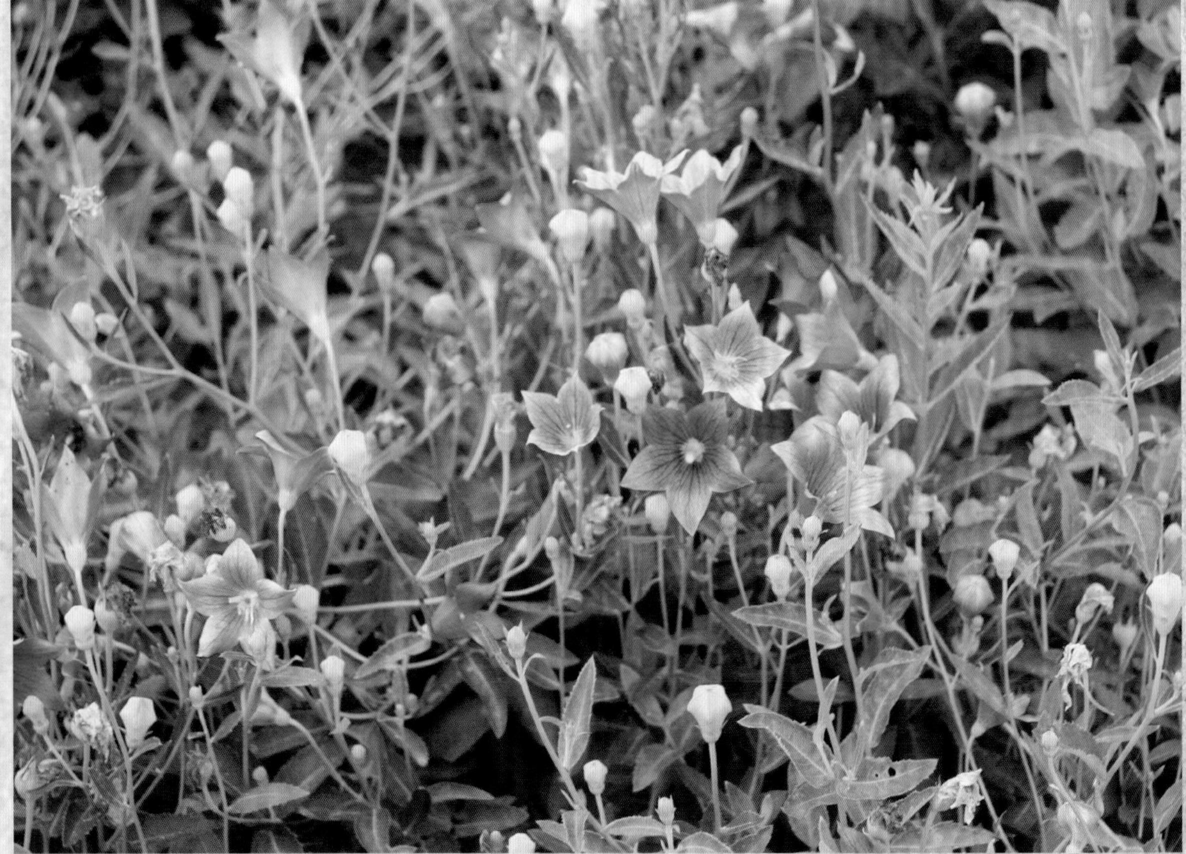

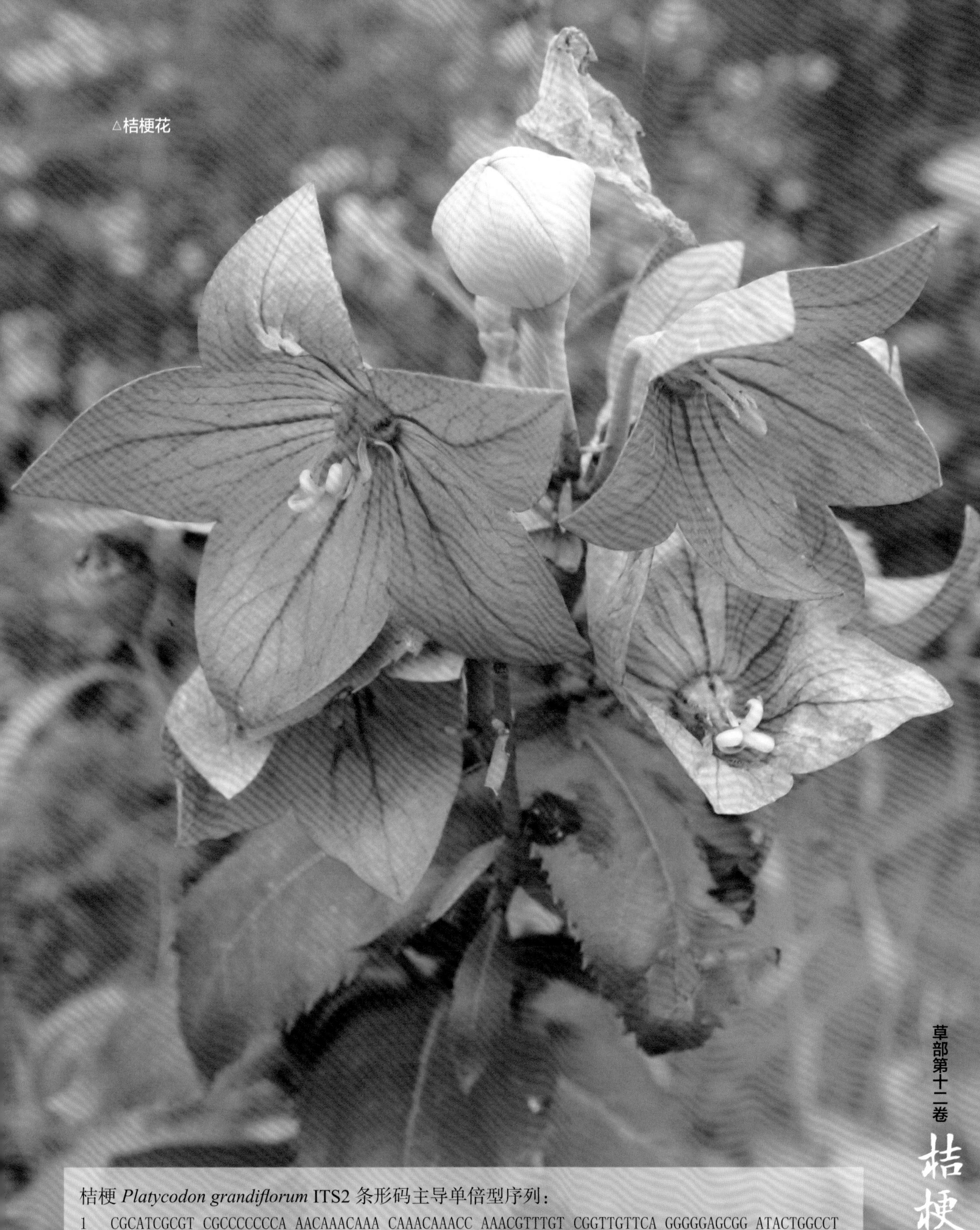

△桔梗花

桔梗 *Platycodon grandiflorum* ITS2 条形码主导单倍型序列：

```
1   CGCATCGCGT CGCCCCCCCA AACAAACAAA CAAACAAACC AAACGTTTGT CGGTTGTTCA GGGGGAGCGG ATACTGGCCT
81  CCCGTGCCTC GCGGCGCGGC TGGCTCAAAA CGGAGTCCCC CGCGAAGGAC GCACGGCAAG TGGTGGTTGA TAACAAGGCC
161 CTCGCGTCCC GTCGTGCGCA AGTCCTGAGC GATGGTGCAG GCTCTCGTGA CCCTGACGCG TCTCCGTTCG TCCACAGCGA
241 CGAGCGACGG CGCTCCGACC G
```

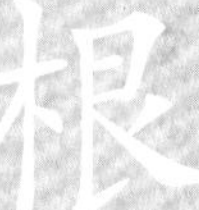

‖ **修治** ‖

[敩曰] 凡使勿用木梗，真似桔梗，只是咬之腥涩不堪。凡用桔梗，须去头上尖硬二三分已来，并两畔附枝。于槐砧上细剉，用生百合捣膏，投水中浸一伏时滤出，缓火熬令干用。每桔梗四两，用百合二两五钱。[时珍曰] 今但刮去浮皮，米泔水浸一夜，切片微炒用。

‖ **气味** ‖

辛，微温，有小毒。[普曰] 神农、医和：苦，无毒。黄帝、扁鹊：辛、咸。岐伯、雷公：甘，无毒。[李当之] 大寒。[权曰] 苦、辛。[时珍曰] 当以苦、辛、平为是。[之才曰] 节皮为之使。畏白及、龙胆草，忌猪肉。得牡蛎、远志，疗恚怒。得消石、石膏，疗伤寒。白粥解其痉毒。[时珍曰] 伏砒。徐之才所云节皮，不知何物也。

‖ **主治** ‖

胸胁痛如刀刺，腹满肠鸣幽幽，惊恐悸气。本经。**利五脏肠胃，补血气，除寒热风**

▽桔梗（根）

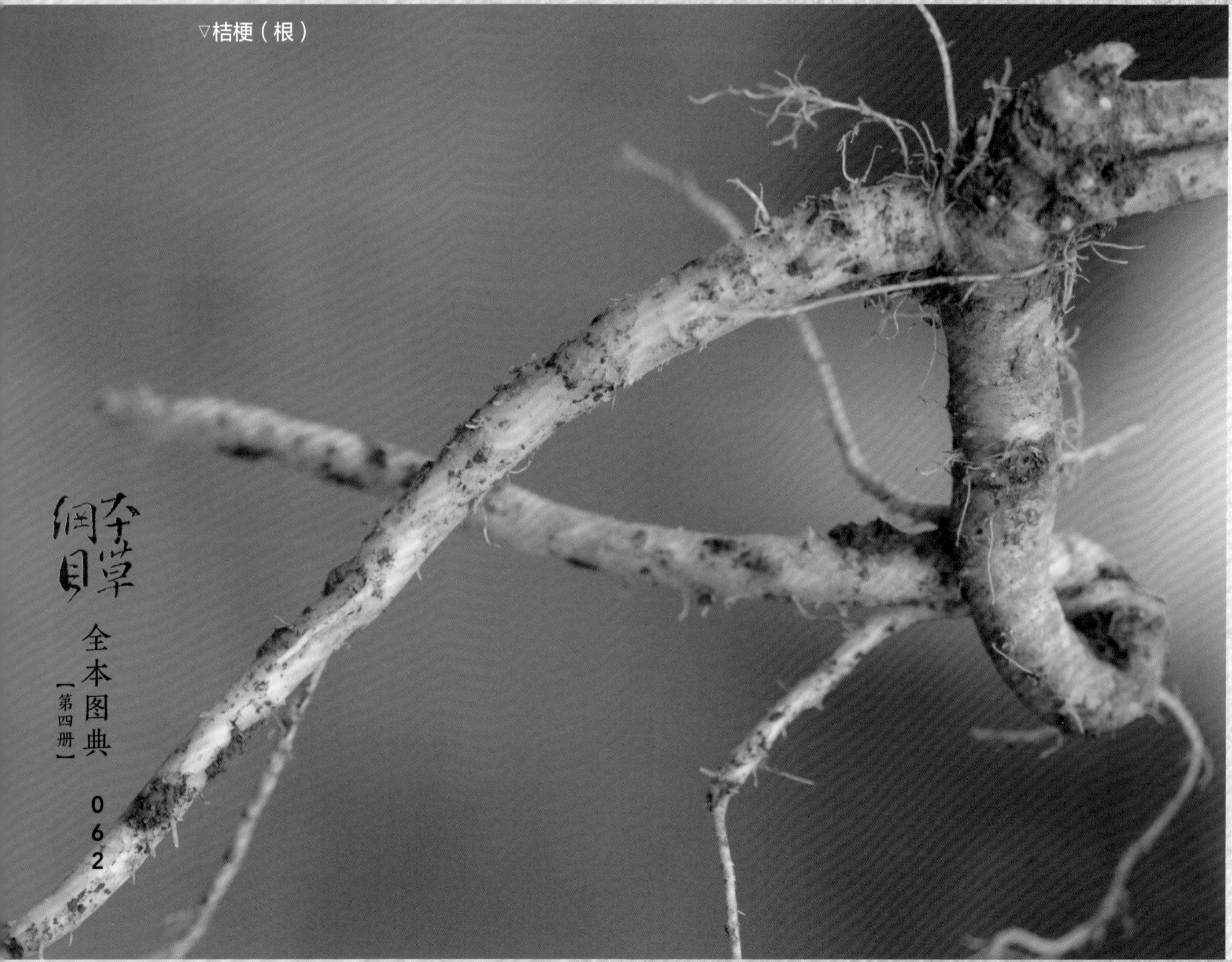

痹，温中消谷，疗喉咽痛，下蛊毒。别录。治下痢，破血积气，消积聚痰涎，去肺热气促嗽逆，除腹中冷痛，主中恶及小儿惊痫。甄权。下一切气，止霍乱转筋，心腹胀痛，补五劳，养气，除邪辟温，破癥瘕肺痈，养血排脓，补内漏及喉痹。大明。利窍，除肺部风热，清利头目咽嗌，胸膈滞气及痛，除鼻塞。元素。治寒呕。李杲。主口舌生疮，赤目肿痛。时珍。

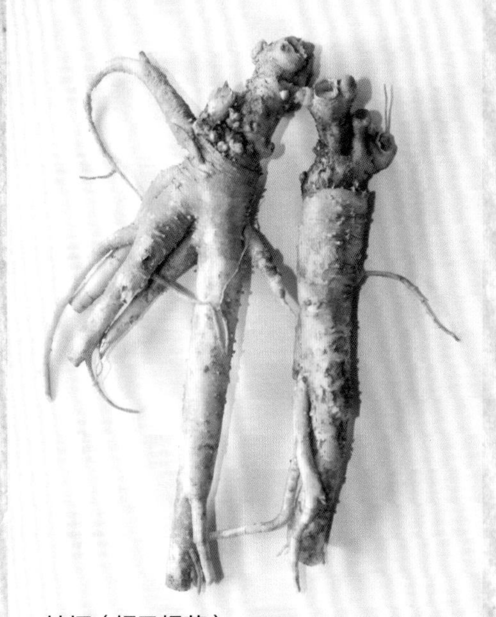
△桔梗（根及根茎）

‖ **发明** ‖

[好古曰] 桔梗气微温，味苦辛，味厚气轻，阳中之阴，升也。入手太阴肺经气分及足少阴经。[元素曰] 桔梗清肺气，利咽喉，其色白，故为肺部引经。与甘草同行，为舟楫之剂。如大黄苦泄峻下之药，欲引至胸中至高之分成功，须用辛甘之剂升之。譬如铁石入江，非舟楫不载。所以诸药有此一味，不能下沉也。[时珍曰] 朱肱活人书治胸中痞满不痛，用桔梗、枳壳，取其通肺利膈下气也。张仲景伤寒论治寒实结胸，用桔梗、贝母、巴豆，取其温中消谷破积也。又治肺痈唾脓，用桔梗、甘草，取其苦辛清肺，甘温泻火，又能排脓血、补内漏也。其治少阴证二三日咽痛，亦用桔梗、甘草，取其苦辛散寒，甘平除热，合而用之，能调寒热也。后人易名甘桔汤，通治咽喉口舌诸病。宋仁宗加荆芥、防风、连翘，遂名如圣汤，极言其验也。按王好古医垒元戎载之颇详，云失音加诃子，声不出加半夏，上气加陈皮，涎嗽加知母、贝母，咳渴加五味子，酒毒加葛根，少气加人参，呕加半夏、生姜，唾脓血加紫菀，肺痿加阿胶，胸膈不利加枳壳，心胸痞满加枳实，目赤加栀子、大黄，面肿加茯苓，肤痛加黄芪，发斑加防风、荆芥，疫毒加鼠

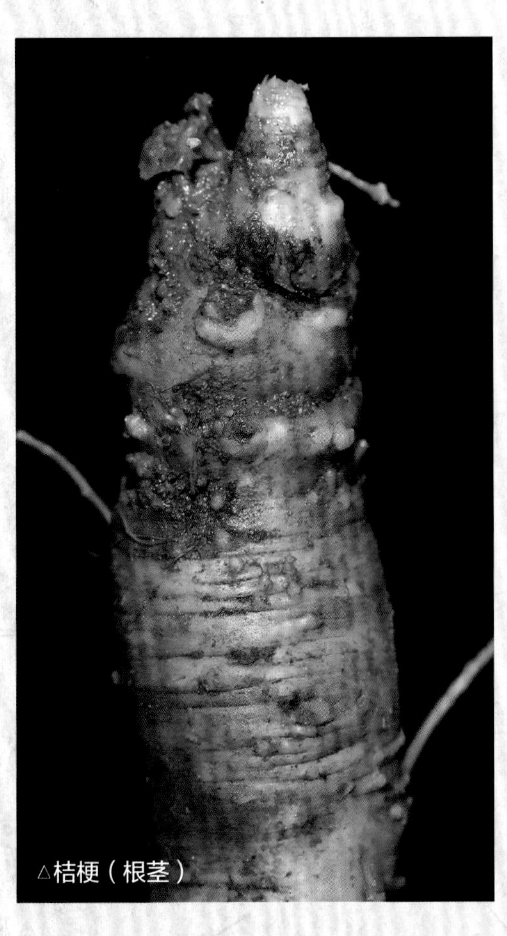
△桔梗（根茎）

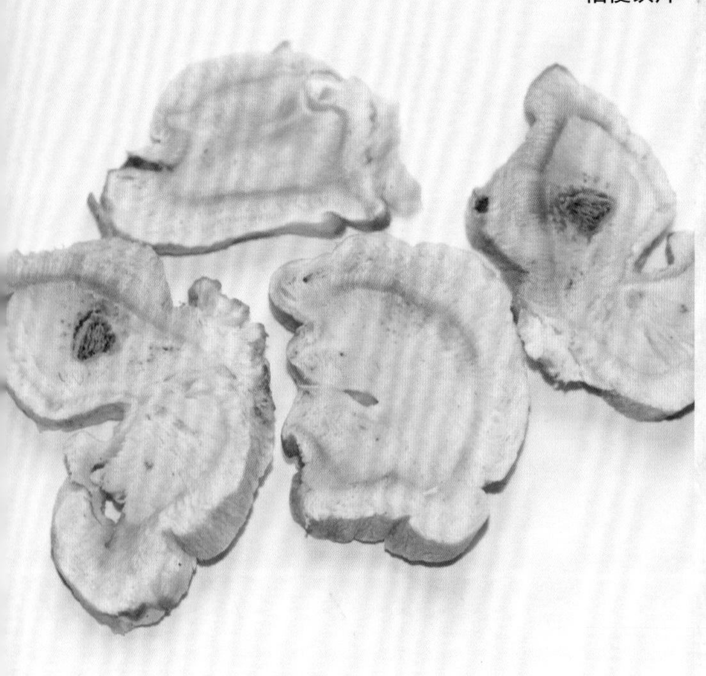
△桔梗饮片

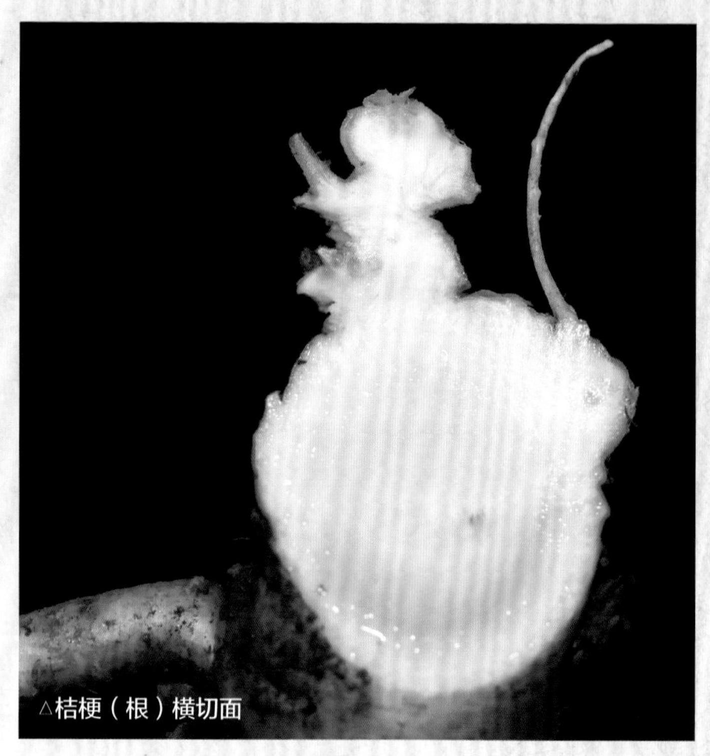
△桔梗（根）横切面

粘子、大黄，不得眠加栀子。[震亨曰] 干咳嗽，乃痰火之邪郁在肺中，宜苦梗以开之。痢疾腹痛，乃肺金之气郁在大肠，亦宜苦梗开之，后用痢药。此药能开提气血，故气药中宜用之。

‖ **附方** ‖

旧十，新七。**胸满不痛**桔梗、枳壳等分，水二钟，煎一钟，温服。南阳活人书。**伤寒腹胀**阴阳不和也，桔梗半夏汤主之。桔梗、半夏、陈皮各三钱，姜五片，水二钟，煎一钟服。南阳活人书。**痰嗽喘急**桔梗一两半，为末，用童子小便半升，煎四合，去滓温服。简要济众方。**肺痈咳嗽**胸满振寒，脉数咽干，不渴，时出浊唾腥臭，久久吐脓如粳米粥者，桔梗汤主之。桔梗一两，甘草二两，水三升，煮一升，分温再服。朝暮吐脓血则瘥。张仲景金匮玉函方。**喉痹毒气**桔梗二两，水三升，煎一升，顿服。千金方。**少阴咽痛**少阴证，二三日咽痛者，可与甘草汤；不瘥者，与桔梗汤主之。桔梗一两，甘草二两，水三升，煮一升，分服。张仲景伤寒论。**口舌生疮**方同上。**齿䘌肿痛**桔梗、薏苡仁等分，为末服。永类方。**骨槽风痛**牙根肿痛。桔梗为末，枣瓤和丸皂子大，绵裹咬之。仍以荆芥汤漱之。经验方。**牙疳臭烂**桔梗、茴香等分，烧研傅之。卫生易简方。**肝风眼黑**目睛痛，肝风盛也，桔梗丸主之。桔梗一斤，黑牵牛头末三两，为末，蜜丸梧子大。每服四十丸，温水下，日二服。保命集。**鼻出衄血**桔梗为末，水服方寸匕，日四服。一加生犀角屑。普济方。**吐血下血**方同上。**打击瘀血**在肠内，久不消，时发动者。桔梗为末，米饮下一刀圭。肘后要方。**中蛊下血**如鸡肝，昼夜出血石余，四脏皆损，惟心未毁，或鼻破将死者。苦桔梗为末，以酒服方寸匕，日三服。不能下药，以物拗口灌之。心中当烦，

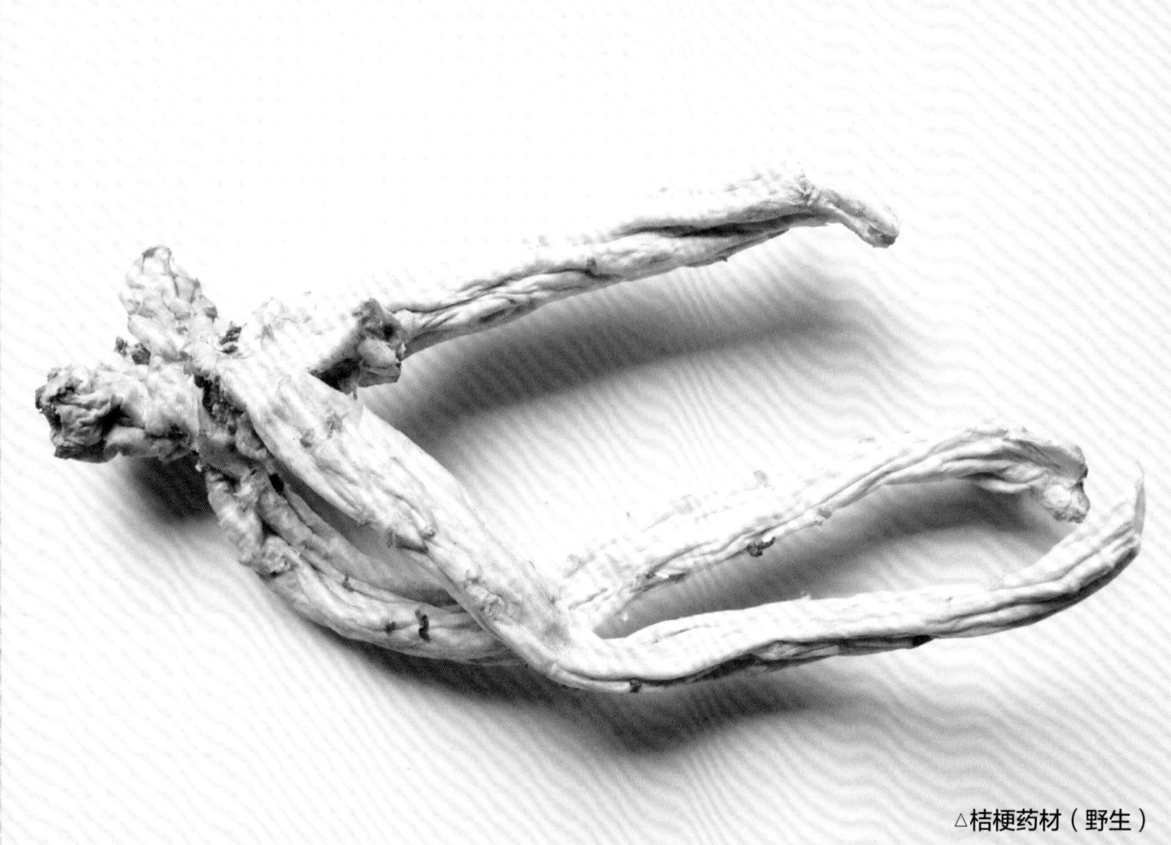

△桔梗药材（野生）

△桔梗饮片

须臾自定，七日止。当食猪肝臛以补之，神良。一方加犀角等分。初虞古今录验。**妊娠中恶**心腹疼痛。桔梗一两剉，水一钟，生姜三片，煎六分，温服。圣惠方。**小儿客忤**死不能言。桔梗烧研三钱，米汤服之。仍吞麝香豆许。张文仲备急方。

芦头

‖**主治**‖

吐上膈风热痰实，生研末，白汤调服一二钱，探吐。时珍。

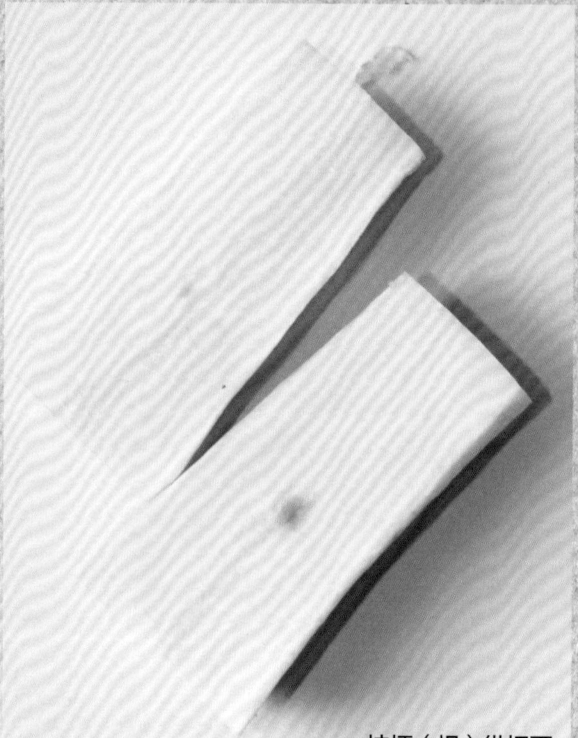

△桔梗（根）纵切面

▽桔梗（植株）

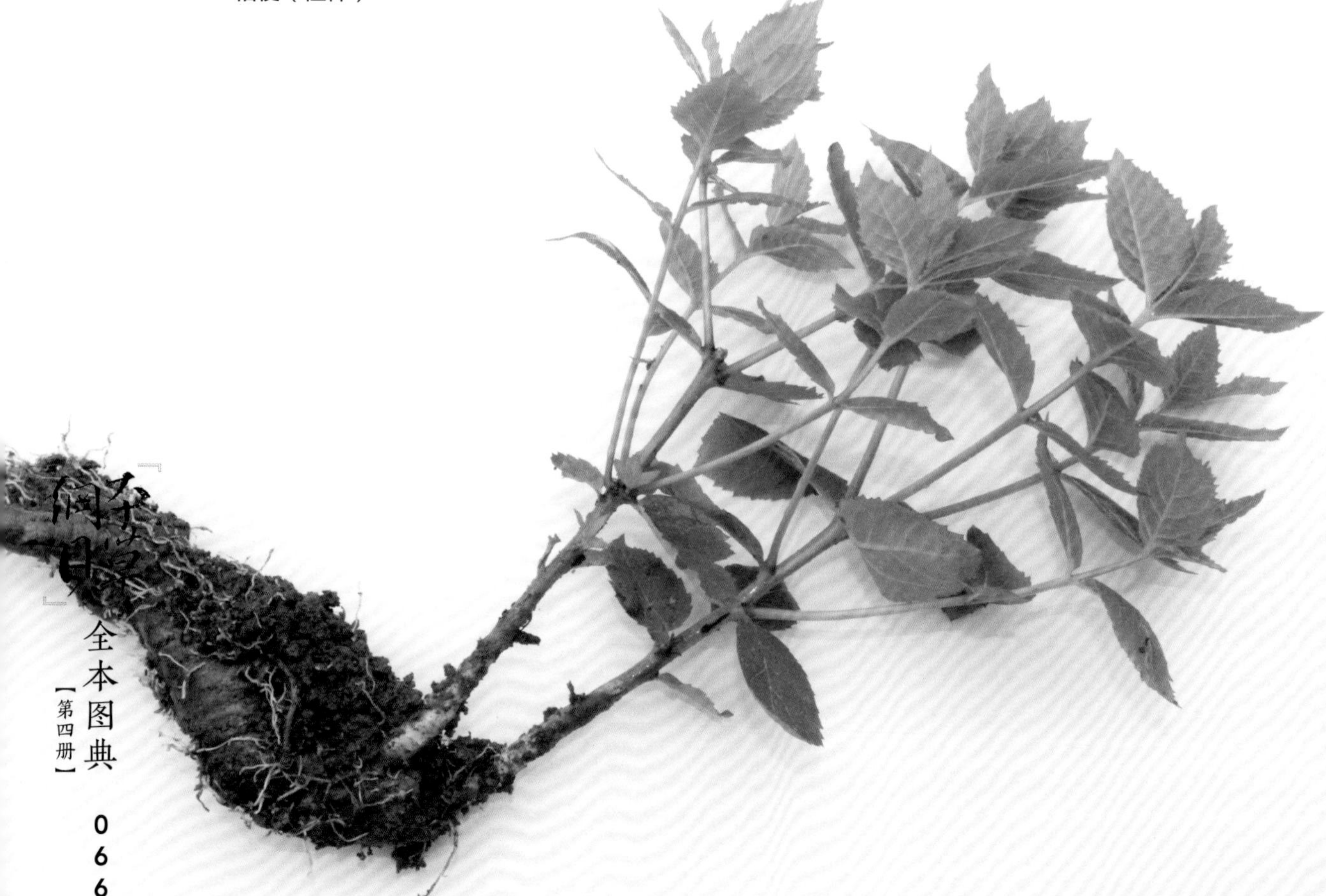

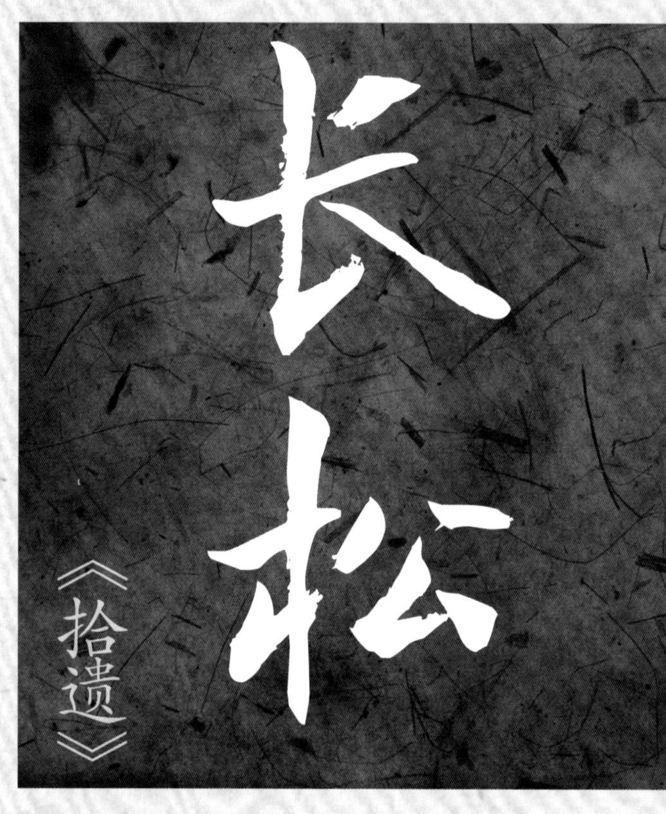

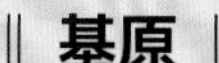

‖ **基原** ‖

《纲目图鉴》认为本品可能为伞形科丝叶藁本 *Ligusticum filisectum* (Nakai et Kitag.) Hiroe。

‖ **释名** ‖

仙茆[时珍曰] 其叶如松，服之长年，功如松脂及仙茆，故有二名。

‖ **集解** ‖

[藏器曰] 长松生关内山谷中，草似松，叶上有脂，山人服之。[时珍曰] 长松生古松下，根色如荠苨，长三五寸，味甘微苦，类人参，清香可爱。按张天觉文集云：僧普明居五台山，患大风，眉发俱堕，哀苦不堪。忽遇异人，教服长松，示其形状。明采服之，旬余毛发俱生，颜色如故。今并、代间土人，多以长松杂甘草、山药为汤煎，甚佳。然本草及方书皆不载，独释慧祥清凉传始叙其详如此。韩悉医通云：长松产太行西北诸山，根似独活而香。

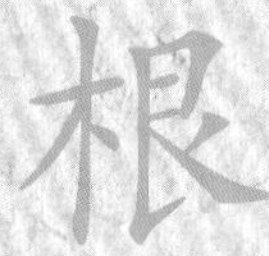

‖ **气味** ‖

甘，温，无毒。

‖ **主治** ‖

风血冷气宿疾，温中去风。藏器。**治大风恶疾，眉发堕落，百骸腐溃。每以一两，入甘草少许，水煎服，旬日即愈。又解诸虫毒。补益长年。**时珍。

‖ **附方** ‖

新一。**长松酒**滋补一切风虚，乃庐山休休子所传。长松一两五钱，状似独活而香，乃酒中圣药也。熟地黄八钱，生地黄、黄芪蜜炙、陈皮各七钱，当归、厚朴、黄檗各五钱，白芍药煨、人参、枳壳各四钱，苍术米泔制、半夏制、天门冬、麦门冬、砂仁、黄连各三钱，木香、蜀椒、胡桃仁各二钱，小红枣肉八个，老米一撮，灯心五寸长一百二十根，一料分十剂，绢袋盛之。凡米五升，造酒一尊，煮一袋，窨久乃饮。韩氏医通。

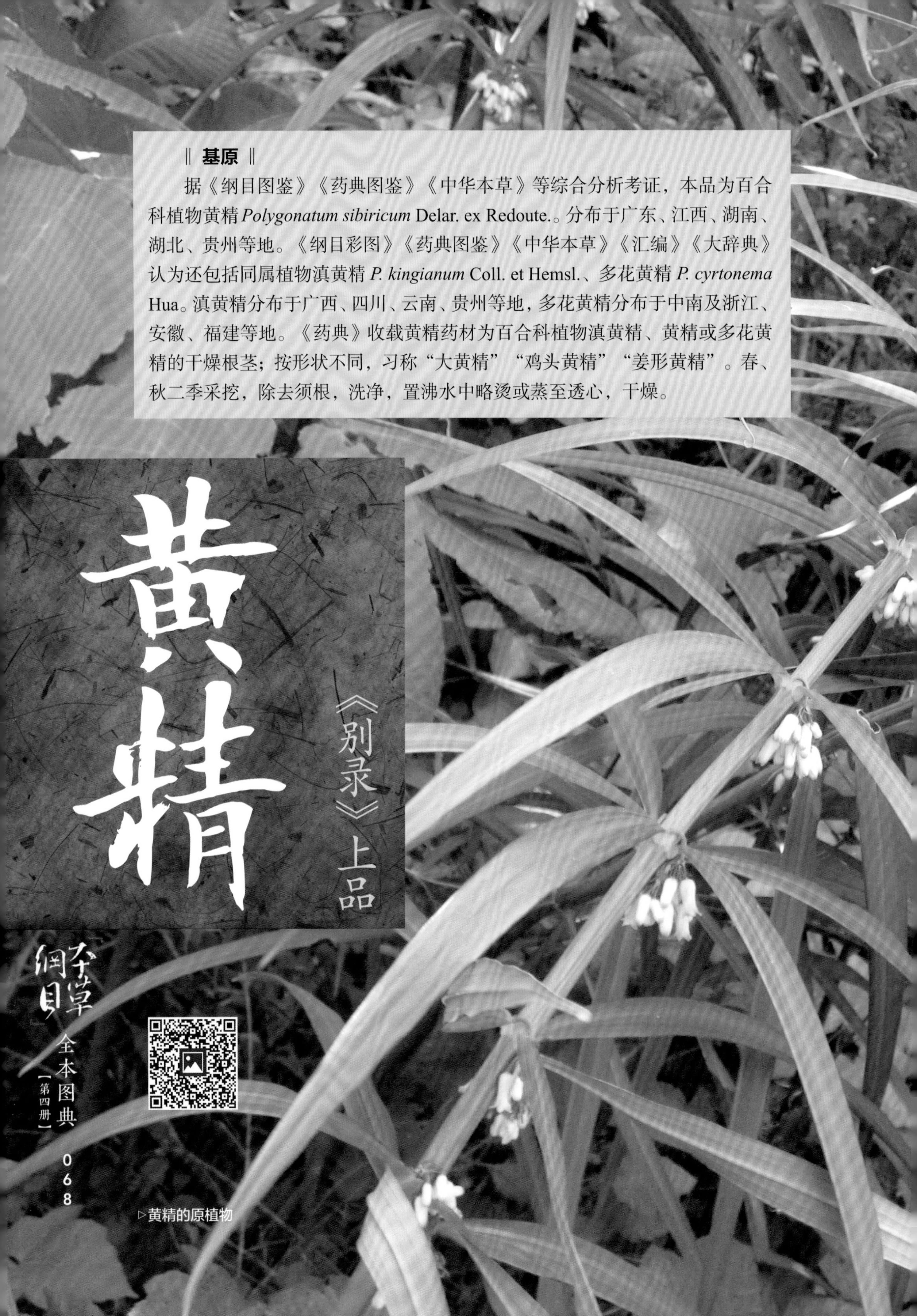

‖ **基原** ‖

据《纲目图鉴》《药典图鉴》《中华本草》等综合分析考证，本品为百合科植物黄精 *Polygonatum sibiricum* Delar. ex Redoute.。分布于广东、江西、湖南、湖北、贵州等地。《纲目彩图》《药典图鉴》《中华本草》《汇编》《大辞典》认为还包括同属植物滇黄精 *P. kingianum* Coll. et Hemsl.、多花黄精 *P. cyrtonema* Hua。滇黄精分布于广西、四川、云南、贵州等地，多花黄精分布于中南及浙江、安徽、福建等地。《药典》收载黄精药材为百合科植物滇黄精、黄精或多花黄精的干燥根茎；按形状不同，习称“大黄精”“鸡头黄精”“姜形黄精”。春、秋二季采挖，除去须根，洗净，置沸水中略烫或蒸至透心，干燥。

黄精

《别录》上品

▷黄精的原植物

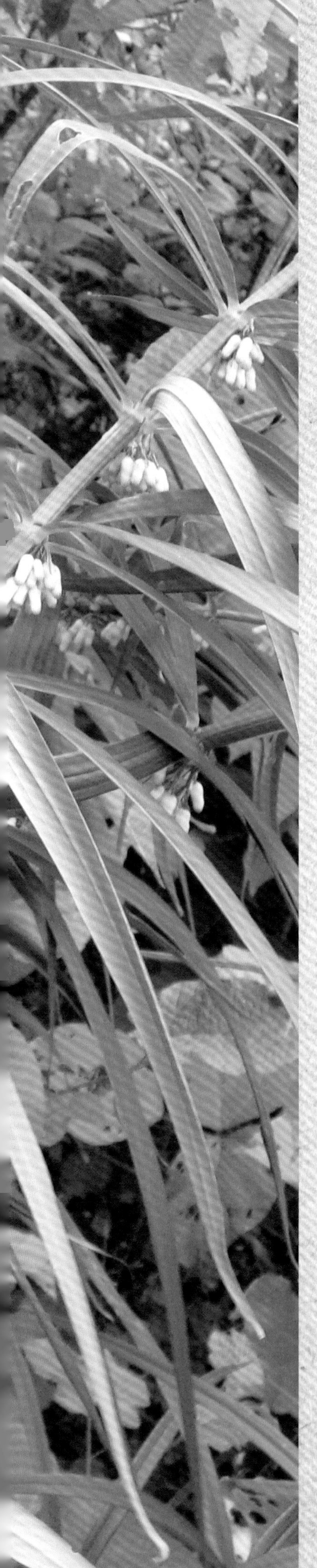

校正：并入拾遗救荒草。

‖ **释名** ‖

黄芝瑞草经**戊己芝**五符经**菟竹**别录**鹿竹**别录**仙人余粮**弘景**救穷草**别录**米铺**蒙筌**野生姜**蒙筌**重楼**别录**鸡格**别录**龙衔**广雅**垂珠**。[颂曰] 隋时羊公服黄精法云：黄精是芝草之精也，一名葳蕤，一名白及，一名仙人余粮，一名苟格，一名马箭，一名垂珠，一名菟竹。[时珍曰] 黄精为服食要药，故别录列于草部之首，仙家以为芝草之类，以其得坤土之精粹，故谓之黄精。五符经云，黄精获天地之淳精，故名为戊己芝，是此义也。余粮、救穷，以功名也。鹿竹、菟竹，因叶似竹，而鹿兔食之也。垂珠，以子形也。陈氏拾遗救荒草即此也，今并为一。[嘉谟曰] 根如嫩姜，俗名野生姜。九蒸九曝，可以代粮，又名米铺。

‖ **集解** ‖

[别录曰] 黄精生山谷，二月采根阴干。[弘景曰] 今处处有之。二月始生，一枝多叶，叶状似竹而短。根似萎蕤。萎蕤根如荻根及菖蒲，概节而平直；黄精根如鬼臼、黄连，大节而不平。虽燥，并柔有脂润。俗方无用此，而为仙经所贵，根、叶、花、实皆可饵服，酒散随宜，具在断谷方中。其叶乃与钩吻相似，惟茎不紫、花不黄为异，而人多惑之。其类乃殊，遂致死生之反，亦为奇事。[敩曰] 钩吻真似黄精，只是叶头尖有毛钩子二个，若误服之害人。黄精叶似竹也。[恭曰] 黄精肥地生者，即大如拳；薄地生者，犹如拇指。萎蕤肥根，颇类其小者，肌理形色，大都相似。今以鬼臼、黄连为比，殊无仿佛。黄精叶似柳及龙胆、徐长卿辈而坚。其钩吻蔓生，叶如柿叶，殊非比类。[藏器曰] 黄精叶偏生不对者名偏精，功用不如正精。正精叶对生。钩吻乃野葛之别名，二物殊不相似，不知陶公凭何说此。[保升曰] 钩吻一名野葛，陶说叶似黄精者当是，苏说叶似柿者，当别是一物。[颂曰] 黄精南北

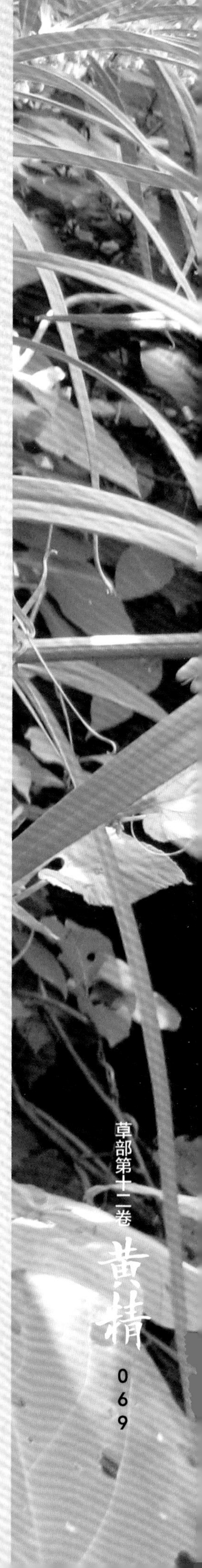

皆有，以嵩山、茅山者为佳。三月生苗，高一二尺以来。叶如竹叶而短，两两相对。茎梗柔脆，颇似桃枝，本黄末赤。四月开青白花，状如小豆花。结子白如黍粒，亦有无子者。根如嫩生姜而黄色，二月采根，蒸过暴干用。今遇八月采，山中人九蒸九暴作果卖，黄黑色而甚甘美。其苗初生时，人多采为菜茹，谓之笔菜，味极美，江南人说黄精苗叶稍类钩吻，但钩吻叶头极尖而根细，而苏恭言钩吻蔓生，恐南北所产之异耳。[时珍曰] 黄精野生山中，亦可劈根长二寸，稀种之，一年后极稠，子亦可种。其叶似竹而不尖，或两叶、三叶、四五叶，俱对节而生。其根横行，状如萎蕤，俗采其苗煠熟，淘去苦味食之，名笔管菜。陈藏器本草言青粘是萎蕤，见萎蕤发明下。又黄精、钩吻之说，陶弘景、雷敩、韩保升皆言二物相似。苏恭、陈藏器皆言不相似。苏颂复设两可之辞。今考神农本草、吴普本草，并言钩吻是野葛，蔓生，其茎如箭，与苏恭之说相合。张华博物志云：昔黄帝问天老曰：天地所生，有食之令人不死者乎？天老曰：太阳之草名黄精，食之可以长生；太阴之草名钩吻，不可食之，入口立死。人信钩吻杀人，不信黄精之益寿，不亦惑乎？按此但以黄精、钩吻相对待而言，不言其相似也。陶氏因此遂谓二物相似，与神农所说钩吻不合。恐当以苏恭所说为是，而陶、雷所说别一毒物，非钩吻也。历代本草惟陈藏器辨物最精审，尤当信之。余见钩吻条。

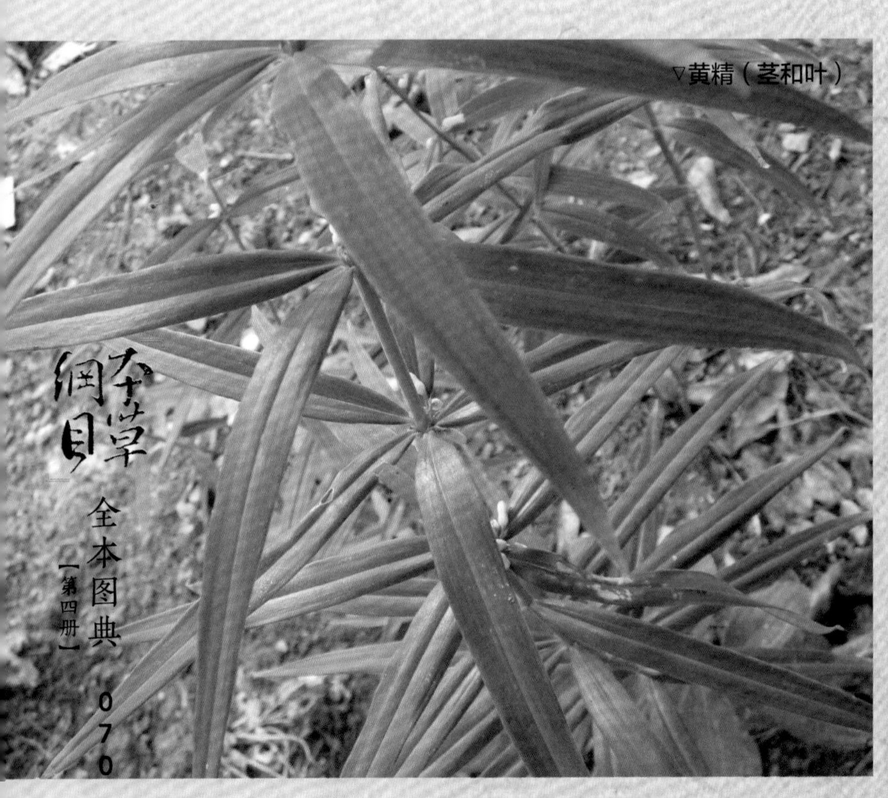
▽黄精（茎和叶）

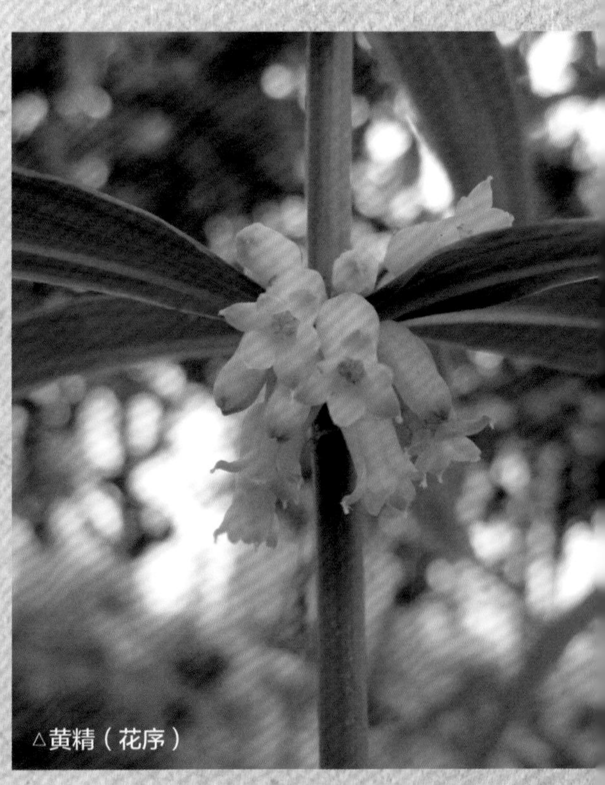
△黄精（花序）

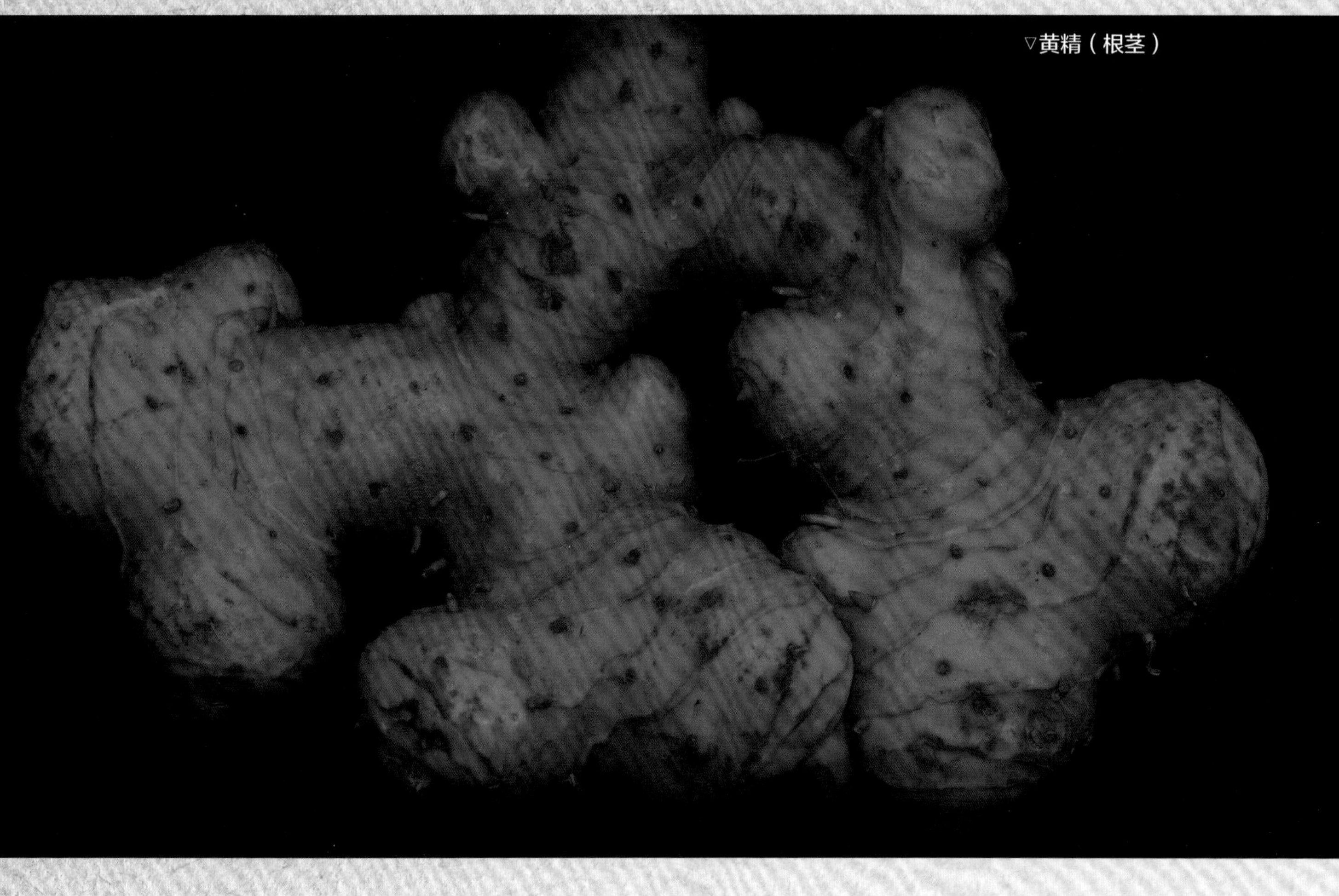
▽黄精（根茎）

根

‖ **修治** ‖

[敩曰]凡采得以溪水洗净蒸之，从巳至子，薄切暴干用。[颂曰] 羊公服黄精法：二月、三月采根，入地八九寸为上。细切一石，以水二石五斗，煮去苦味，漉出，囊中压取汁，澄清再煎，如膏乃止。以炒黑黄豆末，相和得所，捏作饼子，如钱大，初服二枚，日益之。亦可焙干筛末，水服。[诜曰] 饵黄精法：取瓮子去底，釜内安置得所，入黄精令满，密盖，蒸至气溜，即暴之。如此九蒸九暴。若生则刺人咽喉。若服生者，初时只可一寸半，渐渐增之，十日不食，服止三尺五寸。三百日后，尽见鬼神，久必升天。根、叶、花、实皆可食之，但以相对者是正，不对者名偏精也。

‖ **气味** ‖

甘，平，无毒。[权曰] 寒。[时珍曰] 忌梅实，花、叶、子并同。

‖ **主治** ‖

补中益气，除风湿，安五脏。久服轻身延年不饥。别录。**补五劳七伤，助筋骨，耐寒暑，益脾胃，润心肺。单服九蒸九暴食之，驻颜断谷。**大明。**补诸虚，止寒热，填精髓，下三尸虫。**时珍。

‖ **发明** ‖

[时珍曰] 黄精受戊己之淳气，故为补黄宫之胜品。土者万物之母，母得其养，则水火既济，木金交合，而诸邪自去，百病不生矣。神仙芝草经云：黄精宽中益气，使五脏调良，肌肉充盛，骨髓坚强，其力增倍，多年不老，颜色鲜明，发白更黑，齿落更生。又能先下三尸虫：上尸名彭质，好宝货，百日下；中尸名彭矫，好五味，六十日下；下尸名彭居，好五色，三十日下，皆烂出也。根为精气，花实为飞英，皆可服食。又按雷氏炮炙论序云：驻色延年，精蒸神锦。注云：以黄精自然汁拌研细神锦，于柳木甑中蒸七日，以木蜜丸服之。木蜜，枳椇也。神锦不知是何物，或云朱砂也。[禹锡曰] 按抱朴子云：黄精服其花胜其实，服其实胜其根。但花难得，得其生花十斛，干之才可得五六斗尔，非大有力者不能办也。日服三合，服之十年，乃得其益。其断谷不及术。术饵令人肥健，可以负重涉险；但不及黄精甘美易食，凶年可与老少代粮，谓之米脯也。[慎微曰] 徐铉稽神录云：临川士家一婢，逃入深山中，久之见野草枝叶可爱，取根食之，久久不饥。夜息大树下，闻草中动，以为虎攫，上树避之。及晓下地，其身欻然凌空而去，若飞鸟焉。数岁家人采薪见之，捕之不得，临绝壁下网围之，俄而腾上山顶。或

▽黄精饮片

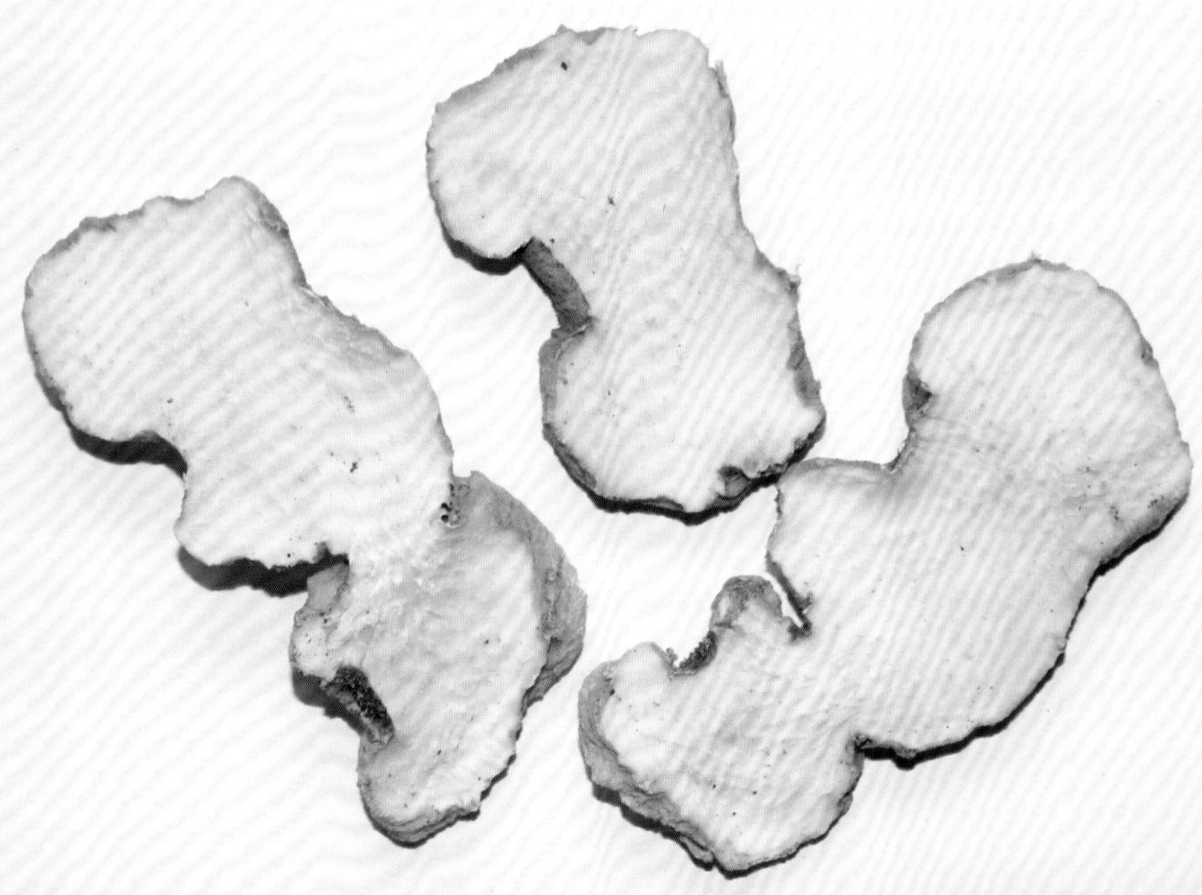

云此婢安有仙骨？不过灵药服食尔。遂以酒饵置往来之路。果来，食讫，遂不能去，擒之，具述其故。指所食之草，即是黄精也。

‖ **附方** ‖

旧一，新四。**服食法**圣惠方用黄精根茎不限多少，细剉阴干捣末。每日水调末服，任多少。一年内变老为少，久久成地仙。臞仙神隐书：以黄精细切一石，用水二石五斗煮之，自旦至夕，候冷，以手挼碎，布袋榨取汁煎之。渣焙干为末，同入釜中，煎至可丸，丸如鸡子大。每服一丸，日三服。绝粮轻身，除百病。渴则饮水。**补肝明目**黄精二斤，蔓菁子一斤淘，同和，九蒸九晒，为末。空心每米饮下二钱，日二服，延年益寿。圣惠方。**大风癞疮**营气不清，久风入脉，因而成癞，鼻坏色败。用黄精根去皮，洁净共以洗，二斤，暴，纳粟米饭中，蒸至米熟，时时食之。圣济总录。**补虚精气**黄精、枸杞子等分，捣作饼，日干为末，炼蜜丸梧子大。每汤下五十丸。奇效良方。

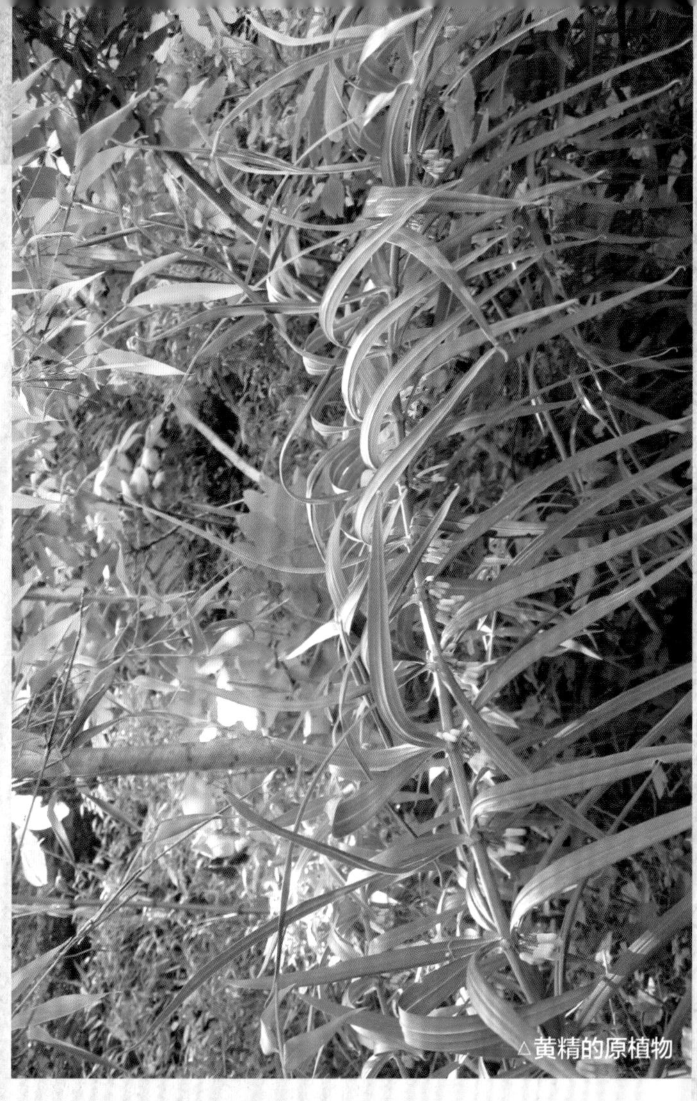
△黄精的原植物

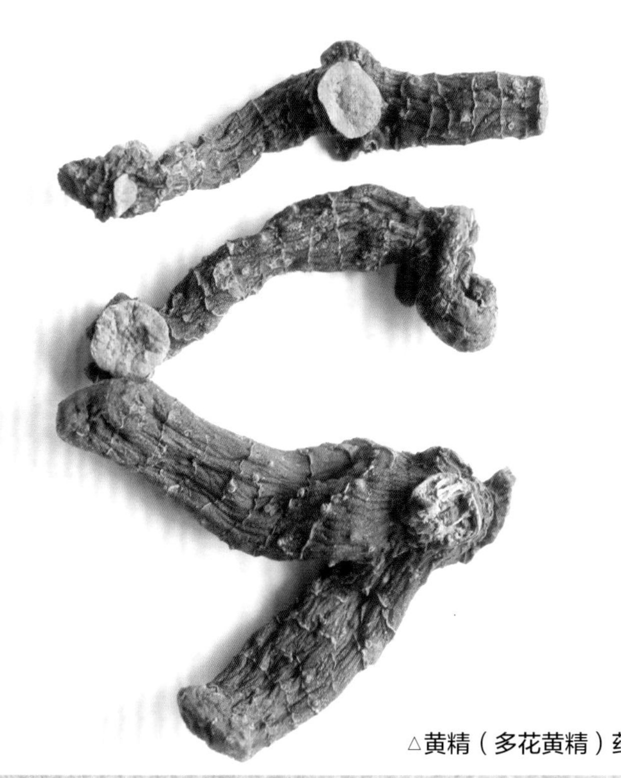
△黄精（多花黄精）药材

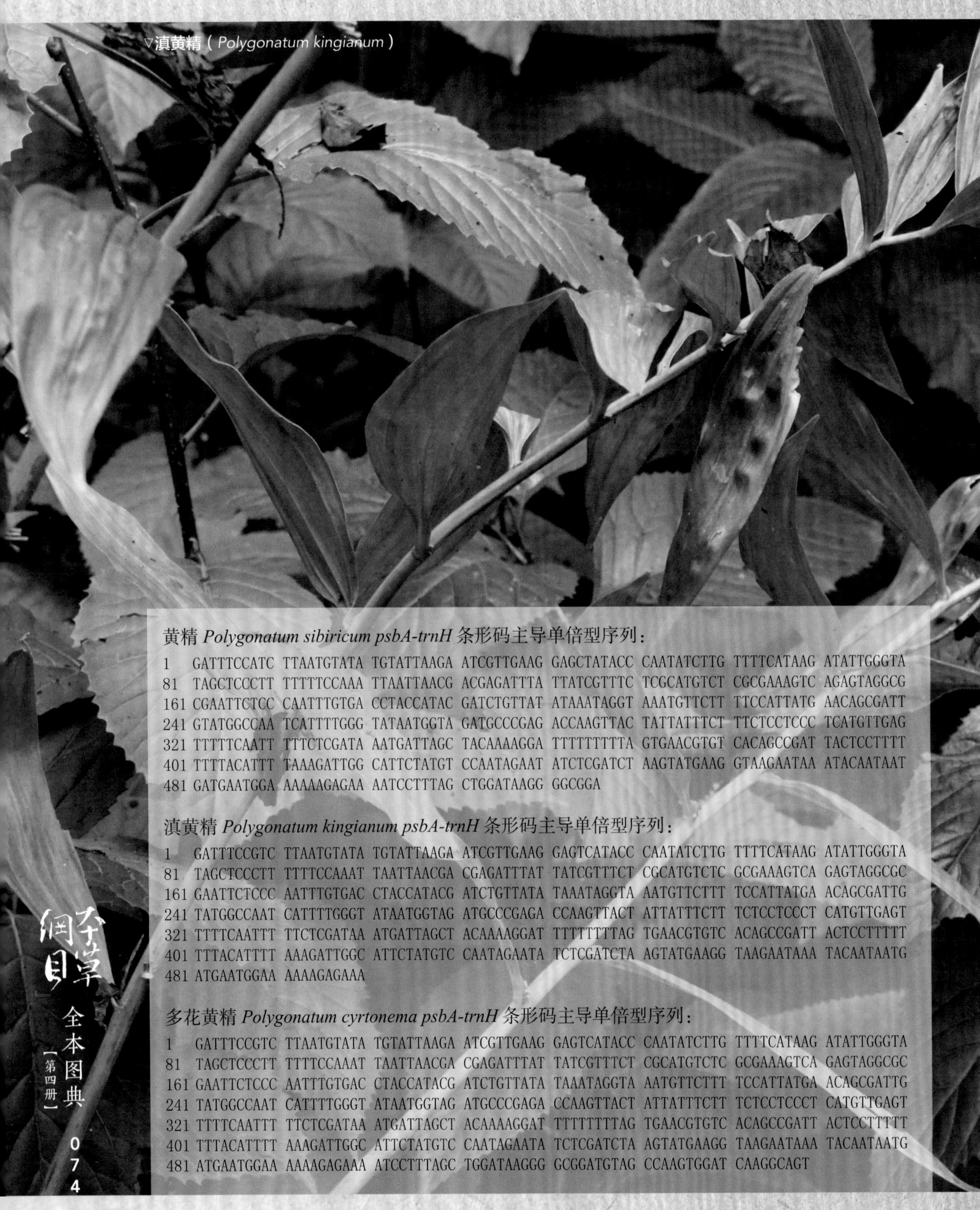

▽滇黄精（*Polygonatum kingianum*）

黄精 *Polygonatum sibiricum psbA-trnH* 条形码主导单倍型序列：

```
1   GATTTCCATC TTAATGTATA TGTATTAAGA ATCGTTGAAG GAGCTATACC CAATATCTTG TTTTCATAAG ATATTGGGTA
81  TAGCTCCCTT TTTTTCCAAA TTAATTAACG ACGAGATTTA TTATCGTTTC TCGCATGTCT CGCGAAAGTC AGAGTAGGCG
161 CGAATTCTCC CAATTTGTGA CCTACCATAC GATCTGTTAT ATAAATAGGT AAATGTTCTT TTCCATTATG AACAGCGATT
241 GTATGGCCAA TCATTTTGGG TATAATGGTA GATGCCCGAG ACCAAGTTAC TATTATTTCT TTCTCCTCCC TCATGTTGAG
321 TTTTTCAATT TTTCTCGATA AATGATTAGC TACAAAAGGA TTTTTTTTTA GTGAACGTGT CACAGCCGAT TACTCCTTTT
401 TTTTACATTT TAAAGATTGG CATTCTATGT CCAATAGAAT ATCTCGATCT AAGTATGAAG GTAAGAATAA ATACAATAAT
481 GATGAATGGA AAAAAGAGAA AATCCTTTAG CTGGATAAGG GGCGGA
```

滇黄精 *Polygonatum kingianum psbA-trnH* 条形码主导单倍型序列：

```
1   GATTTCCGTC TTAATGTATA TGTATTAAGA ATCGTTGAAG GAGTCATACC CAATATCTTG TTTTCATAAG ATATTGGGTA
81  TAGCTCCCTT TTTTCCAAAT TAATTAACGA CGAGATTTAT TATCGTTTCT CGCATGTCTC GCGAAAGTCA GAGTAGGCGC
161 GAATTCTCCC AATTTGTGAC CTACCATACG ATCTGTTATA TAAATAGGTA AATGTTCTTT TCCATTATGA ACAGCGATTG
241 TATGGCCAAT CATTTTGGGT ATAATGGTAG ATGCCCGAGA CCAAGTTACT ATTATTTCTT TCTCCTCCCT CATGTTGAGT
321 TTTTCAATTT TTCTCGATAA ATGATTAGCT ACAAAAGGAT TTTTTTTTAG TGAACGTGTC ACAGCCGATT ACTCCTTTTT
401 TTTACATTTT AAAGATTGGC ATTCTATGTC CAATAGAATA TCTCGATCTA AGTATGAAGG TAAGAATAAA TACAATAATG
481 ATGAATGGAA AAAAGAGAAA
```

多花黄精 *Polygonatum cyrtonema psbA-trnH* 条形码主导单倍型序列：

```
1   GATTTCCGTC TTAATGTATA TGTATTAAGA ATCGTTGAAG GAGTCATACC CAATATCTTG TTTTCATAAG ATATTGGGTA
81  TAGCTCCCTT TTTTCCAAAT TAATTAACGA CGAGATTTAT TATCGTTTCT CGCATGTCTC GCGAAAGTCA GAGTAGGCGC
161 GAATTCTCCC AATTTGTGAC CTACCATACG ATCTGTTATA TAAATAGGTA AATGTTCTTT TCCATTATGA ACAGCGATTG
241 TATGGCCAAT CATTTTGGGT ATAATGGTAG ATGCCCGAGA CCAAGTTACT ATTATTTCTT TCTCCTCCCT CATGTTGAGT
321 TTTTCAATTT TTCTCGATAA ATGATTAGCT ACAAAAGGAT TTTTTTTTAG TGAACGTGTC ACAGCCGATT ACTCCTTTTT
401 TTTACATTTT AAAGATTGGC ATTCTATGTC CAATAGAATA TCTCGATCTA AGTATGAAGG TAAGAATAAA TACAATAATG
481 ATGAATGGAA AAAAGAGAAA ATCCTTTAGC TGGATAAGGG GCGGATGTAG CCAAGTGGAT CAAGGCAGT
```

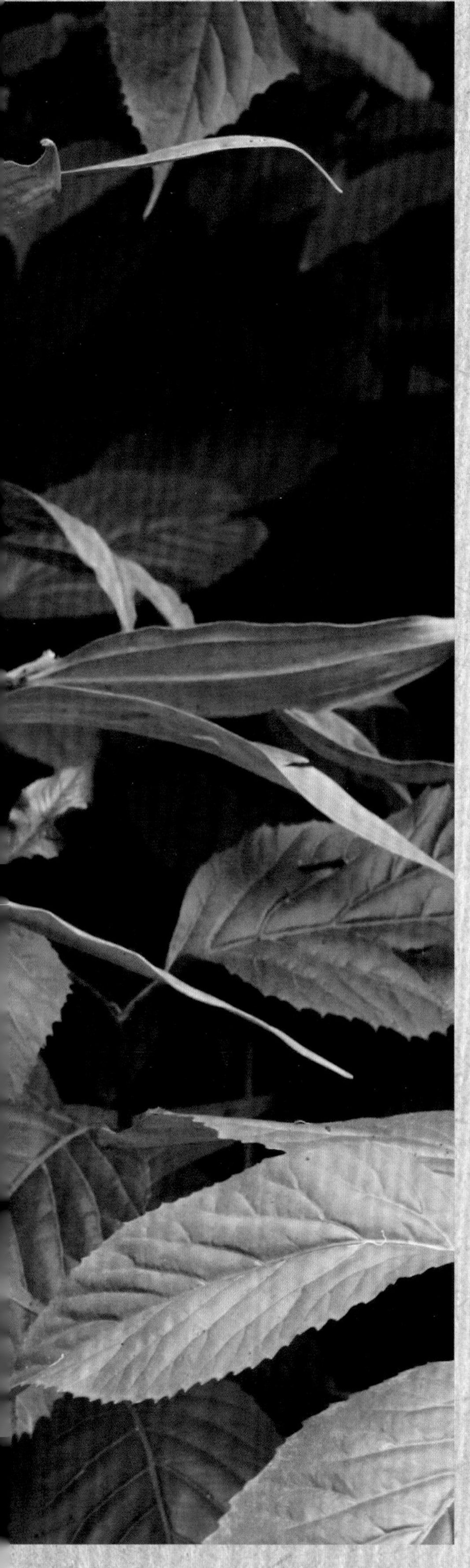

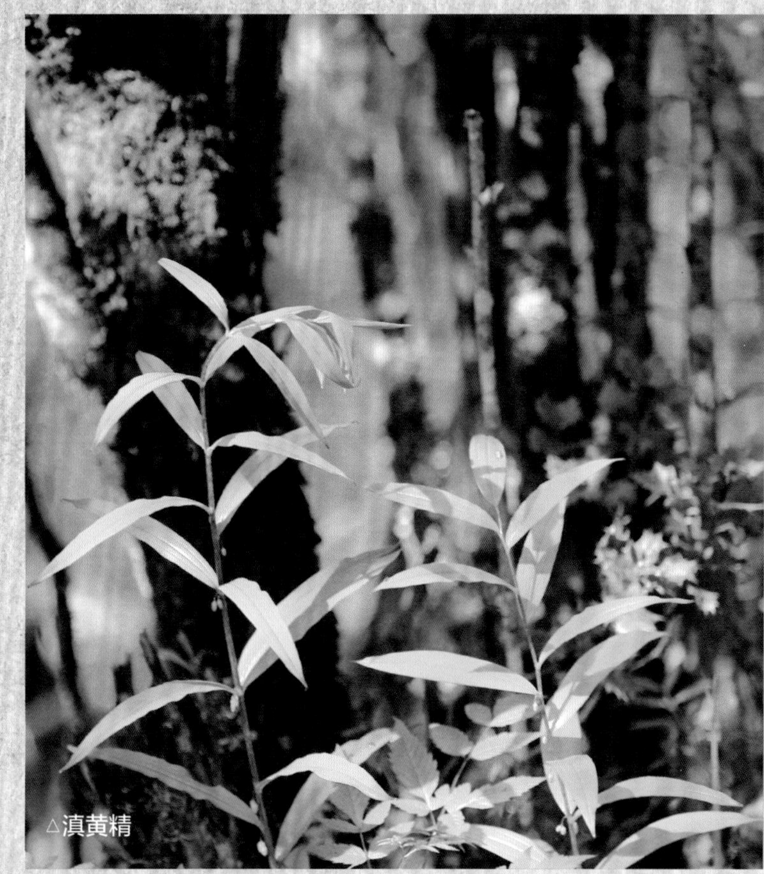

△滇黄精

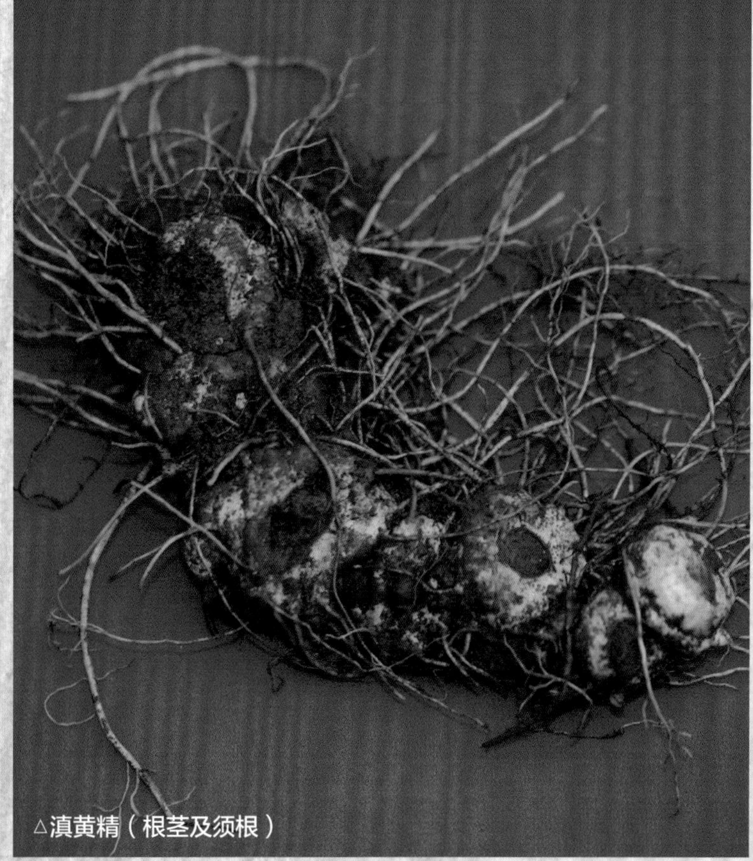

△滇黄精（根茎及须根）

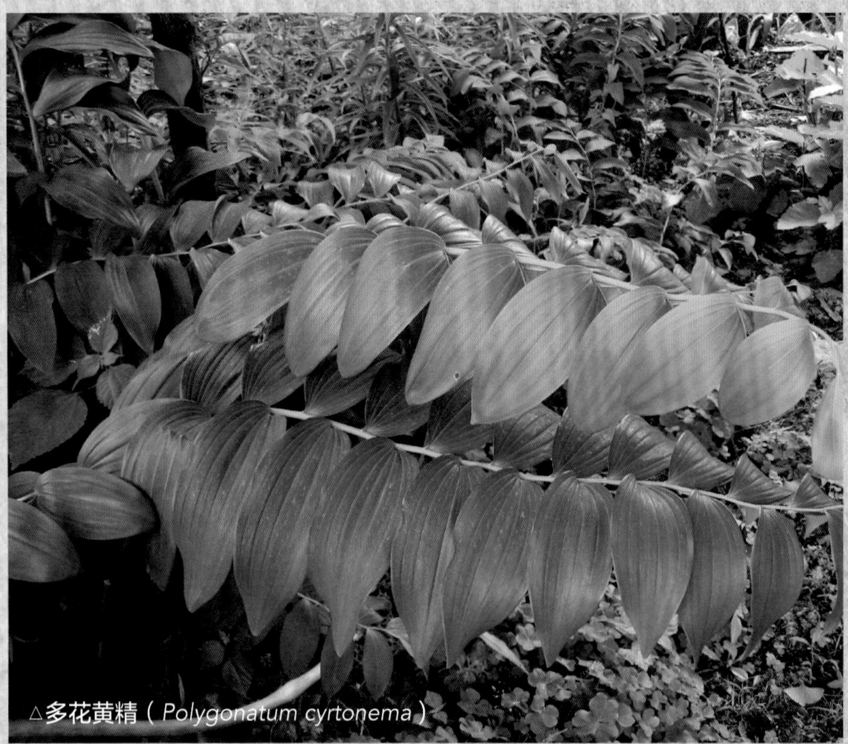

△多花黄精（*Polygonatum cyrtonema*）

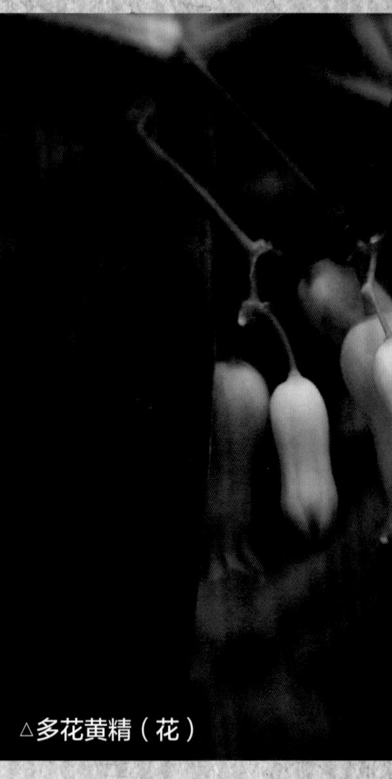

△多花黄精（花）

△多花黄精（根茎）

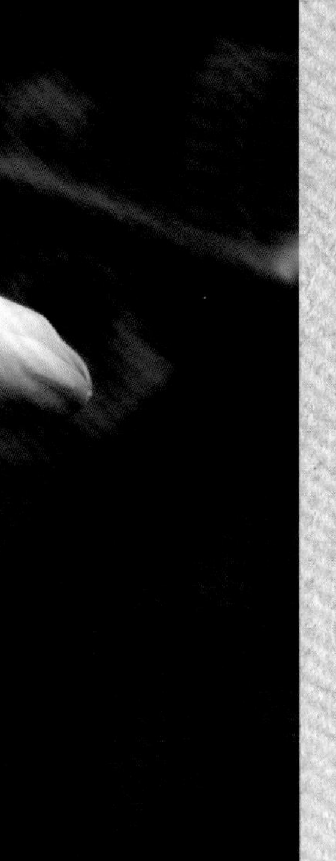

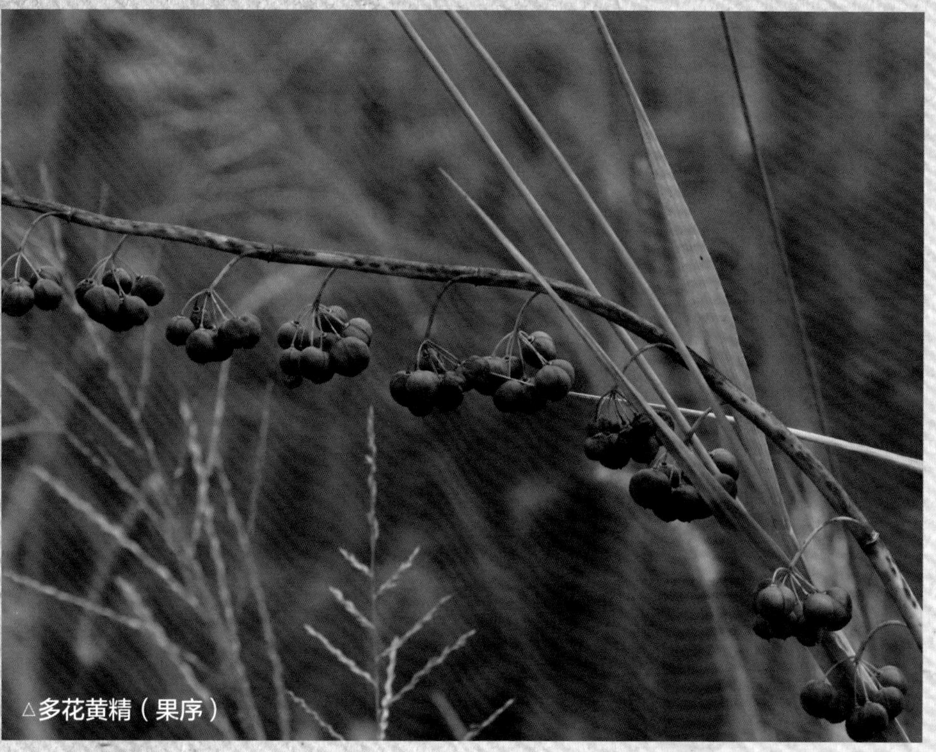

△多花黄精（果序）

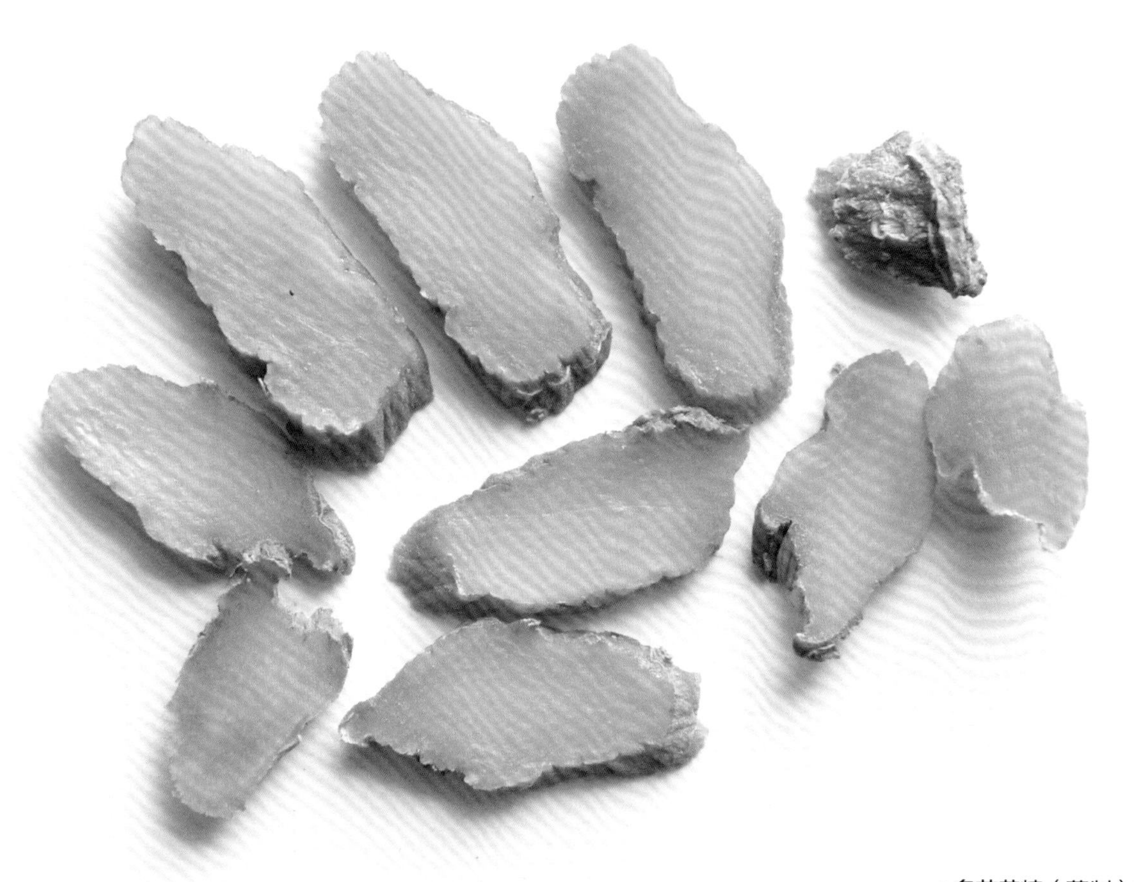

△多花黄精（蒸制）药材

‖ **基原** ‖

据《药典图鉴》《纲目图鉴》等综合分析考证，本品为百合科植物玉竹 *Polygonatum ordoratum* (Mill.) Druce。分布于东北、华北、华东、西北及湖南、湖北等地。《药典》收载玉竹药材为百合科植物玉竹的干燥根茎；秋季采挖，除去须根，洗净，晒至柔软后，反复揉搓、晾晒至无硬心，晒干；或蒸透后，揉至半透明，晒干。

萎蕤

音威绥。

《本经》上品

‖ **释名** ‖

女萎本经**葳蕤**吴普**萎移**音威移。**委萎**尔雅**萎香**纲目**荧**尔雅。音行。**玉竹**别录**地节**别录。【时珍曰】按黄公绍古今韵会云：葳蕤，草木叶垂之貌。此草根长多须，如冠缨下垂之绥而有威仪，故以名之。凡羽盖旌旗之缨绥，皆象葳蕤，是矣。张氏瑞应图云：王者礼备，则葳蕤生于殿前。一名萎香。则威仪之义，于此可见。别录作萎蕤，省文也。说文作萎移，音相近也。尔雅作委萎，字相近也。其叶光莹而象竹，其根多节，故有荧及玉竹、地节诸名。吴普本草又有乌女、虫蝉之名。宋本一名马熏，即乌萎之讹者也。

‖ **正误** ‖

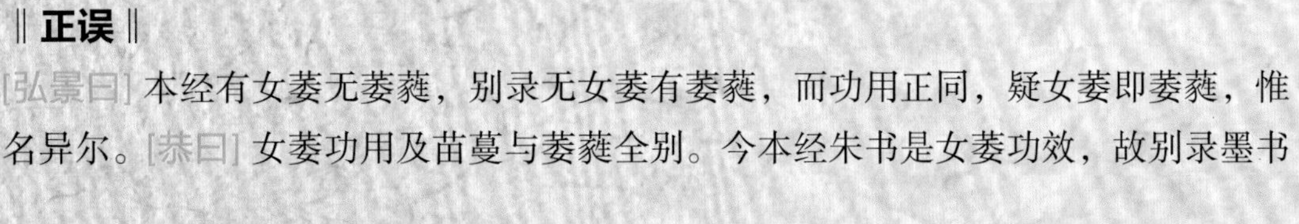

【弘景曰】本经有女萎无萎蕤，别录无女萎有萎蕤，而功用正同，疑女萎即萎蕤，惟名异尔。【恭曰】女萎功用及苗蔓与萎蕤全别。今本经朱书是女萎功效，故别录墨书

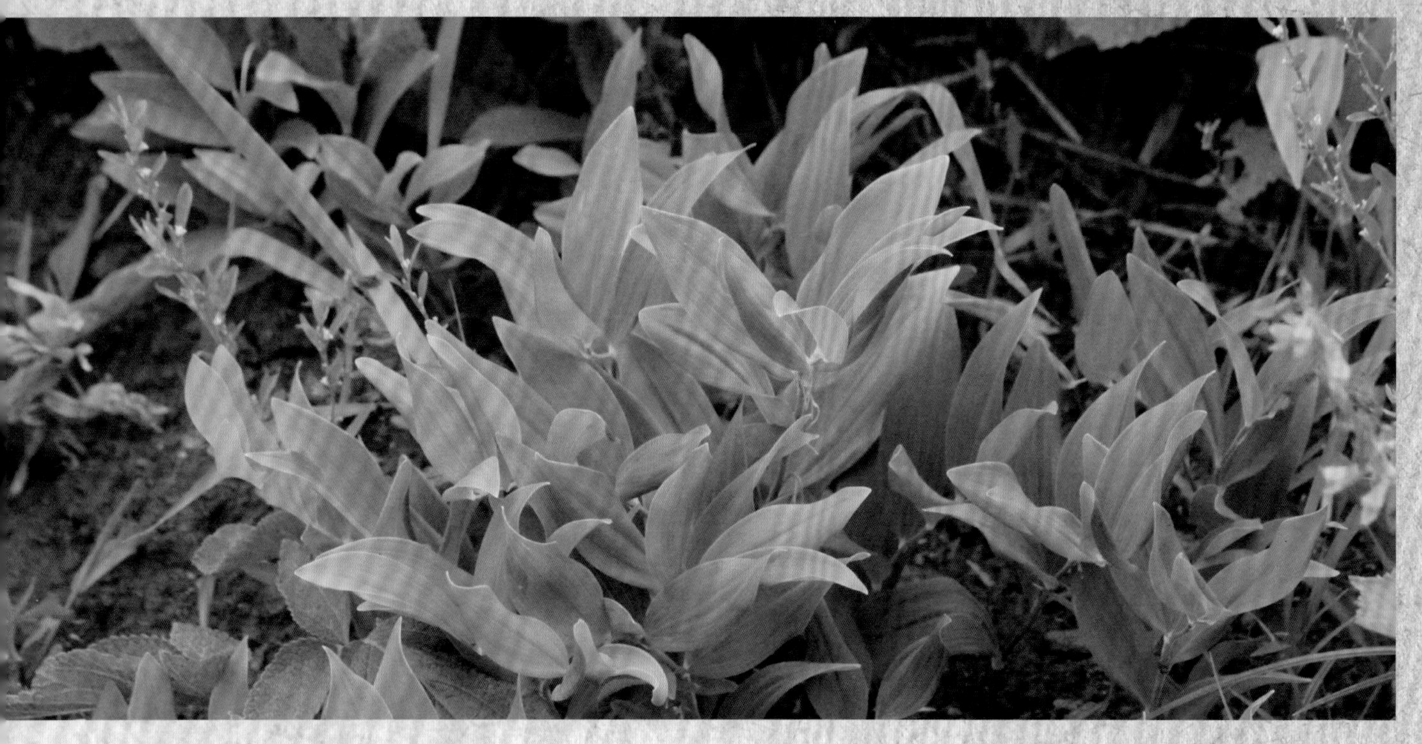

乃萎蕤功效也。[藏器曰] 本草女萎、萎蕤同传。陶云是一物。苏云二物不同，于中品别出女萎一条。然其主霍乱泄痢肠鸣，正与上品女萎相合，则是更非二物矣。[颂曰] 观古方书所用，胡洽治时气洞下有女萎丸，治伤寒冷下结肠丸中用女萎，治虚劳下痢小黄芪酒中加女萎，详此数方所用，乃似中品女萎，缘其性温主霍乱泄痢故也。又治贼风手足枯痹，四肢拘挛茵蓣酒中用女萎，初虞世治身体疬疡斑驳有女萎膏，乃似上品本经朱书女萎，缘其主中风不能动摇及去皯好色故也。又治伤寒七八日不解续命鳖甲汤，及治脚弱鳖甲汤，并用萎蕤，及延年方治风热项急痛四肢骨肉烦热有萎蕤饮，又主虚风热发即头痛，有萎蕤丸，乃似上品别录墨书萎蕤，缘其主虚热湿温毒腰痛故也。三者既白，则非一物明矣，且萎蕤甘平，女萎甘温，安得为一物？[时珍曰] 本经女萎，乃尔雅委萎二字，即别录萎蕤也，上古钞写讹为女萎尔。古方治伤寒风虚用女萎者，即萎蕤也，皆承本草之讹而称之。诸家不察，因中品有女萎名字相同，遂致费辩如此。今正其误，只依别录书萎蕤为纲，以便寻检。其治泄痢女萎，乃蔓草也，见本条。

‖ **集解** ‖

[别录曰] 萎蕤生太山山谷及丘陵，立春后采，阴干。[普曰] 叶青黄色，相值如姜叶，二月、七月采。[弘景曰] 今处处有之。根似黄精，小异。服食家亦用之。[颂曰] 今滁州、舒州及汉中、均州皆有之。茎干强直，似竹箭杆，有节。叶狭而长，表白里青，亦类黄精。根黄而多须，大如指，长一二尺。或云可啖。三月开青花，结圆实。[时珍曰] 处处山中有之。其根横生似黄精，差小，黄白色，性柔多须，最难燥。其叶如竹，两两相值。亦可采根种之，极易繁也。嫩叶及根，并可煮淘食茹。

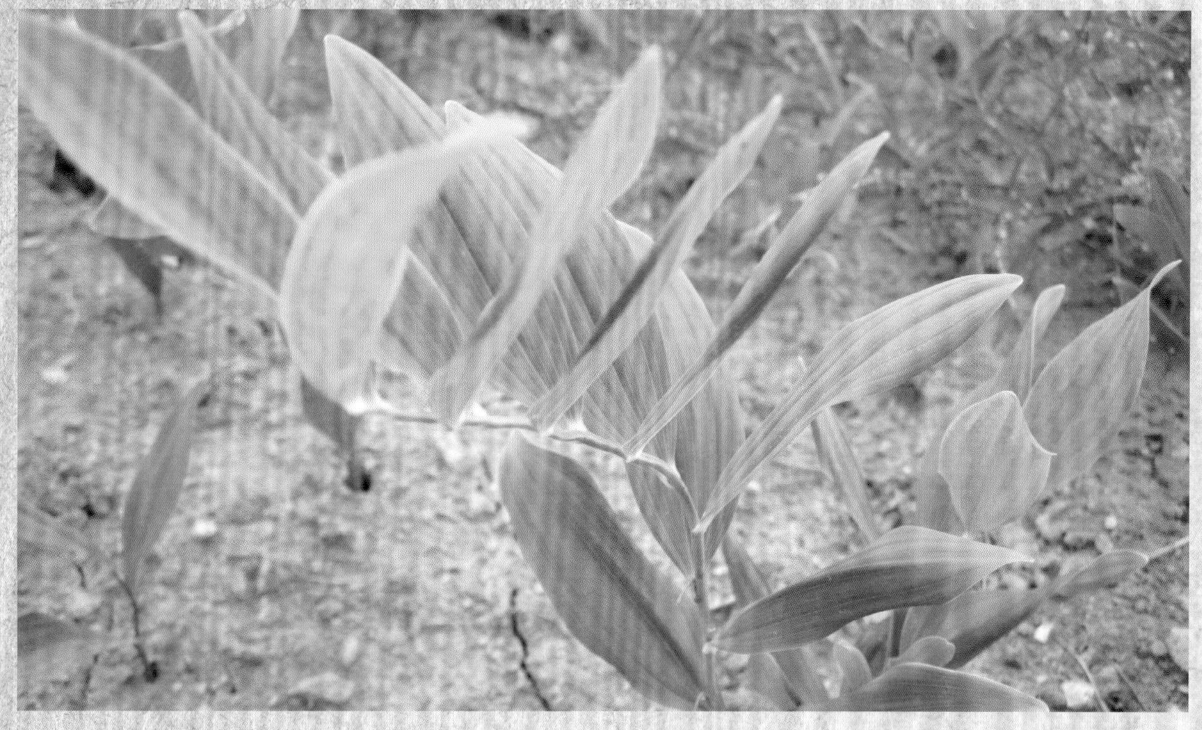

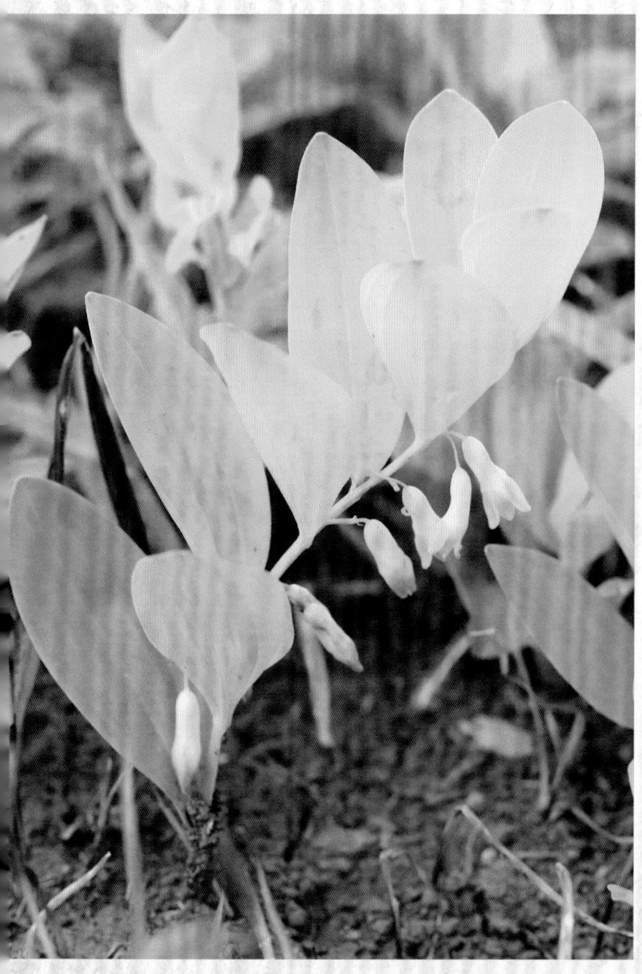

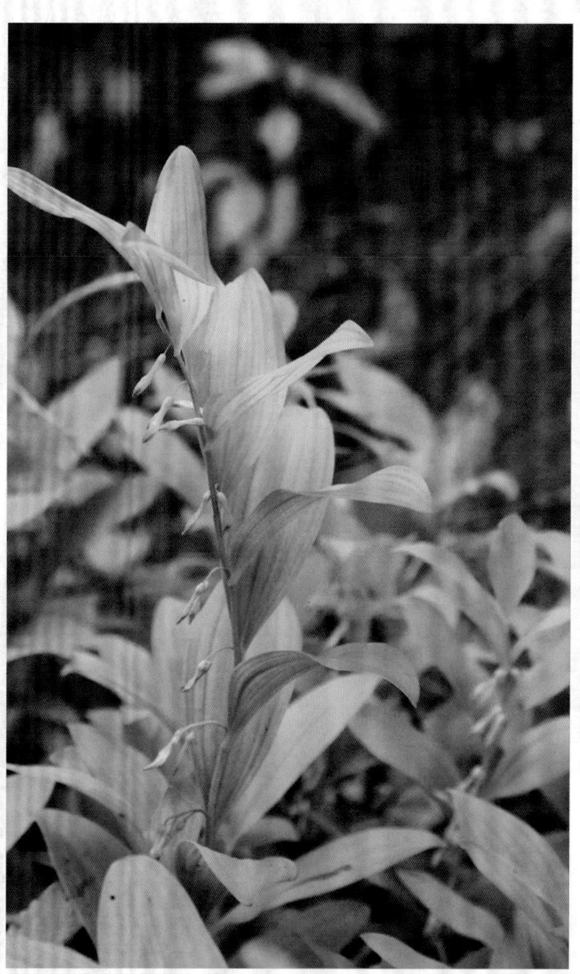

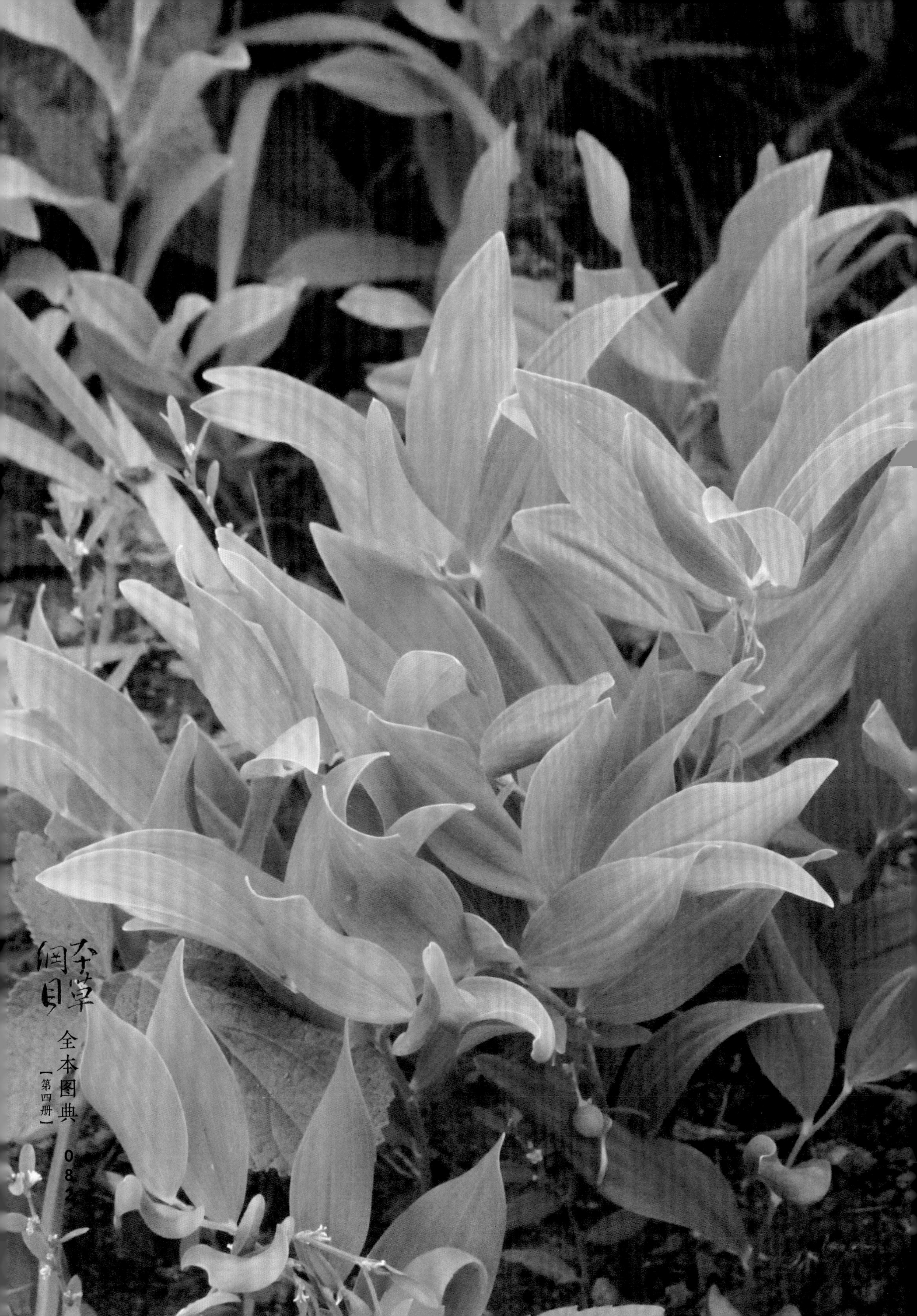

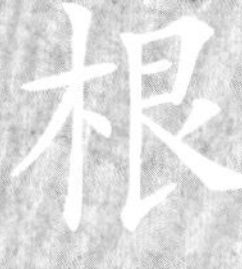

根

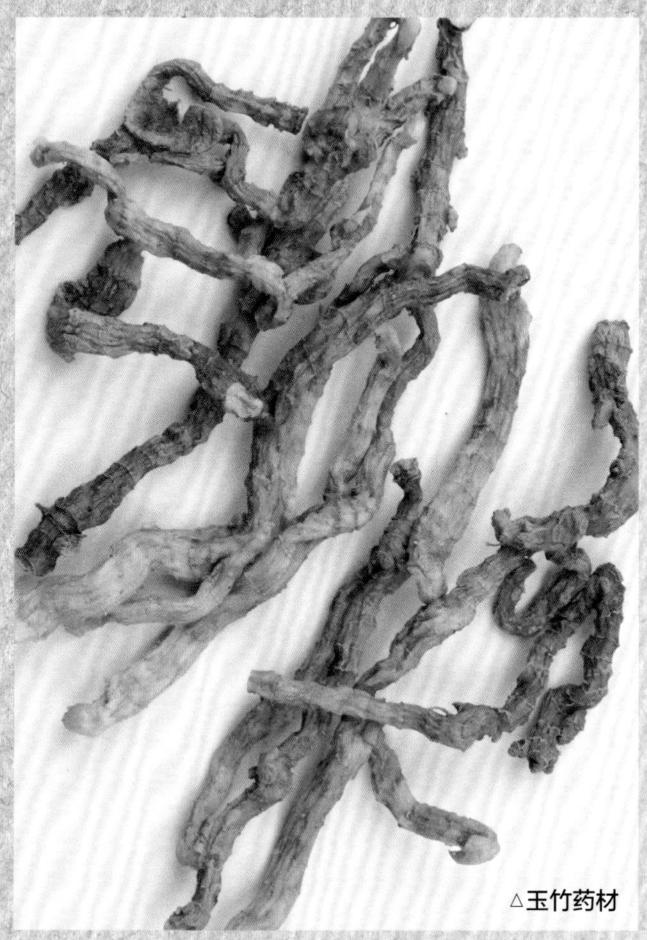
△玉竹药材

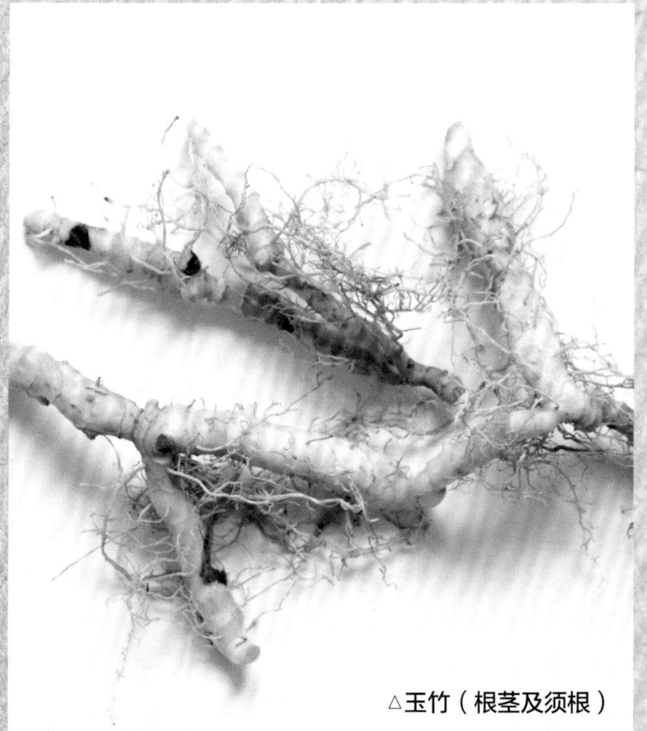
△玉竹（根茎及须根）

‖**修治**‖

[敩曰]凡使勿用黄精并钩吻，二物相似。萎蕤节上有须毛，茎斑，叶尖处有小黄点，为不同。采得以竹刀刮去节皮，洗净，以蜜水浸一宿，蒸了焙干用。

‖**气味**‖

甘，平，无毒。[普曰]神农：苦。桐君、雷公、扁鹊：甘，无毒。黄帝：辛。[之才曰]畏卤碱。

‖**主治**‖

女萎：主中风暴热，不能动摇，跌筋结肉，诸不足。久服去面黑䵟，好颜色润泽，轻身不老。本经。**萎蕤：主心腹结气，虚热湿毒腰痛，茎中寒，及目痛眦烂泪出。**别录。**时疾寒热，内补不足，去虚劳客热。头痛不安，加而用之，良。**甄权。**补中益气。**萧炳。**除烦闷，止消渴，润心肺，补五劳七伤虚损，腰脚疼痛。天行热狂，服食无忌。**大明。**服诸石人不调和者，煮汁饮之。**弘景。**主风温自汗灼热，及劳疟寒热，脾胃虚乏，男子小便频数，失精，一切虚损。**时珍。

‖**发明**‖

[杲曰]萎蕤能升能降，阳中阴也。其用有四：主风淫四末，两目泪烂，男子湿注腰痛，女子面生黑䵟。[时珍曰]萎蕤性平味甘，柔润可食。故朱肱南阳活人书，治风温自汗身重，语言难出，用萎蕤汤，以之为君药。予每用治虚劳寒热痁疟，及

一切不足之证，用代参、耆，不寒不燥，大有殊功，不止于去风热湿毒而已，此昔人所未阐者也。[藏器曰] 陈寿魏志・樊阿传云：青粘一名黄芝，一名地节。此即萎蕤，极似偏精。本功外，主聪明，调血气，令人强壮。和漆叶为散服，主五脏益精，去三虫，轻身不老，变白，润肌肤，暖腰脚，惟有热不可服。晋・嵇绍有胸中寒疾，每酒后苦唾，服之得愈。草似竹，取根花叶阴干用。昔华陀入山见仙人所服，以告樊阿，服之寿百岁也。[颂曰] 陈藏器以青粘即葳蕤。世无识者，未敢以为信然。[时珍曰] 苏颂注黄精，疑青粘是黄精，与此说不同。今考黄精、萎蕤性味功用大抵相近，而萎蕤之功更胜。故青粘一名黄芝，与黄精同名；一名地节，与萎蕤同名。则二物虽通用亦可。

‖ **附方** ‖

旧一，新六。**服食法**二月、九月采萎蕤根，切碎一石，以水二石煮之，从旦至夕，以手挼烂，布囊榨取汁，熬稠。其渣晒为末，同熬至可丸，丸如鸡头子大。每服一丸，白汤下，日三服。导气脉，强筋骨，治中风湿毒，去面皱颜色，久服延年。臞仙神隐书。**赤眼涩痛**萎蕤、赤芍药、当归、黄连等分，煎汤熏洗。卫生家宝方。**眼见黑花**赤痛昏暗。甘露汤：用萎蕤焙四两，每服二钱，水一盏，入薄荷二叶，生姜一片，蜜少

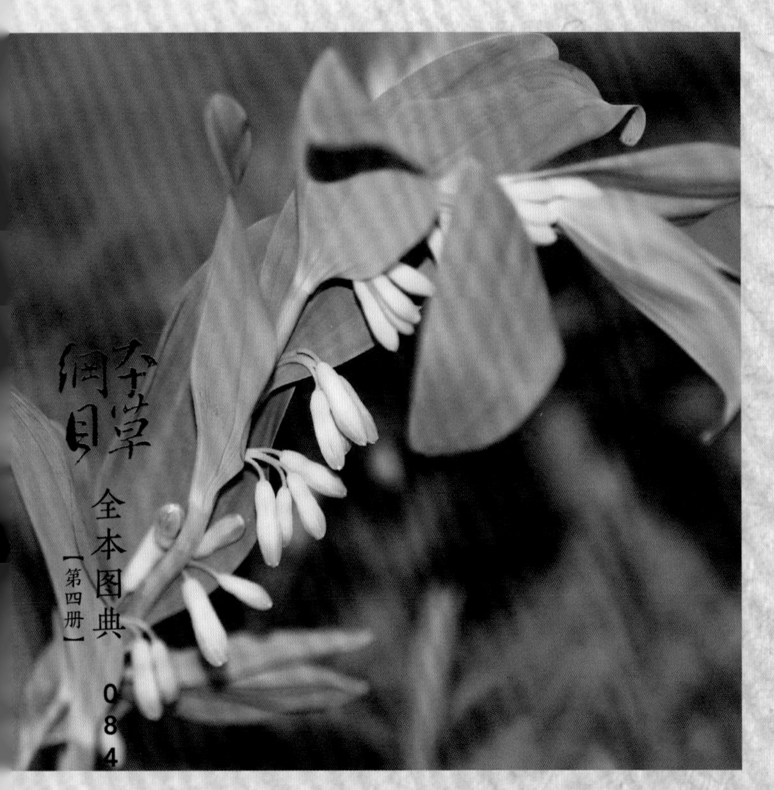

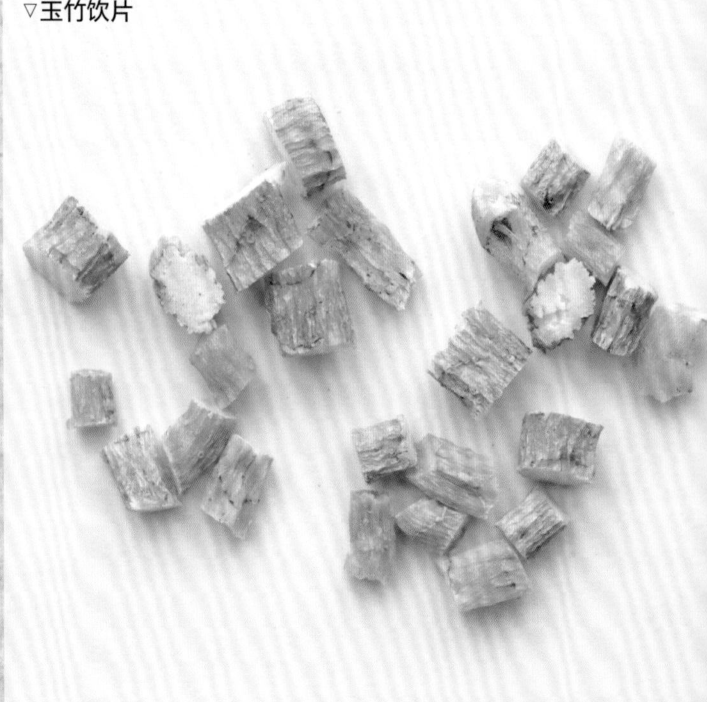

▽玉竹饮片

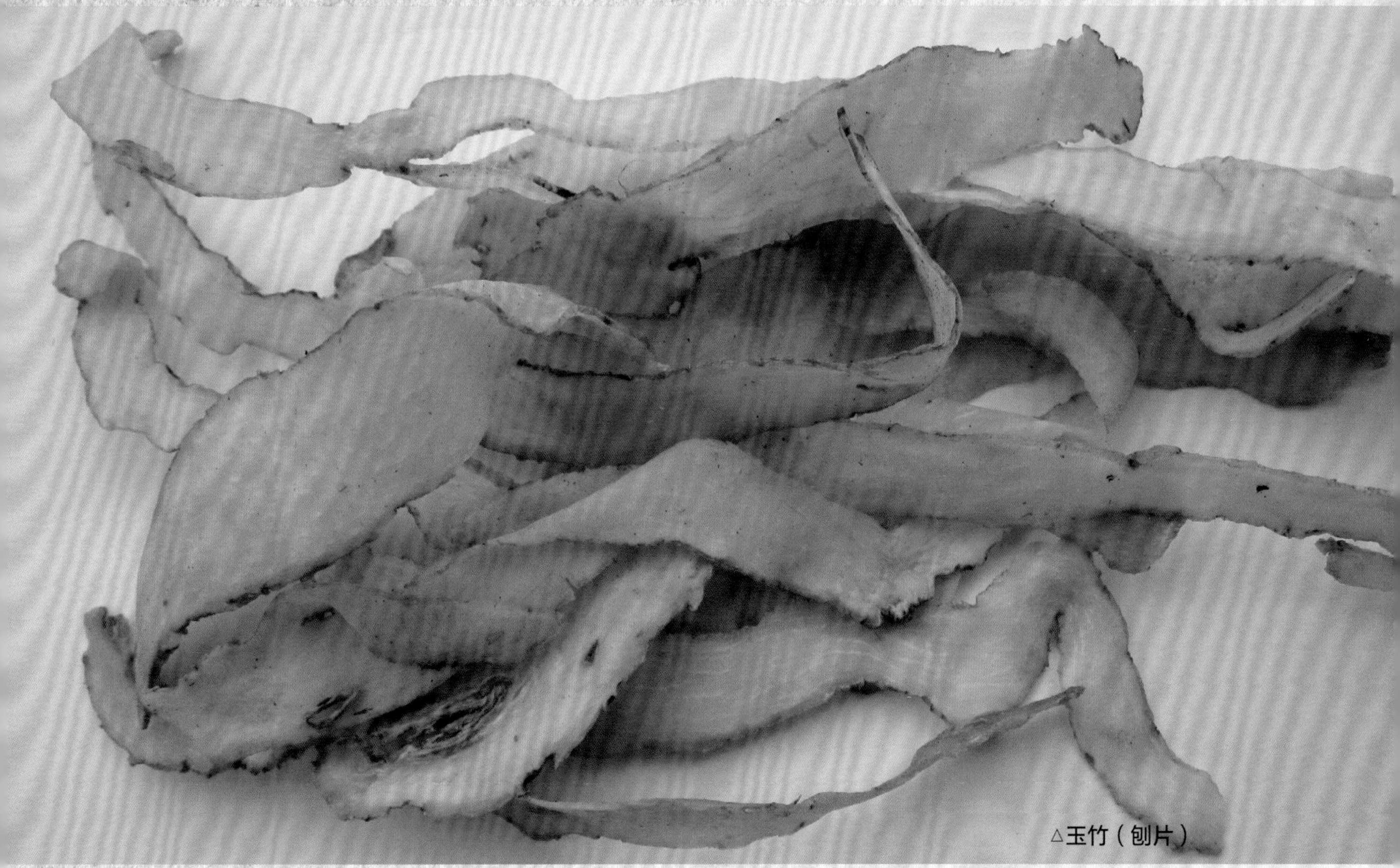

△玉竹（刨片）

许，同煎七分，卧时温服。日一服。圣济总录。**小便卒淋**萎蕤一两，芭蕉根四两，水二大碗，煎一碗半，入滑石二钱，分三服。太平圣惠方。**发热口干**小便涩，用萎蕤五两，煎汁饮之。外台秘要。**乳石发热**萎蕤三两，炙甘草二两，生犀角一两，水四升，煮一升半，分三服。圣惠方。**痫后虚肿**小儿痫病瘥后，血气上虚，热在皮肤，身面俱肿。萎蕤、葵子、龙胆、茯苓、前胡等分，为末。每服一钱，水煎服。圣济总录。

‖**附录**‖

鹿药开宝。[志曰] 鹿药甘，温，无毒。主风血，去诸冷，益老起阳，浸酒服之。生姑藏已西，苗根并似黄精，鹿好食其根。[时珍曰] 胡洽居士言鹿食九种解毒之草，此其一也。或云即是萎蕤，理亦近之。姑附以俟。**委蛇**音威贻。[别录曰] 味甘，平，无毒。主消渴少气，令人耐寒。生人家园中，大枝长须，多叶而两两相值，子如芥子。[时珍曰] 此亦似是萎蕤，并俟考访。

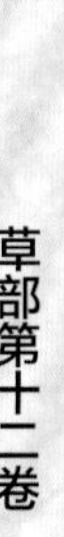

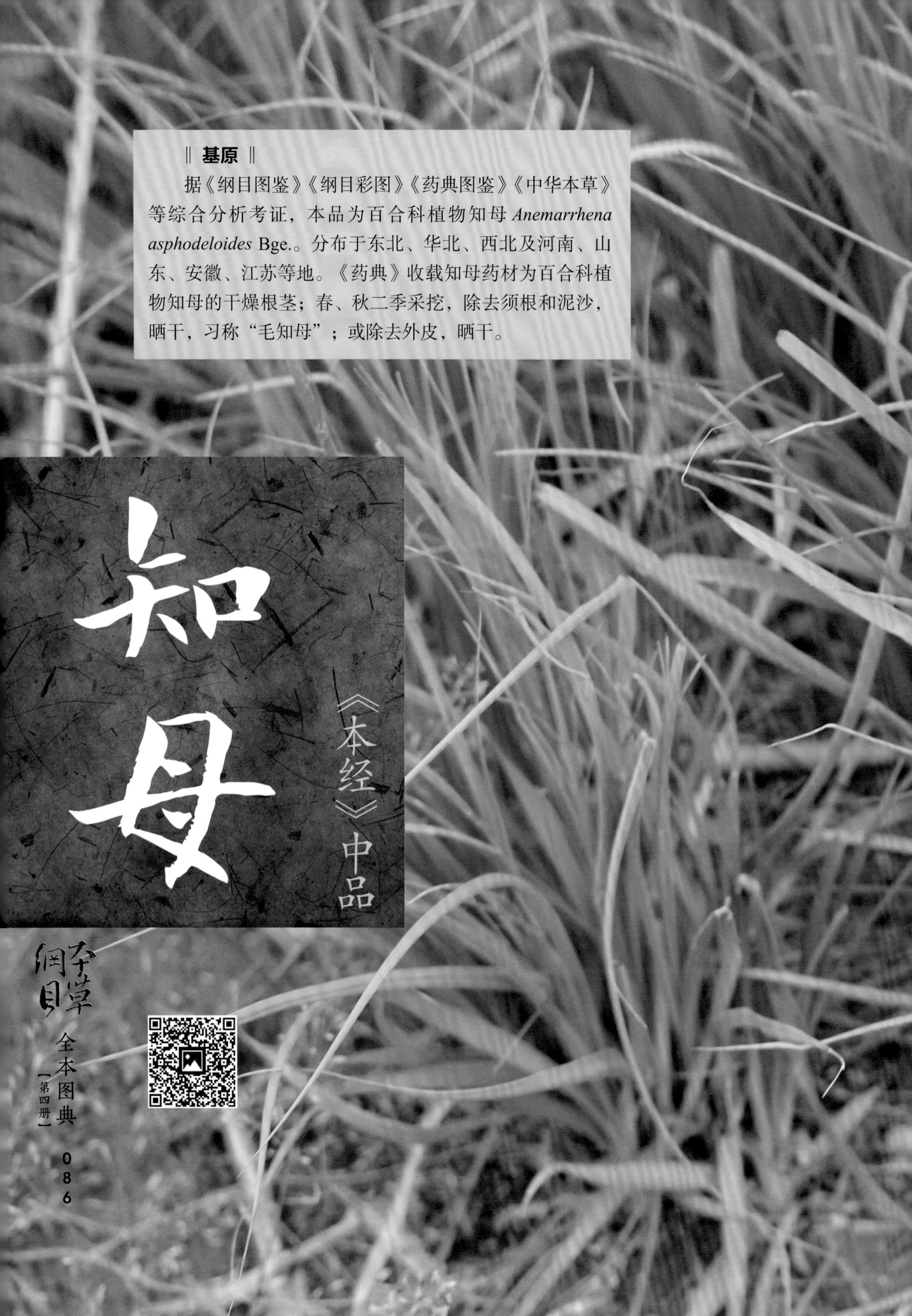

‖ **基原** ‖

据《纲目图鉴》《纲目彩图》《药典图鉴》《中华本草》等综合分析考证，本品为百合科植物知母 *Anemarrhena asphodeloides* Bge.。分布于东北、华北、西北及河南、山东、安徽、江苏等地。《药典》收载知母药材为百合科植物知母的干燥根茎；春、秋二季采挖，除去须根和泥沙，晒干，习称“毛知母”；或除去外皮，晒干。

知母

《本经》中品

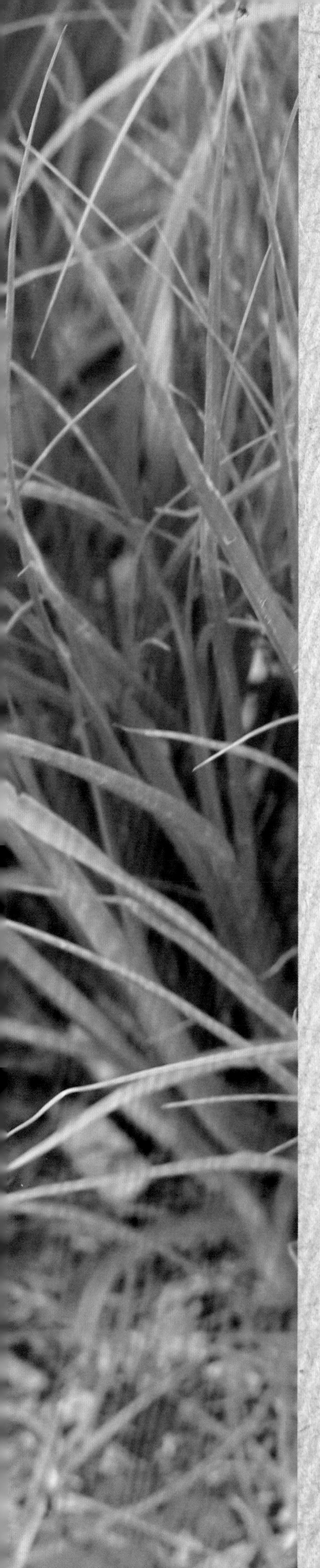

‖ **释名** ‖

蚳母本经。音迟。说文作芪。**连母**本经**蝭母**蝭音匙，又音提，或作莐。**货母**本经**地参**本经**水参**又名水须、水浚。**䓕**尔雅。音覃。**莐藩**音沉烦。**苦心**别录**儿草**别录。又名儿踵草、女雷、女理、鹿列、韭逢、东根、野蓼、昌支。[时珍曰] 宿根之旁，初生子根，状如蚳蝱之状，故谓之蚳母。讹为知母、蝭母也。余多未详。

‖ **集解** ‖

[别录曰] 知母生河内川谷，二月、八月采根暴干。[弘景曰] 今出彭城。形似菖蒲而柔润，叶至难死，掘出随生，须枯燥乃止。[禹锡曰] 按范子云：提母出三辅，黄白者善。郭璞释尔雅云：䓕，蝭母也。生山上，叶如韭。[颂曰] 今濒河怀、卫、彰德诸郡及解州、滁州亦有之。四月开青花如韭花，八月结实。

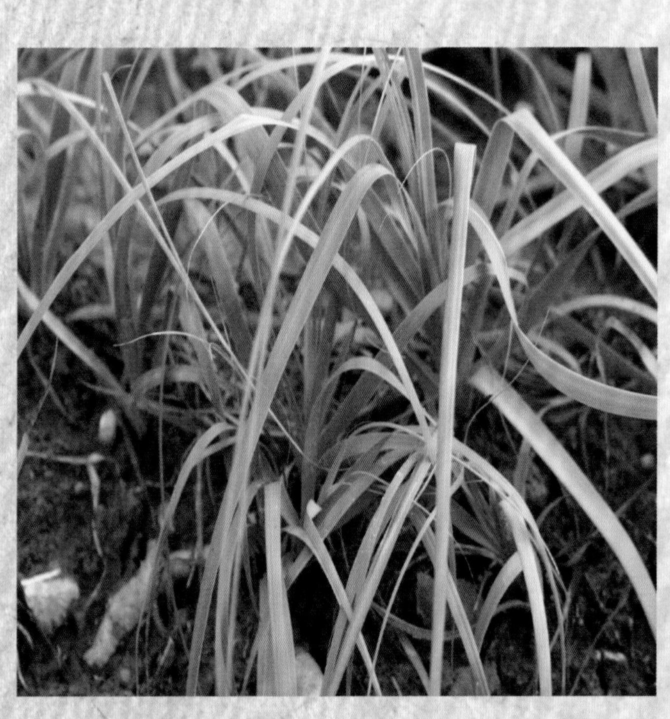

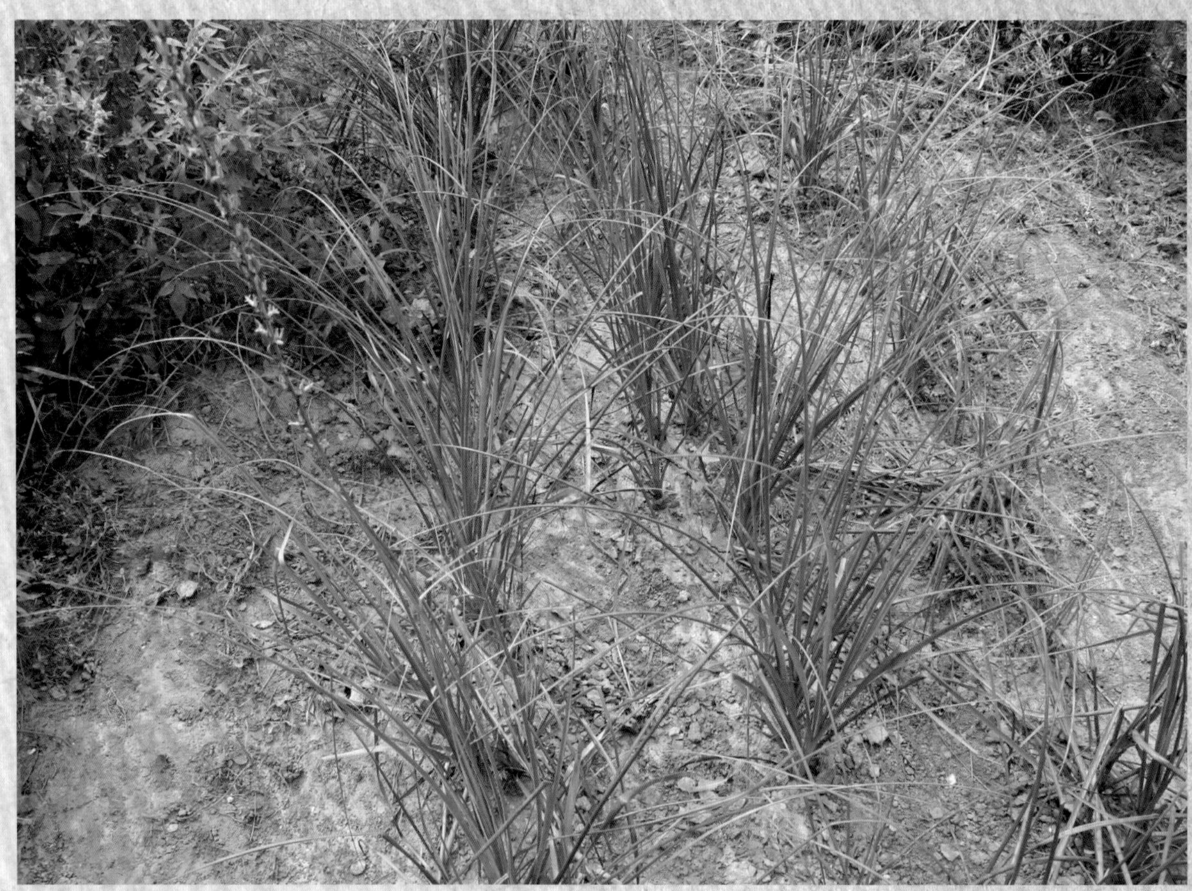

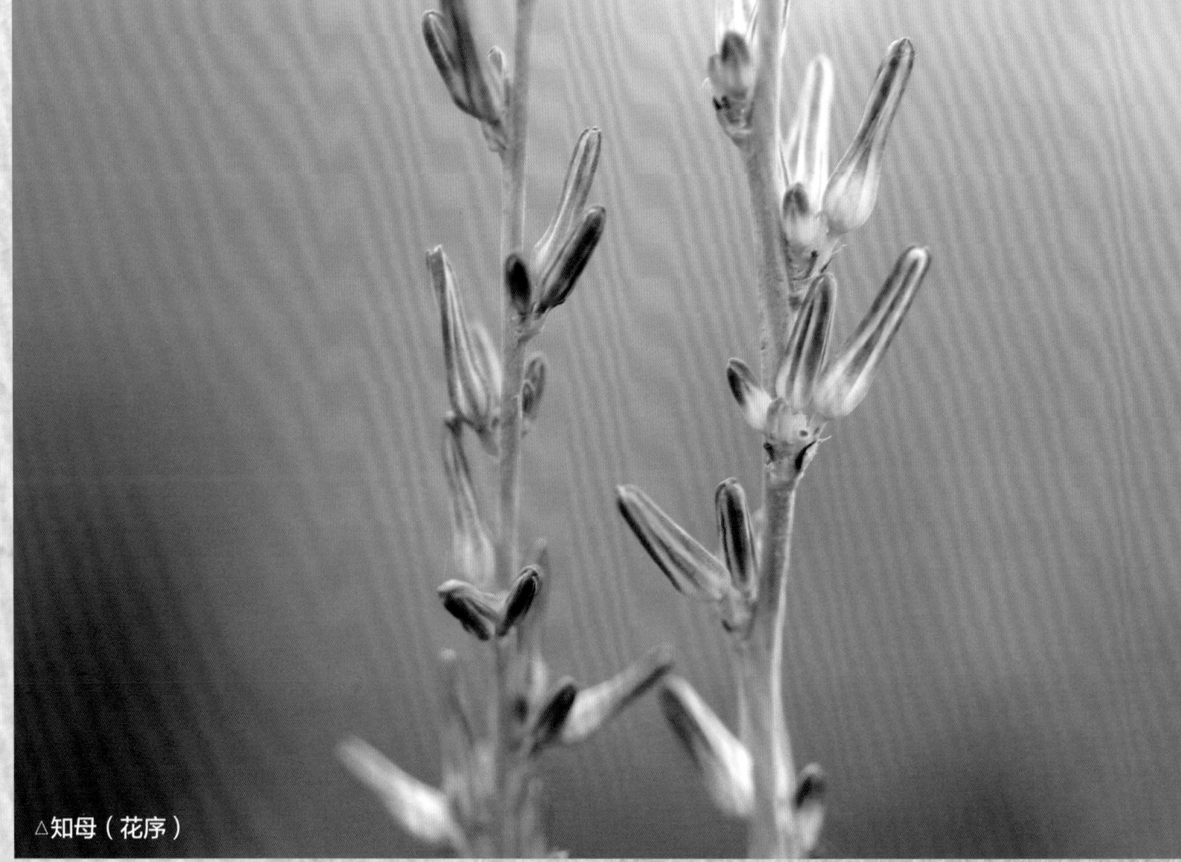

△知母（花序）

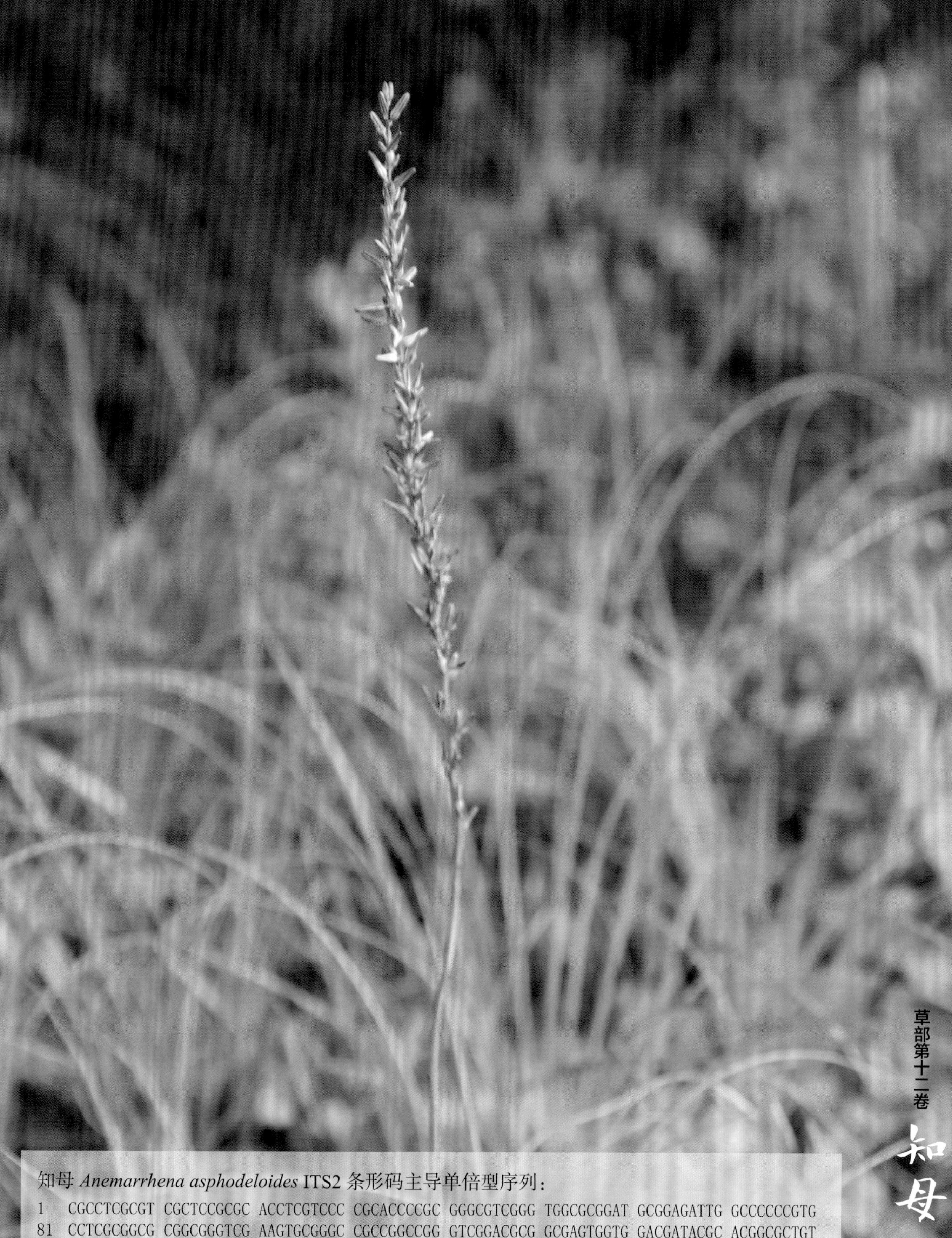

知母 *Anemarrhena asphodeloides* ITS2 条形码主导单倍型序列：

```
1   CGCCTCGCGT CGCTCCGCGC ACCTCGTCCC CGCACCCCGC GGGCGTCGGG TGGCGCGGAT GCGGAGATTG GCCCCCCGTG
81  CCTCGCGGCG CGGCGGGTCG AAGTGCGGGC CGCCGGCCGG GTCGGACGCG GCGAGTGGTG GACGATACGC ACGGCGCTGT
161 GCGTCGCGGT CCTTGCTCTC GGCCCAAGCG GTGCATCCTA AGGAACCCAT GTCGATGGGC GCTCGTGAGC GCTCTCGAAA
241 CA
```


知母

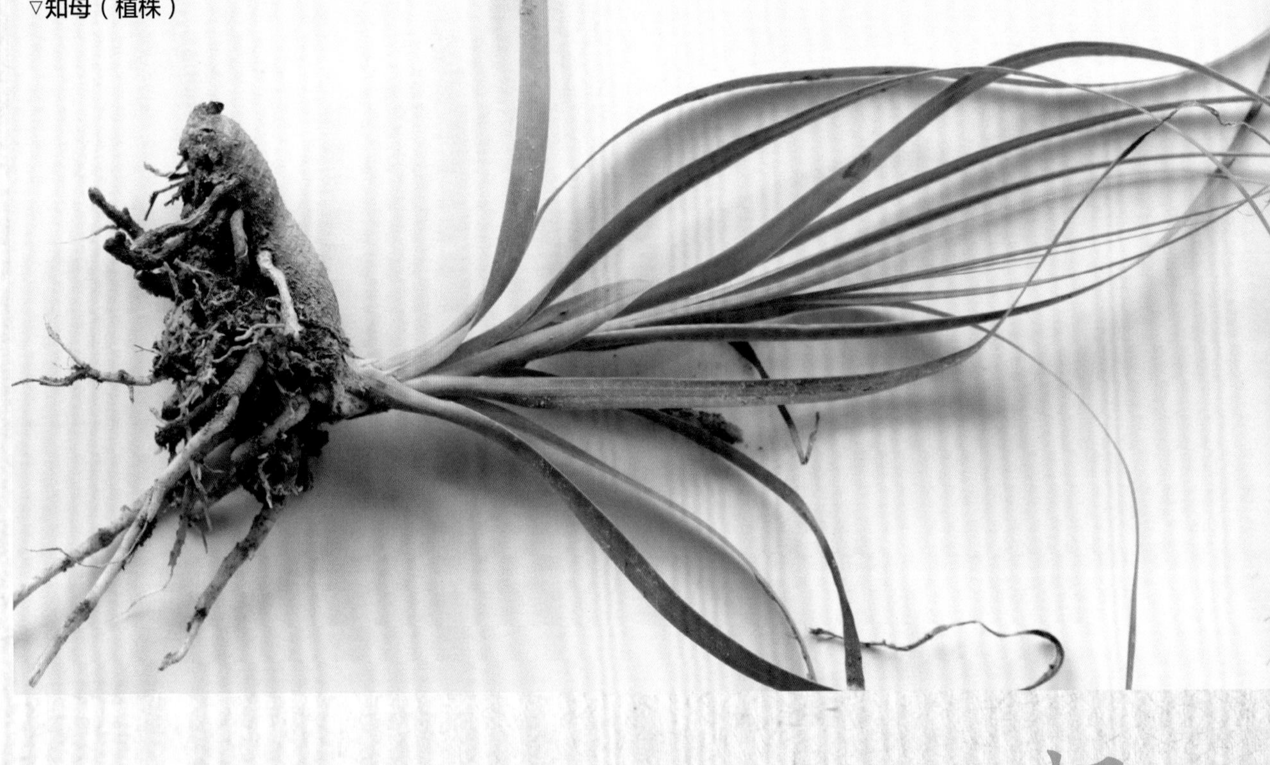

▽知母（植株）

根

‖ **修治** ‖

[敩曰] 凡使，先于槐砧上剉细。焙干，木臼杵捣，勿犯铁器。[时珍曰] 凡用，拣肥润里白者，去毛切。引经上行则用酒浸焙干，下行则用盐水润焙。

‖ **气味** ‖

苦，寒，无毒。[大明曰] 苦、甘。[权曰] 平。[元素曰] 气寒，味大辛、苦。气味俱厚，沉而降，阴也。又云：阴中微阳，肾经本药，入足阳明、手太阴经气分。[时珍曰] 得黄檗及酒良，能伏盐及蓬砂。

‖ **主治** ‖

消渴热中，除邪气，肢体浮肿，下水，补不足，益气。本经。**疗伤寒久疟烦热，胁下邪气，膈中恶，及风汗内疸。多服令人泄。**别录。**心烦躁闷，骨热劳往来，产后蓐劳，肾气劳，憎寒虚烦。**甄权。**热劳传尸疰病，通小肠，消痰止嗽，润心肺，安心，止惊悸。**大明。**凉心去热，治阳明火热，泻膀胱、肾经火，热厥头痛，下痢腰痛，喉中腥臭。**元素。**泻肺火，滋肾水，治命门相火有余。**好古。**安胎。止子烦，辟射工、溪毒。**时珍。

‖ **发明** ‖

[权曰] 知母治诸热劳，患人虚而口干者，加用之。[杲曰] 知母入足阳明、手太阴。其用有四：

泻无根之肾火，疗有汗之骨蒸，止虚劳之热，滋化源之阴。仲景用此入白虎汤治不得眠者，烦躁也。烦出于肺，躁出于肾，君以石膏，佐以知母之苦寒，以清肾之源；缓以甘草、粳米，使不速下也。又凡病小便闭塞而渴者，热在上焦气分，肺中伏热不能生水，膀胱绝其化源，宜用气薄味薄淡渗之药，以泻肺火清肺金而滋水之化源。若热在下焦血分而不渴者，乃真水不足，膀胱干涸，乃无阴则阳无以化，法当用黄檗、知母大苦寒之药，以补肾与膀胱，使阴气行而阳自化，小便自通。方法详载木部黄檗下。[时珍曰] 肾苦燥，宜食辛以润之。肺苦逆，宜食辛以泻之。知母之辛苦寒凉，下则润肾燥而滋阴，上则清肺金而泻火，乃二经气分药也。黄檗则是肾经血分药。故二药必相须而行，昔人譬之虾与水母，必相依附。补阴之说，详黄檗条。

‖ **附方** ‖

旧二，新五。**久近痰嗽**自胸膈下塞停饮，至于脏腑。用知母、贝母各一两为末，巴豆三十枚去油，研匀。每服一字，用姜三片，二面蘸药，细嚼咽下，便睡，次早必泻一行，其嗽立止。壮人乃用之。一方不用巴豆。医学集成。**久嗽气急**知母去毛切五钱，隔纸炒，杏仁姜水泡去皮尖焙五钱，以水一钟半，煎一钟，食远温服。次以萝卜子、杏仁等分，为末，米糊丸，服五十丸，姜汤下，以绝病根。邓笔峰杂兴方。**妊娠子烦**因服药致胎气不安，烦不得卧者。知母一两，洗焙为末，枣肉丸弹子大。每服一丸，人参汤下。医者不识此病，作虚烦治，反损胎气。产科郑宗文得此方于陈藏器本草拾遗中，用之良验。杨归厚产乳集验方。**妊娠腹痛**月未足，如欲产之状。用知母二两为末，蜜丸梧子大，每粥饮下二十丸。陈延之小品方。**溪毒射工**凡中溪毒，知母连根叶捣作散服，亦可投水捣绞汁饮一二升。夏月出行，多取其屑自随。欲入水，先取少许投水上流，便无畏。兼辟射工。亦可煮汤浴之，甚佳。肘后良方。**紫癜风疾**醋磨知母擦之，日三次。卫生易简方。**嵌甲肿痛**知母烧存性研，掺之。多能方。

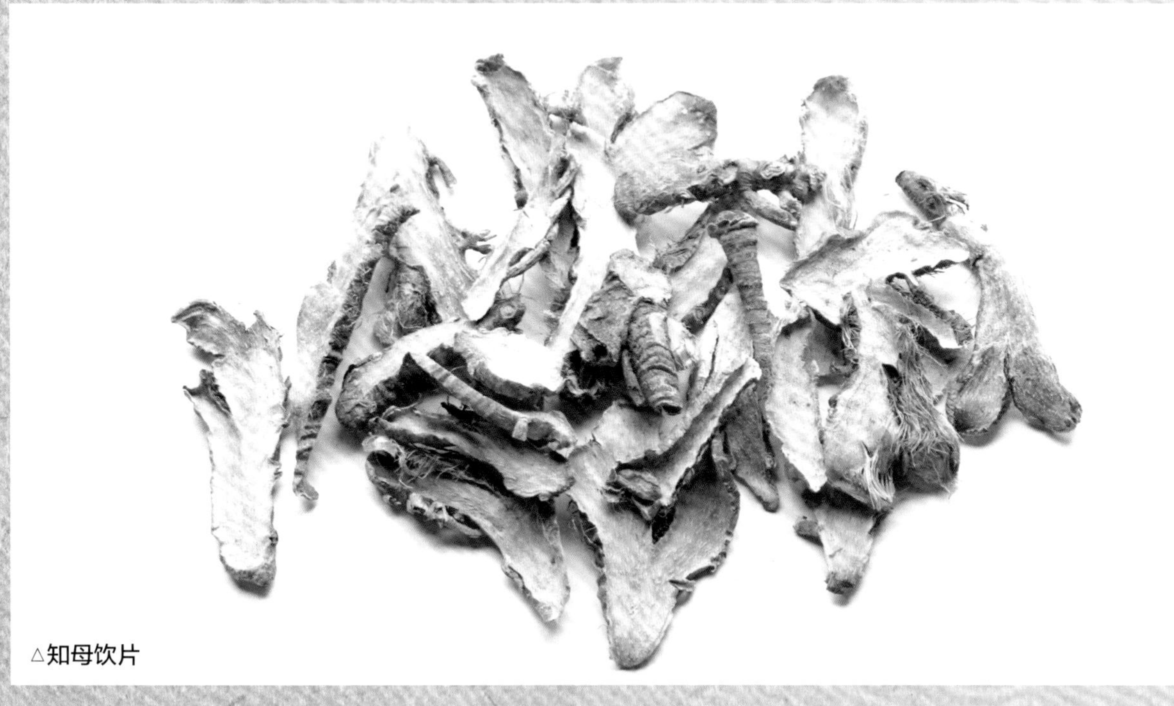

△知母饮片

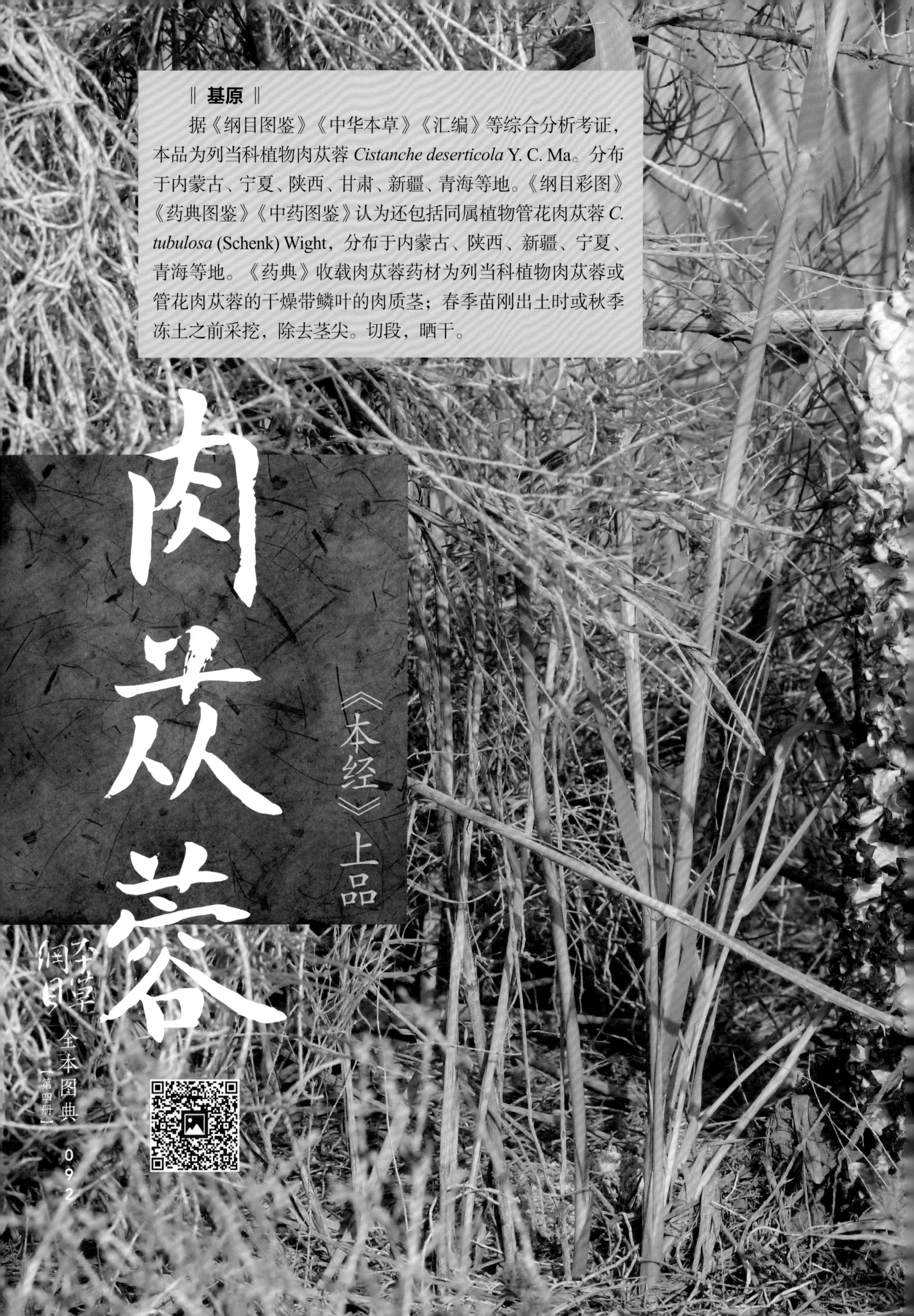

‖ **基原** ‖

据《纲目图鉴》《中华本草》《汇编》等综合分析考证，本品为列当科植物肉苁蓉 *Cistanche deserticola* Y. C. Ma。分布于内蒙古、宁夏、陕西、甘肃、新疆、青海等地。《纲目彩图》《药典图鉴》《中药图鉴》认为还包括同属植物管花肉苁蓉 *C. tubulosa* (Schenk) Wight，分布于内蒙古、陕西、新疆、宁夏、青海等地。《药典》收载肉苁蓉药材为列当科植物肉苁蓉或管花肉苁蓉的干燥带鳞叶的肉质茎；春季苗刚出土时或秋季冻土之前采挖，除去茎尖。切段，晒干。

肉苁蓉

《本经》上品

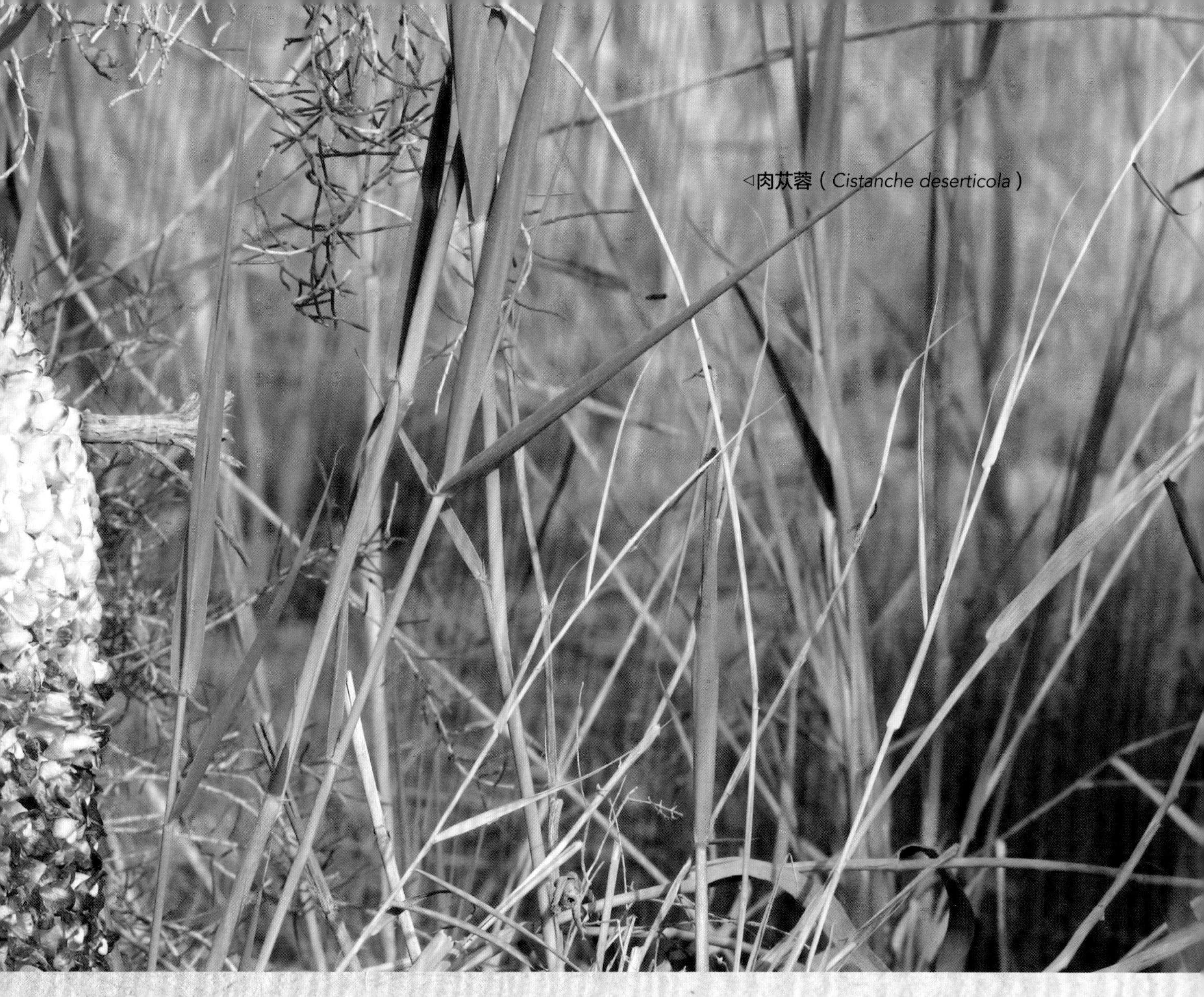

◁肉苁蓉（*Cistanche deserticola*）

‖**释名**‖

肉松容吴普**黑司命**吴普。[时珍曰] 此物补而不峻，故有从容之号。从容，和缓之貌。

‖**集解**‖

[别录曰] 肉苁蓉生河西山谷及代郡雁门，五月五日采，阴干。[普曰] 生河西山阴地，丛生，二月至八月采。[弘景曰] 代郡雁门属并州，多马处便有之，言是野马精落地所生。生时似肉，以作羊肉羹补虚乏极佳，亦可生啖，河南间至多。今第一出陇西，形扁广，柔润多花而味甘。次出北国者，形短而少花。巴东建平间亦有，而不嘉也。[恭曰] 此乃论草苁蓉也，陶未见肉者。今人所用亦草苁蓉刮去花，代肉苁蓉，功力稍劣。[保升曰] 出肃州福禄县沙中。三月、四月掘根，长尺余，切取中央好者三四寸，绳穿阴干，八月始好，皮有松子鳞甲。其草苁蓉四月中旬采，长五六

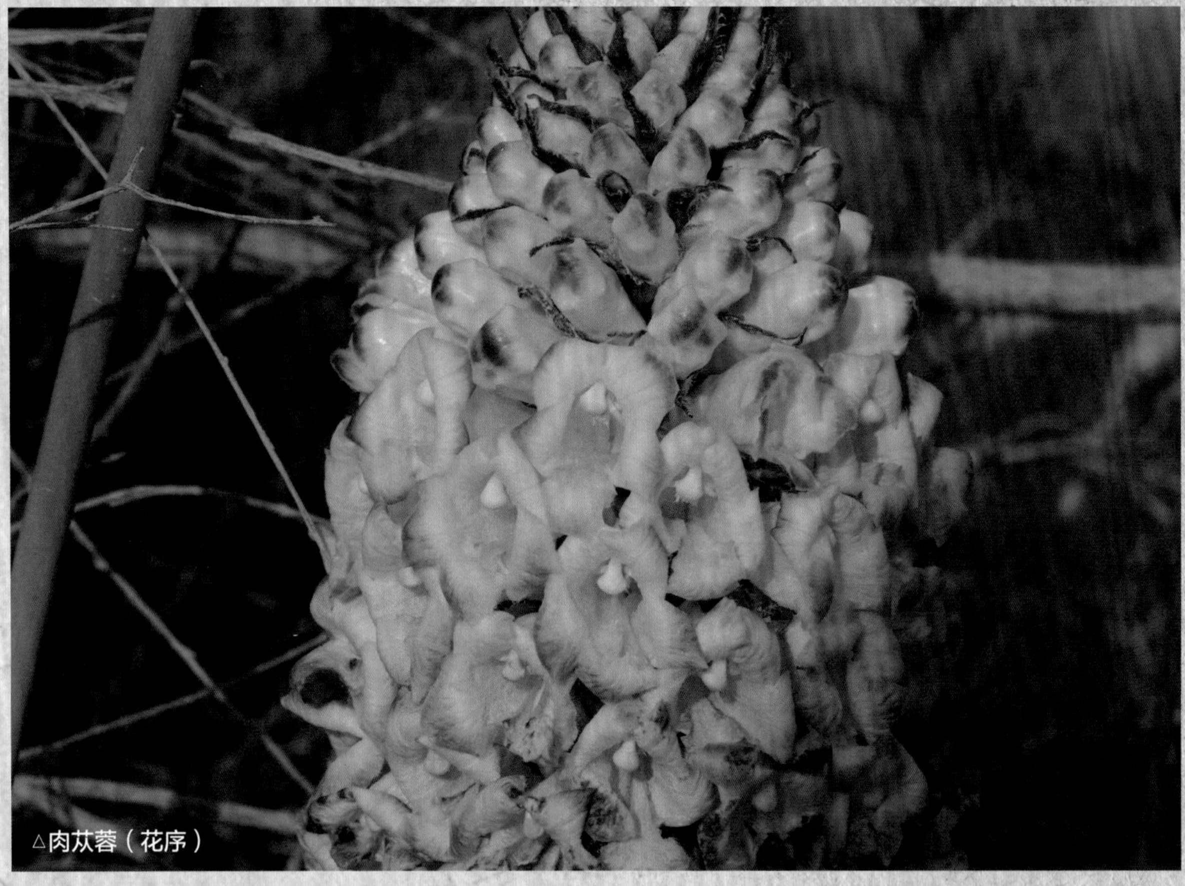
△肉苁蓉（花序）

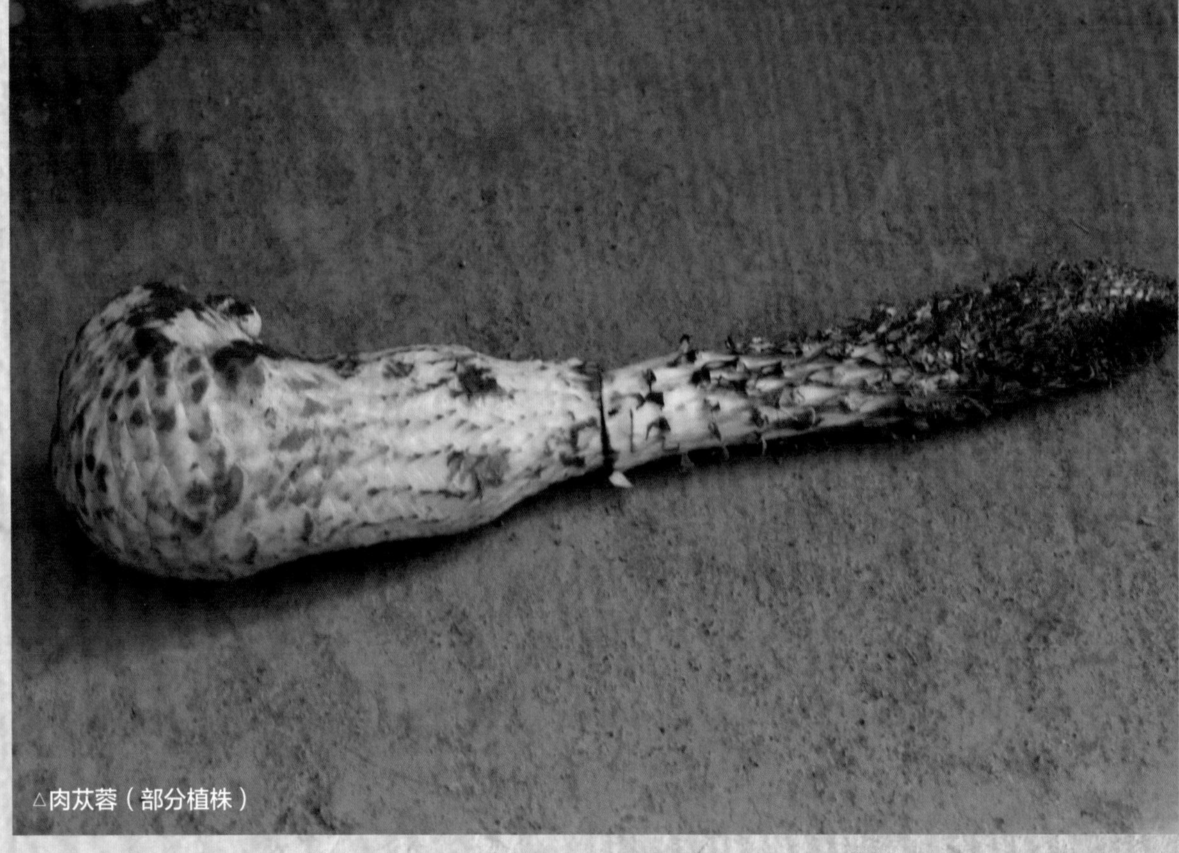
△肉苁蓉（部分植株）

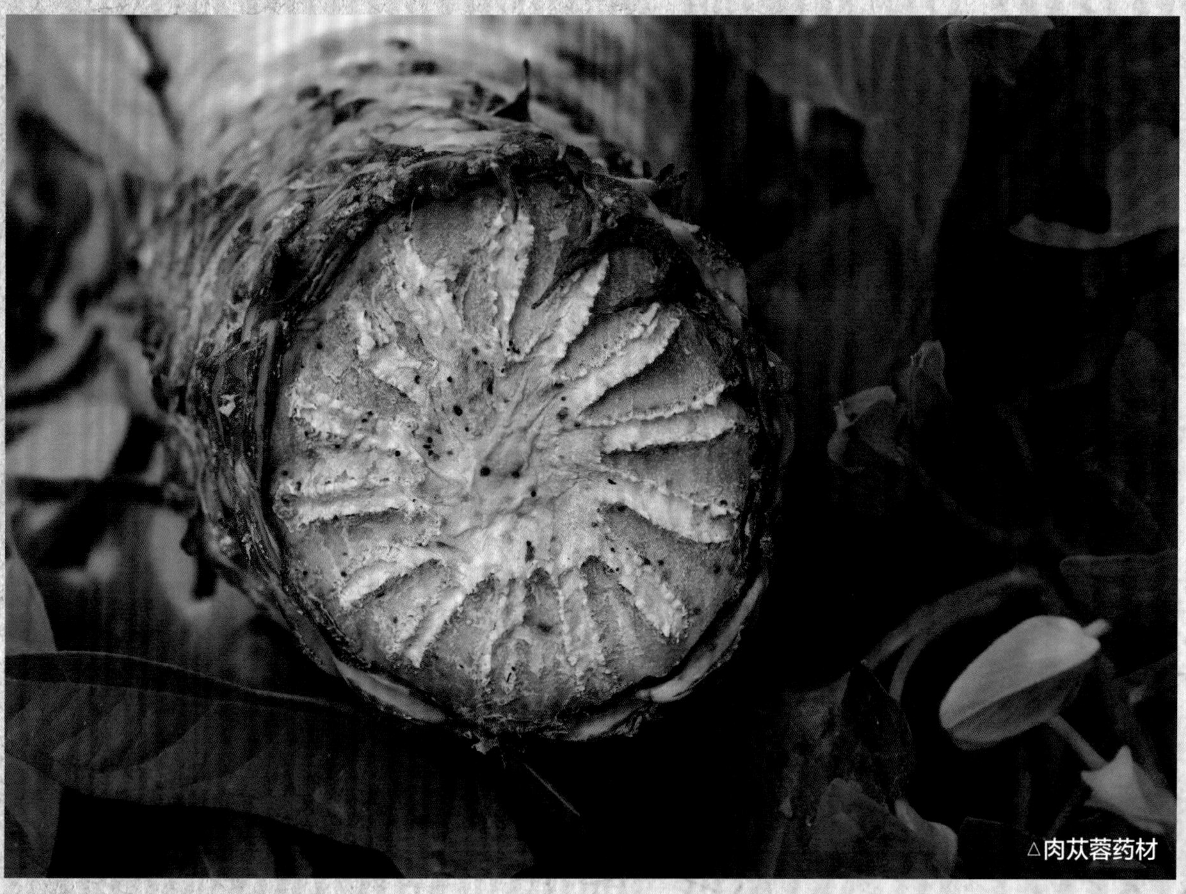

△肉苁蓉药材

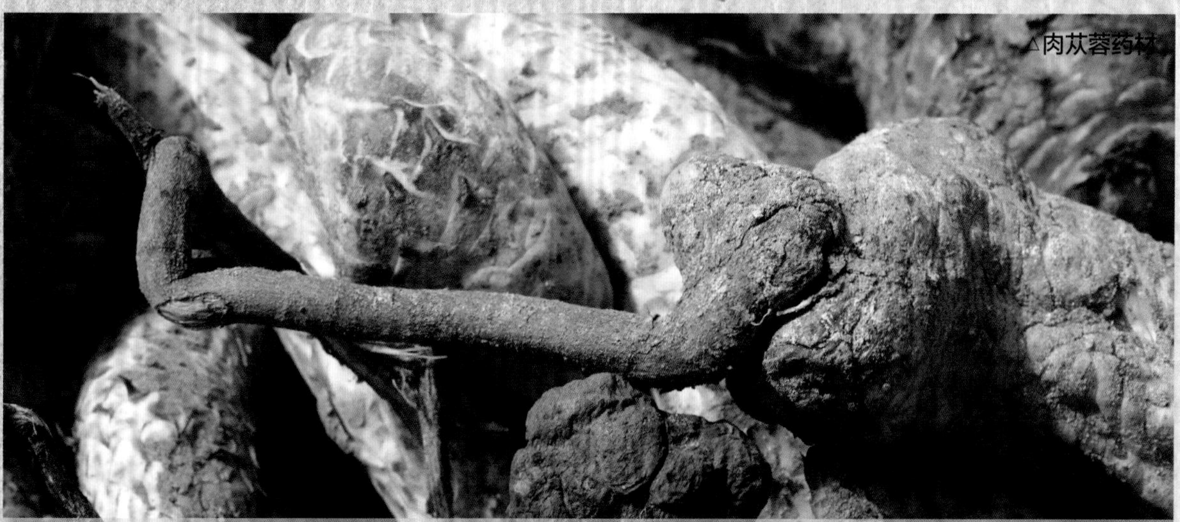

△肉苁蓉药材

肉苁蓉 *Cistanche deserticola* ITS2 条形码主导单倍型序列：

```
1   CGCATCGCGT CGCTCCCCTC CCGTCCCTTT AGGGTGATAC TTAGGTGGGG GCGGACAATG GCCTCCCGTG CATTATTGAT
81  GTGCGGCCGG CCTAAATGAG ATCCTGCGGC GACTCACGTC ACGACCAGTG GTGGTTGAAC TCTCAACTCT CGTGCTGTTG
161 TGACGTATGG CGTCGAATGG TAGACATTAT CGCATACCCA ATGGTGTGAT ATATTCACGC TTTTGACCG
```

管花肉苁蓉 *Cistanche tubulosa* ITS2 条形码主导单倍型序列：

```
1   CGCATCGTGT TGCCCCCTCC TCTGTCCTTC TGGGACAATG CTTAGGTGGG GGCGGATAAT GGCCTCCCGT TCGTCATGAC
81  GTGCGGTTGG TTCAAATGAG ATCCTGCGGC GATGCACGTC GTGACCAGTG GTGGTTGAAC TCTCAACTCA ACTCTCGTGT
161 CGTTGTGACG TTTGGCGTTG TGCGGTGGGA TTATTGCATA CCCAATCGTG CGATCTATTT TGCGCTTTCG ACG
```


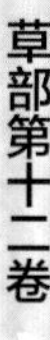

寸至一尺以来，茎圆紫色。[大明曰] 生教落树下，并土堑上。此即非马交之处，陶说误尔。又有花苁蓉，即暮春抽苗者，力较微尔。[颂曰] 今陕西州郡多有之，然不及西羌界中来者，肉厚而力紧。旧说是野马遗沥所生，今西人云大木间及土堑垣中多生，乃知自有种类尔。或疑其初生于马沥，后乃滋殖，如茜根生于人血之类是也。五月采取，恐老不堪，故多三月采之。[震亨曰] 河西混一之后，今方识其真形，何尝有所谓鳞甲者！盖苁蓉罕得，人多以金莲根用盐盆制而为之，又以草苁蓉充之，用者宜审。[嘉谟曰] 今人以嫩松梢盐润伪之。

‖ **修治** ‖

[敩曰] 凡使先须清酒浸一宿，至明以棕刷去沙土浮甲，劈破中心，去白膜一重，如竹丝草样。有此，能隔人心前气不散，令人上气也。以甑蒸之，从午至酉取出，又用酥炙得所。

‖ **气味** ‖

甘，微温，无毒。[别录曰] 酸、咸。[普曰] 神农、黄帝：咸。雷公：酸。李当之：小温。

‖ **主治** ‖

五劳七伤，补中，除茎中寒热痛，养五脏，强阴，益精气，多子，妇人癥瘕。久服轻身。本经。**除膀胱邪气腰痛，止痢。**别录。**益髓，悦颜色，延年，大补壮阳，日御过倍，治女人血崩。**甄权。**男子绝阳不兴，女子绝阴不产，润五脏，长肌肉，暖腰膝，男子泄精，尿血遗沥，**

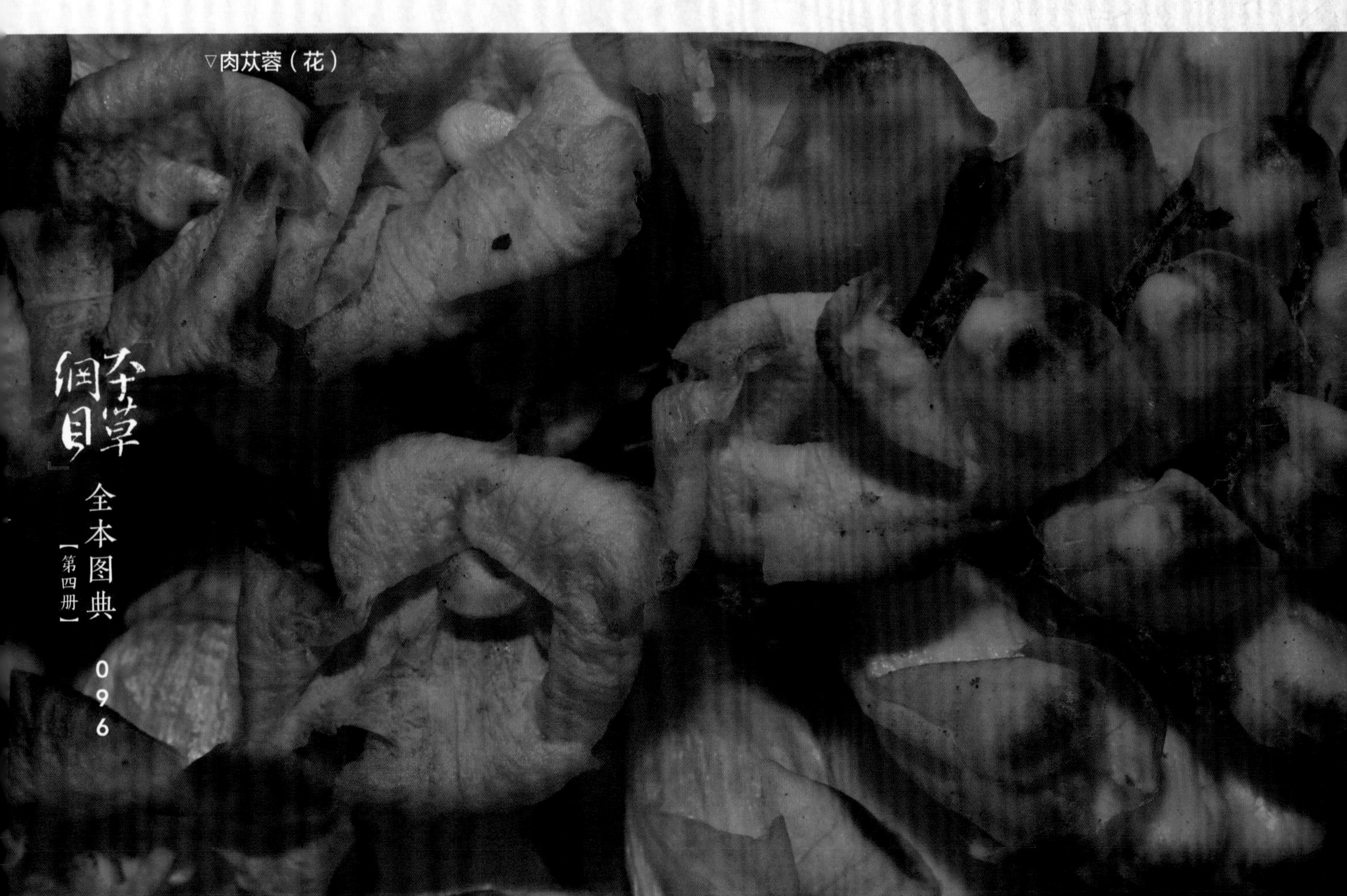

▽肉苁蓉（花）

女子带下阴痛。大明。

‖ **发明** ‖

[好古曰] 命门相火不足者，以此补之，乃肾经血分药也。凡服苁蓉以治肾，必妨心。[震亨曰] 峻补精血。骤用，反动大便滑也。[敩曰]强筋健髓，以苁蓉、鳝鱼二味为末，黄精汁丸服之，力可十倍。此说出乾宁记。[颂曰] 西人多用作食。只刮去鳞甲，以酒浸洗去黑汁，薄切，合山芋、羊肉作羹，极美好，益人，胜服补药。[宗奭曰] 洗去黑汁，气味皆尽矣。然嫩者方可作羹，老者味苦。入药少则不效。

‖ **附方** ‖

旧一，新四。**补益劳伤**精败面黑。用苁蓉四两，水煮令烂，薄细切，研精羊肉，分为四度，下五味，以米煮粥空心食。药性论。**肾虚白浊**肉苁蓉、鹿茸、山药、白茯苓等分，为末，米糊丸梧子大，每枣汤下三十丸。圣济总录。**汗多便秘**老人虚人皆可用。肉苁蓉酒浸焙二两，研沉香末一两，为末，麻子仁汁打糊，丸梧子大。每服七十丸，白汤下。济生方。**消中易饥**肉苁蓉、山茱萸、五味子为末，蜜丸梧子大，每盐酒下二十丸。医学指南。**破伤风病**口禁身强。肉苁蓉切片晒干，用一小盏，底上穿定，烧烟于疮上熏之，累效。卫生总微。

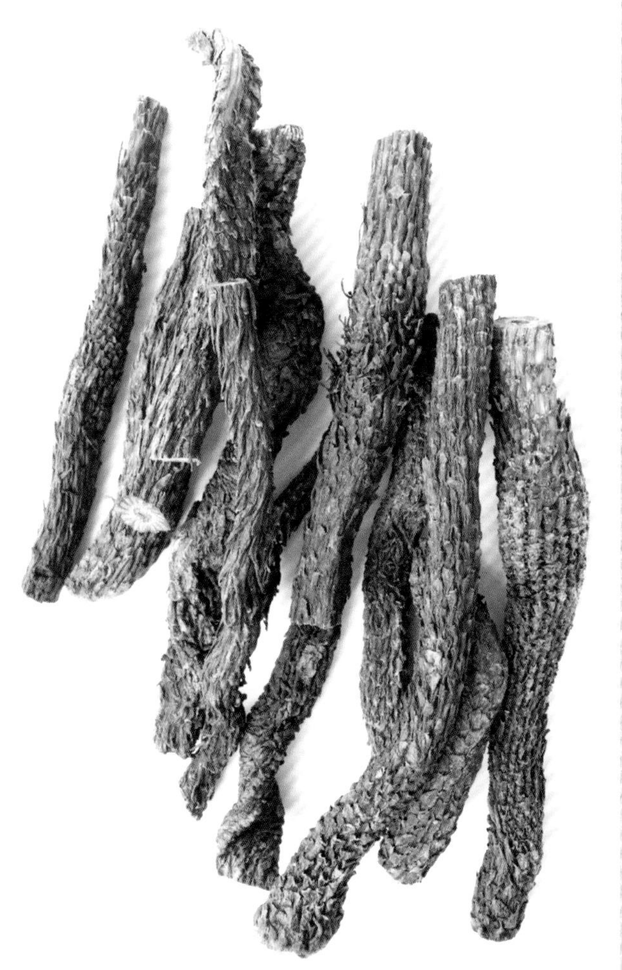

△肉苁蓉药材

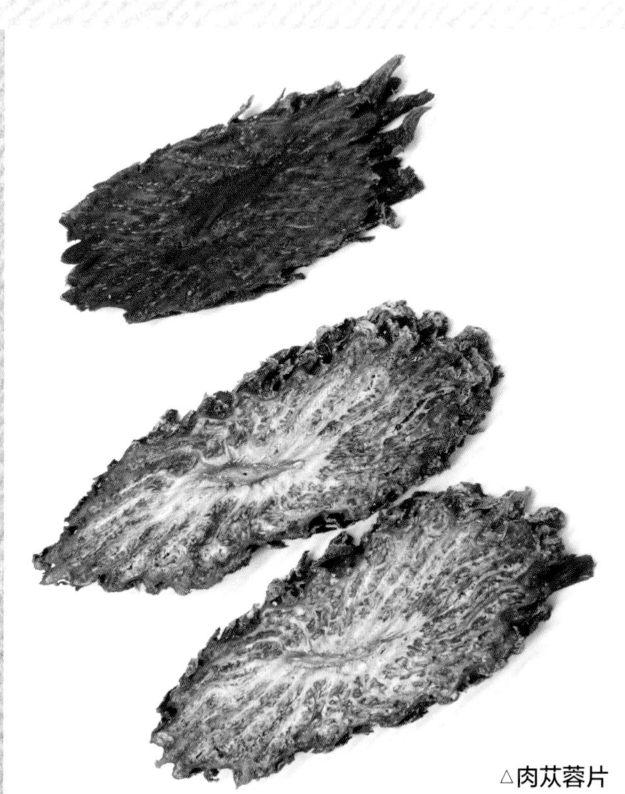

△肉苁蓉片

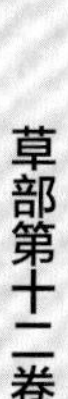

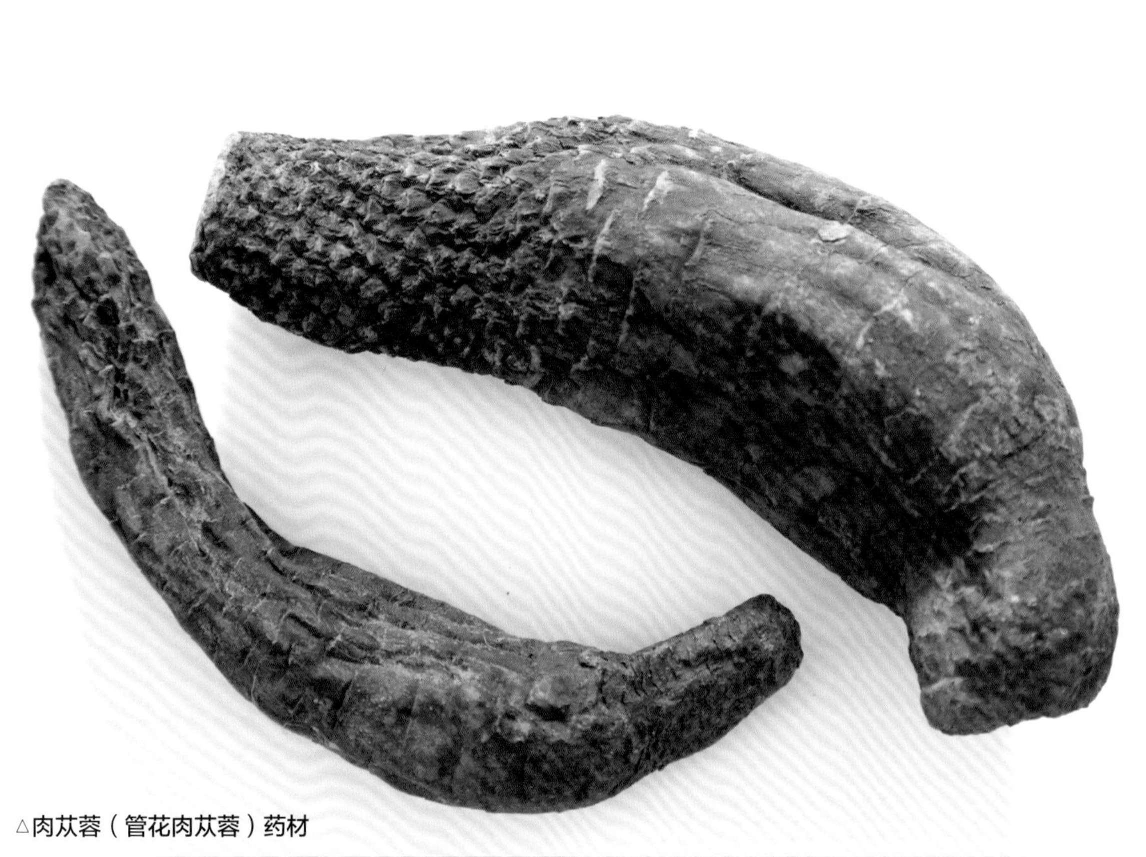

△肉苁蓉（管花肉苁蓉）药材

△管花肉苁蓉片

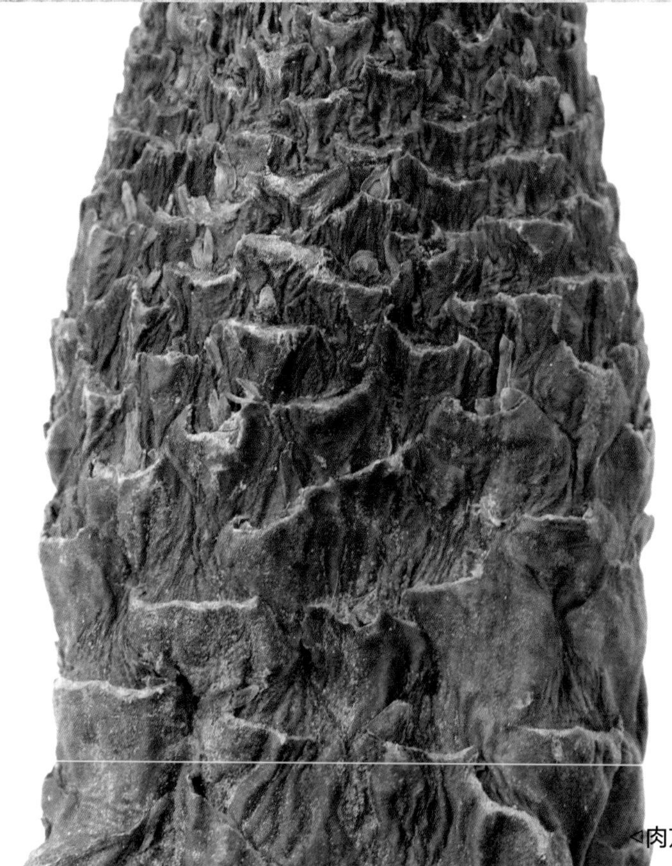

◁肉苁蓉（管花肉苁蓉）药材

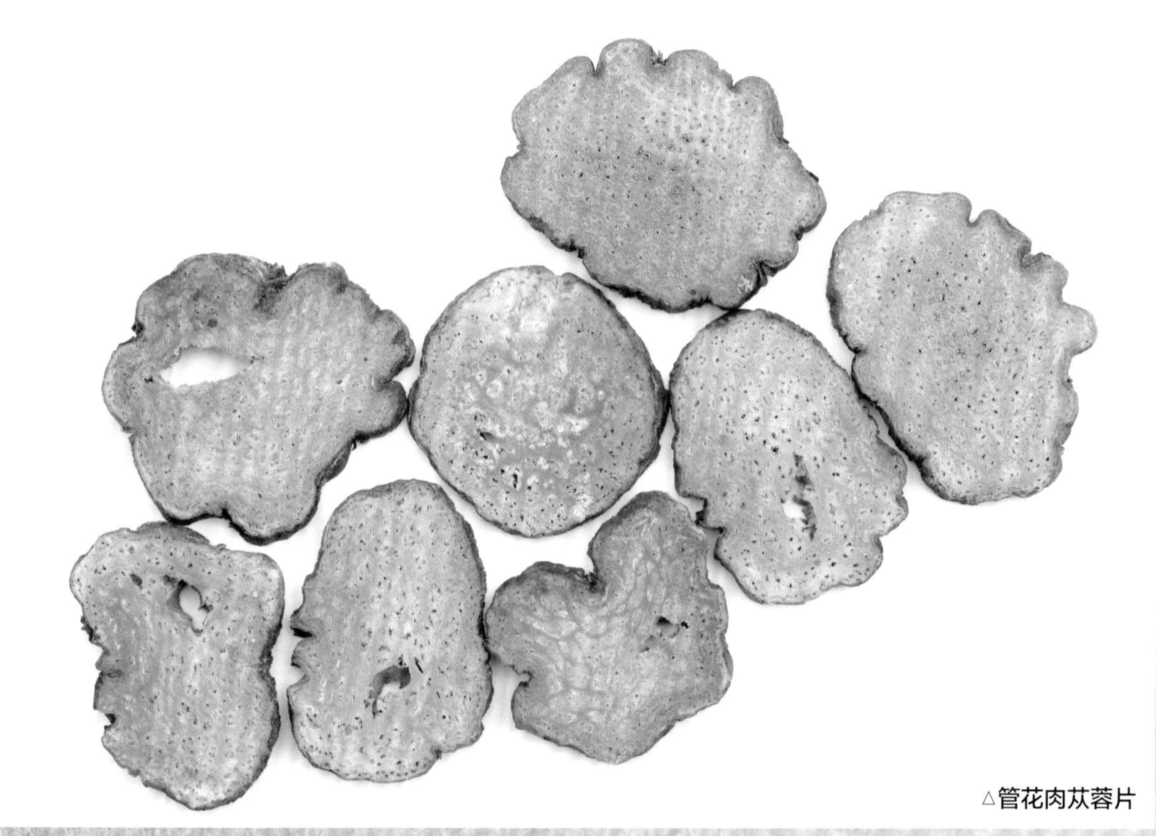

△管花肉苁蓉片

‖ **基原** ‖

据《纲目图鉴》《药典图鉴》等综合分析考证，本品为列当科植物列当 *Orobanche coerulescens* Steph.。分布于东北、西北、华北及山东、四川等地。《大辞典》《中华本草》认为还包括同属植物黄花列当 *O. pycnostachya* Hance，分布于华北、东北及陕西、河南、安徽、山东等地。

列当

宋《开宝》

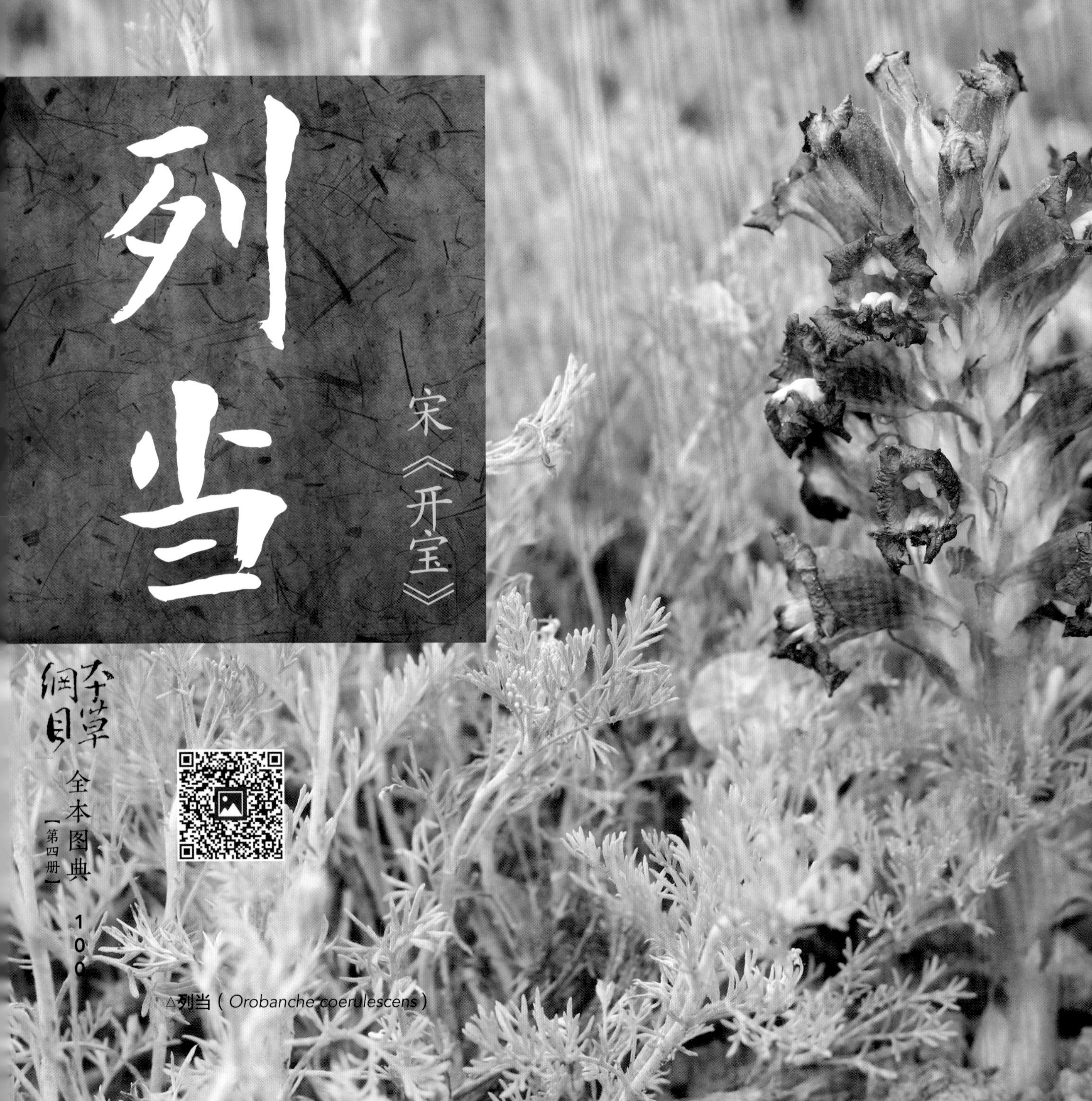

△列当（*Orobanche coerulescens*）

‖ **释名** ‖

粟当开宝**草苁蓉**开宝**花苁蓉**日华。

‖ **集解** ‖

[志曰] 列当生山南岩石上，如藕根，初生掘取阴干。[保升曰] 原州、秦州、渭州、灵州皆有之。暮春抽苗，四月中旬采取，长五六寸至一尺以来，茎圆紫色，采取压扁日干。[颂曰]草苁蓉根与肉苁蓉极相类，刮去花压扁以代肉者，功力殊劣。即列当也。

根

‖ **气味** ‖

甘，温，无毒。

‖ **主治** ‖

男子五劳七伤，补腰肾，令人有子，去风血，煮酒浸酒服之。开宝。

‖ **附方** ‖

旧一**阳事不兴**粟当好者二斤，即列当，捣筛毕，以好酒一斗浸之经宿，随性日饮之。昝殷食医心镜。

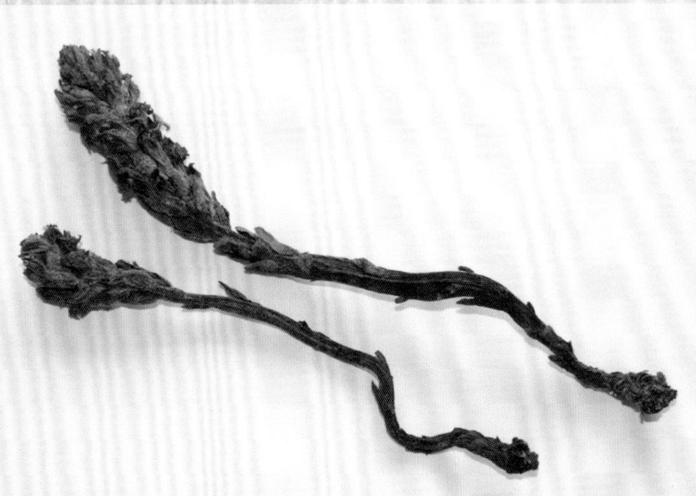

△列当药材

▽列当

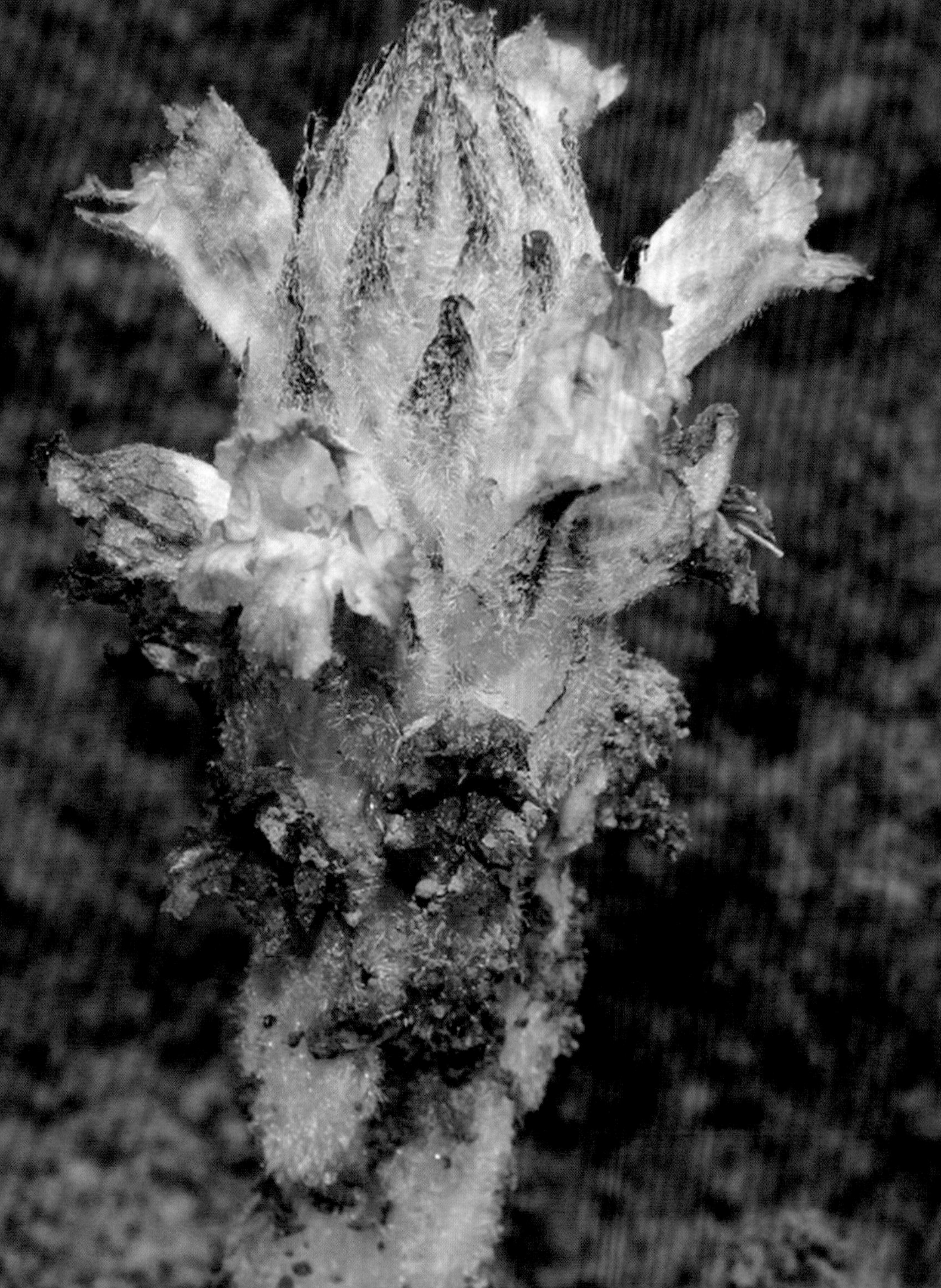

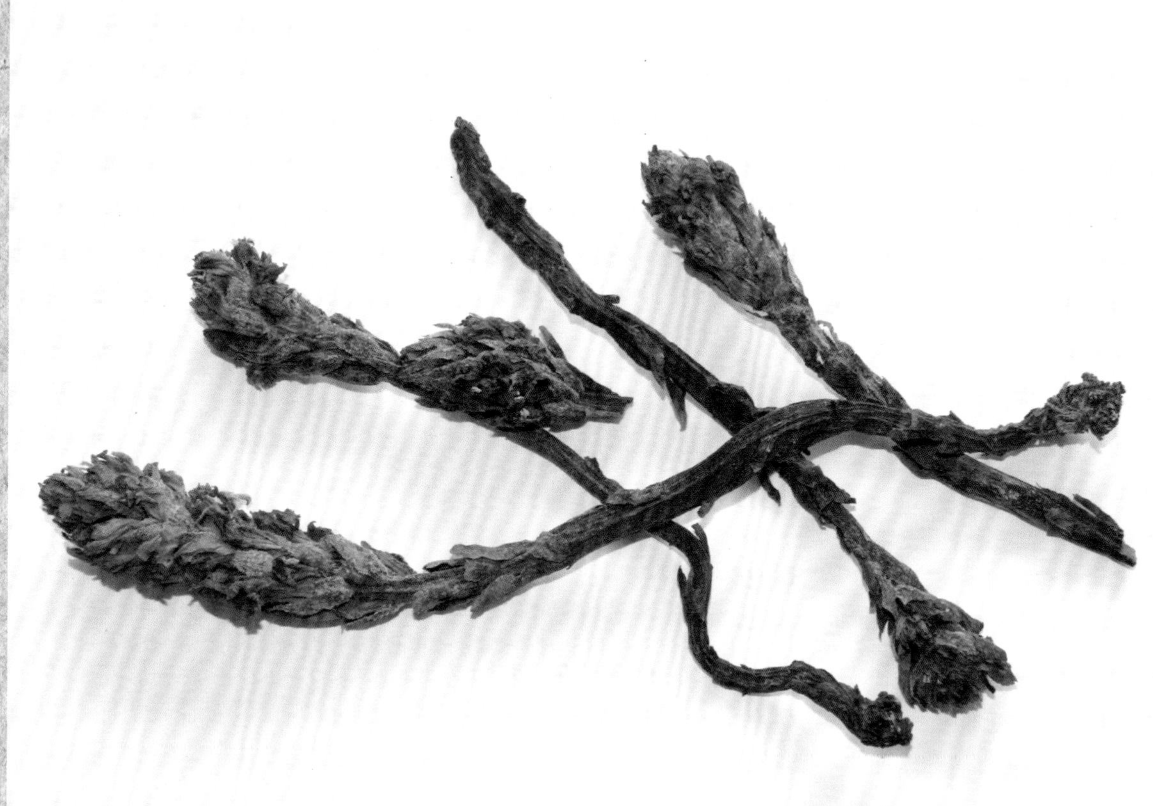
△列当药材

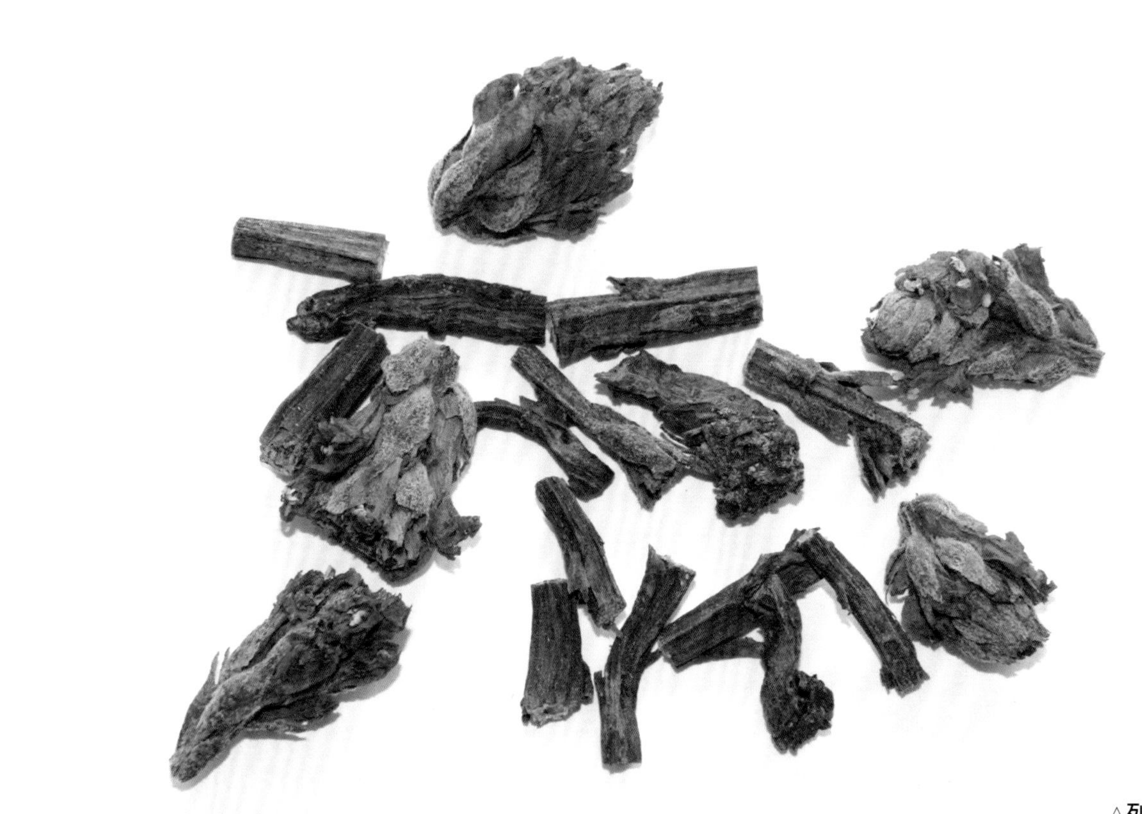
△列当饮片

锁阳《补遗》

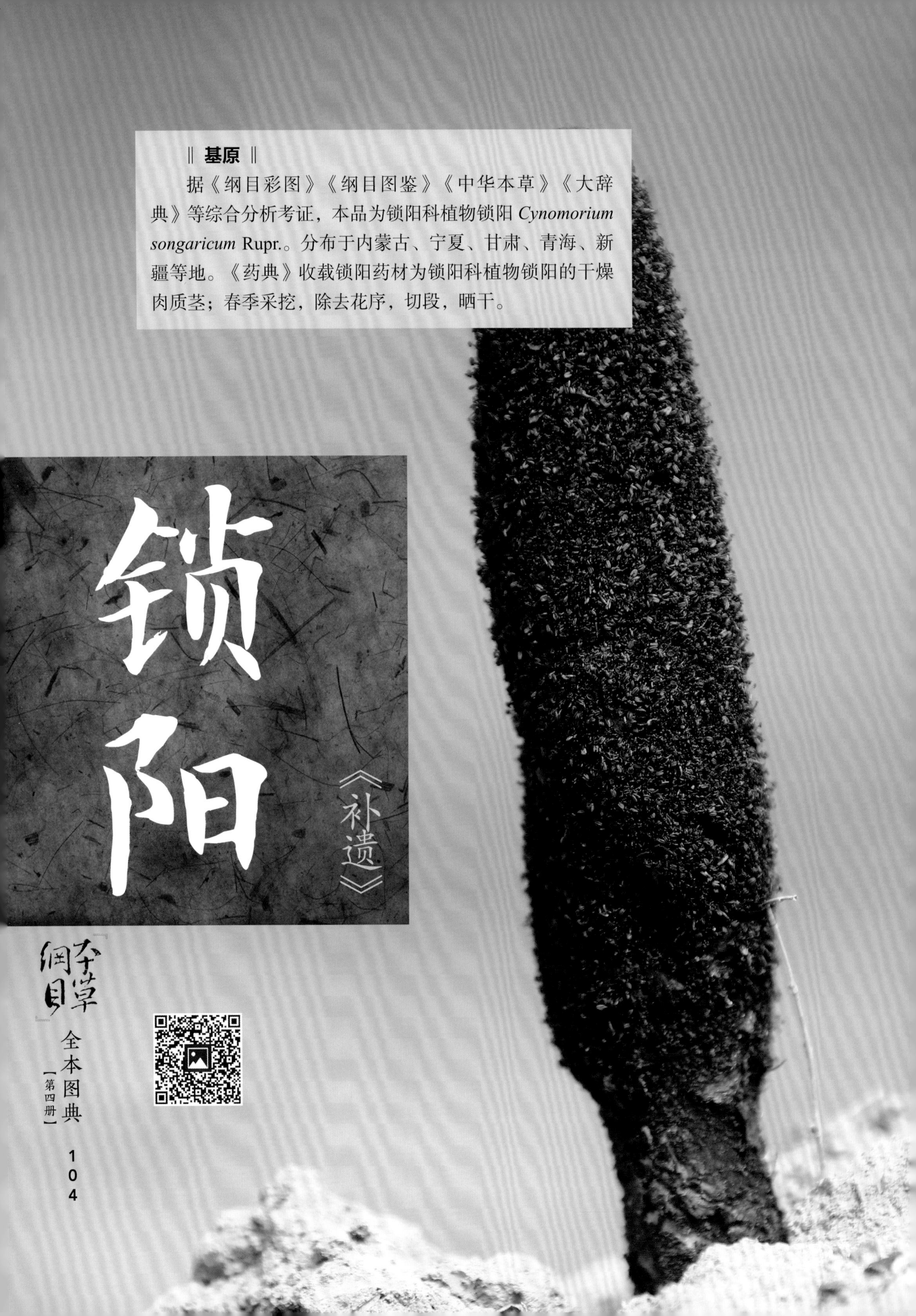

‖ **基原** ‖

据《纲目彩图》《纲目图鉴》《中华本草》《大辞典》等综合分析考证，本品为锁阳科植物锁阳 *Cynomorium songaricum* Rupr.。分布于内蒙古、宁夏、甘肃、青海、新疆等地。《药典》收载锁阳药材为锁阳科植物锁阳的干燥肉质茎；春季采挖，除去花序，切段，晒干。

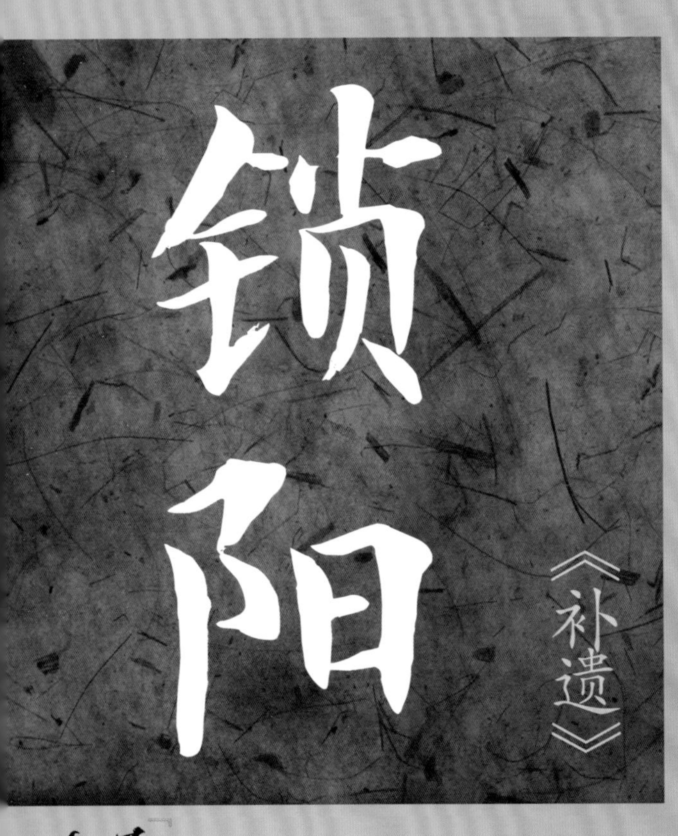

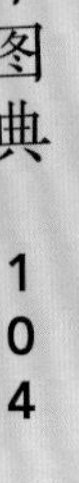

‖ **集解** ‖

[时珍曰] 锁阳出肃州。按陶九成辍耕录云：锁阳生鞑靼田地，野马或与蛟龙遗精入地，久之发起如笋，上丰下俭，鳞甲栉比，筋脉连络，绝类男阳，即肉苁蓉之类。或谓里之淫妇，就而合之，一得阴气，勃然怒长。土人掘取洗涤，去皮薄切晒干，以充药货，功力百倍于苁蓉也。时珍疑此自有种类，如肉苁蓉、列当，亦未必尽是遗精所生也。

‖ **气味** ‖

甘，温，无毒。

‖ **主治** ‖

大补阴气，益精血，利大便。虚人大便燥结者，啖之可代苁蓉，煮粥弥佳。不燥结者勿用。震亨。**润燥养筋，治痿弱。**时珍。

锁阳 *Cynomorium songaricum* ITS2 条形码主导单倍型序列：

1　CTCAATGTGC TGCTGCTTCC TTTCGATTCT CAATTATTTG AGGTGCATTG TAAGAAGCGT TCTGTTGGCC TCCCTTGTCG
81　CTGCAAAGGT TGGCTCAAAA GCTTCATTGT GAGCGGTAAG TCTGCACATT CACTGGTGGG TAGTAAGGCT TGTCCCTTAT
161 TGTGGTGTTT GTGTCTGGTC CCTCACTTTT CCCTAGGCCC TGTAAGGTCT TCAATTGGCC CCTTCATTG

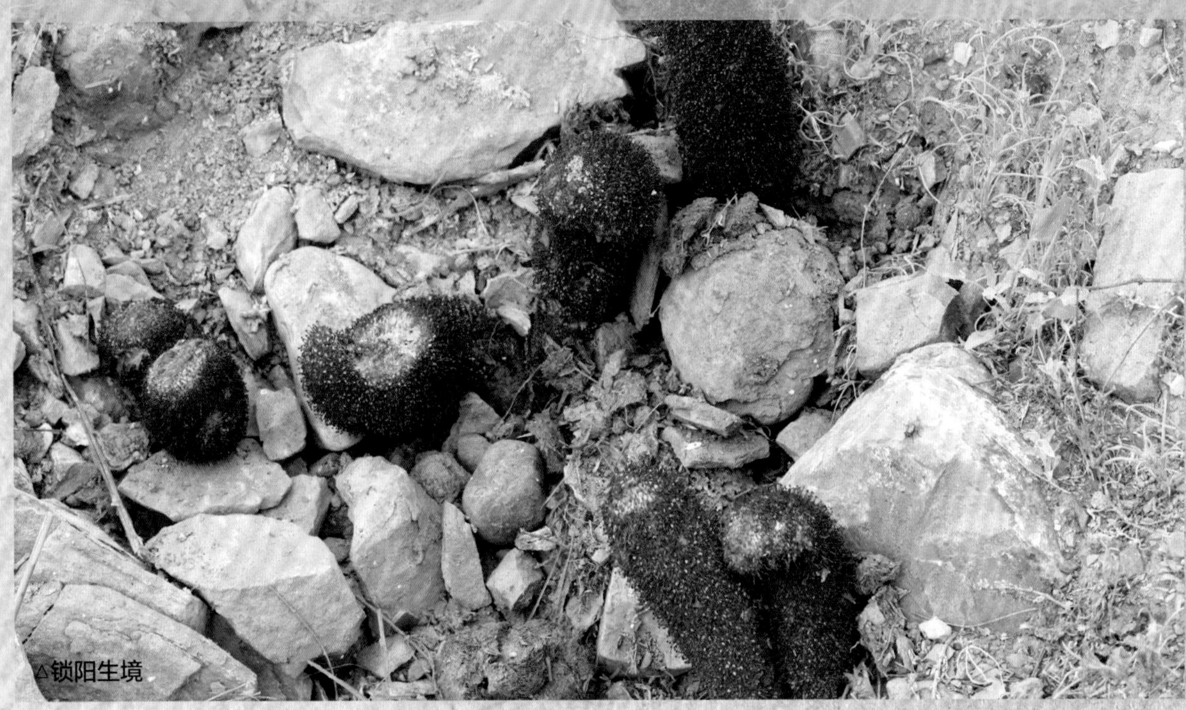
△锁阳生境

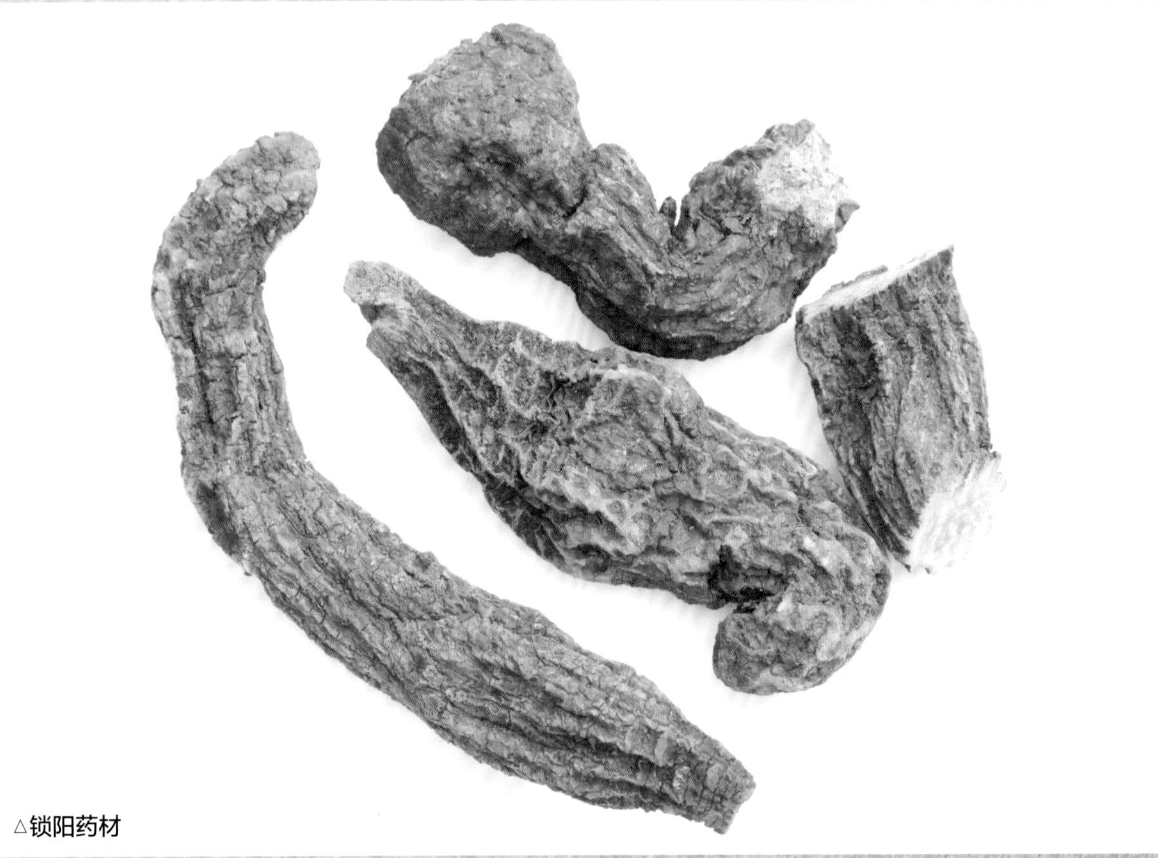
△锁阳药材

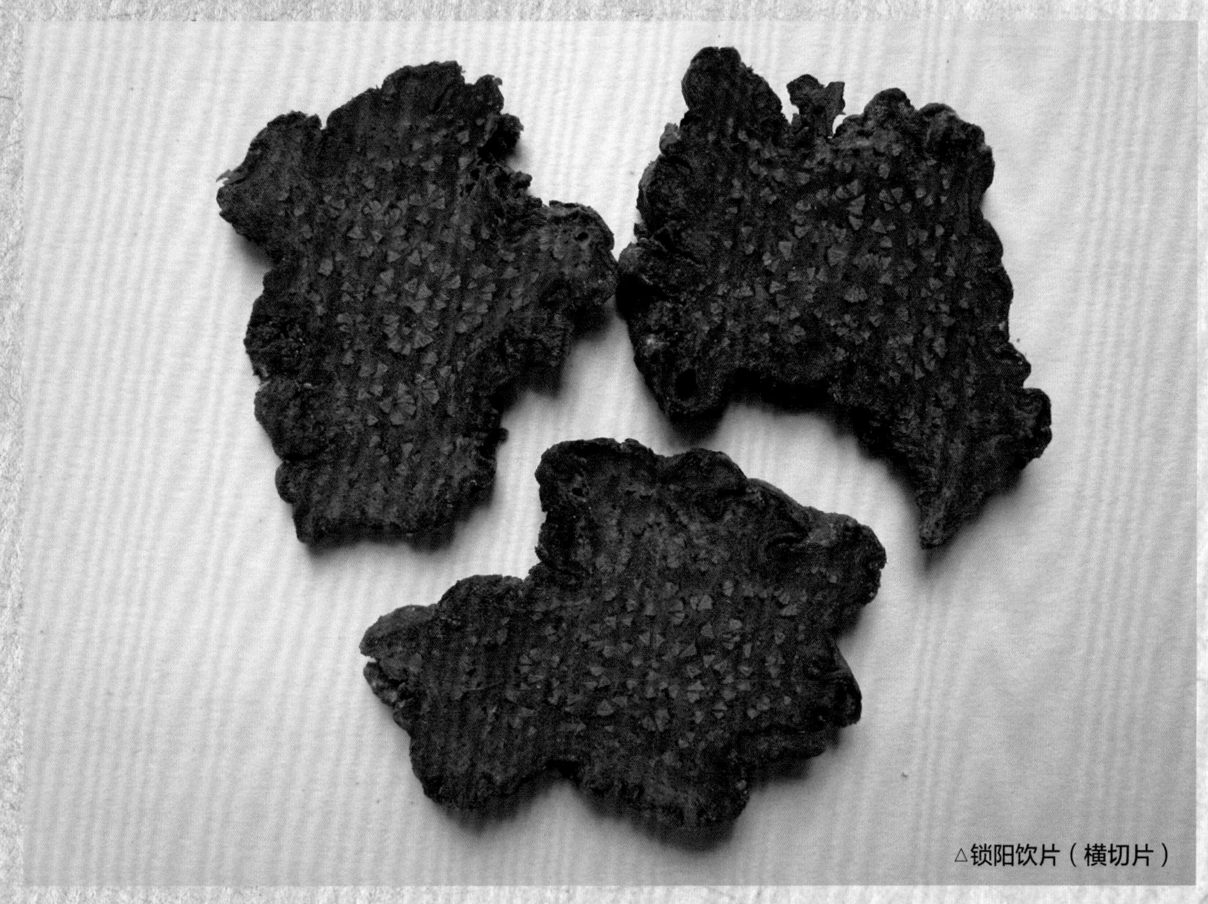

△锁阳饮片（横切片）

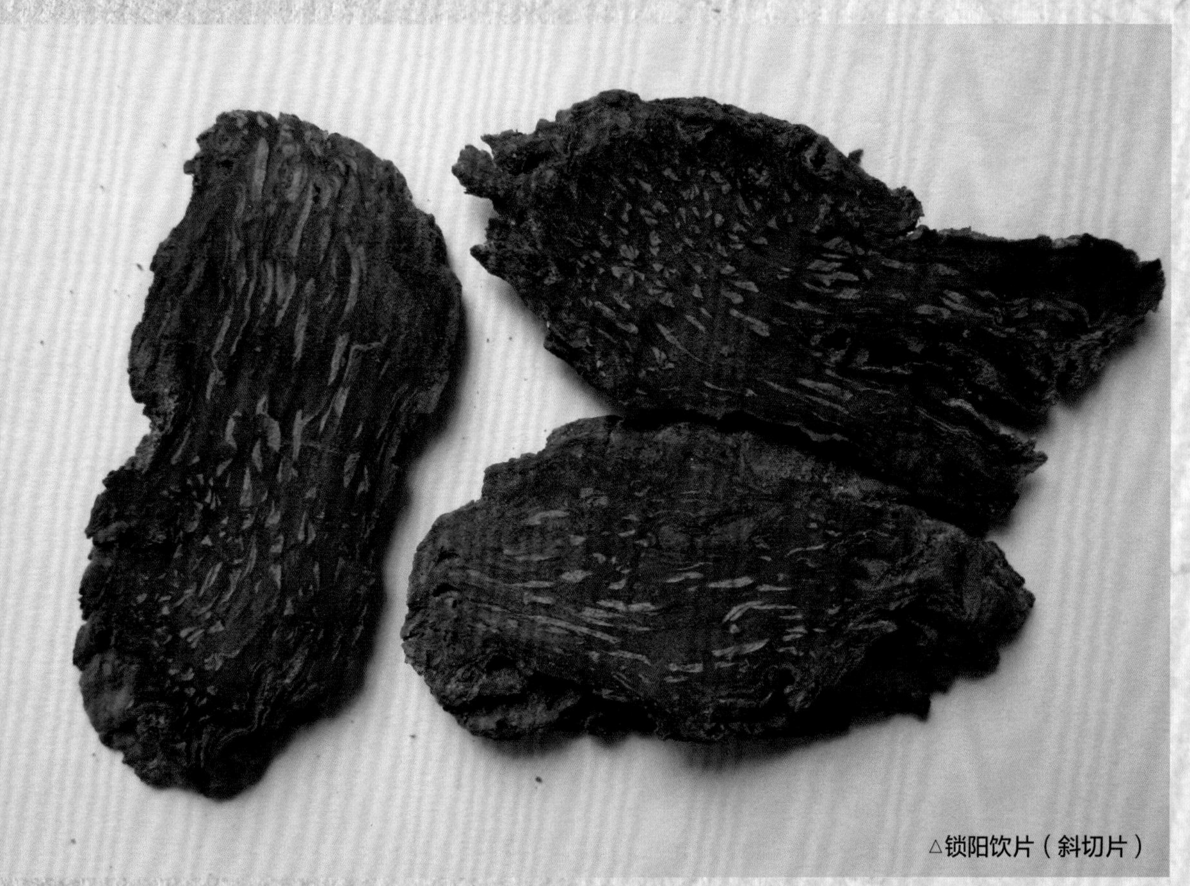

△锁阳饮片（斜切片）

‖ **基原** ‖

据《药典图鉴》《中药图鉴》《汇编》等综合分析考证，本品为兰科植物天麻 *Gastrodia elata* Bl.。分布于东北、西北、华中、华南、华东等地。《药典》收载天麻药材为兰科植物天麻的干燥块茎；立冬后至次年清明前采挖，立即洗净，蒸透，敞开低温干燥。

赤箭天麻

《本经》上品／宋《开宝》

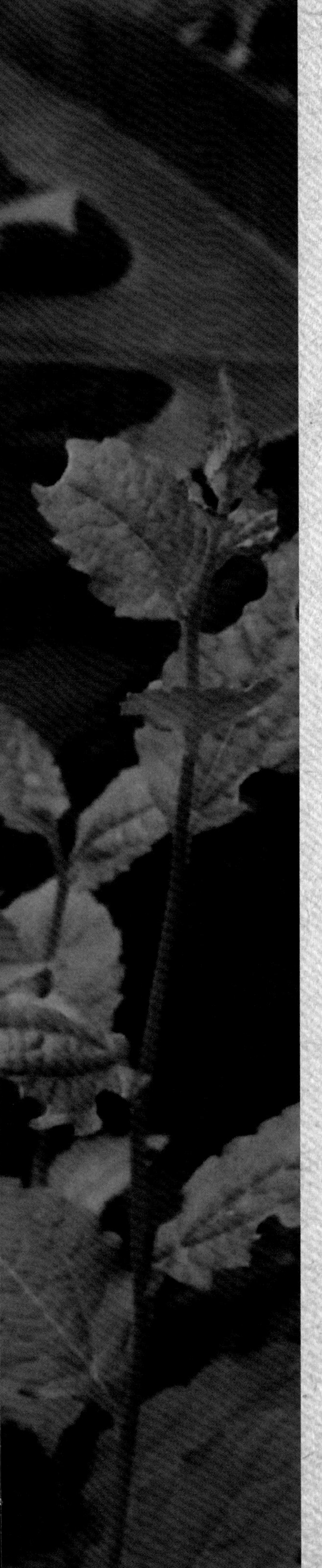

校正：天麻系宋本重出，今并为一。

‖**释名**‖

赤箭芝药性**独摇芝**抱朴子**定风草**药性**离母**本经**合离草**抱朴子**神草**吴普**鬼督邮**本经。[弘景曰] 赤箭亦是芝类。其茎如箭杆，赤色，叶生其端。根如大魁，又云如芋，有十二子为卫。有风不动，无风自摇。如此，亦非俗所见。而徐长卿亦名鬼督邮。又有鬼箭，茎有羽，其主疗并相似，而益大乖异，并非此赤箭也。[颂曰] 按抱朴子云：仙方有合离草，一名独摇芝，一名离母。所以谓之合离、离母者，此草下根如芋魁，有游子十二枚周环之，以仿十二辰也。去大魁数尺，皆有细根如白发，虽相须而实不相连，但以气相属尔。如菟丝之草，下有伏菟之根。无此则丝不得上，亦不相属也。然则赤箭之异，陶隐居已云非俗所见；菟丝之下有伏菟，亦不闻有见者，殆其种类时有神异者而如此尔。[时珍曰] 赤箭以状而名，独摇、定风以性异而名，离母、合离以根异而名，神草、鬼督邮以功而名。天麻即赤箭之根，开宝本草重出一条，详后集解下。

‖**集解**‖

[别录曰] 赤箭生陈仓川谷、雍州及太山少室，三月、四月、八月采根暴干。[弘景曰] 陈仓今属雍州扶风郡。[志曰] 天麻生郓州、利州、太山、劳山诸处，五月采根暴干。叶如芍药而小，当中抽一茎，直上如箭杆。茎端结实，状若续随子。至叶枯时，子黄熟。其根连一二十枚，犹如天门冬之类。形如黄瓜，亦如芦菔，大小不定。彼人多生啖，或蒸煮食之。今多用郓州者佳。[恭曰] 赤箭是芝类。茎似箭杆，赤色。端有花，叶赤色，远看如箭有羽。四月开花，结实似枯苦楝子，核作五六棱，中有肉如面，日暴则枯萎。其根皮肉汁，大类天门冬，惟无心脉尔。去根五六寸，有十余子卫之，似芋，可生啖之，无干服之法。[颂曰] 赤箭今江湖间亦有之，然不中药用。其苗如苏恭所说，但本经云三月、四

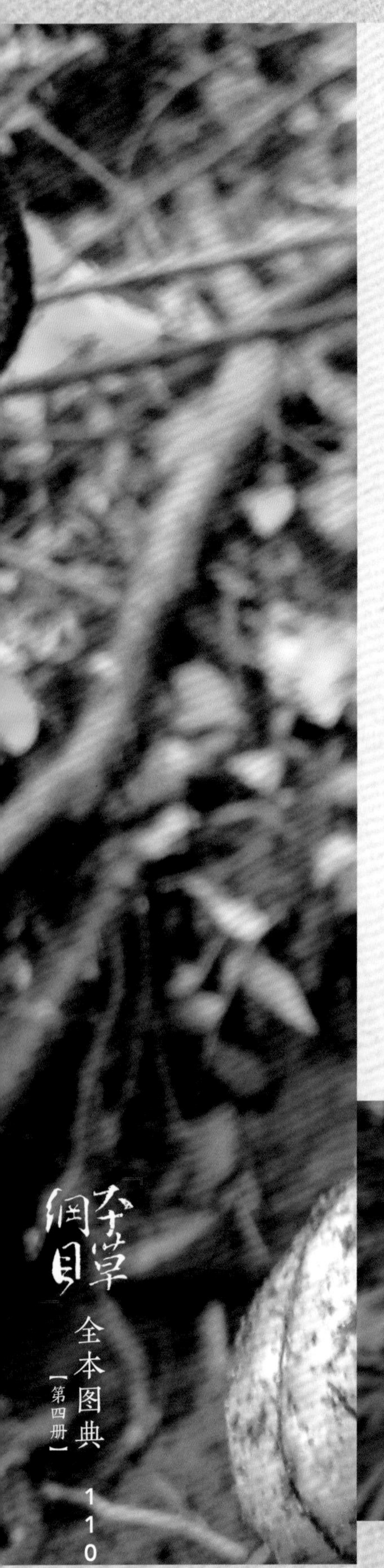

月、八月采根，不言用苗。而今方家乃三月、四月采苗，七月、八月、九月采根，与本经参差不同，难以兼著，故但从今法。又曰：天麻今汴京东西、湖南、淮南州郡皆有之。春生苗，初出若芍药，独抽一茎直上，高三四尺，如箭杆状，青赤色，故名赤箭芝。茎中空，依半以上，贴茎微有尖小叶。梢头生成穗，开花结子，如豆粒大。其子至夏不落，却透虚入茎中，潜生土内。其根形如黄瓜，连生一二十枚，大者至重半斤，或五六两。其皮黄白色，名曰龙皮。肉名天麻，二月、三月、五月、八月内采。初得乘润刮去皮，沸汤略煮过，暴干收之。嵩山、衡山人，或取生者蜜煎作果食，甚珍之。[宗奭曰] 赤箭，天麻苗也。与天麻治疗不同，故后人分为二条。[承曰] 今医家见用天麻，即是赤箭根。开宝本草又于中品出天麻一条，云出郓州。今之赤箭根苗，皆自齐郓而来者为上。苏颂图经所载天麻之状，即赤箭苗之未长大者也。赤箭用苗，有自表入里之功；天麻用根，有自内达外之理。根则抽苗径直而上，苗则

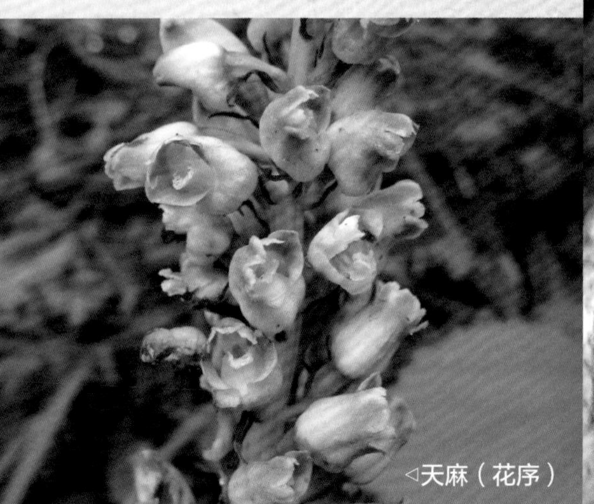
◁天麻（花序）

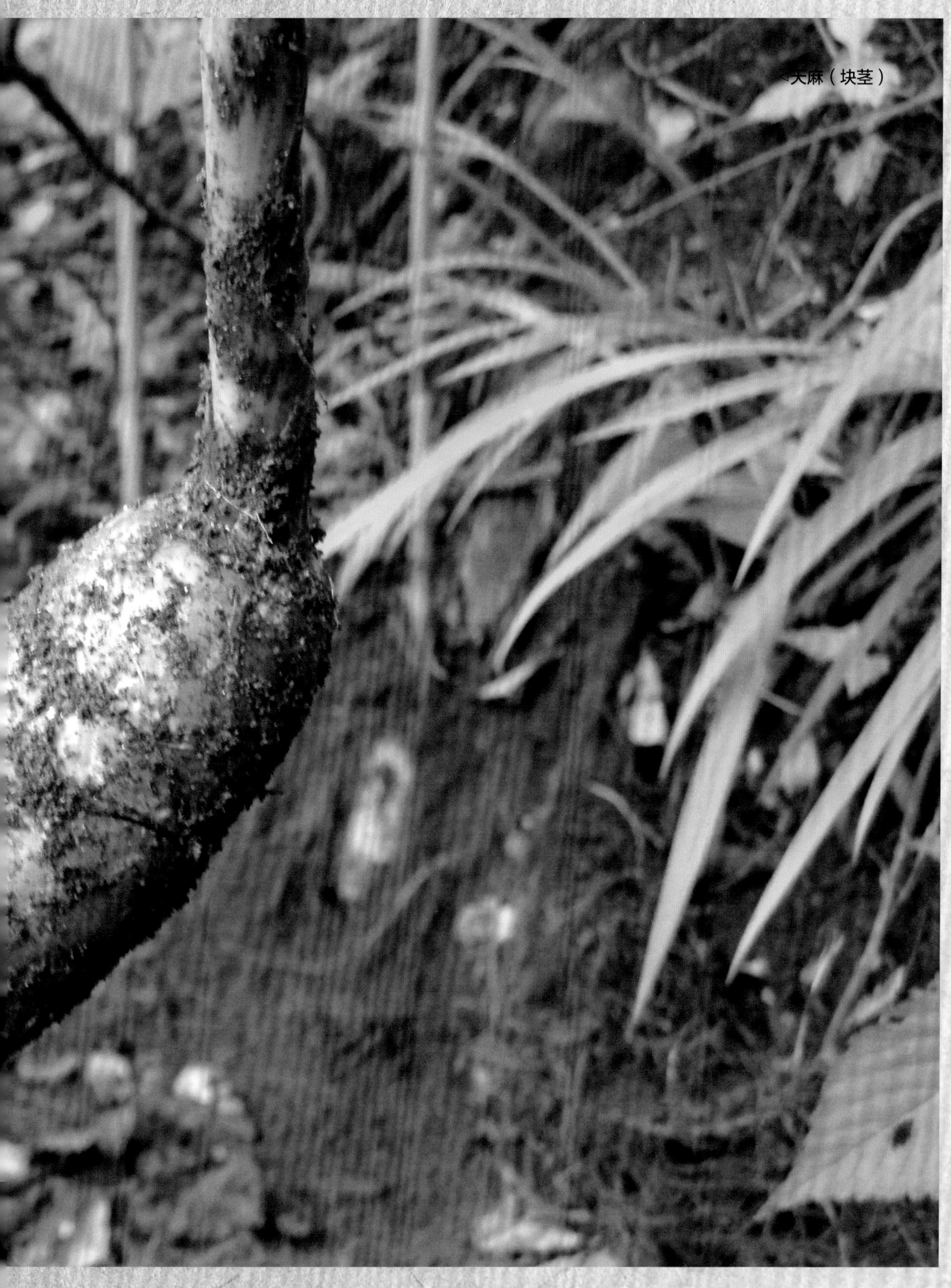
天麻（块茎）

结子成熟而落，返从杆中而下，至土而生，此粗可识其外内主治之理。今翰林沈括最为博识，尝云：古方用天麻不用赤箭，用赤箭不用天麻，则天麻、赤箭本为一物明矣。[机曰] 赤箭、天麻一物也，经分为二，以根与苗主治不同也。产不同地者，各有所宜也。[时珍曰] 本经止有赤箭，后人称为天麻。甄权药性论云，赤箭芝一名天麻，本自明白。宋人马志重修本草，重出天麻，遂致分辩如此。沈括笔谈云：神农本草明言赤箭采根。后人谓其茎如箭，疑当用茎，盖不然也。譬如鸢尾、牛膝，皆因茎叶相似，其用则根，何足疑哉？上品五芝之外，补益上药，赤箭为第一。世人惑于天麻之说，遂止用之治风，良可惜哉。沈公此说虽是，但根茎并皆可用。天麻子从茎中落下，俗名还筒子。其根暴干，肉色坚白，如羊角色，呼羊角天麻；蒸过黄皱如干瓜者，俗呼酱瓜天麻，皆可用者。一种形尖而空，薄如玄参状者，不堪用。抱朴子云：独摇芝生高山深谷之处，所生左右无草。其茎大如手指，赤如丹素。叶似小苋。根有大魁如斗，细者如鸡子十二枚绕之。人得大者，服之延年。按此乃天麻中一种神异者，如人参中之神参也。[斅曰]凡使天麻勿用御风草，二物相似，只是叶茎不同。御风草根茎斑，叶背白有青点。使御风草即勿使天麻。若同用，令人有肠结之患。

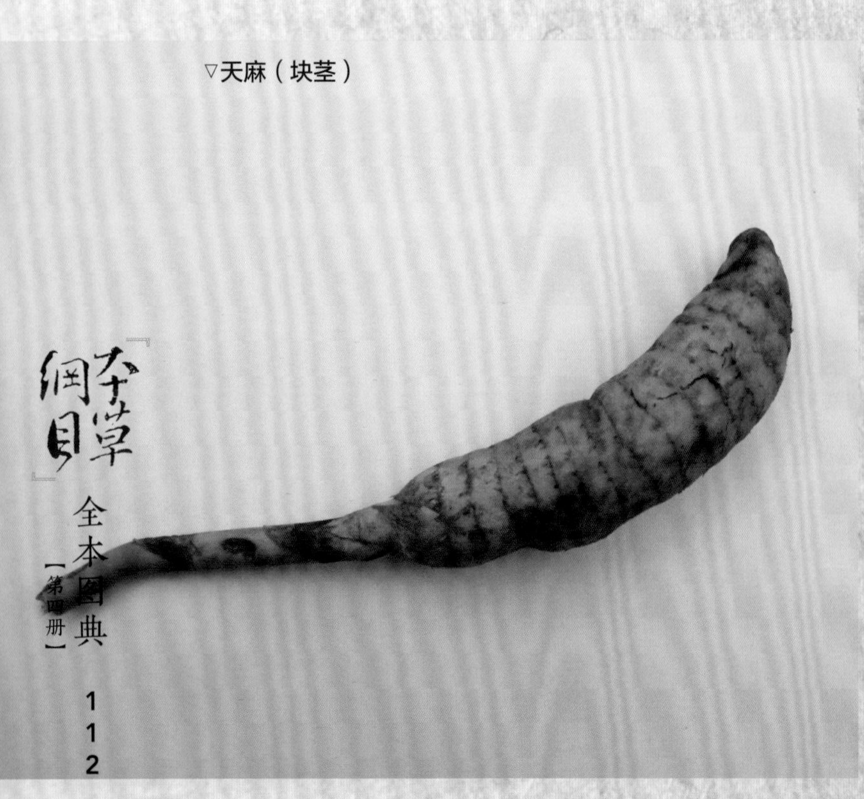
▽天麻（块茎）

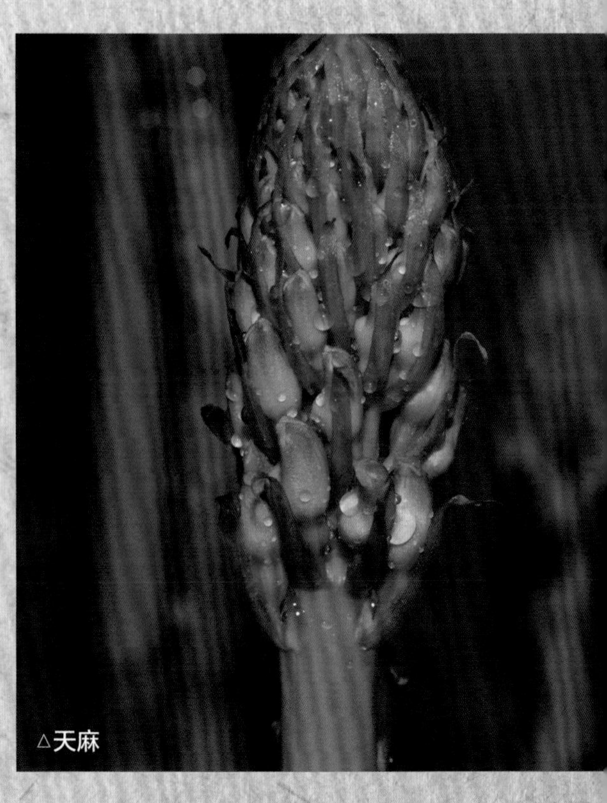
△天麻

▷天麻药材

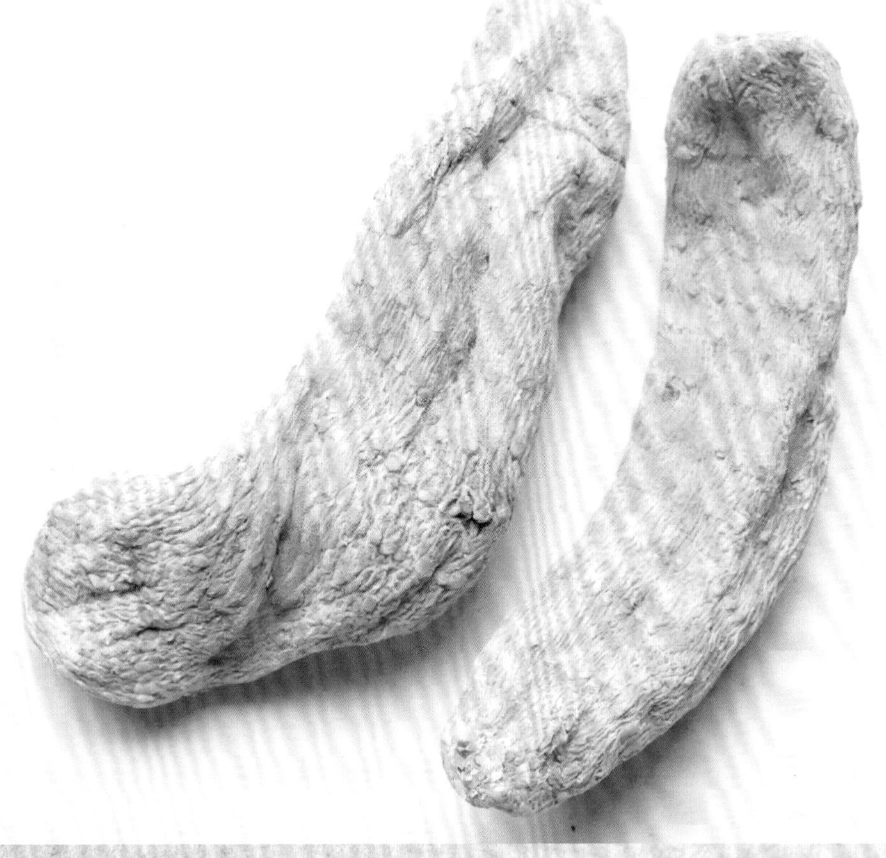

‖正误‖

[藏器曰] 天麻生平泽，似马鞭草，节节生紫花。花中有子，如青葙子，子性寒，作饮去热气。茎叶捣傅痈肿。[承曰] 藏器所说，与赤箭不相干，乃别一物也。[时珍曰] 陈氏所说，乃一种天麻草，是益母草之类是也。嘉祐本草误引入天麻下耳。今正其误。

‖修治‖

[斅曰] 修事天麻十两，剉安于瓶中。用蒺藜子一镒，缓火熬焦，盖于天麻上，以三重纸封系，从巳至未取出。蒺藜炒过，盖系如前，凡七遍。用布拭上气汗，刀劈焙干，单捣用。若用御风草，亦同此法。[时珍曰] 此乃治风痹药，故如此修事也。若治肝经风虚，惟洗净，以湿纸包，于糠火中煨熟，取出切片，酒浸一宿，焙干用。

赤箭

‖ 气味 ‖

辛，温，无毒。[志曰] 天麻，辛、平，无毒。[大明曰] 甘，暖。[权曰] 赤箭芝一名天麻。味甘，平，无毒。[好古曰] 苦，平，阴中之阳也。

‖ 主治 ‖

杀鬼精物，蛊毒恶气。久服益气力，长阴肥健。本经。**轻身增年。消痈肿，下支满，寒疝下血。**别录。**天麻：主诸风湿痹，四肢拘挛，小儿风痫惊气，利腰膝，强筋力。久服益气，轻身长年。**开宝。**治冷气㿏痹，摊缓不随，语多恍惚，善惊失志。**甄权。**助阳气，补五劳七伤，鬼疰，通血脉，开窍。服食无忌。**大明。**治风虚眩运头痛。**元素。

‖ 发明 ‖

[杲曰] 肝虚不足者，宜天麻、芎䓖以补之。其用有四：疗大人风热头痛，小儿风痫惊悸，诸风麻痹不仁，风热语言不遂。[时珍曰] 天麻乃肝经气分之药。素问云：诸风掉眩，皆属于肝。故天麻入厥阴之经而治诸病。按罗天益云：眼黑头旋，风虚内作，非天麻不能治。天麻乃定风草，故为治风之神药。今有久服天麻药，遍身发出红丹者，是其祛风之验也。[宗奭曰] 天麻须别药相佐使，然后见其功，仍须加而用之。人或蜜渍为果，或蒸煮食，当深思则得矣。

‖ 附方 ‖

新二。**天麻丸**消风化痰，清利头目，宽胸利膈。治心忪烦闷，头运欲倒，项急，肩背拘倦，神昏多睡，肢节烦痛，皮肤瘙痒，偏正头痛，鼻齆，面目虚浮，并宜服之。天麻半两，芎䓖二两，为末，炼蜜丸如芡子大。每食后嚼一丸，茶酒任下。普济方。**腰脚疼痛**天麻、半夏、细辛各二两，绢袋二个，各盛药令匀，蒸热交互熨痛处，汗出则愈。数日再熨。卫生易简方。

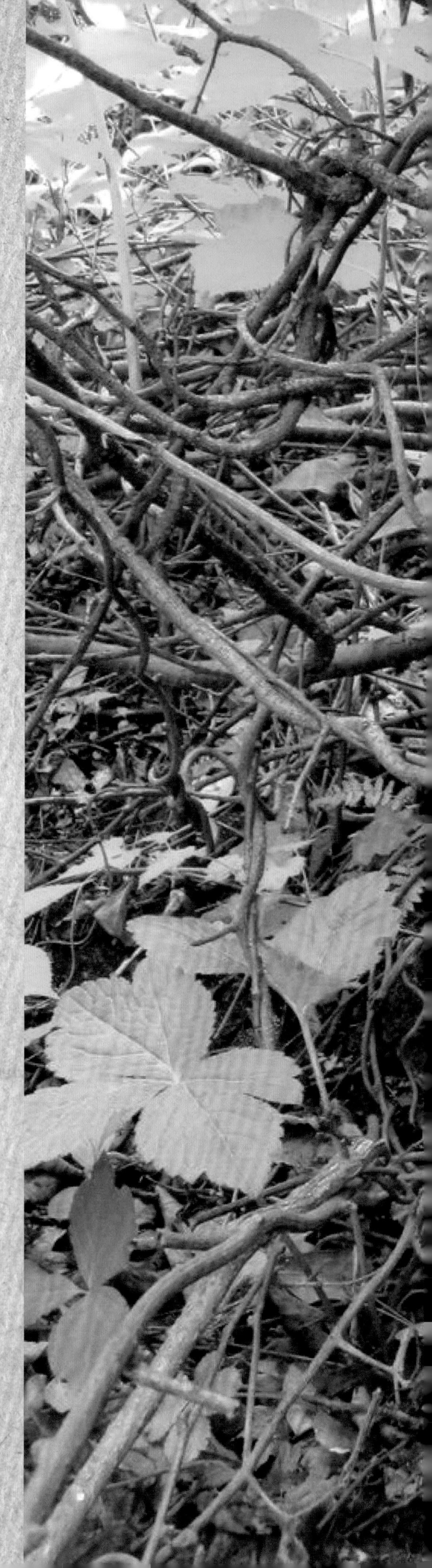

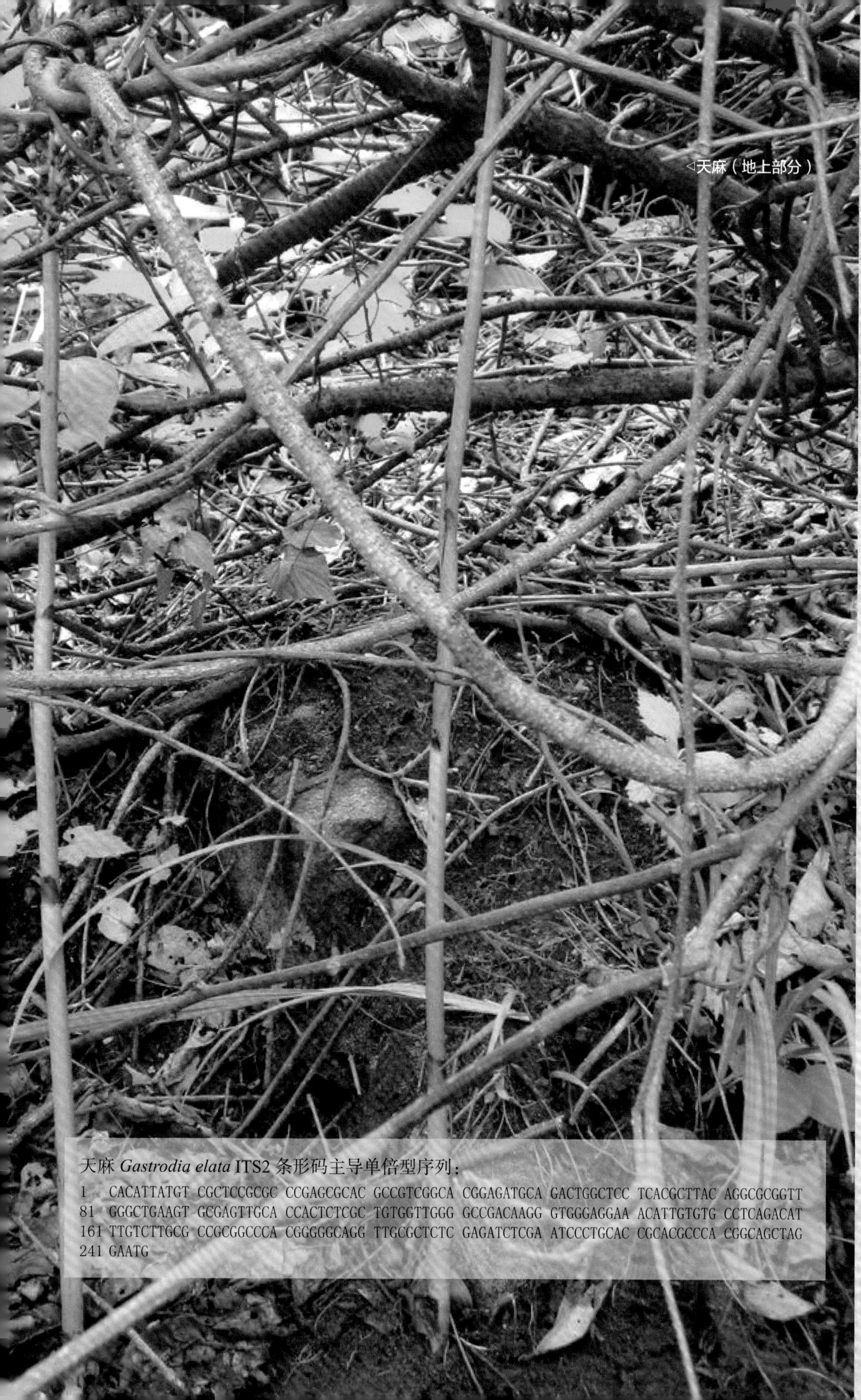

◁天麻（地上部分）

天麻 *Gastrodia elata* ITS2 条形码主导单倍型序列：

1　CACATTATGT CGCTCCGCGC CCGAGCGCAC GCCGTCGGCA CGGAGATGCA GACTGGCTCC TCACGCTTAC AGGCGCGGTT
81　GGGCTGAAGT GCGAGTTGCA CCACTCTCGC TGTGGTTGGG GCCGACAAGG GTGGGAGGAA ACATTGTGTG CCTCAGACAT
161 TTGTCTTGCG CCGCGGCCCA CGGGGGCAGG TTGCGCTCTC GAGATCTCGA ATCCCTGCAC CGCACGCCCA CGGCAGCTAG
241 GAATG

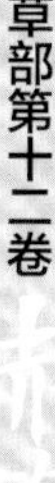

▽天麻饮片

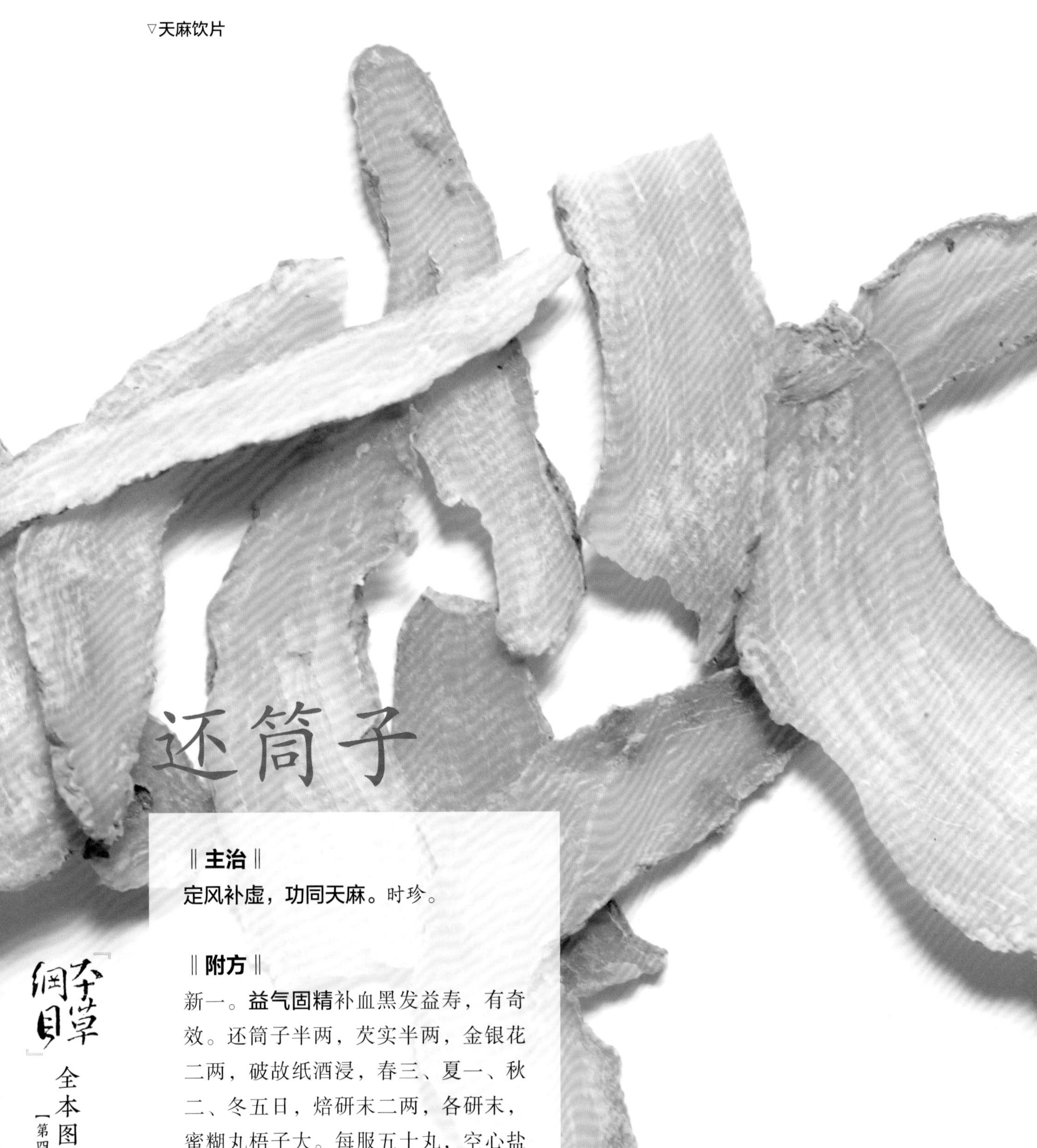

还筒子

‖ **主治** ‖

定风补虚，功同天麻。时珍。

‖ **附方** ‖

新一。**益气固精**补血黑发益寿，有奇效。还筒子半两，芡实半两，金银花二两，破故纸酒浸，春三、夏一、秋二、冬五日，焙研末二两，各研末，蜜糊丸梧子大。每服五十丸，空心盐汤温酒任下。郑西泉所传方。邓才杂兴方。

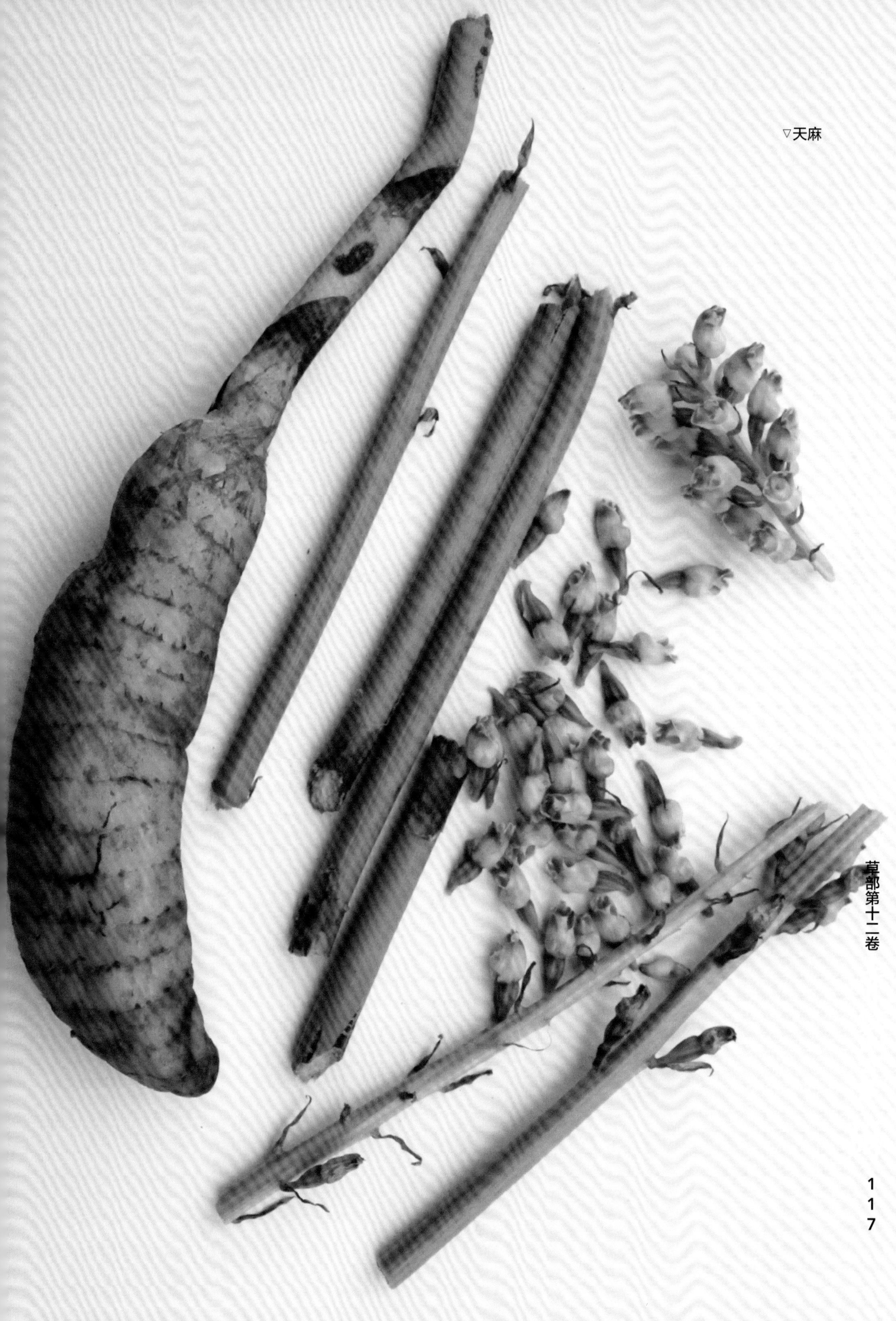

▽天麻

‖ **基原** ‖

据《纲目彩图》《纲目图鉴》《中华本草》等综合分析考证，本品为菊科植物白术 *Atractylodes macrocephala* Koidz. 或茅苍术 *A. lancea* (Thunb.) DC.。白术分布于陕西、安徽、江苏、浙江、江西等地，苍术分布于山东、江苏、浙江、湖北、四川等地。《药典》收载白术药材为菊科植物白术的干燥根茎; 冬季下部叶枯黄、上部叶变脆时采挖，除去泥沙，烘干或晒干，再除去须根。收载苍术药材为菊科植物茅苍术或北苍术 *A. chinensis* (DC.) Koidz. 的干燥根茎；春、秋二季采挖，除去泥沙，晒干，撞去须根。

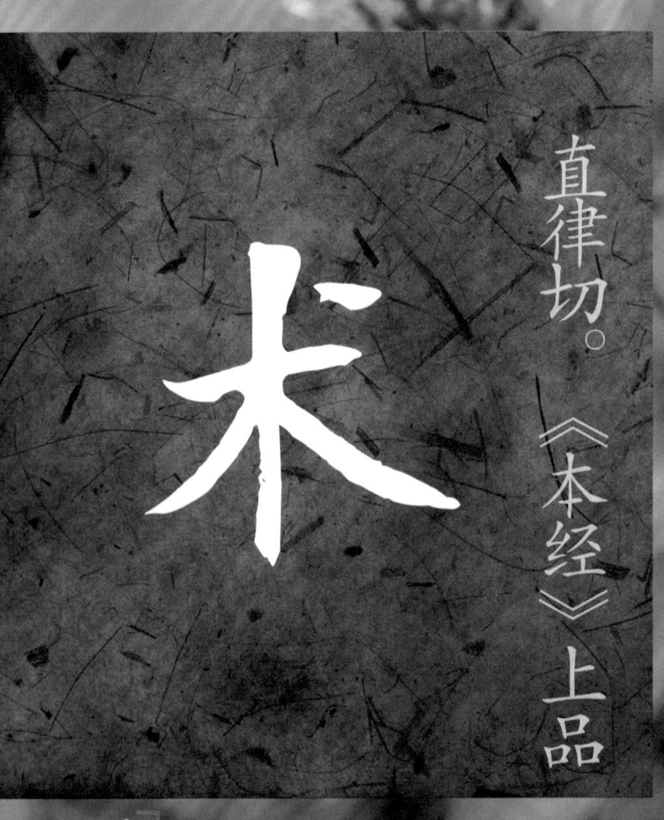

△白术（*Atractylodes macrocephala*）

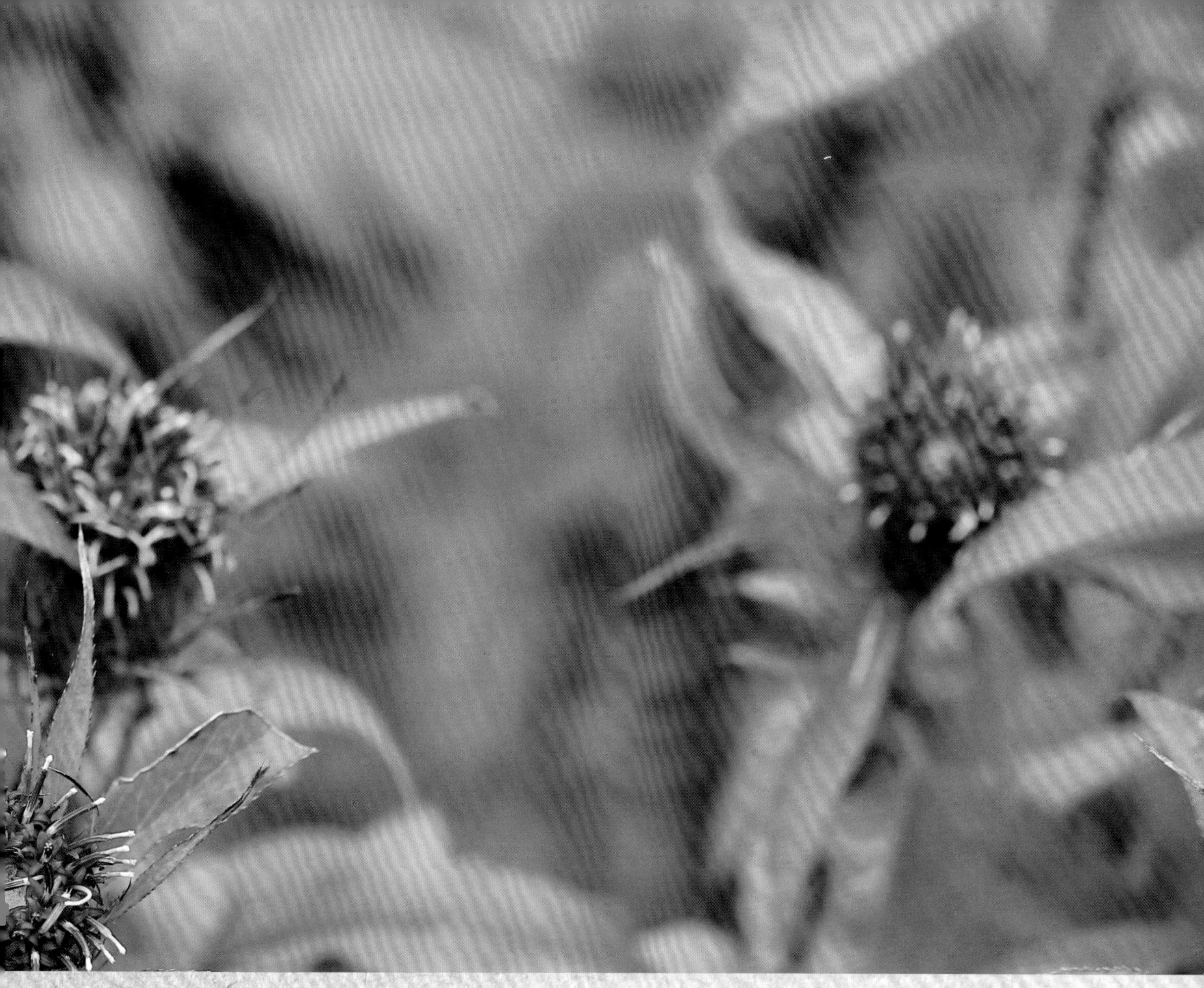

‖ **释名** ‖

山蓟本经**杨桴**音孚**桴蓟**尔雅**马蓟**纲目**山姜**别录**山连**别录**吃力伽**日华。[时珍曰] 按六书本义，术字篆文，象其根干枝叶之形。吴普本草一名山芥，一名天蓟。因其叶似蓟，而味似姜、芥也。西域谓之吃力伽，故外台秘要有吃力伽散。扬州之域多种白术，其状如枹，故有杨枹及枹蓟之名，今人谓之吴术是也。枹乃鼓槌之名。古方二术通用，后人始有苍、白之分，详见下。

‖ **集解** ‖

[别录曰] 术生郑山山谷、汉中、南郑，二月、三月、八月、九月采根暴干。[弘景曰] 郑山，即南郑也。今处处有，以蒋山、白山、茅山者为胜。十一月、十二月采者好，多脂膏而甘。其苗可作饮，甚香美。术有两种：白术叶大有毛而作桠，根甜而少膏，可作丸散用；赤术叶细无桠，根小苦而多膏，可作煎用。东境术大而无气

烈，不任用。今市人卖者，皆以米粉涂令白，非自然矣，用时宜刮去之。[颂曰] 术今处处有之，以茅山、嵩山者为佳。春生苗，青色无桠。茎作蒿干状，青赤色，长三二尺以来。夏开花，紫碧色，亦似刺蓟花，或有黄白色者。入伏后结子，至秋而苗枯。根似姜而旁有细根，皮黑，心黄白色，中有膏液紫色。其根干湿并通用。陶隐居言术有二种，则尔雅所谓枹蓟，即白术也。今白术生杭、越、舒、宣州高山岗上，叶叶相对，上有毛，方茎，茎端生花，淡紫碧红数色，根作桠生。二月、三月、八月、九月采暴干用，以大块紫花为胜。古方所用术者，皆白术也。[宗奭曰] 苍术长如大拇指，肥实，皮色褐，其气味辛烈，须米泔浸洗去皮用。白术粗促，色微褐，其气亦微辛苦而不烈。古方及本经止言术，不分苍、白二种；亦宜两审。[时珍曰] 苍术，山蓟也，处处山中有之。苗高二三尺，其叶抱茎而生，梢间叶似棠梨叶，其脚下叶有三五叉，皆有锯齿小刺。根如老姜之状，苍黑色，肉白有油膏。白术，枹蓟也，吴越有之。人多取根栽莳，一年即稠。嫩苗可茹，叶稍大而有毛。根如指大，状如鼓槌，亦有大如拳者。彼人剖开暴干，谓之削术，亦曰片术。陈自良言白而肥者，是浙术；瘦而黄者，是幕阜山所出，其力劣。昔人用术不分赤白。自宋以来，始言苍术苦辛气烈，白术苦甘气和，各自施用，亦颇有理。并以秋采者佳。春采者虚软易坏。嵇含南方草木状云：药有乞力伽，即术也。濒海所产，一根有至数斤者，采饵尤良。[嘉谟曰]浙术俗名云头术，种平壤，颇肥大，由粪力也，易润油，歙术俗名狗头术，虽瘦小，得土气充也，甚燥白，胜于浙术，宁国、昌化、池州者，并同歙术，境相邻也。

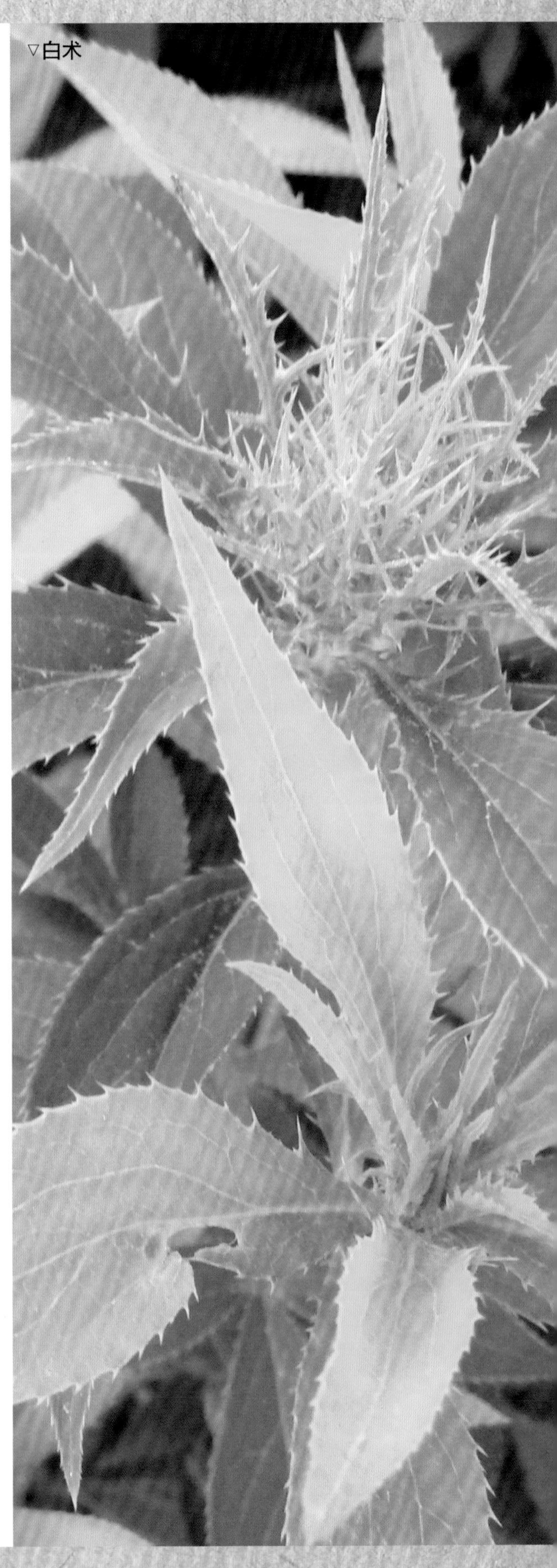
▽白术

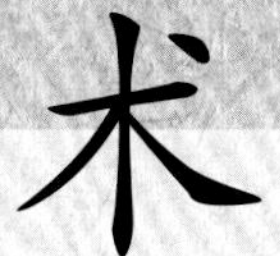

术

白术也。

‖ **气味** ‖

甘，温，无毒。[别录曰] 甘。[权曰] 甘、辛。[杲曰] 味苦而甘，性温，味厚气薄，阳中阴也，可升可降。[好古曰] 入手太阳、少阴，足太阴、阳明、少阴、厥阴六经。[之才曰] 防风、地榆为之使。[权曰] 忌桃、李、菘菜、雀肉、青鱼。[嘉谟曰] 咀后人乳汁润之，制其性也。脾病以陈壁土炒过，窃土气以助脾也。

‖ **主治** ‖

风寒湿痹，死肌痉疸，止汗除热消食。作煎饵久服，轻身延年不饥。本经。**主大风在身面，风眩头痛，目泪出，消痰水，逐皮间风水结肿，除心下急满，霍乱吐下不止，利腰脐间血，益津液，暖胃消谷嗜食。**别录。**治心腹胀满，腹中冷痛，胃虚下利，多年气痢，除寒热，止呕逆。**甄权。**反胃，利小便，主五劳七伤，补腰膝，长肌肉，治冷气，痃癖气块，妇人冷癥瘕。**大明。**除湿益气，和中补阳，消痰逐水，生津止渴，止泻痢，消足胫湿肿，除胃中热、肌热。得枳实，消痞满气分。佐黄芩，安胎清热。**元素。**理胃益脾，补肝风虚，主舌本强，食则呕，胃脘痛。身体重，心下急痛，心下水痞。冲脉为病，逆气里急，脐腹痛。**好古。

‖ **发明** ‖

[好古曰] 本草无苍、白术之名。近世多用白术治皮间风，出汗消痰，补胃和中，利腰脐

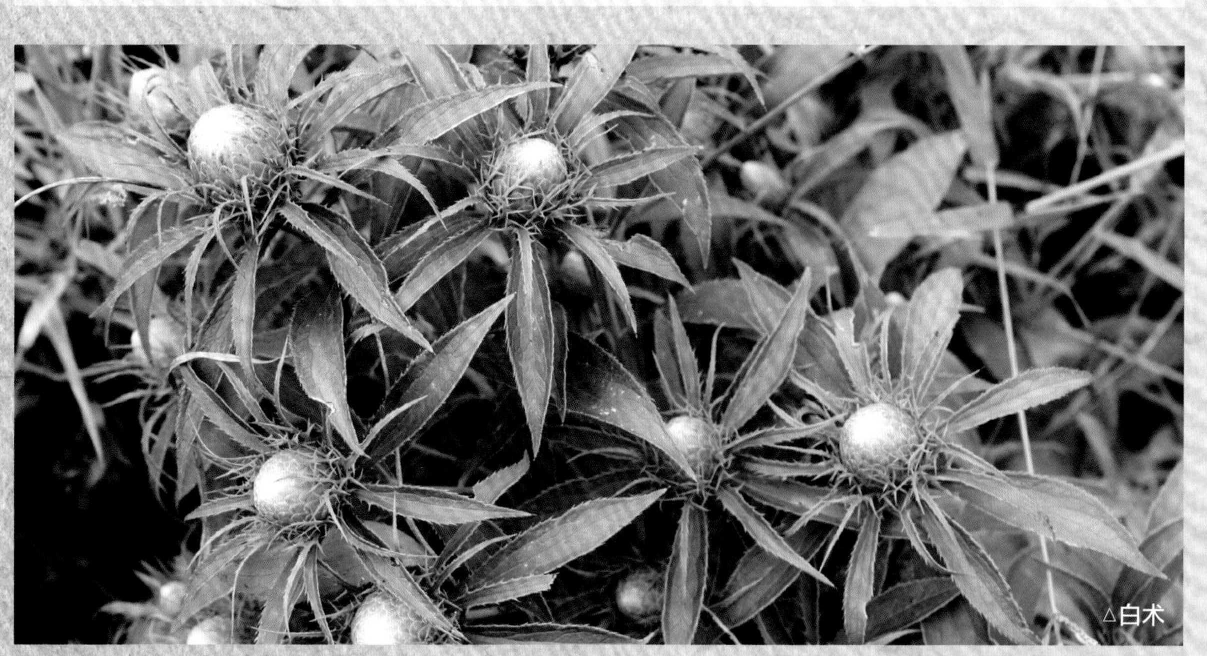

△白术

间血，通水道。上而皮毛，中而心胃，下而腰脐，在气主气，在血主血，无汗则发，有汗则止，与黄芪同功。[元素曰] 白术除湿益燥，和中补气。其用有九：温中，一也；去脾胃中湿，二也；除胃中热，三也；强脾胃，进饮食，四也；和胃生津液，五也；止肌热，六也；四肢困倦，嗜卧，目不能开，不思饮食，七也；止渴，八也；安胎，九也。凡中焦不受湿不能下利，必须白术以逐水益脾。非白术不能去湿，非枳实不能消痞，故枳术丸以之为君。[机曰] 脾恶湿，湿胜则气不得施化，津何由生？故曰膀胱者津液之府，气化则能出焉。用白术以除其湿，则气得周流而津液生矣。

‖ **附方** ‖

旧七，新二十四。**枳术丸**消痞强胃，久服令人食自不停也。白术一两，黄壁土炒过，去土，枳实麸炒去麸一两，为末，荷叶包饭烧熟，捣和丸梧子大。每服五十丸，白汤下。气滞，加橘皮一两。有火，加黄连一两。有痰，加半夏一两。有寒，加干姜五钱，木香三钱。有食，加神曲、麦蘖各五钱。洁古家珍。**枳术汤**心下坚大如盘，边如旋杯，水饮所作。寒气不足，则手足厥逆，腹满胁鸣相逐。阳气不通即身冷，阴气不通即骨疼。阳前通则恶寒，阴前通则痹不仁。阴阳相得，其气乃行；大气一转，其气

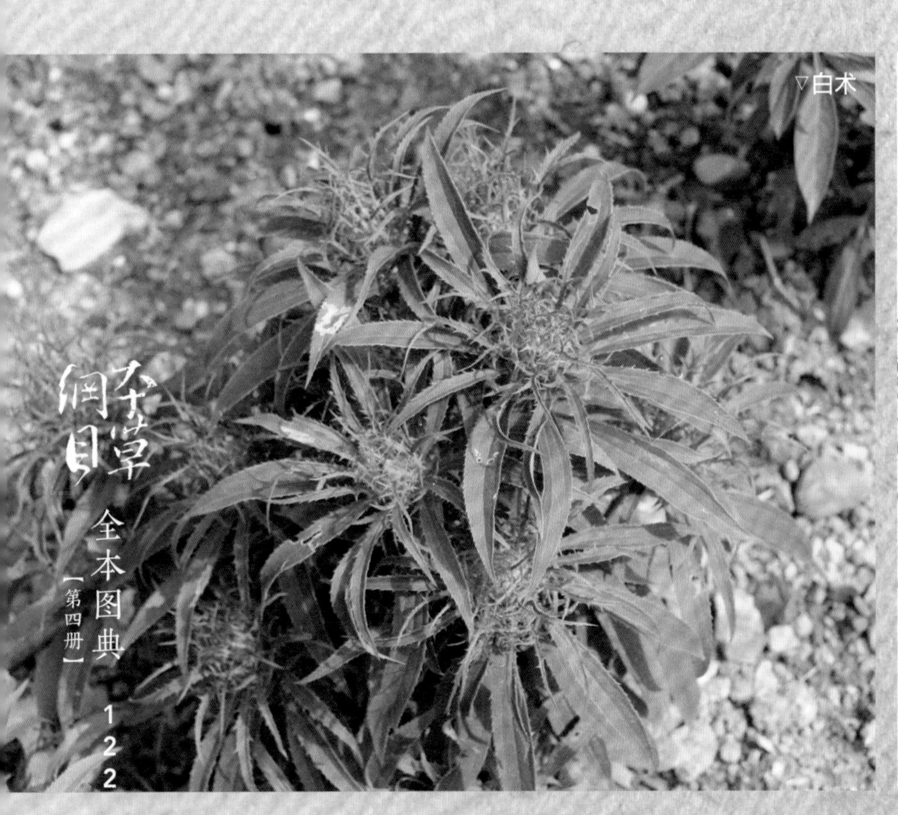

▽白术

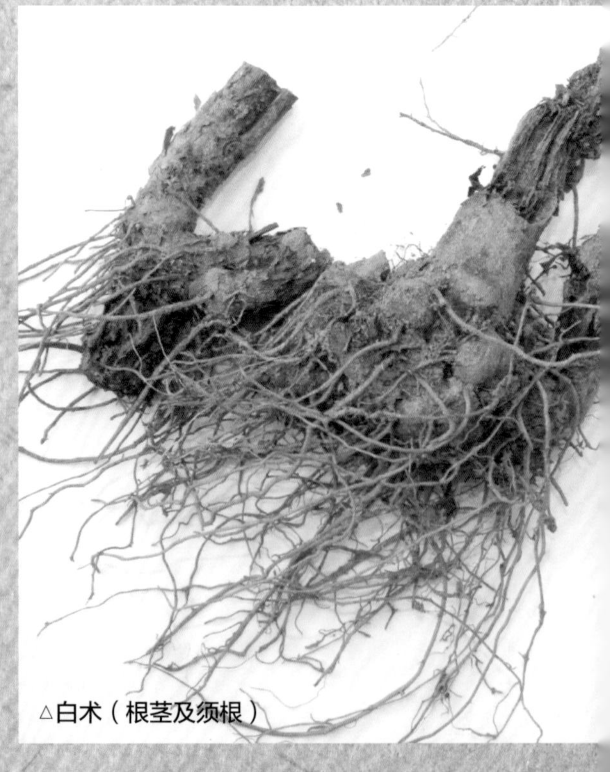

△白术（根茎及须根）

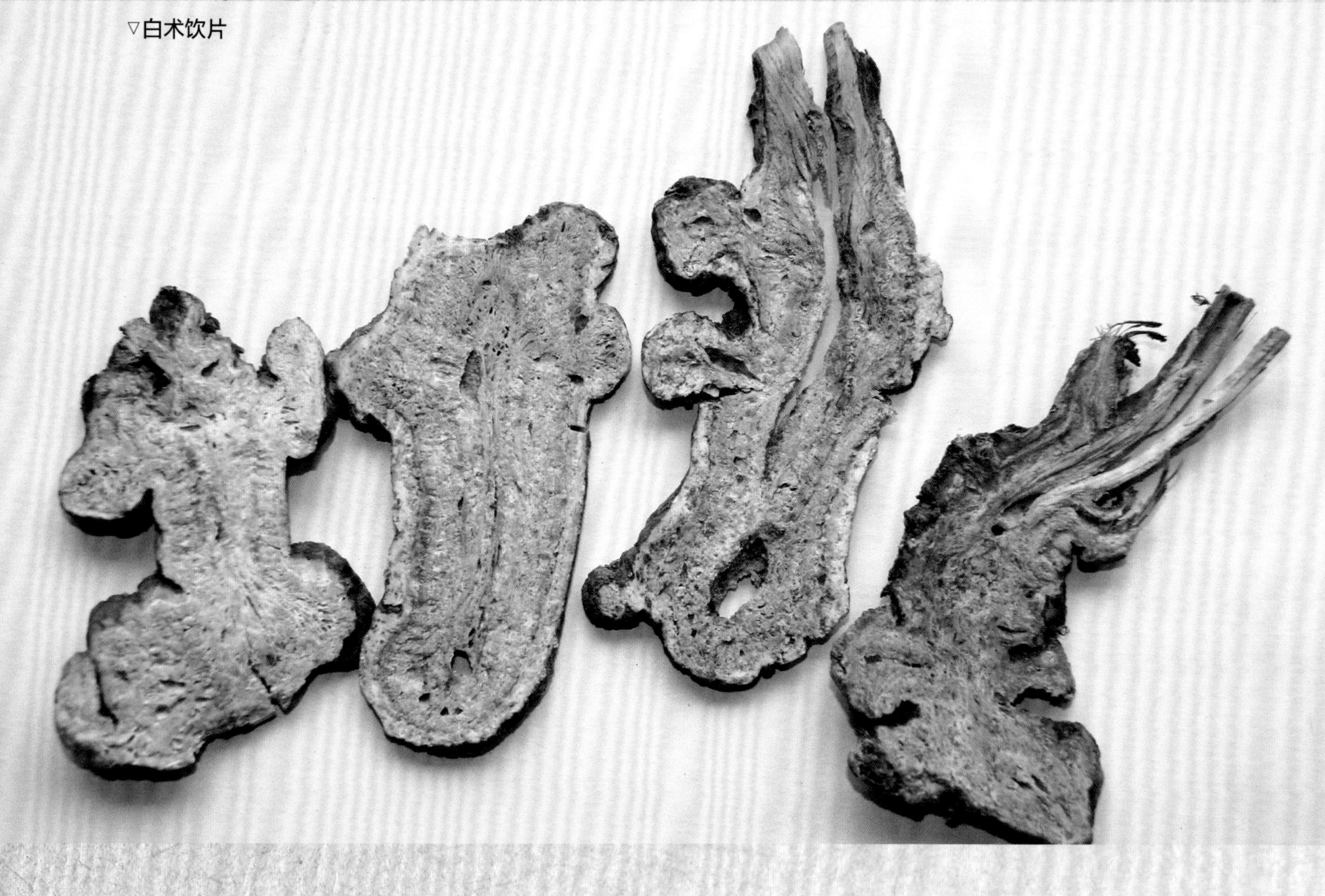
▽白术饮片

乃散。实则失气，虚则遗尿，名曰气分，宜此主之。白术一两，枳实七个，水五升，煮三升，分三服。腹中软即散。仲景金匮玉函。**白术膏**服食滋补，止久泄痢。上好白术十斤，切片，入瓦锅内，水淹过二寸，文武火煎至一半，倾汁入器内，以渣再煎，如此三次，乃取前后汁同熬成膏，入器中一夜，倾去上面清水，收之。每服二三匙，蜜汤调下。千金良方。**参术膏**治一切脾胃虚损，益元气。白术一斤，人参四两，切片，以流水十五碗浸一夜，桑柴文武火煎取浓汁熬膏，入炼蜜收之，每以白汤点服。集简方。**胸膈烦闷**白术末，水服方寸匕。千金方。**心下有水**白术三两，泽泻五两，水三升，煎一升半，分三服。梅师方。**五饮酒癖**一留饮，水停心下；二癖饮，水在两胁下；三痰饮，水在胃中；四溢饮，水在五脏间；五流饮，水在肠间。皆由饮食冒寒，或饮茶过多致此。倍术丸：用白术一斤，干姜炮、桂心各半斤，为末，蜜丸梧子大，每温水服二三十丸。惠民和剂局方。**四肢肿满**白术三两，㕮咀，每服半两，水一盏半，大枣三枚，煎九分，温服，日三四服，不拘时候。本事方。**中风口噤**不知人事。白术四两，酒三升，煮取一升，顿服。千金方。**产后中寒**遍身冷直，口噤，不识人。白术四两，泽泻一两，生姜五钱，水一升，煎服。产宝。**头忽眩运**经夕不瘥，四体渐羸，饮食无味，好食黄土。用术三斤，曲三斤，捣筛，酒和丸梧子大。每饮服二十丸，日三服。忌菘菜、桃、李、青鱼。外台秘要。**湿气作痛**白术切片，煎汁熬膏，白汤点服。集简方。**中湿骨痛**术一两，酒三盏，煎一盏，顿服。不饮酒，以水煎之。三因良方。**妇人肌热**血虚者。吃力伽散：用白术、白茯苓、白芍药各一两，甘草半两，为散，姜、枣煎服。王焘外台秘要。**小儿蒸热**脾虚羸瘦，不能饮食。方同上。**风瘙瘾疹**白术为末，酒服方寸匕，日二服。千金方。**面多皯黵**雀卵色。苦酒渍术，日日拭之，极效。肘后方。**自汗不止**白术末，饮服方寸匕，日二服。千金方。**脾虚盗汗**白术四两，切片，以一两同黄芪炒，一两同牡蛎炒，一两同石斛炒，一两同麦麸炒，拣术为末。每服三钱，食远粟米汤下，日三服。丹溪方。**老小虚汗**白术五钱，小麦一撮，水煮干，去麦为末，用黄芪汤下一钱。全幼心鉴。**产后呕逆**别无他疾者。白术一两二钱，生姜一两五钱，酒水各二升，煎一升，分三服。妇人良方。**脾虚胀满**脾气不和，冷气客于中，壅遏不通，是为胀满。宽中丸：用白术二两，橘皮四两，为末，酒糊丸梧子大，每食前木香汤送下三十丸，效。指迷方。**脾虚泄泻**白术五钱，白芍药一两，冬月用肉豆蔻煨，为末，米饭丸梧子大。每米饮下五十丸，日二。丹溪心法。**湿泻暑泻**白术、车前子等分，炒为末，白汤下二三钱。简便方。**久泻滑肠**白术炒、茯苓各一两，糯米炒二两，为末，枣肉拌食，或丸服之。简便方。**老小

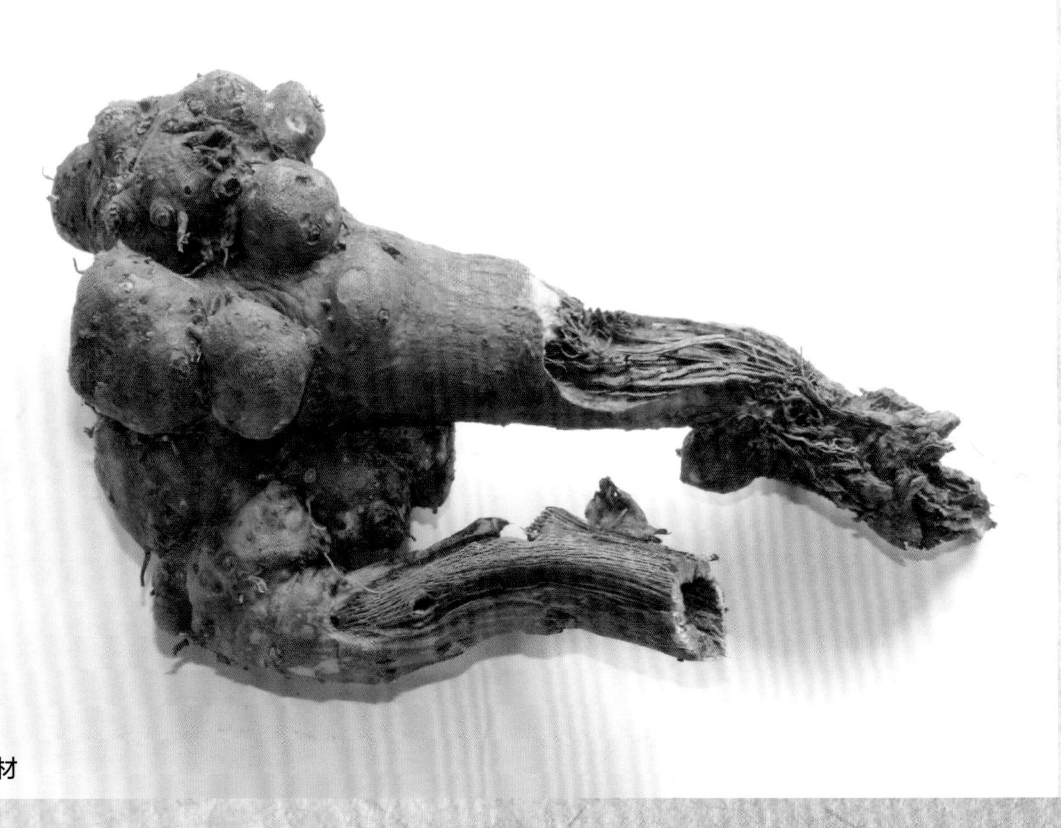

△白术药材

滑泻白术半斤黄土炒过，山药四两炒，为末，饭丸。量人大小，米汤服。或加人参三钱。濒湖集简方。**老人常泻**白术二两，黄土拌蒸，焙干去土，苍术五钱，泔浸炒，茯苓一两，为末，米糊丸梧子大，每米汤下七八十丸。简便方。**小儿久泻**脾虚，米谷不化，不进饮食。温白丸：用白术炒二钱半，半夏曲二钱半，丁香半钱，为末，姜汁面糊丸黍米大，每米饮随大小服之。全幼心鉴。**泻血萎黄**肠风痔漏，脱肛泻血，面色萎黄，积年不瘥者。白术一斤，黄土炒过，研末，干地黄半斤，饭上蒸熟，捣和，干则入少酒，丸梧子大。每服十五丸，米饮下，日三服。普济方。**孕妇束胎**白术、枳壳麸炒等分，为末，烧饭丸梧子大。入月一日，每食前温水三十丸，胎瘦则易产也。保命集。**牙齿日长**渐至难食，名髓溢病。白术煎汤，漱服取效，即愈也。张锐鸡峰备急良方。

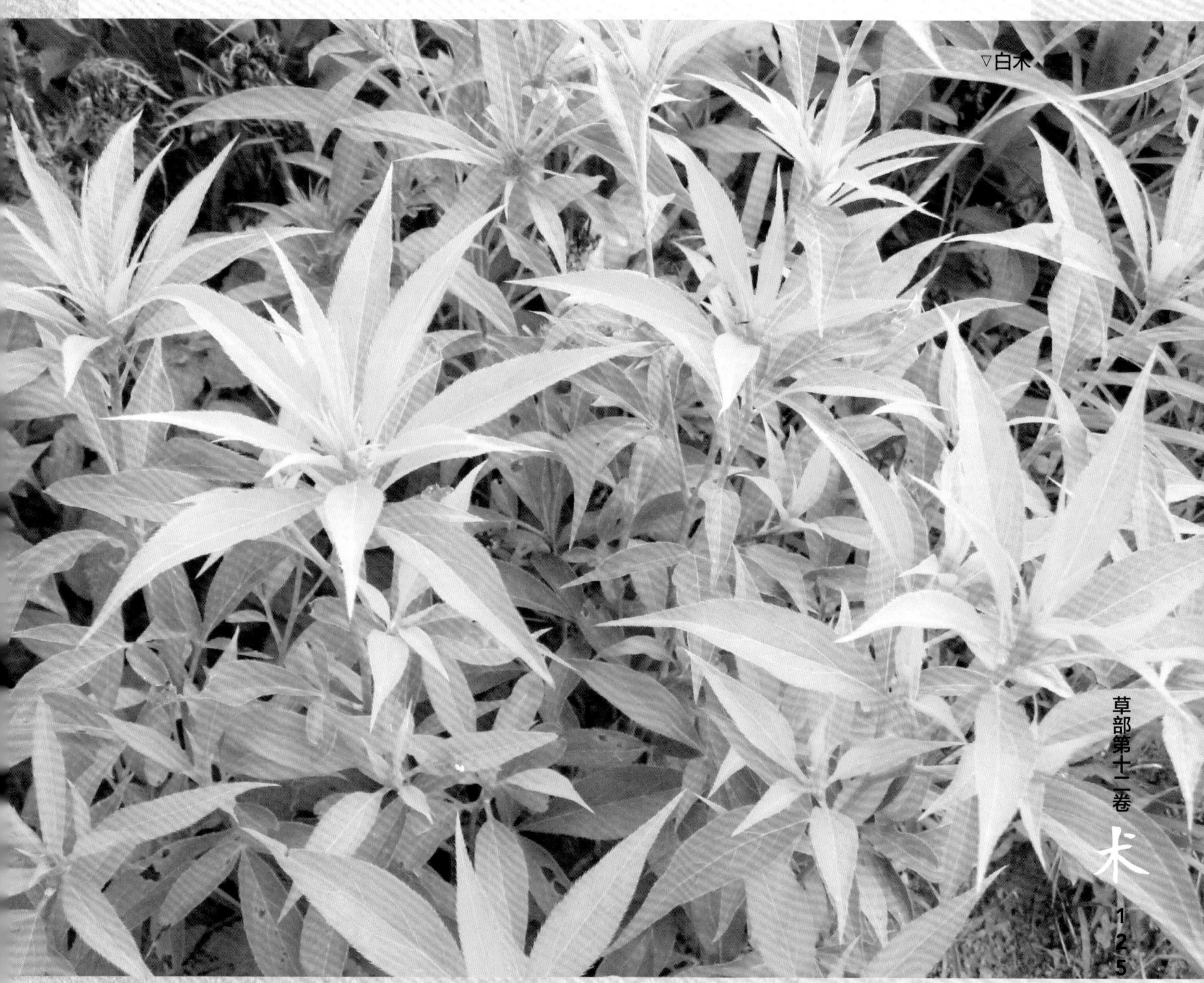
▽白术

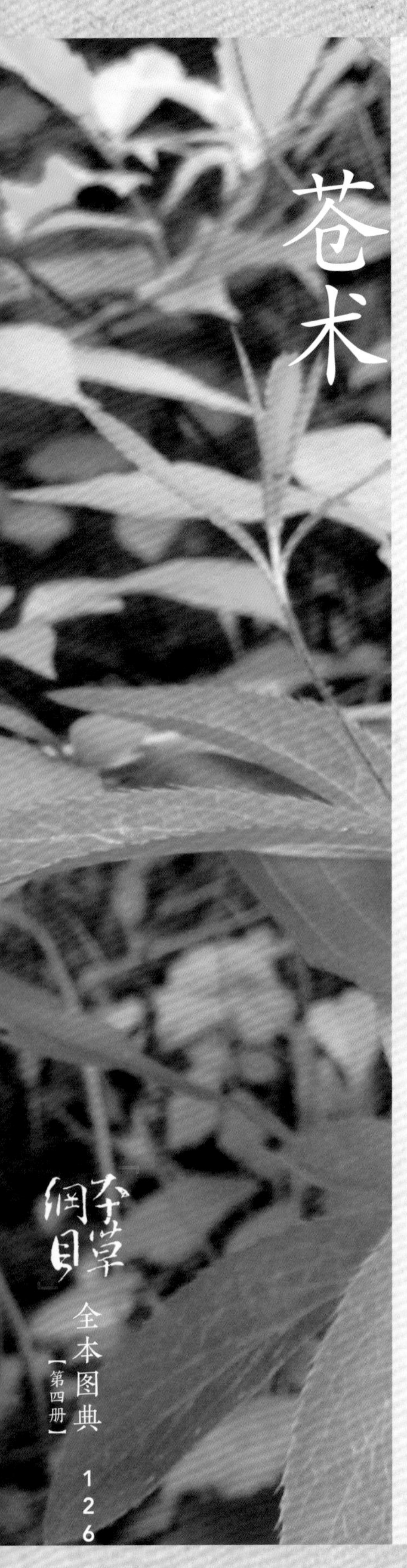

苍术

‖ **释名** ‖

赤术别录**山精**抱朴**仙术**纲目**山蓟**。[时珍曰] 异术言术者山之精也，服之令人长生辟谷，致神仙，故有山精、仙术之号。术有赤、白二种，主治虽近，而性味止发不同。本草不分苍、白，亦未可据。今将本经并别录、甄权、大明四家所说功用，参考分别，各自附方，庶使用者有所依凭。

‖ **修治** ‖

[大明曰] 用术以米泔浸一宿，入药。[宗奭曰] 苍术辛烈，须米泔浸洗，再换泔浸二日，去上粗皮用。[时珍曰] 苍术性燥，故以糯米泔浸去其油，切片焙干用。亦有用脂麻同炒，以制其燥者。

‖ **气味** ‖

苦、温，无毒。[别录曰] 甘。[权曰] 甘、辛。[时珍曰] 白术甘而微苦，性温而和。赤术甘而辛烈，性温而燥，阴中阳也，可升可降，入足太阴、阳明，手太阴、阳明、太阳之经。忌同白术。

‖ **主治** ‖

风寒湿痹，死肌痉疸。作煎饵久服，轻身延年不饥。本经。**主头痛，消痰水，逐皮间风水结肿，除心下急满及霍乱吐下不止，暖胃消谷嗜食。**别录。**除恶气，弭灾沴。**弘景。**主大风𤸷痹，心腹胀**

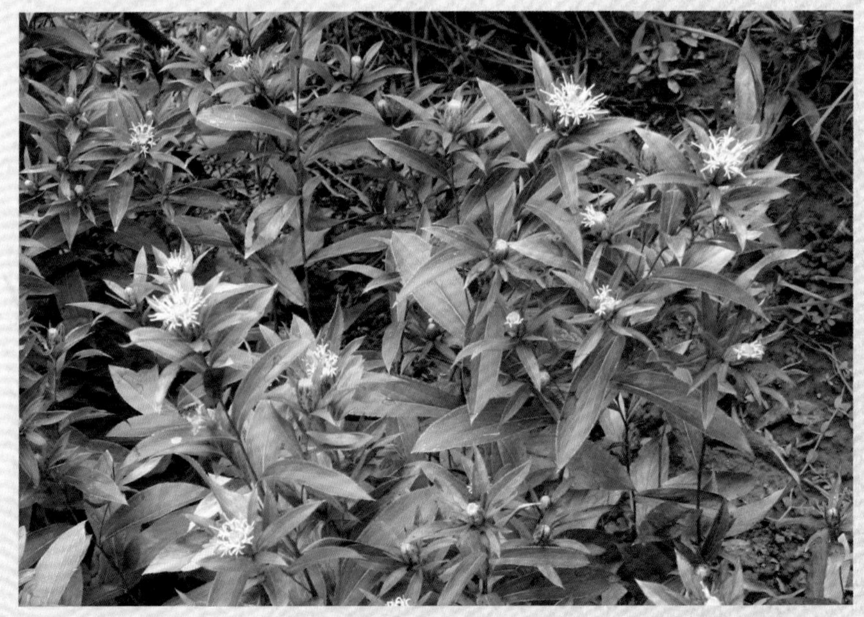

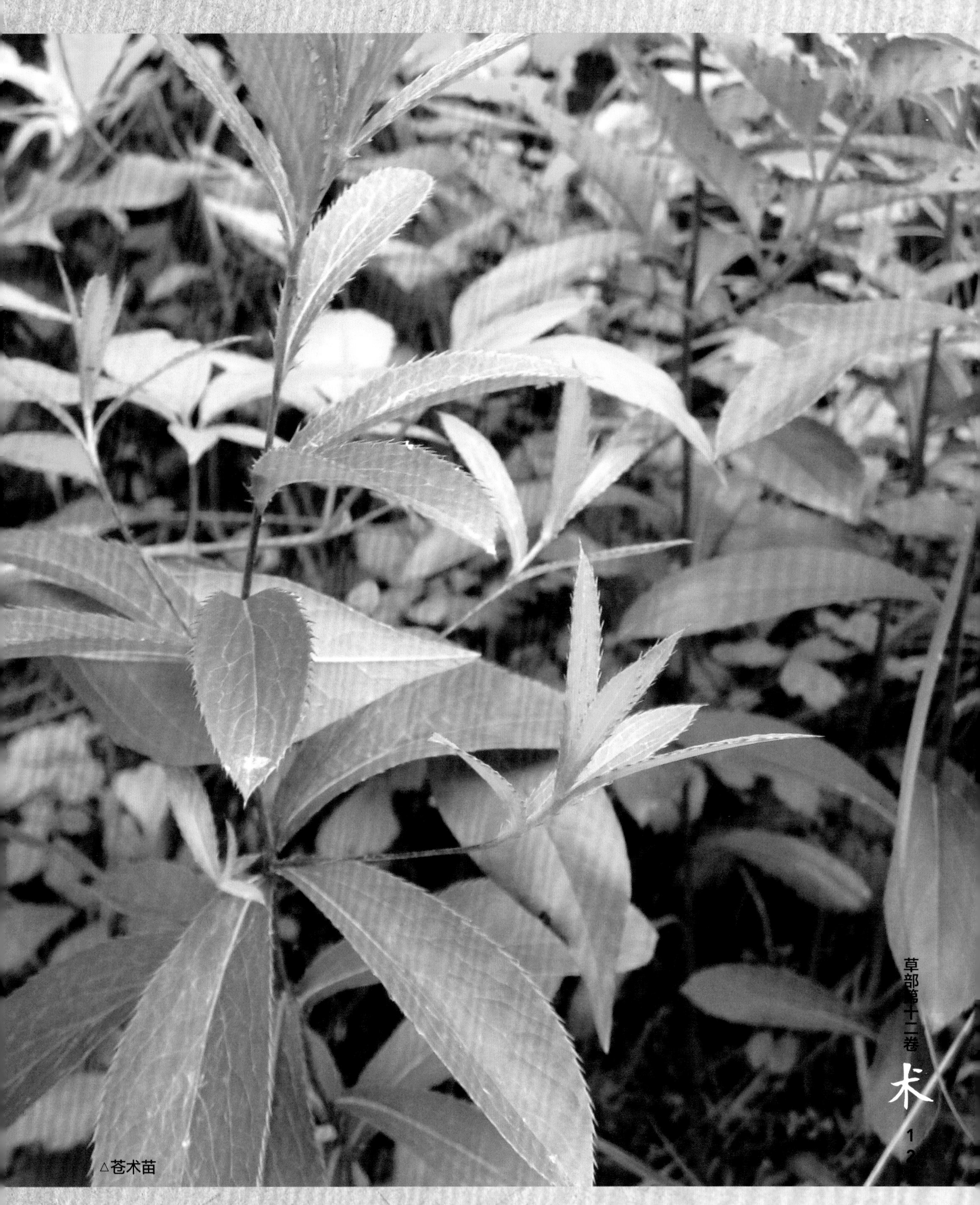

△苍术苗

痛，水肿胀满，除寒热，止呕逆下泄冷痢。甄权。**治筋骨软弱，痃癖气块，妇人冷气癥瘕，山岚瘴气温疾。**大明。**明目，暖水脏。**刘完素。**除湿发汗，健胃安脾，治痿要药。**李杲。**散风益气，总解诸郁。**震亨。**治湿痰留饮或挟瘀血成窠囊，及脾湿下流，浊沥带下，滑泻肠风。**时珍。

‖ **发明** ‖

[宗奭曰] 苍术气味辛烈，白术微辛苦而不烈。古方及本经止言术，未分苍、白。只缘陶隐居言术有两种，自此人多贵白者，往往将苍术置而不用。如古方平胃散之类，苍术为最要药，功效尤速。殊不详本草原无白术之名。嵇康曰：闻道人遗言，饵术、黄精，令人久寿。亦无白字，用宜两审。[杲曰] 本草但言术，不分苍、白。而苍术别有雄壮上行之气，能除湿，下安太阴，使邪气不传入脾也。以其经泔浸火炒，故能出汗，与白术止汗特异，用者不可以此代彼。盖有止、发之殊，其余主治则同。[元素曰] 苍术与白术主治同，但比白术气重而体沉，若除上湿发汗，功最大；若补中焦，除脾胃湿，力少不如白术。腹中窄狭者，须用之。[震亨曰] 苍术治湿，上中下皆有可用。又能总解诸郁。痰、火、湿、食、气、血六郁，皆因传化失常，不得升降，病在中焦，故药必兼升降。将欲升之，必先降之；将欲降之，必先升之。故苍术为足阳明经药，气味辛烈，强胃强脾，发谷之气，能径入诸经，疏泄阳明之湿，通行敛涩。香附乃阴中快气之药，下气最速。一升一降，故郁散而平。[杨士瀛曰] 脾精不禁，小便漏浊淋不止，腰背酸疼，宜用苍术以敛脾精，精生于谷故也。[弘景曰] 白术少膏，可作丸散；赤术多膏，可作煎用。昔刘涓子挼取其精而丸之，名守中金丸，可以长生。[颂曰] 服食多单饵术，或合白茯苓，或合石菖蒲，并捣末，旦日水服，晚再进，久久弥佳。斸取生术，去土水浸，再三煎如饴糖，酒调饮之，更善。今茅山所造术煎，是此法也。陶隐居言取其精丸之，今乃是膏煎，恐非真也。[慎微曰] 梁·庾肩吾答陶隐居赉术煎启云：绿叶抽条，紫花标色。百邪外御，六府内充。山精见书，华神在录。木荣火谢，尽采撷之难；启旦移申，穷淋漉之剂。又谢术蒸启云：味重金浆，芳逾玉液。足使坐致延生，伏深铭感。又葛洪抱

▷茅苍术药材

朴子·内篇云：南阳文氏，汉末逃难壶山中，饥困欲死。有人教之食术，遂不饥。数十年乃还乡里，颜色更少，气力转胜。故术一名山精，神农药经所谓欲长生，常服山精，是也。[时珍曰] 按吐纳经云：紫微夫人术序云：吾察草木之胜速益于已者，并不及术之多验也。可以长生久视，远而更灵。山林隐逸得服术者，五岳比肩。又神仙传云：陈子皇得饵术要方，其妻姜氏得疲病，服之自愈，颜色气力如二十时也。时珍谨按已上诸说，皆似苍术，不独白术。今服食家亦呼苍术为仙术，故皆列于苍术之后，又张仲景辟一切恶气，用赤术同猪蹄甲烧烟。陶隐居亦言术能除恶气，弭灾沴。故今病疫及岁旦，人家往往烧苍术以辟邪气。类编载越民高氏妻，病恍惚谵语，亡夫之鬼凭之。其家烧苍术烟，鬼遽求去。夷坚志载江西一士人，为女妖所染。其鬼将别曰：君为阴气所浸，必当暴泄，但多服平胃散为良。中有苍术能去邪也。许叔微本事方云：微患饮癖三十年。始因少年夜坐写文，左向伏几，是以饮食多坠左边。中夜必饮酒数

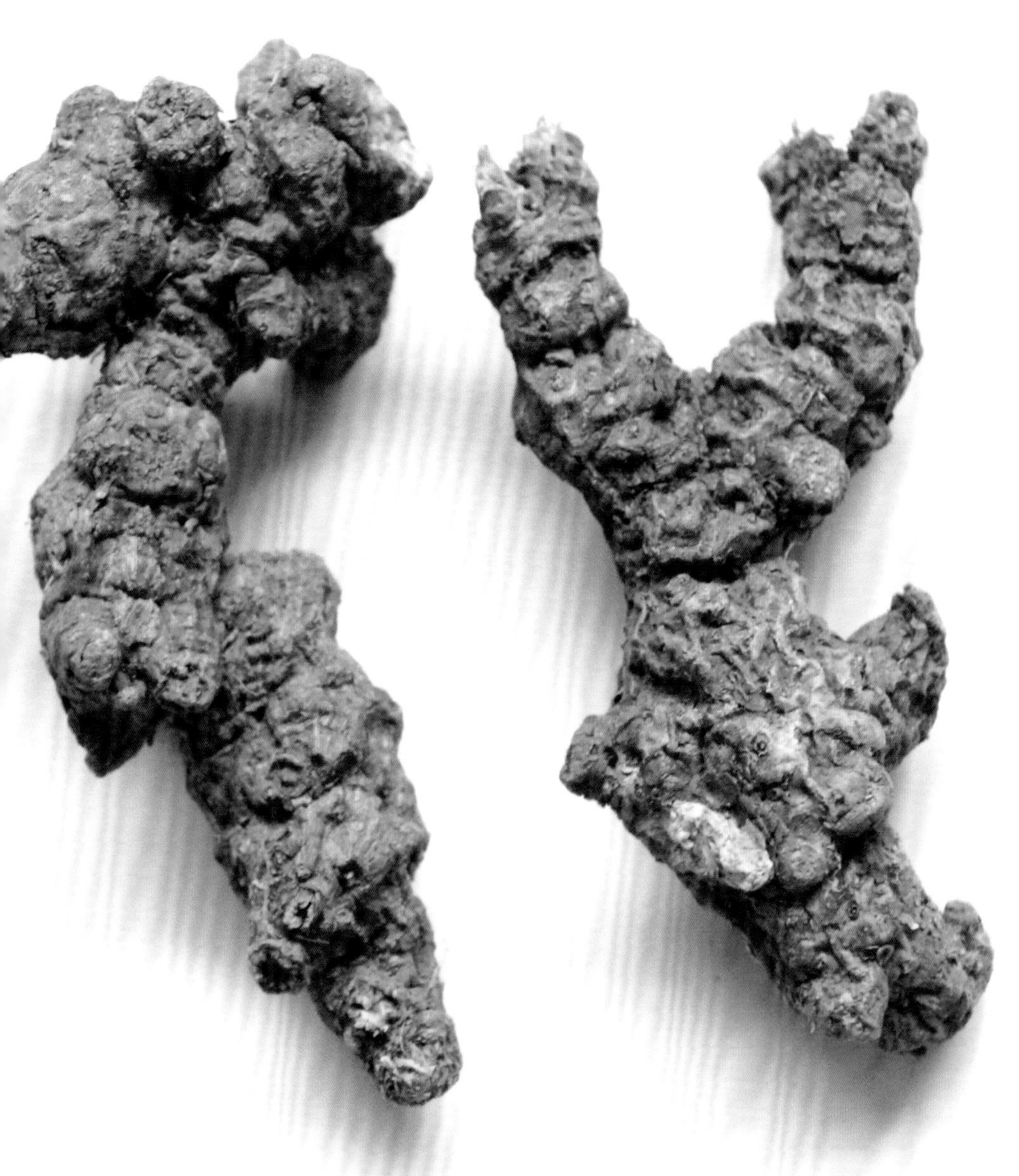

杯，又向左卧。壮时不觉，三五年后，觉酒止从左下有声，胁痛食减嘈杂，饮酒半杯即止。十数日，必呕酸水数升。暑月止右边有汗，左边绝无。遍访名医及海上方，间或中病，止得月余复作。其补如天雄、附子、礜石辈，利如牵牛、甘遂、大戟，备尝之矣。自揣必有癖囊，如潦水之有科臼，不盈科不行。但清者可行，而浊者停滞，无路以决之，故积至五七日必呕而去。脾土恶湿，而水则流湿，莫若燥脾以去湿，崇土以填科臼。乃悉屏诸药，只以苍术一斤，去皮切片为末，油麻半两，水二盏，研滤汁，大枣五十枚，煮去皮核，捣和丸梧子大。每日空腹温服五十丸，增至一二百丸。忌桃、李、雀肉。服三月而疾除。自此常服，不呕不痛，胸膈宽利，饮啖如故，暑月汗亦周身，灯下能书细字，皆术之力也。初服时必觉微燥，以山栀子末沸汤点服解之，久服亦自不燥矣。

‖ **附方** ‖

旧三，新三十。**服术法**乌髭发，驻颜色，壮筋骨，明耳目，除风气，润肌肤，久服令人轻健。苍术不计多少，米泔水浸三日，逐日换水，取出刮去黑皮，切片暴干，慢火炒黄，细捣为末。每一斤，用蒸过白茯苓末半斤，炼蜜和丸梧子大，空心卧时热水下

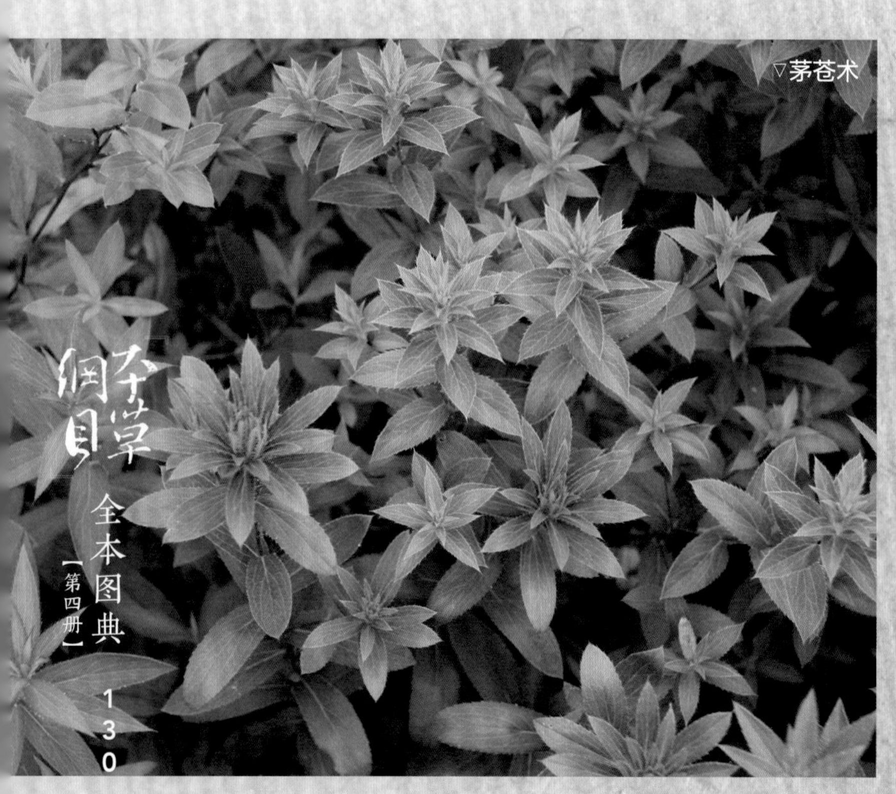

▽茅苍术

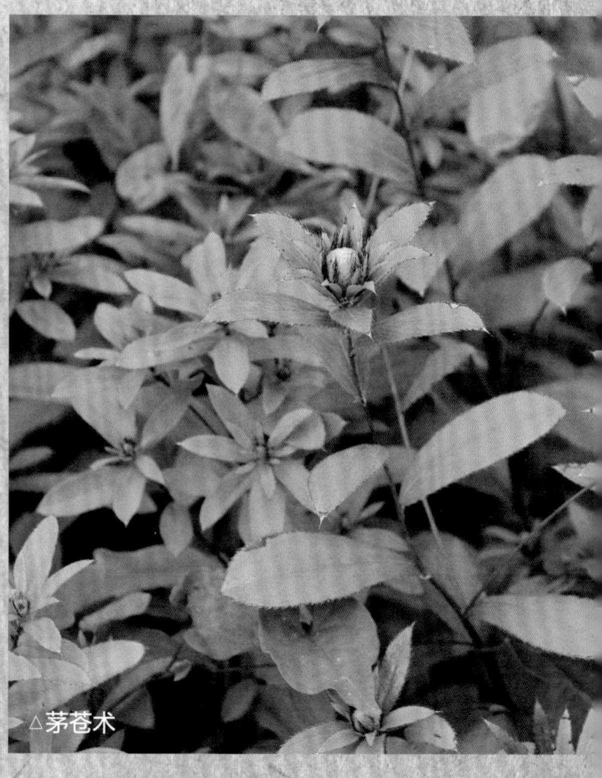

△茅苍术

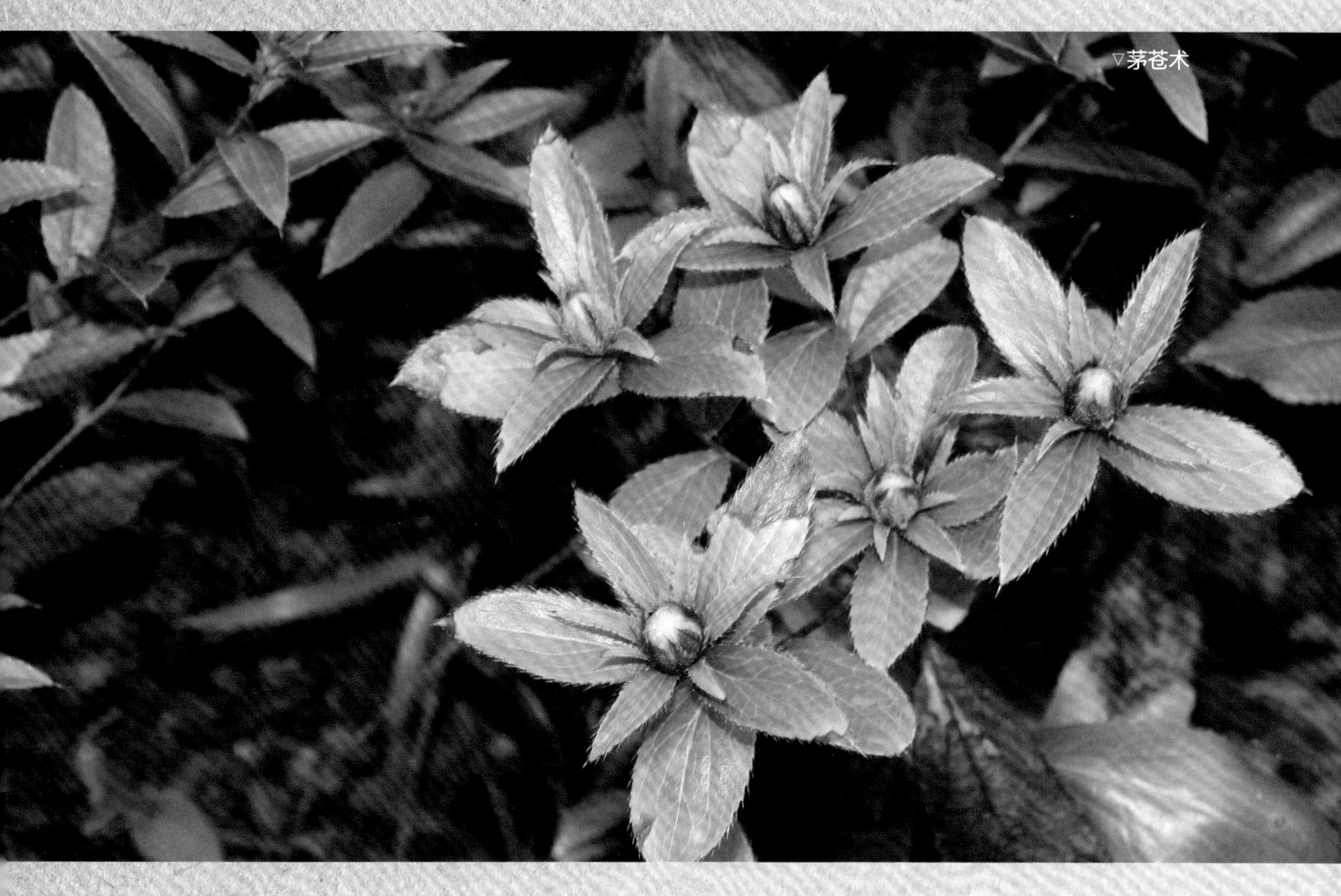

▽茅苍术

十五丸。别用术末六两，甘草末一两，拌和作汤点之，吞丸尤妙。忌桃、李、雀、蛤及三白、诸血。经验方。**苍术膏**邓才笔峰杂兴方：除风湿，健脾胃，变白驻颜，补虚损，大有功效。苍术新者，刮去皮薄切，米泔水浸二日，一日一换，取出，以井华水浸过二寸，春、秋五日，夏三日，冬七日，漉出，以生绢袋盛之，放在一半原水中，揉洗津液出，纽干。将渣又捣烂，袋盛于一半原水中，揉至汁尽为度。将汁入大砂锅中，慢火熬成膏。每一斤，入白蜜四两，熬二炷香。每膏一斤，入水澄白茯苓末半斤，搅匀瓶收。每服三匙，侵早、临卧各一服，以温酒送下。忌醋及酸物、桃、李、雀、蛤、菘菜、首鱼等物。吴球活人心统：苍术膏：治脾经湿气，少食，足肿无力，伤食，酒色过度，劳逸有伤，骨热。用鲜白苍术二十斤，浸刮去粗皮，晒切，以米泔浸一宿，取出，同溪水一石，大砂锅慢火煎半干，去渣。再入石南叶三斤，刷去红衣，楮实子一斤，川当归半斤，甘草四两，切，同煎黄色，滤去滓，再煎如稀粥，乃入白蜜三斤，熬成膏。每服三五钱，空心好酒调服。**苍术丸**萨谦斋瑞竹堂方云：清上实下，兼治内外障，服。茅山苍术洗刮净一斤，分作四分，用酒、醋、糯泔、童尿各浸三日，一日一换，取出，洗捣晒焙，以黑脂麻同炒香，共为末，酒煮面糊丸梧子大，每空心白汤下五十丸。李仲南永类方：八制苍术丸：疏风顺气养肾，治腰脚湿气痹痛。苍术一斤，洗刮净，分作四分，用酒、醋、米泔、盐水各浸三日，晒干。又分作四分，用川椒红、茴香、补骨脂、黑牵牛各一两，同炒香，拣去不用，只取术研末，醋糊丸梧子大。每服五十丸，空心盐酒送下。五十岁后，加沉香末一两。**苍术散**治风湿，常服壮筋骨，明目。苍术一斤，粟米泔浸过，竹刀刮去皮。半斤以无灰酒浸，半斤以童子小便浸，春五、夏三、秋七、冬十日，取出。净地上掘一坑，炭火煅赤，去炭，将浸药酒、小便倾入坑内，却放术在中，以瓦器盖定，泥封一宿，取出为末。每服一钱，空心温酒或盐汤下。万表积善堂方：六制苍术散：治下元虚损，偏坠茎痛。茅山苍术净刮六斤，分作六分：一斤，仓米泔浸二日，炒；一斤，酒浸二日，炒；一斤，青盐半斤炒黄，去盐；一斤，小茴香四两炒黄，去茴；一斤，大茴香四两炒黄，去茴；一斤，用桑椹子汁浸二日，炒。取术为末，每服三钱，空心温酒下。**固真丹**瑞竹堂方固真丹，燥湿养脾，助胃固真。茅山苍术刮净一斤，分作四分：一分青盐一两炒，一分川椒一两炒，一分川楝子一两炒，一分小茴香、破故纸各一两炒。并拣术研末，酒煮，面糊丸梧子大，每空心米饮下五十丸。乾坤生意平补固真丹：治元脏久虚，遗精白浊，妇人赤白带下崩漏。金州苍术刮净一斤，分作四分：一分川椒一两炒，一分破故纸一两炒，

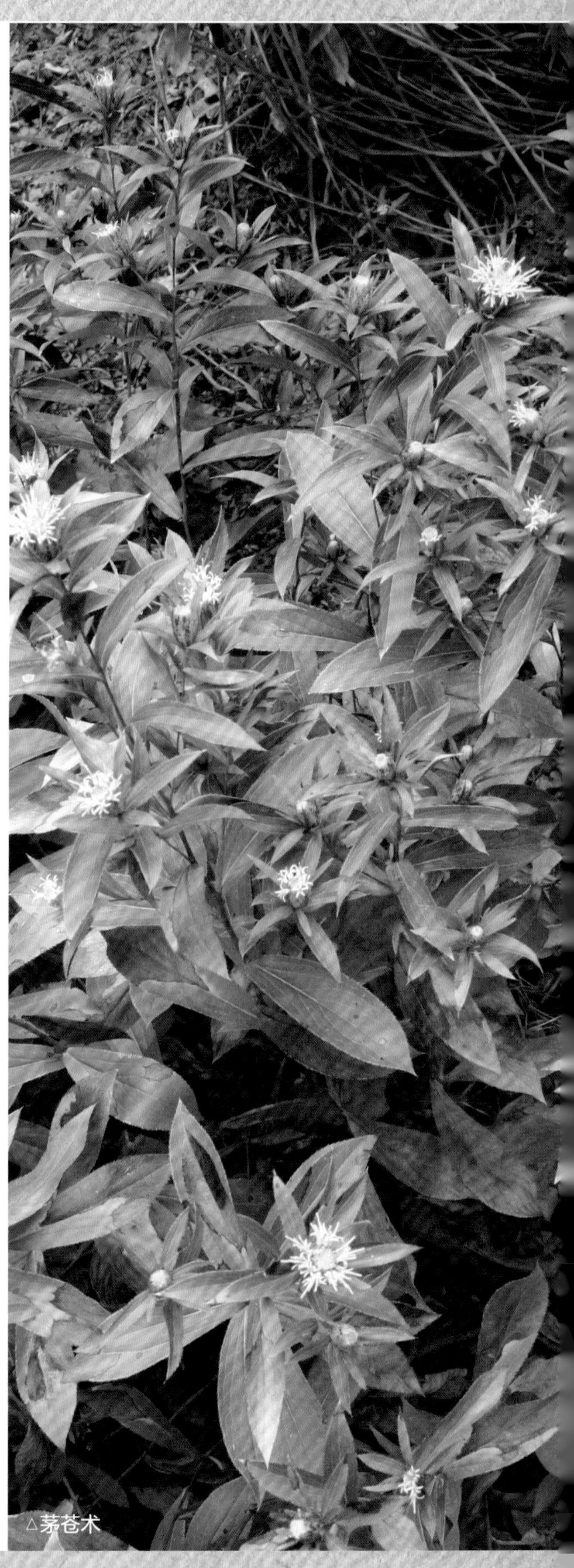
△茅苍术

一分茴香、食盐各一两炒，一分川楝肉一两炒。取净术为末，入白茯苓末二两，酒洗当归末二两，酒煮，面糊丸梧子大，每空心盐酒下五十丸。**固元丹**治元脏久虚，遗精白浊五淋，及小肠膀胱疝气，妇人赤白带下，血崩便血等疾，以小便频数为效。好苍术刮净一斤，分作四分：一分小茴香、食盐各一两同炒，一分川椒、补骨脂各一两同炒，一分川乌头、川楝子肉各一两同炒，一分用醇醋、老酒各半斤，同煮干焙，连同炒药通为末，用酒煮糊丸梧子大。每服五十丸，男以温酒，女以醋汤，空心下。此高司法方也。王璆百一选方。**少阳丹**苍术米泔浸半日，刮皮晒干为末一斤，地骨皮温水洗净，去心晒研一斤，熟桑椹二十斤，入瓷盆揉烂，绢袋压汁，和末如糊，倾入盘内，日晒夜露，采日精月华，待干研末，炼蜜和丸赤小豆大。每服二十丸，无灰酒下，日三服。一年变发返黑，三年面如童子。刘松石保寿堂方。**交感丹**补虚损，固精气，乌髭发，此铁瓮城申先生方也，久服令人有子。茅山苍术刮净一斤，分作四分，用酒、醋、米泔、盐汤各浸七日，晒研，川椒红、小茴香各四两，炒研，陈米糊和丸梧子大。每服四十丸，空心温酒下。圣济总录。**交加丸**升水降火，除百病。苍术刮净一斤，分作四分：一分米泔浸炒，一分盐水浸炒，一分川椒炒，一分破故纸炒。黄檗皮刮净一斤，分作四分：一分酒炒，一分童尿浸炒，一分小茴香炒，一分生用。拣去各药，只取术、檗为末，炼蜜丸梧子大。每服六十丸，空心盐汤下。邓才笔峰杂兴方。**坎离丸**滋阴降火，开胃进食，强筋骨，去湿热。白苍术刮净一斤，分作四分：一分川椒一两炒，一分破故纸一两炒，一分五味子一两炒，一分川芎䓖一两炒，只取术研末。川檗皮四斤，分作四分：一斤酥炙，一斤人乳汁炙，一斤童尿炙，一斤米泔炙，各十二次，研末。和匀，炼蜜丸梧子大。每服三十丸，早用酒，午用茶，晚用白

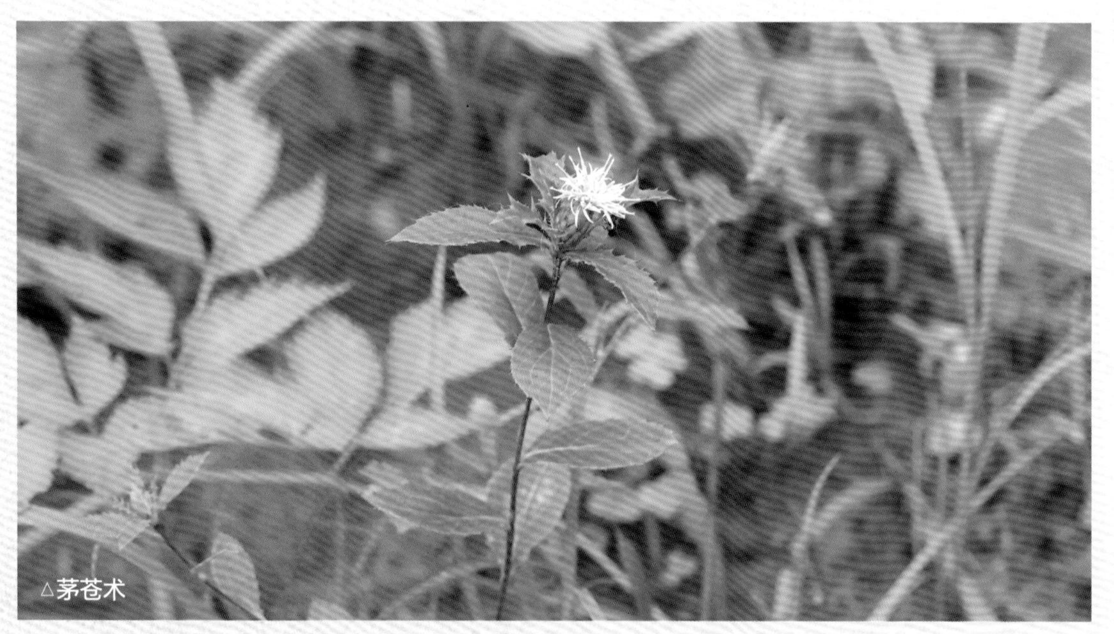
△茅苍术

汤下。积善堂方。**不老丹**补脾益肾，服之，七十亦无白发。茅山苍术刮净，米泔浸软，切片四斤：一斤酒浸焙，一斤醋浸焙，一斤盐四两炒，一斤椒四两炒。赤、白何首乌各二斤，泔浸，竹刀刮切，以黑豆、红枣各五升，同蒸至豆烂，曝干。地骨皮去骨一斤。各取净末，以桑椹汁和成剂，铺盆内，汁高三指，日晒夜露，取日月精华，待干，以石臼捣末，炼蜜和丸梧子大。每空心酒服一百丸。此皇甫敬之方也。王海藏医垒元戎。**灵芝丸**治脾肾气虚，添补精髓，通利耳目。苍术一斤，米泔水浸，春、夏五日，秋、冬七日，逐日换水，竹刀刮皮切晒，石臼为末，枣肉蒸，和丸梧子大。每服三五十丸，枣汤空心服。奇效良方。**补脾滋肾**生精强骨，真仙方也。苍术去皮五斤，为末，米泔水漂，澄取底用。脂麻二升半，去壳研烂，绢袋滤去渣，澄浆拌术，暴干。每服三钱，米汤或酒空心调服。孙氏集效方。**面黄食少**男妇面无血色，食少嗜卧。苍术一斤，熟地黄半斤，干姜炮各一两，春秋七钱，夏五钱，为末，糊丸梧子大，每温水下五十丸。济生拔萃方。**小儿癖疾**苍术四两，为末，羊肝一具，竹刀批开，撒术末线缚，入砂锅煮熟，捣作丸服。生生编。**好食生米**男子、妇人因食生熟物留滞肠胃，遂至生虫，久则好食生米，否则终日不乐，至憔悴萎黄，不思饮食，以害其生。用苍术米泔水浸一夜，剉焙为末，蒸饼丸梧子大。每服五十丸，食前米饮下，日三服。益昌伶人刘清啸，一娼名曰花翠，年逾笄病此。惠民局监赵尹，以此治之，两旬而愈。盖生米留滞，肠胃受湿，则谷不磨而成此疾，苍术能去湿暖胃消谷也。杨氏家藏经验方。**腹中虚冷**不能饮食，食辄不消，羸弱生病。术二斤，曲一斤，炒为末，蜜丸梧子大。每服三十丸，米汤下，日三服。大冷加干姜三两，腹痛加当归三两，羸弱加甘

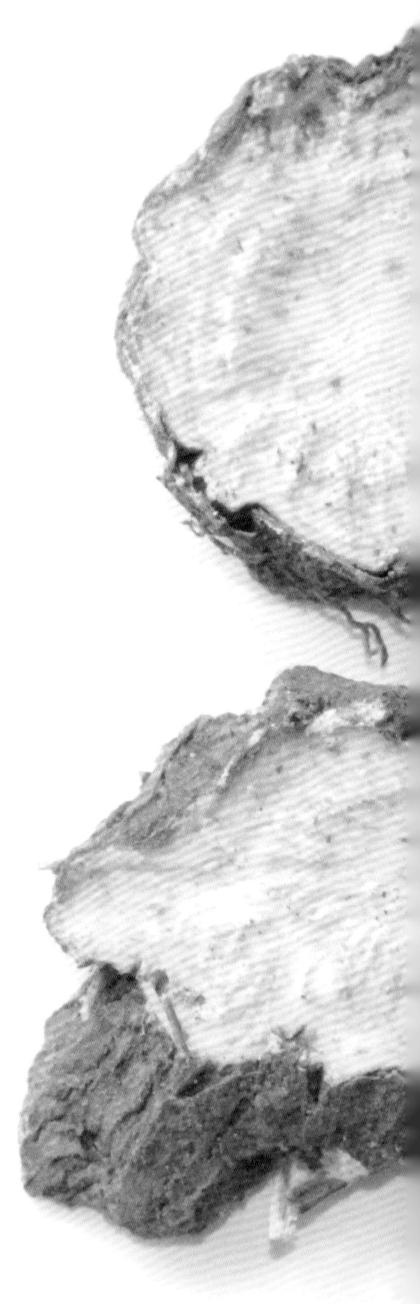

▽苍术（茅苍术）饮片

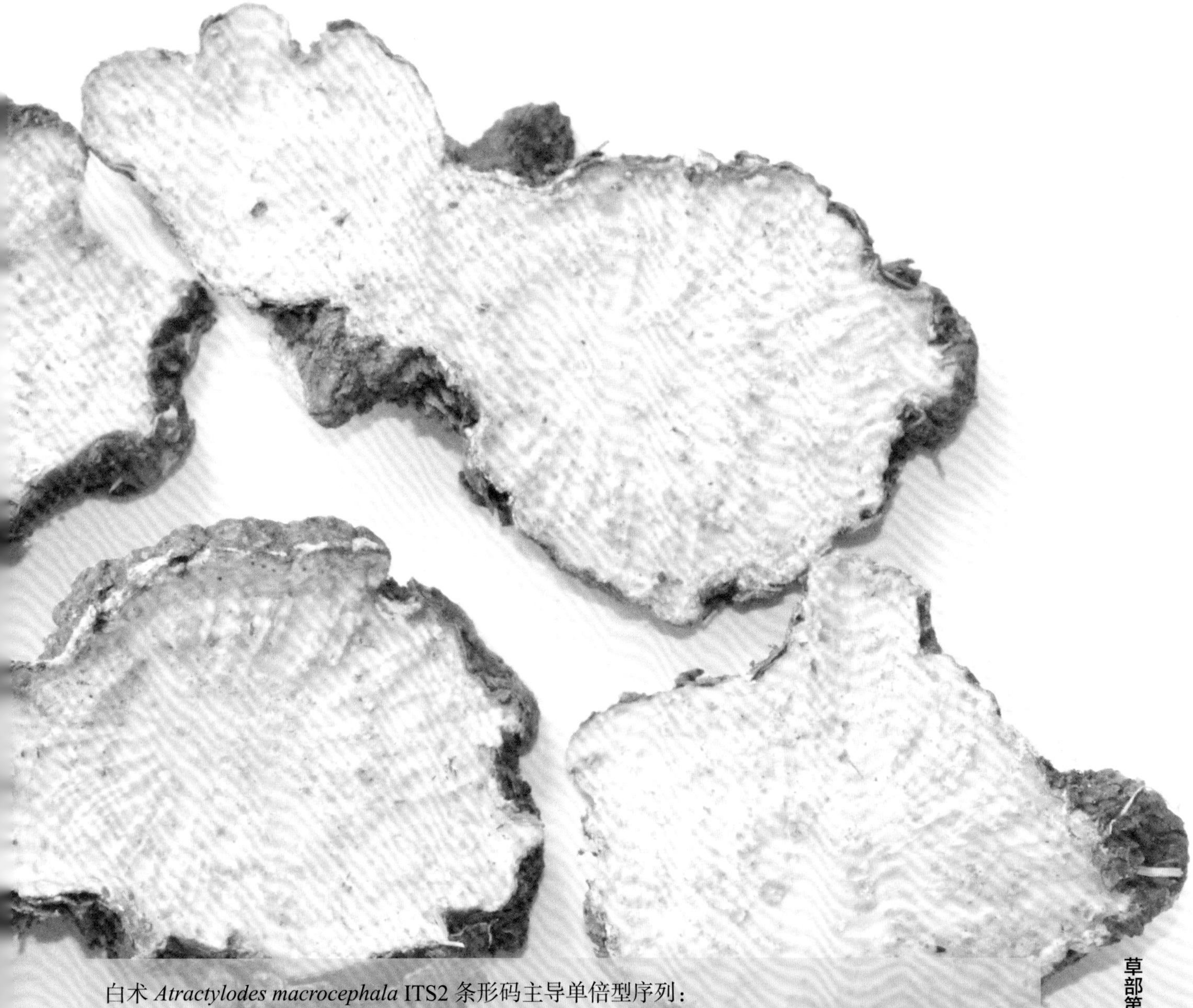

白术 *Atractylodes macrocephala* ITS2 条形码主导单倍型序列：

1 CGCATCGCGT CGCCCCCGAC CACGCCTCCC CCACGGGGAC GCGTGTCGTC GGGGGCGGAG ATTGGTCTCC CGTGCCCACG
81 GCGCGGCTGG CCTAAACGGG AGTCCCCTTC GACGGACGCA CGGCTAGTGG TGGTTGTAAT GGCCCTCGTA TTGAGCCGTG
161 CGTCGCGAGC CGCAAGGGAA GCGCTCGACA AAGACCCCAA CGCGTCGCCT TGCGACGACG CTTCGACCG

茅苍术 *Atractylodes lancea* ITS2 条形码主导单倍型序列：

1 CGCATCGCGT CGCCCCCAAC CACGCCTCCC CCACGGGGAC GCGTGTCGTC GGGGGCGGAG ATTGGTCTCC CGTGCCCACG
81 GTGCGGCTGG CCTAAAAGGG AGTCCCCTTC GACGGACGCA CGGCAAGTGG TGGTTGTAAT GGCCCTCGTA TCGAGCCGTG
161 CGTCGCGAGC CGCAAGGGAA GCGCTCGACA AAGACCCCAA CGCGTCGCCT CGCGACGACG CTTCGACCG

草二两。肘后方。**脾湿水泻**注下，困弱无力，水谷不化，腹痛甚者。苍术二两，芍药一两，黄芩半两，淡桂二钱，每服一两，水一盏半，煎一盏，温服。脉弦头微痛，去芍药，加防风二两。保命集。**暑月暴泻**壮脾温胃，饮食所伤。曲术丸：用神曲炒，苍术米泔浸一夜焙，等分为末，糊丸梧子大。每服三五十丸，米饮下。和剂局方。**飧泻久痢**椒术丸：用苍术二两，川椒一两，为末，醋糊丸梧子大。每服二十丸，食前温水下。恶痢久者，加桂。保命集。**脾湿下血**苍术二两，地榆一两，分作二服，水二盏，煎一盏，食前温服。久痢虚滑，以此下桃花丸。保命集。**肠风下血**苍术不拘多少，以皂角挼浓汁浸一宿，煮干，焙研为末，面糊丸如梧子大。每服五十丸，空心米饮下，日三服。妇人良方。**湿气身痛**苍术泔浸切，水煎，取浓汁熬膏，白汤点服。简便方。**补虚明目**健骨和血。苍术泔浸四两，熟地黄焙二两，为末，酒糊丸梧子大。每温酒下三五十丸，日三服。普济方。**青盲雀目**圣惠方用苍术四两，泔浸一夜，切焙研末。每服三钱，猪肝三两，批开掺药在内，扎定，入粟米一合，水一碗，砂锅煮熟，熏眼，临卧食肝饮汁，不拘大人、小儿皆治。又方：不计时月久近。用苍术二两，泔浸，焙捣为末，每服一钱，以好羊子肝一斤，竹刀切破，掺药在内，麻扎，以粟米泔煮熟，待冷食之，以愈为度。**眼目昏涩**苍术半斤，泔浸七日，去皮切焙，木贼各二两，为末。每服一钱，茶酒任下。圣惠方。**婴儿目涩**不开，或出血。苍术二钱，入猪胆中扎煮。将药气熏眼后，更嚼取汁与服妙。幼幼新书。**风牙肿痛**苍术盐水浸过，烧存性，研末揩牙，去风热。普济方。**脐虫怪病**腹中如铁石，脐中水出，旋变作虫行，绕身匝痒难忍，拨扫不尽。用苍术浓煎汤浴之。仍以苍术末，入麝香少许，水调服。夏子益奇疾方。

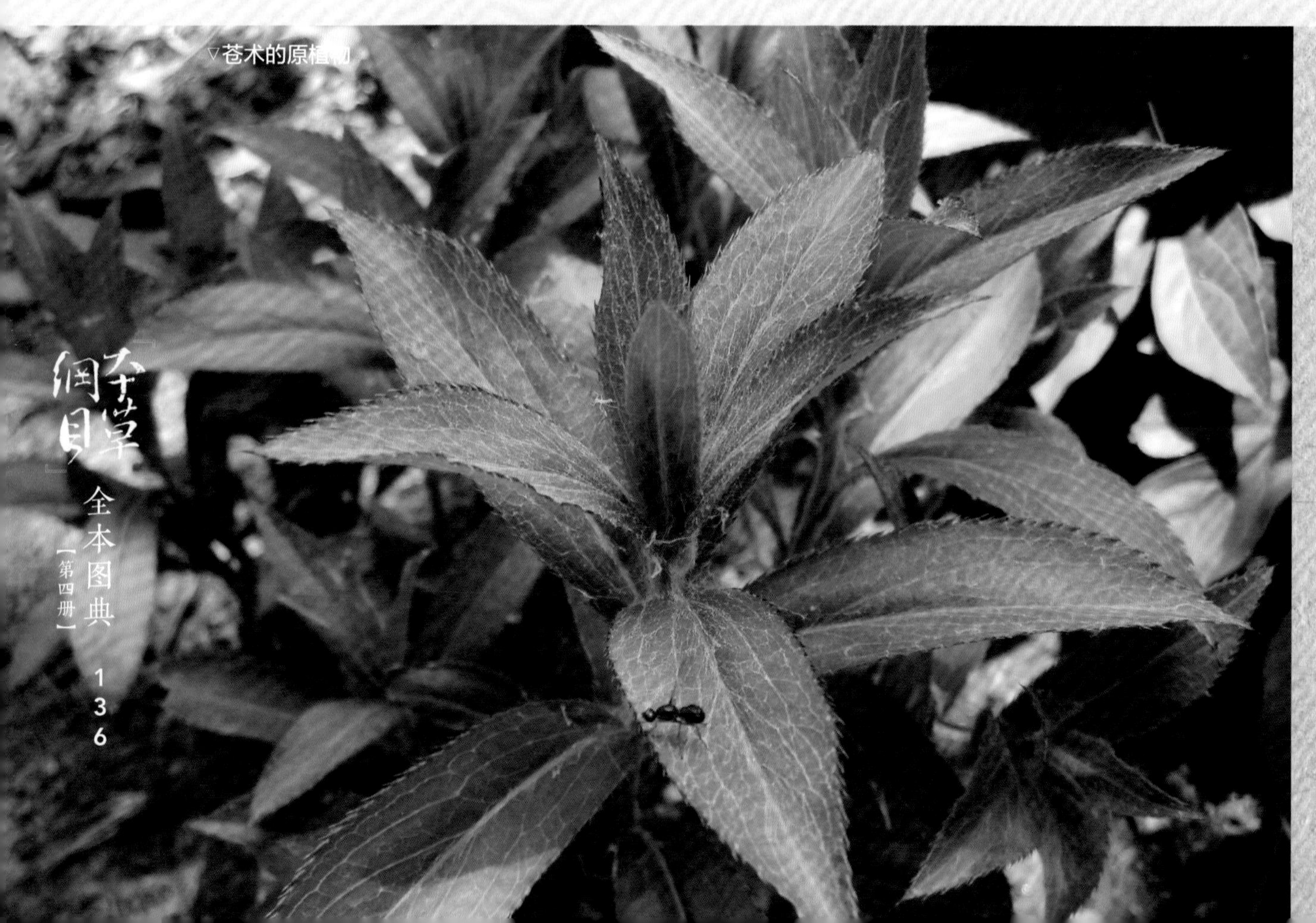
▽苍术的原植物

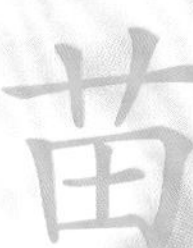

‖ **主治** ‖

作饮甚香，去水。弘景。**亦止自汗。**

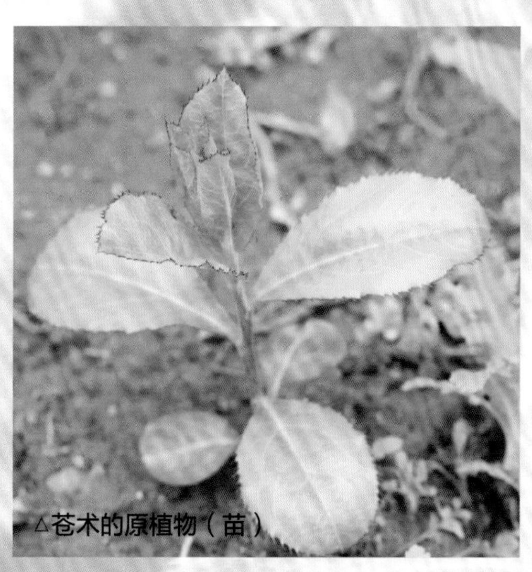

△苍术的原植物（苗）

△苍术苗

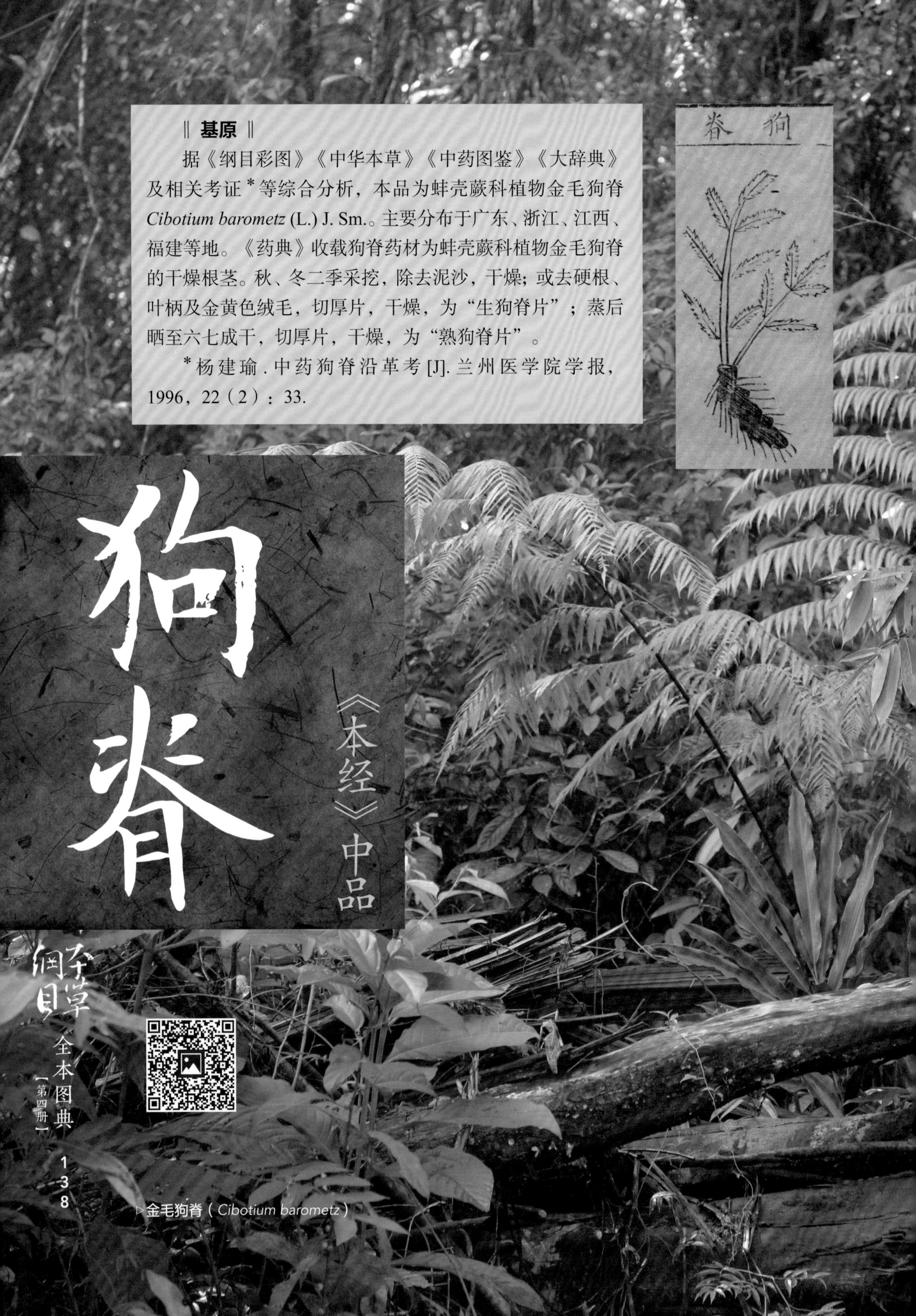

‖ **基原** ‖

据《纲目彩图》《中华本草》《中药图鉴》《大辞典》及相关考证*等综合分析，本品为蚌壳蕨科植物金毛狗脊 *Cibotium barometz* (L.) J. Sm.。主要分布于广东、浙江、江西、福建等地。《药典》收载狗脊药材为蚌壳蕨科植物金毛狗脊的干燥根茎。秋、冬二季采挖，除去泥沙，干燥；或去硬根、叶柄及金黄色绒毛，切厚片，干燥，为“生狗脊片”；蒸后晒至六七成干，切厚片，干燥，为“熟狗脊片”。

*杨建瑜.中药狗脊沿革考[J].兰州医学院学报，1996，22（2）：33.

狗脊

《本经》中品

▷金毛狗脊（*Cibotium barometz*）

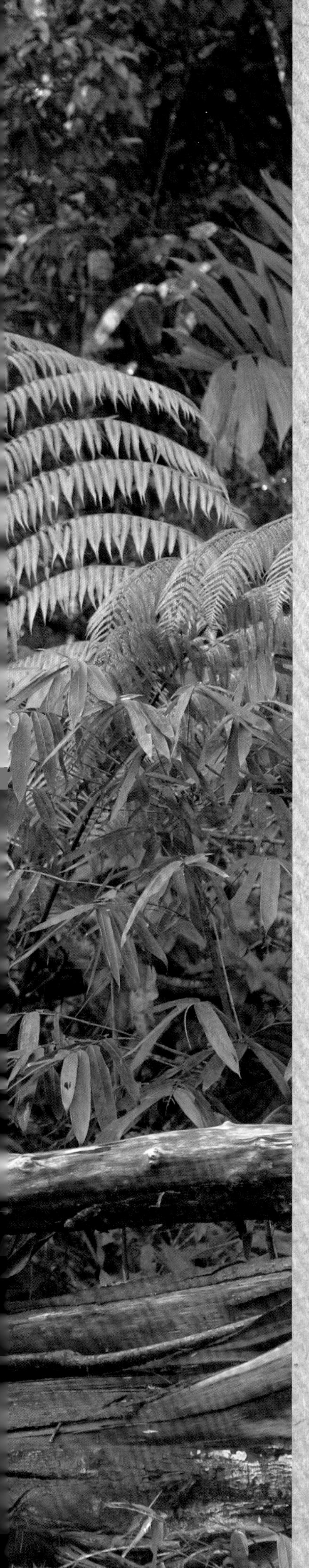

‖ **释名** ‖

强膂别录**扶筋**别录**百枝**本经**狗青**吴普。[恭曰] 此药苗似贯众，根长多歧，状如狗之脊骨，而肉作青绿色，故以名之。[时珍曰] 强膂、扶筋，以功名也。别录又名扶盖，乃扶筋之误。本经狗脊一名百枝，别录萆薢一名赤节，而吴普本草谓百枝为萆薢，赤节为狗脊，皆似误也。

‖ **集解** ‖

[别录曰] 狗脊生常山川谷，二月、八月采根暴干。[普曰]狗脊如萆薢，茎节如竹有刺，叶圆赤，根黄白，亦如竹根，毛有刺。岐伯经云：茎无节，叶端圆青赤，皮白有赤脉。[弘景曰] 今山野处处有之，与菝葜相似而小异。其茎叶小肥，其节疏，其茎大直，上有刺，叶圆有赤脉，根凸凹巃嵸如羊角强细者是。[颂曰] 今太行山、淄、温、眉州亦有之。苗尖细碎青色，高一尺以来，无花。其茎叶似贯众而细。其根黑色，长三四寸，多歧，似狗之脊骨，大有两指许。其肉青绿色。春秋采根暴干。今方亦有用金毛者。陶氏所说乃有刺萆薢，非狗脊也，今江左俗犹用之。[敩曰]凡使狗脊，勿用透山藤根，形状一般，只是入顶苦，不可饵也。[时珍曰]狗脊有二种：一种根黑色，如狗脊骨；一种有金黄毛，如狗形，皆可入药。其茎细而叶花两两对生，正似大叶蕨，比贯众叶有齿，面背皆光。其根大如拇指，有硬黑须簇之。吴普、陶弘景所说根苗，皆是菝葜；苏恭、苏颂所说，即真狗脊也。按张揖广雅云：菝葜，狗脊也。张华博物志云：菝葜与萆薢相乱，一名狗脊。观此则昔人以菝葜为狗脊，相承之误久矣。然菝葜、萆薢、狗脊三者，形状虽殊，而功用亦不甚相远。

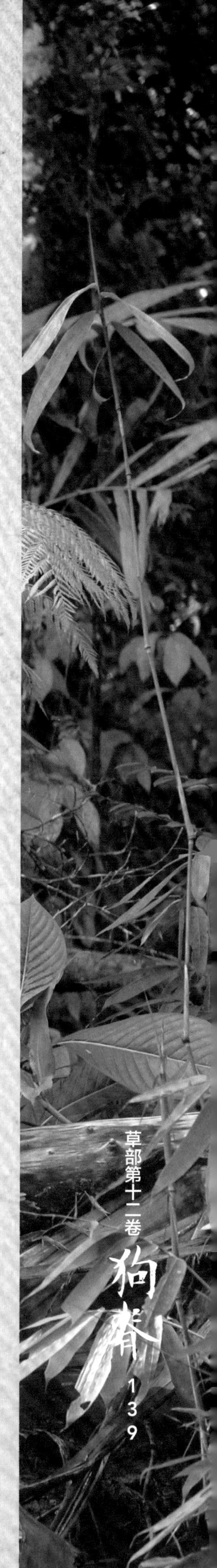

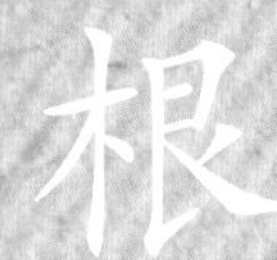

‖**修治**‖

[敩曰] 凡修事，火燎去须，细剉了，酒浸一夜，蒸之，从巳至申，取出晒干用。[时珍曰] 今人惟剉炒去毛须用。

‖**气味**‖

苦，平，无毒。[别录曰] 甘，微温。[普曰] 神农：苦。桐君、黄帝、岐伯、雷公、扁鹊：甘，无毒。李当之：小温。[权曰] 苦、辛，微热。[之才曰] 萆薢为之使，恶败酱、莎草。

‖**主治**‖

腰背强，关机缓急，周痹寒湿膝痛，颇利老人。本经。**疗失溺不节，男女脚弱腰痛，风邪淋露，少气目暗，坚脊利俯仰，女子伤中关节重。**别录。**男子女人毒风软脚，肾气虚弱，续筋骨，补益男子。**甄权。**强肝肾，健骨，治风虚。**时珍。

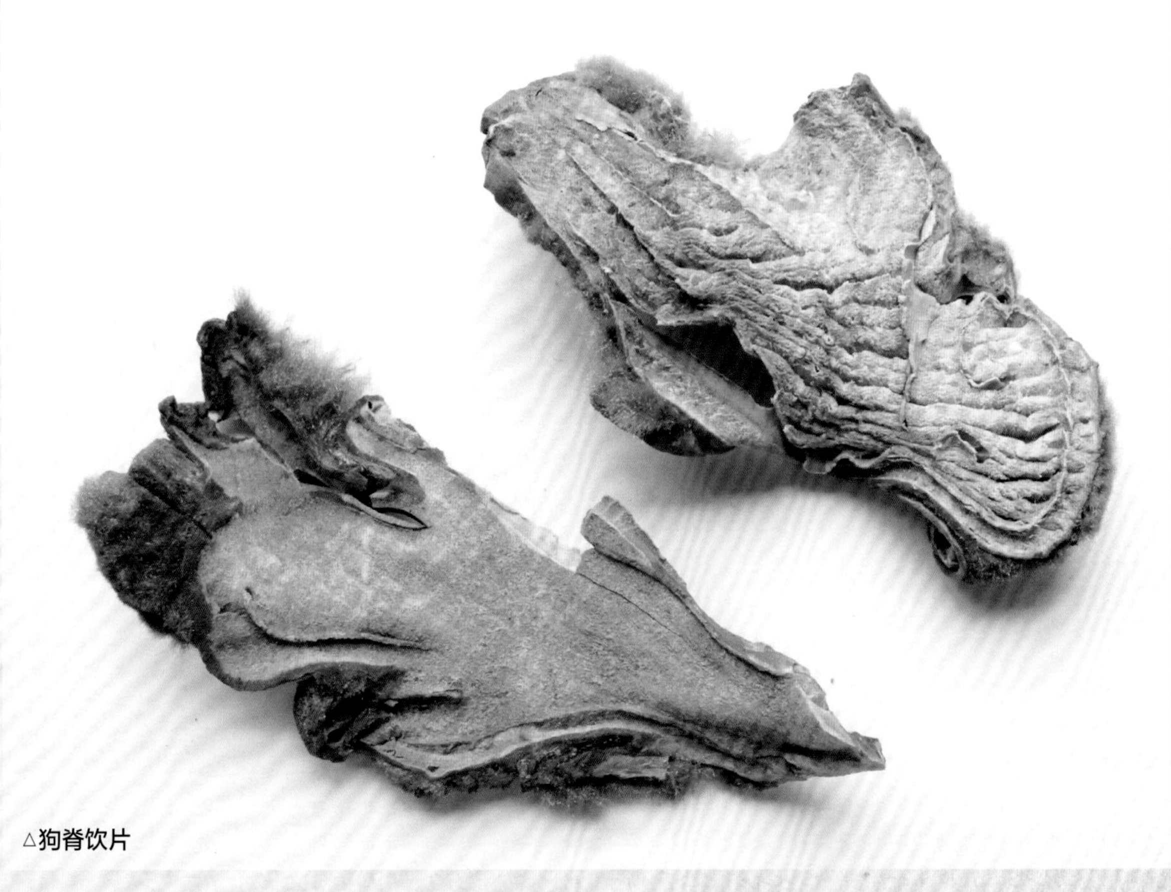

△狗脊饮片

‖ **附方** ‖

新四。**男子诸风**四宝丹：用金毛狗脊，盐泥固济，煅红去毛，苏木、萆薢、川乌头生用等分，为末，米醋和丸梧子大。每服二十丸，温酒、盐汤下。普济方。**室女白带**冲任虚寒，鹿茸丸：用金毛狗脊燎去毛、白敛各一两，鹿茸酒蒸焙二两，为末，用艾煎醋汁打糯米糊，丸梧子大。每服五十丸，空心温酒下。济生方。**固精强骨**金毛狗脊、远志肉、白茯神、当归身等分，为末，炼蜜丸梧子大。每酒服五十丸。集简方。**病后足肿**但节食以养胃气，外用狗脊煎汤渍洗。吴绶蕴要。

金毛狗脊 *Cibotium barometz psbA-trnH* 条形码主导单倍型序列：

```
1   TATCTGTCTG GTTATGCAGT ATAACTGAAT ACCAAACCTT TTAGTTTTAA AAGGTTTGGT ATCCAATGAG GGTTCGTTAG
81  ATAAAACGAA TAGAAAGAAT GGTAATGGTT TGTCAGAATC TTACAATCAT CAGTTTCCAA TCTTGAATTC TGAAGAATCT
161 TTGGAATACT CTTCTGCGGC TATATATATA GATATATATA GATATTCCTG TTCTGATTCA CAGAATGCTT GTAATCTACC
241 AATCATTTGA ATAGAGTGGG AGTACGTTCT TCATATCACA GATTTACTAT TGTCTCGTTA TATACATAAC TAATATGTAT
321 GTGTATCAAT CGAAGGACCC TAATATCTTA ATAGATAGAT CCTGTTCCCT TTCACATTCA GGGAGCCGAG TAGCAGAAGG
```

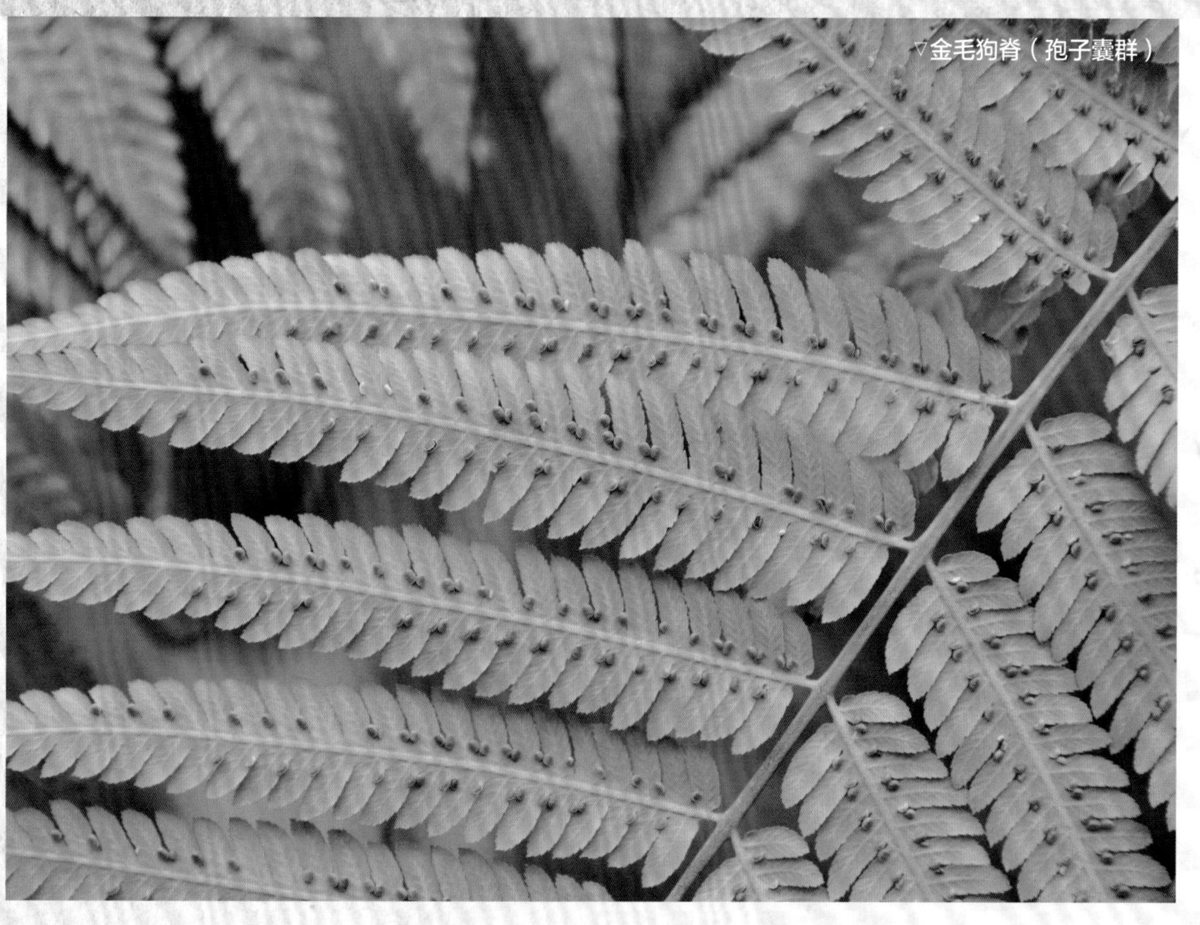

▽金毛狗脊（孢子囊群）

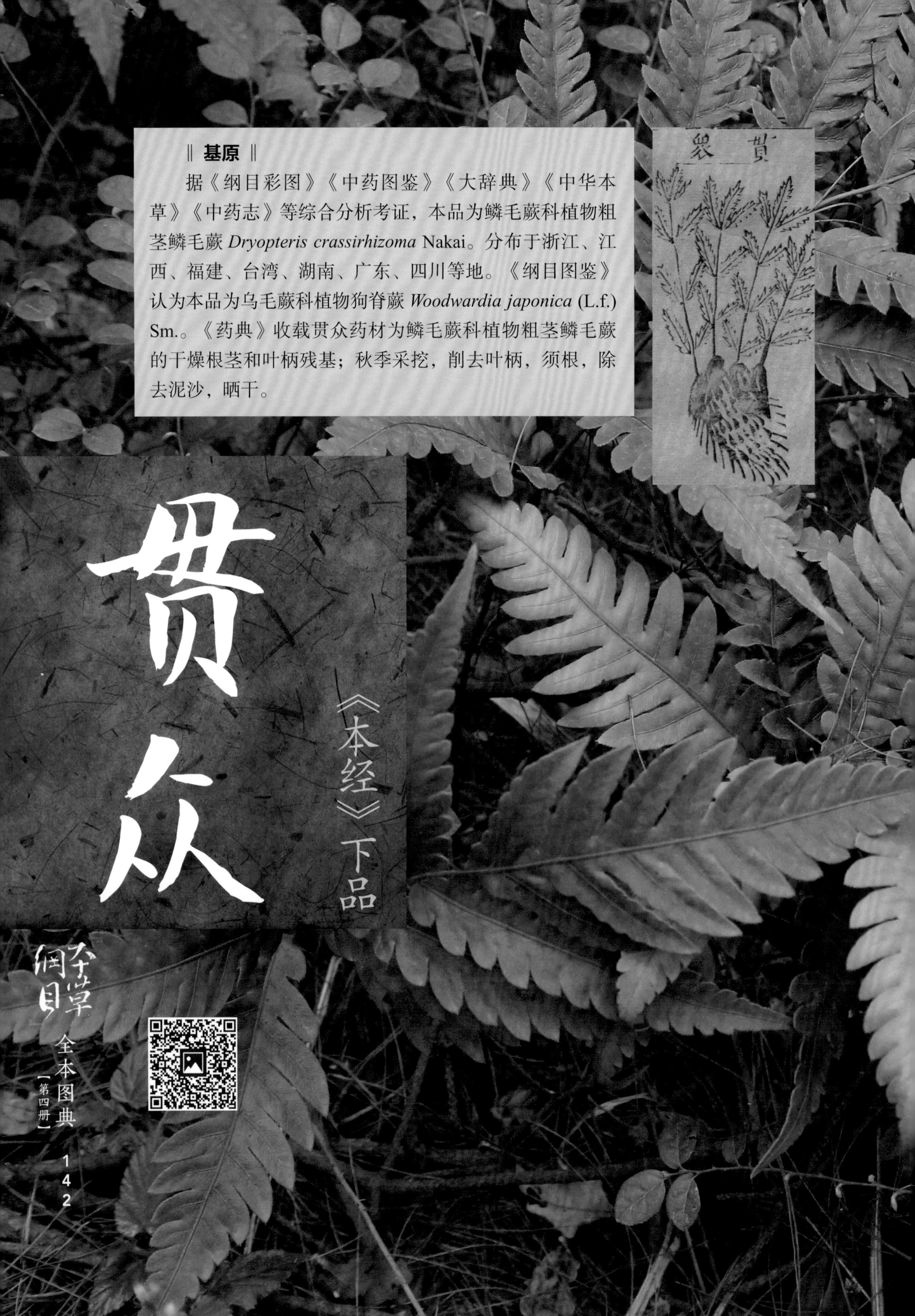
‖ 基原 ‖
据《纲目彩图》《中药图鉴》《大辞典》《中华本草》《中药志》等综合分析考证，本品为鳞毛蕨科植物粗茎鳞毛蕨 *Dryopteris crassirhizoma* Nakai。分布于浙江、江西、福建、台湾、湖南、广东、四川等地。《纲目图鉴》认为本品为乌毛蕨科植物狗脊蕨 *Woodwardia japonica* (L.f.) Sm.。《药典》收载贯众药材为鳞毛蕨科植物粗茎鳞毛蕨的干燥根茎和叶柄残基；秋季采挖，削去叶柄，须根，除去泥沙，晒干。
貫衆
贯众
《本经》下品

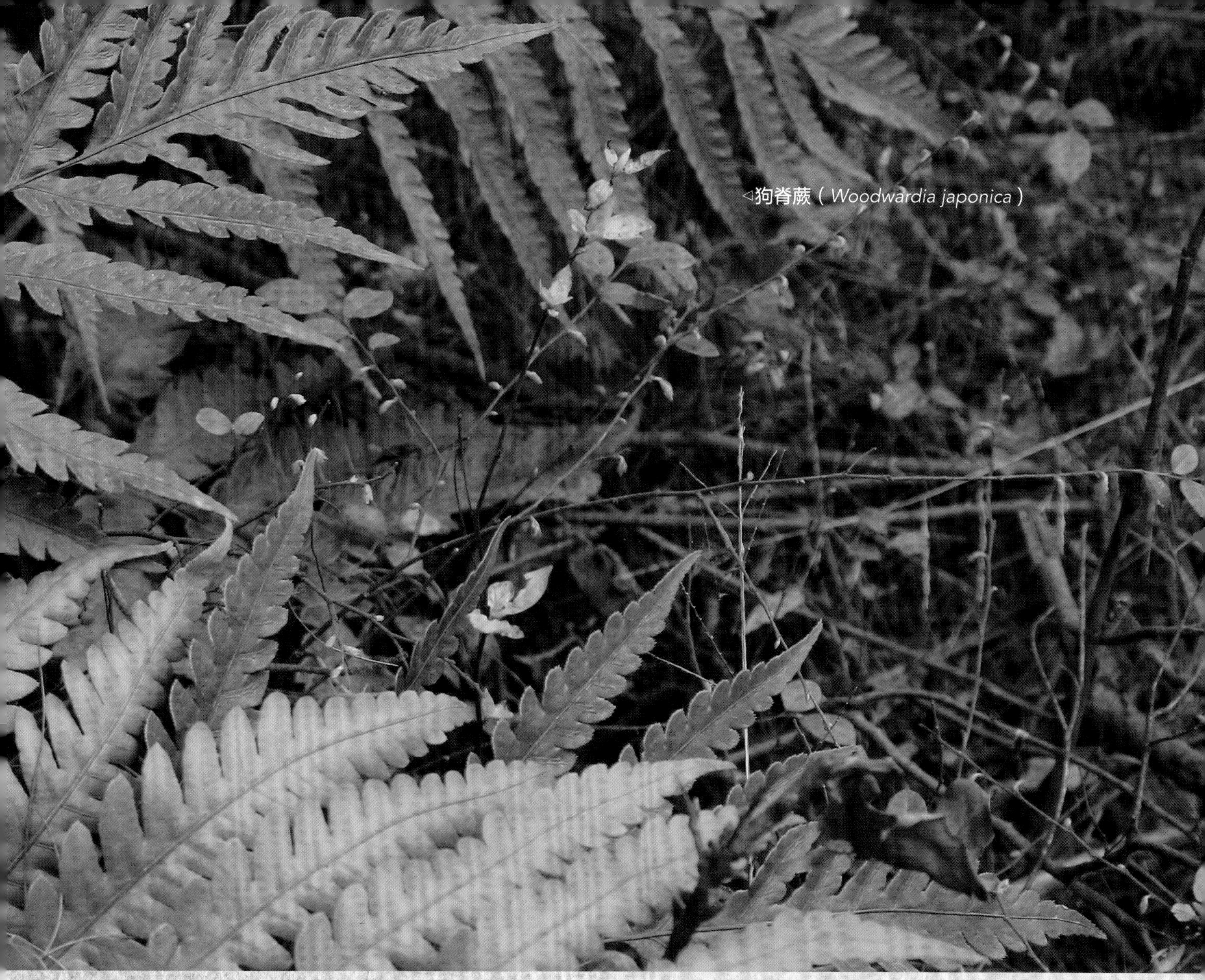
◁狗脊蕨（*Woodwardia japonica*）

‖**释名**‖

贯节本经**贯渠**本经**百头**本经又名虎卷、扁府。**草鸱头**别录**黑狗脊**纲目**凤尾草**图经。[时珍曰] 此草叶茎如凤尾，其根一本而众枝贯之，故草名凤尾，根名贯众、贯节、贯渠。渠者，魁也。吴普本草作贯中，俗作贯仲、管仲者，皆谬称也。尔雅云，泺音灼，贯众，即此也。别录一名伯萍，一名药藻，皆字讹也。金星草一名凤尾草，与此同名，宜互考之。[弘景曰] 近道皆有之。叶如大蕨。其根形色毛芒，全似老鸱头，故呼为草鸱头。

‖**集解**‖

[别录曰] 贯众生玄山山谷及冤句少室山，二月、八月采根阴干。[普曰] 叶青黄色，两两相对。茎有黑毛丛生，冬夏不死。四月花白，七月实黑，聚相连卷旁生。三月、八月采根，五月采叶。[保升曰] 苗似狗脊，状如雉尾，根直多枝，皮黑肉赤，曲者

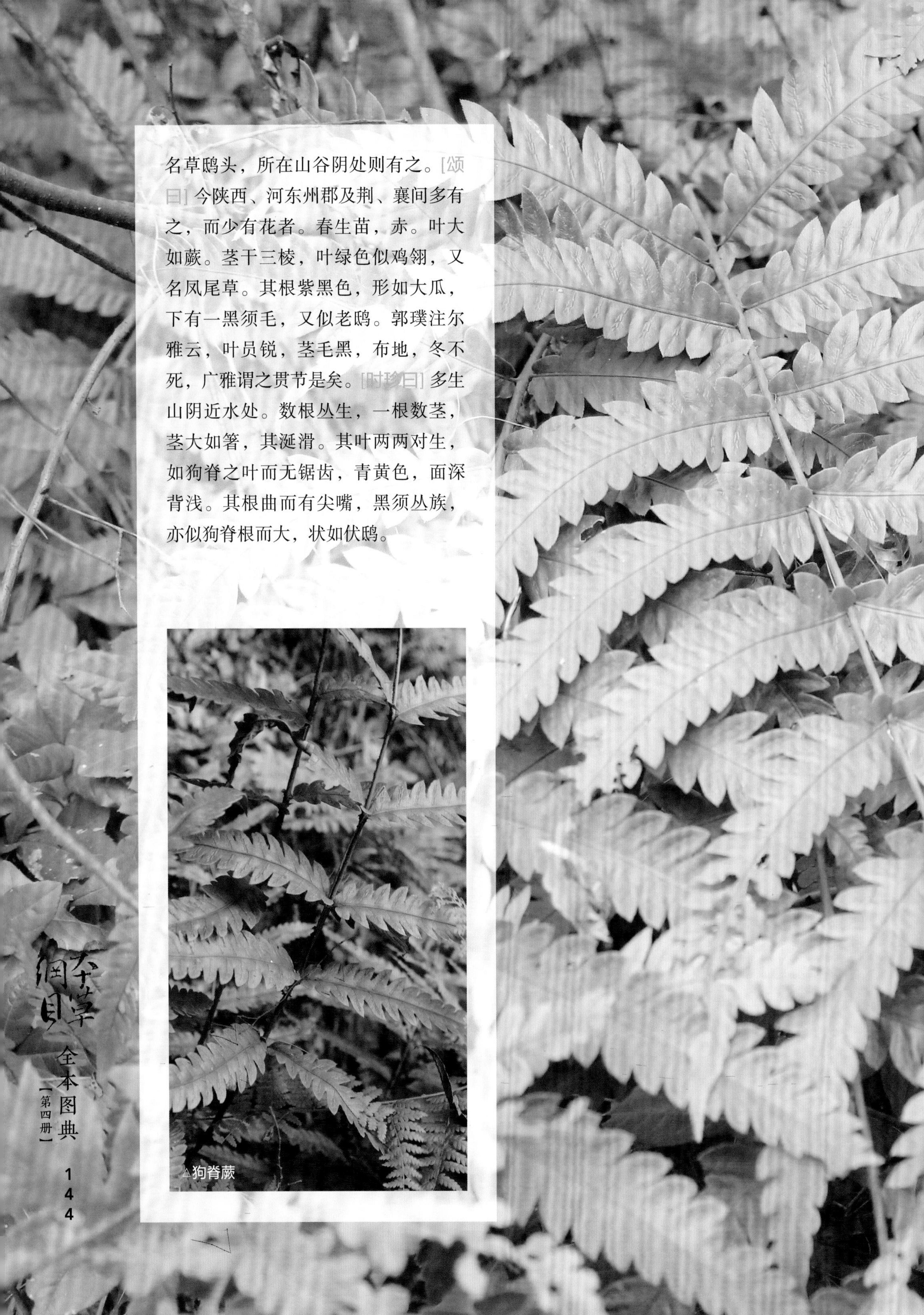

名草鸱头，所在山谷阴处则有之。[颂曰] 今陕西、河东州郡及荆、襄间多有之，而少有花者。春生苗，赤。叶大如蕨。茎干三棱，叶绿色似鸡翎，又名凤尾草。其根紫黑色，形如大瓜，下有一黑须毛，又似老鸱。郭璞注尔雅云，叶员锐，茎毛黑，布地，冬不死，广雅谓之贯节是矣。[时珍曰] 多生山阴近水处。数根丛生，一根数茎，茎大如箸，其涎滑。其叶两两对生，如狗脊之叶而无锯齿，青黄色，面深背浅。其根曲而有尖嘴，黑须丛族，亦似狗脊根而大，状如伏鸱。

△狗脊蕨

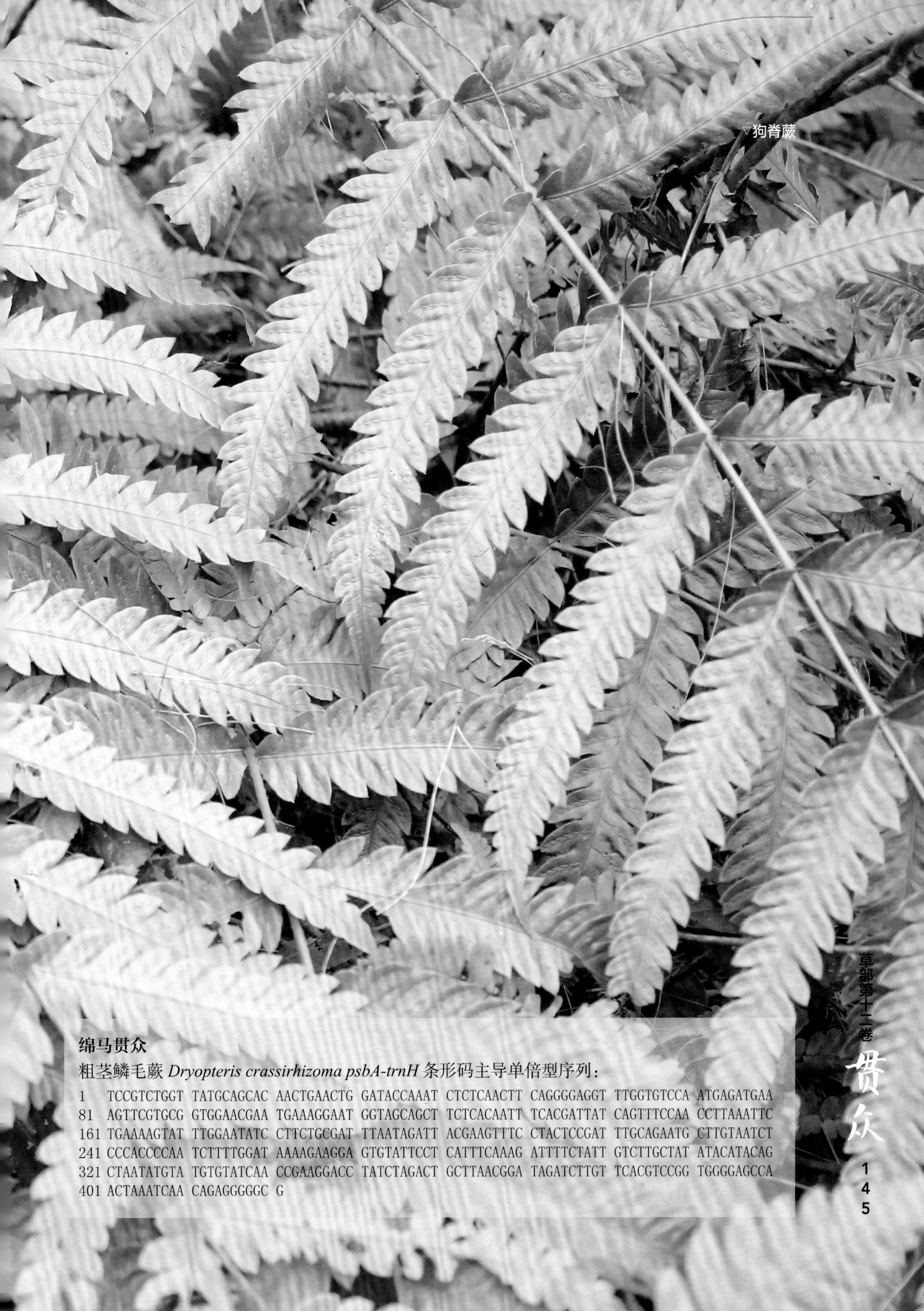

▽狗脊蕨

绵马贯众

粗茎鳞毛蕨 *Dryopteris crassirhizoma psbA-trnH* 条形码主导单倍型序列：

1 TCCGTCTGGT TATGCAGCAC AACTGAACTG GATACCAAAT CTCTCAACTT CAGGGGAGGT TTGGTGTCCA ATGAGATGAA
81 AGTTCGTGCG GTGGAACGAA TGAAAGGAAT GGTAGCAGCT TCTCACAATT TCACGATTAT CAGTTTCCAA CCTTAAATTC
161 TGAAAAGTAT TTGGAATATC CTTCTGCGAT TTAATAGATT ACGAAGTTTC CTACTCCGAT TTGCAGAATG CTTGTAATCT
241 CCCACCCCAA TCTTTTGGAT AAAAGAAGGA GTGTATTCCT CATTTCAAAG ATTTTCTATT GTCTTGCTAT ATACATACAG
321 CTAATATGTA TGTGTATCAA CCGAAGGACC TATCTAGACT GCTTAACGGA TAGATCTTGT TCACGTCCGG TGGGGAGCCA
401 ACTAAATCAA CAGAGGGGGC G

根

‖ **气味** ‖

苦，微寒，有毒。[之才曰] 雚菌、赤小豆为之使，伏石钟乳。

‖ **主治** ‖

腹中邪热气，诸毒，杀三虫。本经。**去寸白，破癥瘕，除头风，止金疮。**别录。**为末，水服一钱，止鼻血有效。**苏颂。**治下血崩中滞下，产后血气胀痛，斑疹毒，漆毒，骨哽。解猪病。**时珍。

‖ **发明** ‖

[时珍曰] 贯众大治妇人血气，根汁能制三黄，化五金，伏钟乳，结砂制汞，且能解毒软坚。王海藏治夏月痘出不快，快斑散用之。云贯众有毒，而能解腹中邪热之毒，病因内感而发之于外者多效，非古法之分经也。又黄山谷煮豆帖，言荒年以黑豆一升挼净，入贯众一斤，剉如骰子大，同以水煮，文火斟酌至豆熟，取出日干，覆令展尽余汁，簸去贯众，每日空心啗豆五七粒，能食百草木枝叶，有味可饱。又王璆百一选方，言滁州蒋教授，因食鲤鱼玉蝉羹，为肋肉所哽，凡药皆不效。或令以贯众浓煎汁一盏，分三服，连进至夜，一咯而出。亦可为末，水服一钱。观此可知其软坚之功，不但治血治疮

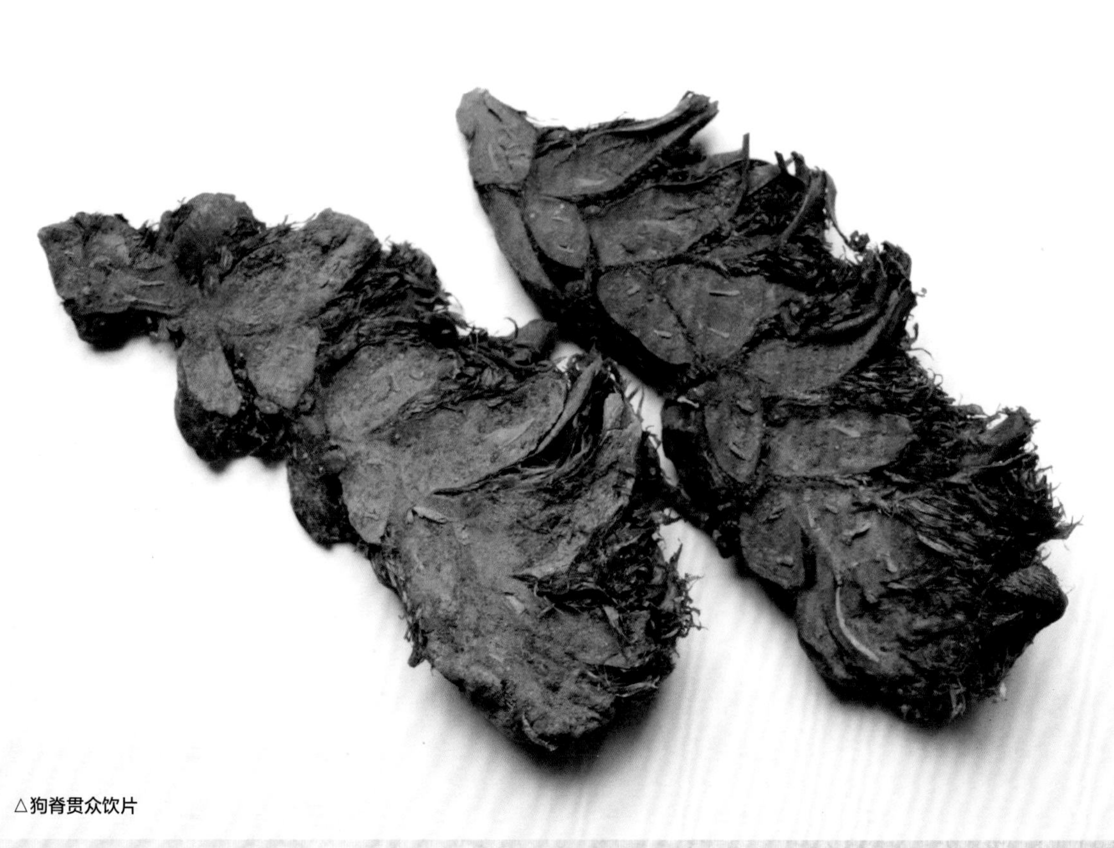

△狗脊贯众饮片

而已也。

‖ **附方** ‖

新一十五。**鼻衄不止**贯众根末，水服一钱。普济方。**诸般下血**肠风酒痢，血痔鼠痔下血。黑狗脊，黄者不用，须内肉赤色者，即本草贯众也。去皮毛，剉焙为末。每服二钱，空心米饮下。或醋糊丸梧子大，每米饮下三四十丸。或烧存性，出火毒为末，入麝香少许，米饮服二钱。普济方。**女人血崩**贯众半两，煎酒服之，立止。集简方。**产后亡血**过多，心腹彻痛者。用贯众状如刺猬者一个，全用不剉，只揉去毛及花萼，以好醋蘸湿，慢火炙令香熟，候冷为末，米饮空心每服二钱，甚效。妇人良方。**赤白带下**年深，诸药不能疗者，用上方治之亦验，名独圣汤。方同上。年深咳嗽出脓血。贯众、苏方木等分，每服三钱，水一盏，生姜三片，煎服，日二服。久咳，渐成劳瘵。凤尾草为末，用鱼鲊蘸食之。圣惠方。**痘疮不快**快斑散：用贯众、赤芍药各一钱，升麻、甘草各五分，入淡竹叶三片，水一盏半，煎七分，温服。王海藏方。**头疮白秃**贯众、白芷为末，油调涂之。又方：贯众烧末，油调涂。圣惠方。**漆疮作痒**油调贯众末涂之。千金方。**鸡鱼骨哽**贯众、缩砂、甘草等分，为粗末，绵包少许，含之咽汁，久则随痰自出。普济方。**解轻粉毒**齿缝出血，臭肿。贯众、黄连各半两，煎水，入冰片少许，时时漱之。陆氏积德堂方。**血痢不止**凤尾草根，即贯众，五钱，煎酒服。陈解元吉言所传。集简方。**便毒肿痛**贯众，酒服二钱良。多能鄙事。

▽狗脊贯众药材

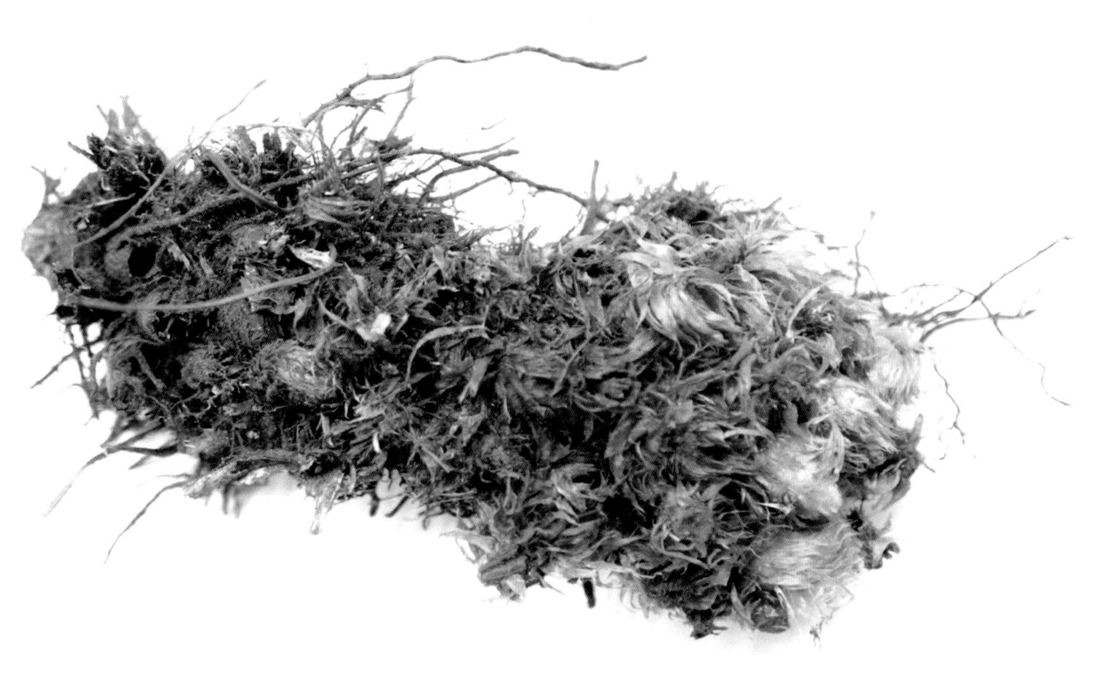

花

‖**主治**‖

恶疮，令人泄。别录。

△狗脊蕨

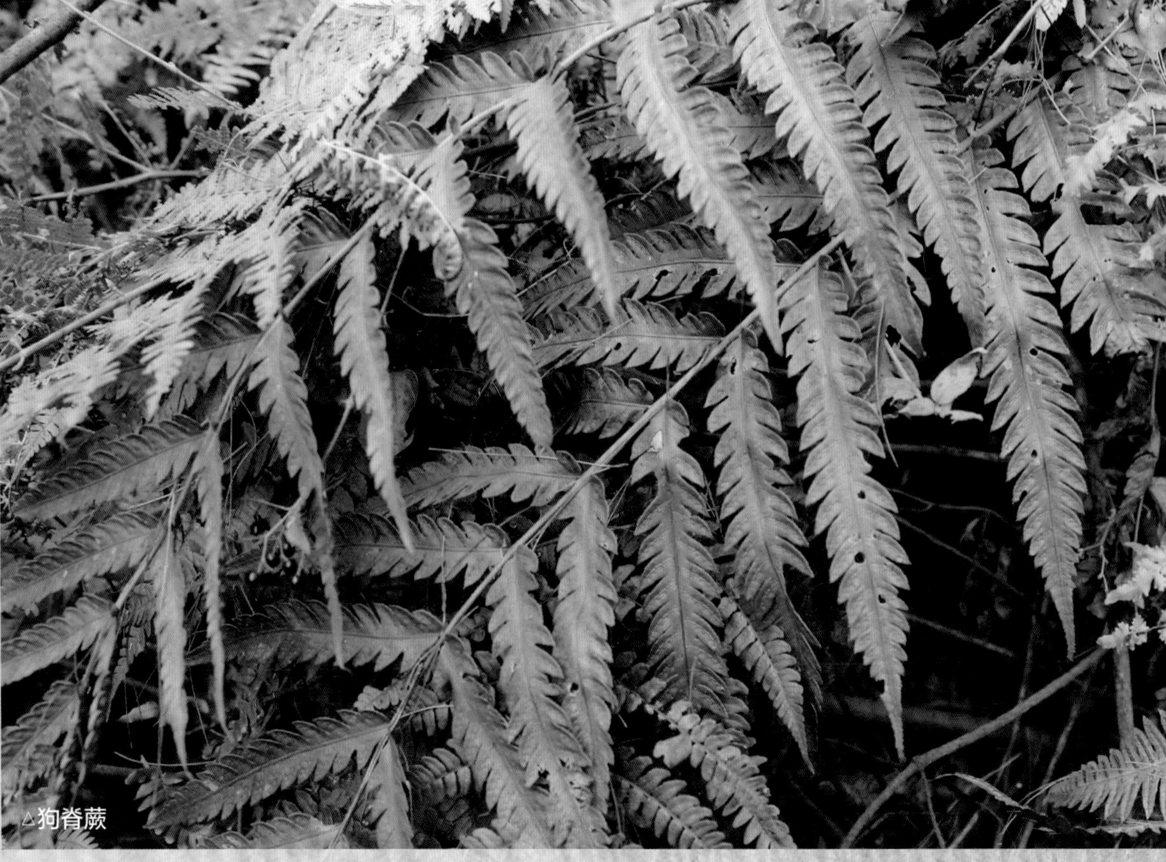

△狗脊蕨

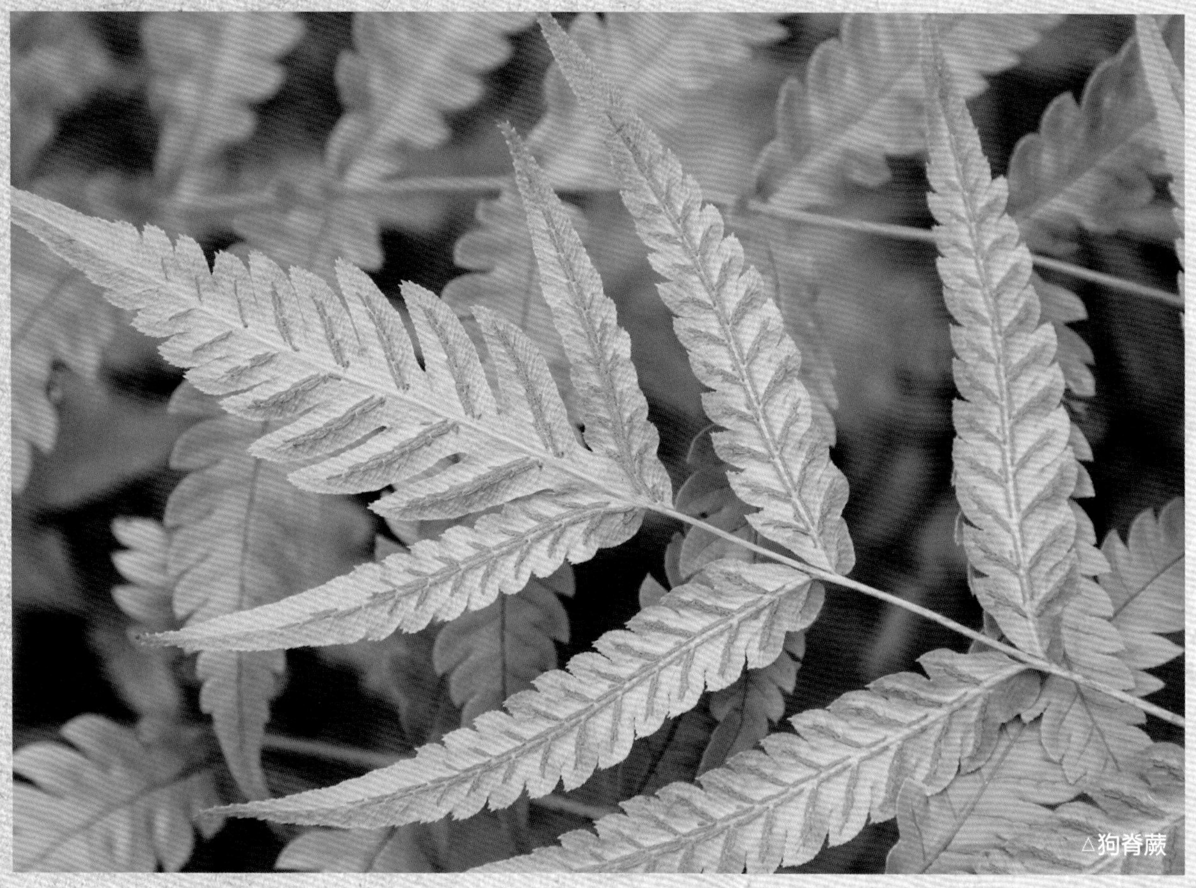

△狗脊蕨

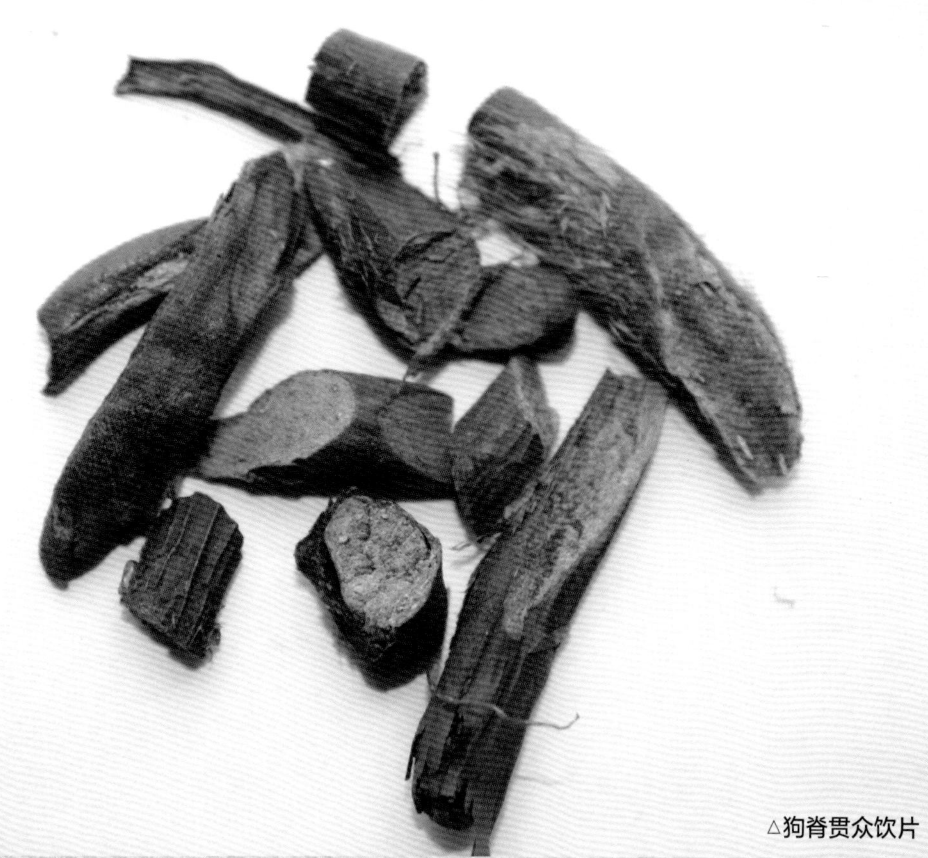

△狗脊贯众饮片

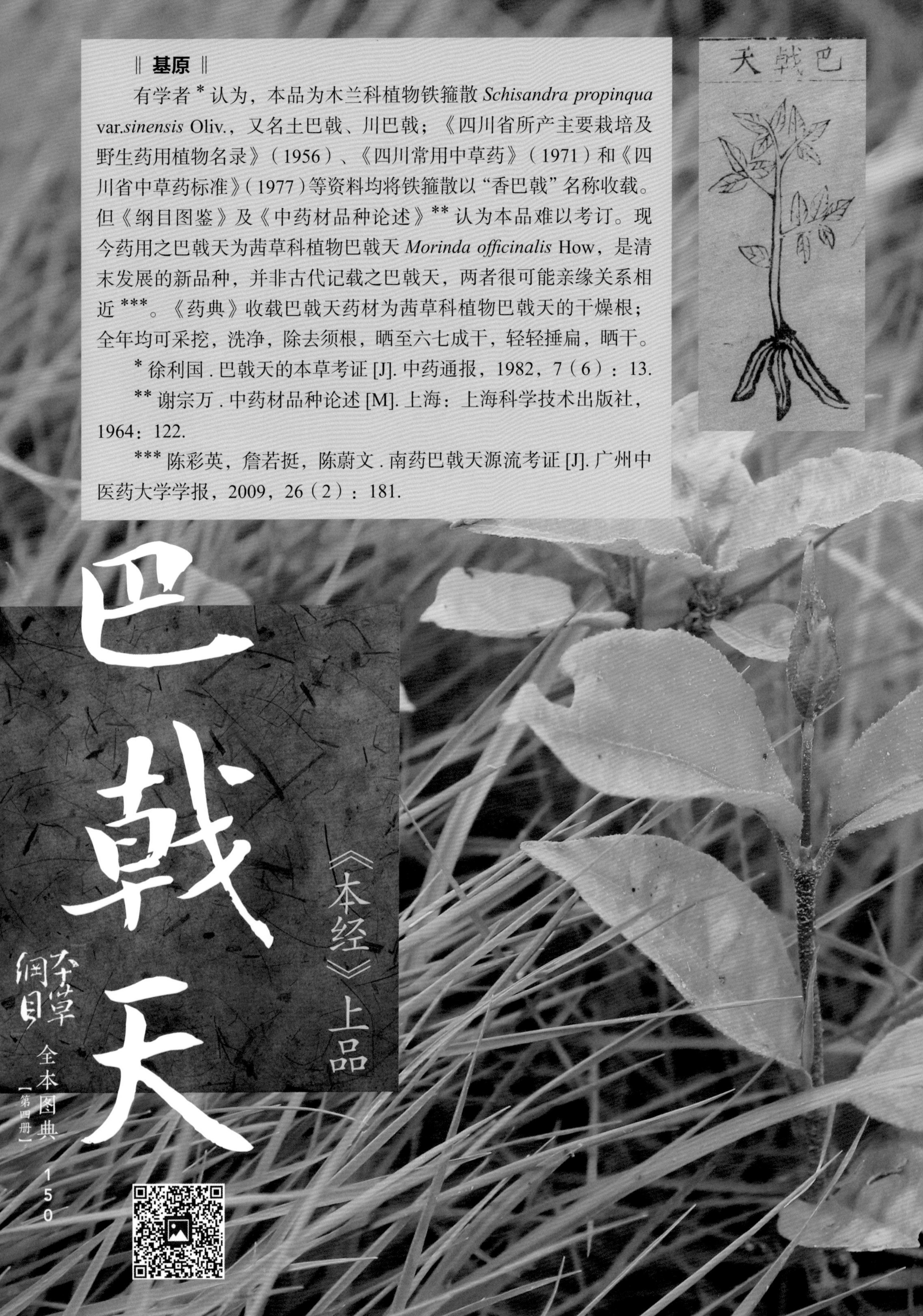

‖ **基原** ‖

有学者 * 认为，本品为木兰科植物铁箍散 *Schisandra propinqua* var.*sinensis* Oliv.，又名土巴戟、川巴戟；《四川省所产主要栽培及野生药用植物名录》（1956）、《四川常用中草药》（1971）和《四川省中草药标准》（1977）等资料均将铁箍散以“香巴戟”名称收载。但《纲目图鉴》及《中药材品种论述》** 认为本品难以考订。现今药用之巴戟天为茜草科植物巴戟天 *Morinda officinalis* How，是清末发展的新品种，并非古代记载之巴戟天，两者很可能亲缘关系相近 ***。《药典》收载巴戟天药材为茜草科植物巴戟天的干燥根；全年均可采挖，洗净，除去须根，晒至六七成干，轻轻捶扁，晒干。

* 徐利国．巴戟天的本草考证 [J]. 中药通报，1982，7（6）：13.

** 谢宗万．中药材品种论述 [M]. 上海：上海科学技术出版社，1964：122.

*** 陈彩英，詹若挺，陈蔚文．南药巴戟天源流考证 [J]. 广州中医药大学学报，2009，26（2）：181.

巴戟天

《本经》上品

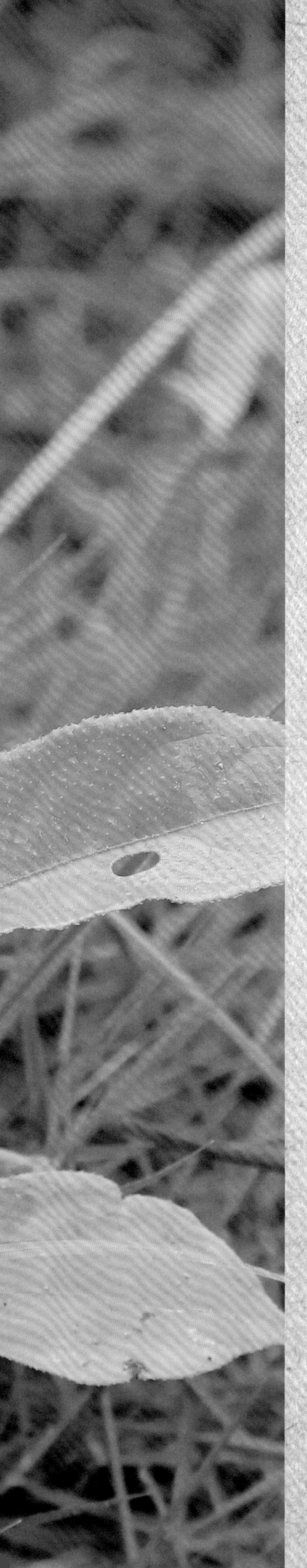

‖ **释名** ‖

不凋草日华**三蔓草**。[时珍曰] 名义殊不可晓。

‖ **集解** ‖

[别录曰] 巴戟天生巴郡及下邳山谷，二月、八月采根阴干。[弘景曰] 今亦用建平、宜都者，根状如牡丹而细，外赤内黑，用之打去心。[恭曰] 其苗俗名三蔓草。叶似茗，经冬不枯。根如连珠，宿根青色，嫩根白紫，用之亦同，以连珠多肉厚者为胜。[大明曰]紫色如小念珠，有小孔子，坚硬难捣。[宗奭曰] 巴戟天本有心，干缩时偶自落，或抽去，故中心或空，非自有小孔也。今人欲要中间紫色，则多伪以大豆汁沃之，不可不察。[颂曰] 今江淮、河东州郡亦有，但不及蜀川者佳，多生山林内。内地生者，叶似麦门冬而厚大，至秋结实。今方家多以紫色为良。蜀人云：都无紫色者。采时或用黑豆同煮，欲其色紫，殊失气味，尤宜辨之。又有一种山葎根，正似巴戟，但色白。土人采得，以醋水煮之，乃以杂巴戟，莫能辨也。但击破视之，中紫而鲜洁者，伪也；其中虽紫，又有微白，糁有粉色，而理小暗者，真也。真巴戟嫩时亦白，干时亦煮治使紫，力劣弱耳。

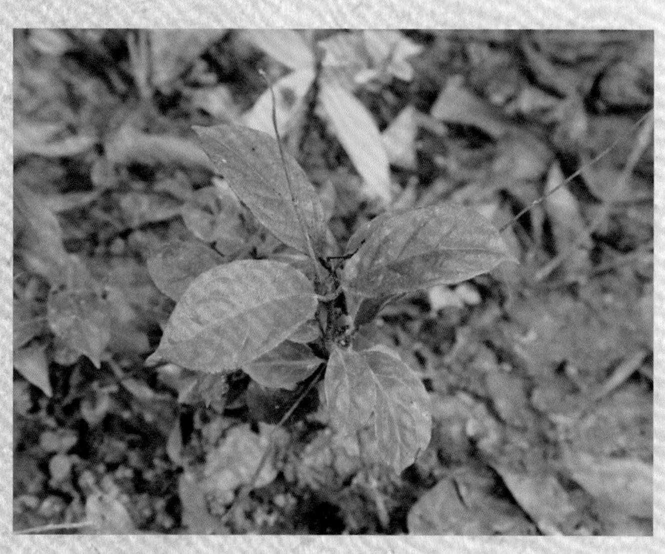

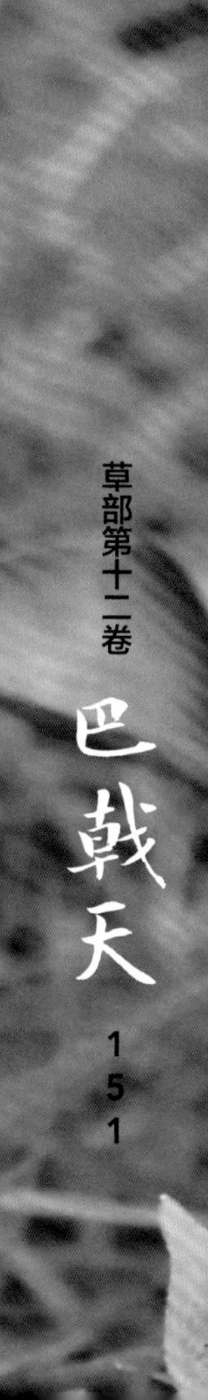

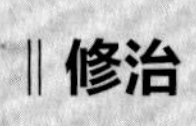

‖ **修治** ‖

[敩曰] 凡使须用枸杞子汤浸一宿，待稍软漉出，再酒浸一伏时，漉出，同菊花熬焦黄，去菊花，以布拭干用。[时珍曰] 今法：惟以酒浸一宿，剉焙入药。若急用，只以温水浸软去心也。

‖ **气味** ‖

辛、甘，微温，无毒。[大明曰]苦。[之才曰]覆盆子为之使，恶雷丸、丹参、朝生。

‖ **主治** ‖

大风邪气，阴痿不起，强筋骨，安五脏，补中增志益气。本经。**疗头面游风，小腹及阴中相引痛，补五劳，益精，利男子。**别录。**治男子夜梦鬼交精泄，强阴下气，治风癞。**甄权。**治一切风，疗水胀。**日华。**治脚气，去风疾，补血海。**时珍。出仙经。

‖ **发明** ‖

[好古曰] 巴戟天，肾经血分药也。[权曰] 病人虚损，加而用之。[宗奭曰] 有人嗜酒，日须五七杯，后患脚气甚危。或教以巴戟半两，糯米同炒，米微转色，去米不用，大黄一

▽巴戟天（根）

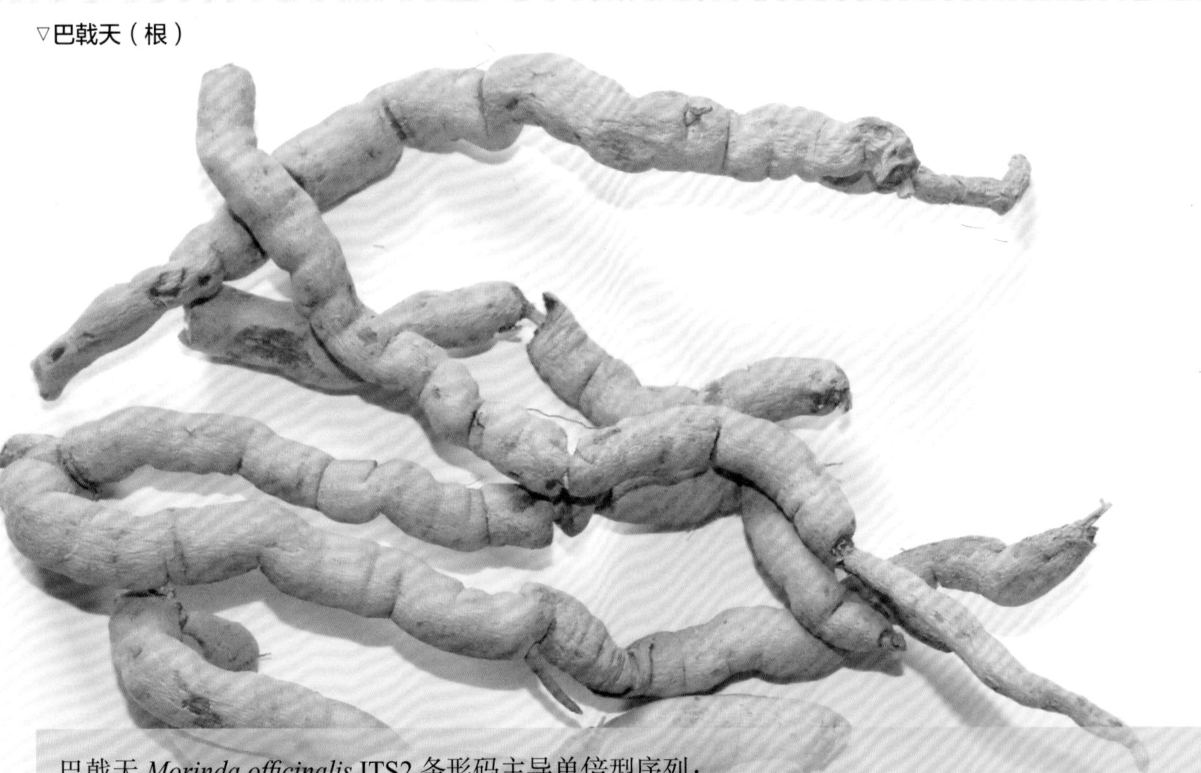

巴戟天 *Morinda officinalis* ITS2 条形码主导单倍型序列：

1 CGCATCGCGT CGCCACCCCC TCCTCGCCTT AGGAATTCGG ACGGGCGGGG GTGACGGATG TTGGCCCCCC GTGCCCTCGC
81 GGCGCGGCCG GCCTAAATGC GAGTCCTCGG CCCGGGACGT CACGACGAGT GGTGGTTGAA CCCTTCAACT CGAGAGCCGT
161 CGAGACGACG CCCGACGGGG AACTCTAACG ACCCTAGGGC TGTCGGCCCC GAGAGGAGCC GCGAGCCTTC GACCG

两，剉炒，同为末，熟蜜丸，温水服五七十丸，仍禁酒，遂愈。

‖ **附录** ‖

巴棘 [别录曰] 味苦，有毒。主恶疥疮出虫。生高地，叶白有刺，根连数十枚。一名女木。

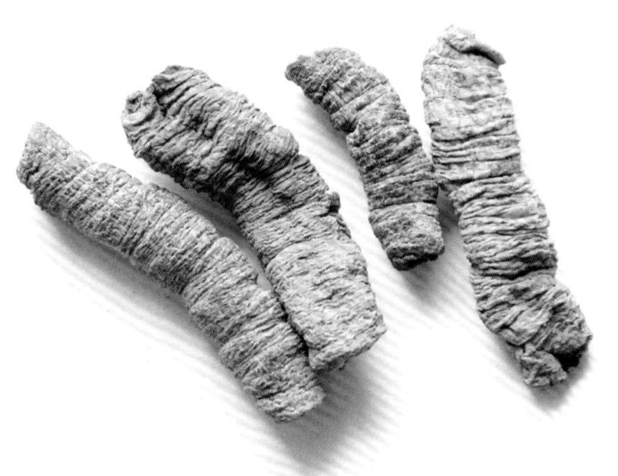

△巴戟肉

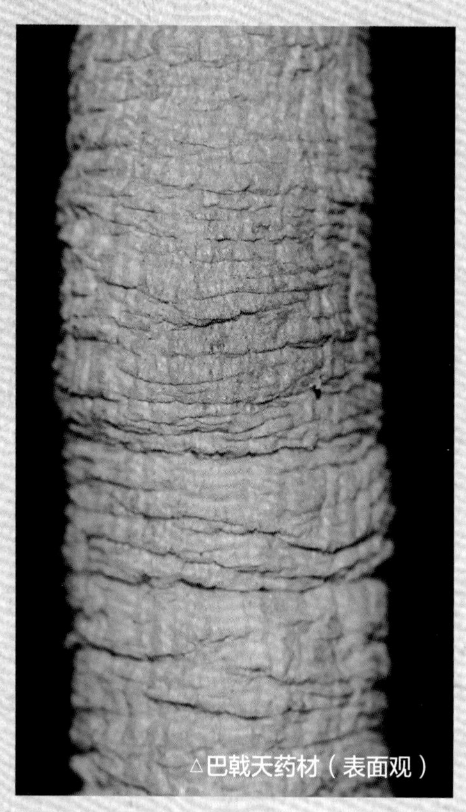

△巴戟天药材（表面观）

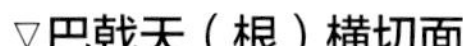

▽巴戟天（根）横切面

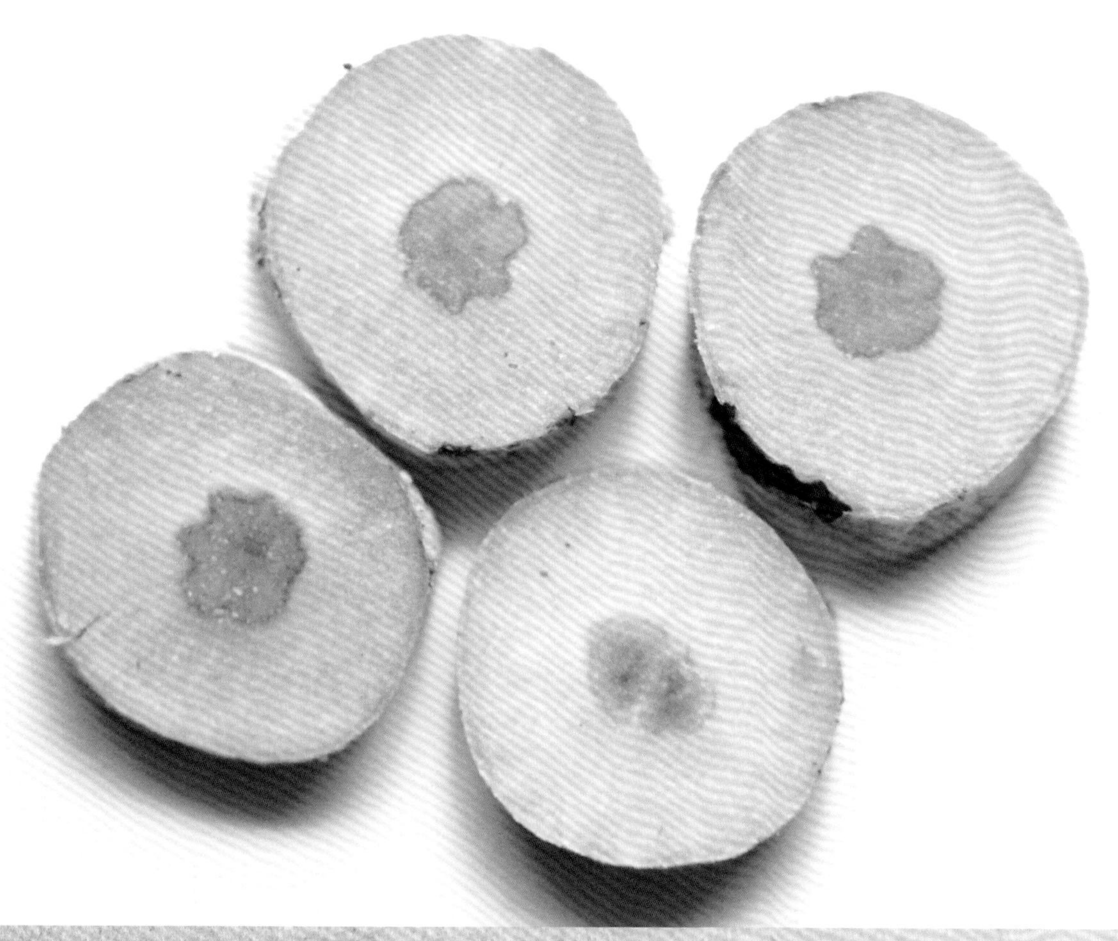

‖ **基原** ‖

据《纲目彩图》《药典图鉴》《中华本草》等综合分析考证，本品为远志科植物远志 *Polygala tenuifolia* Willd. 或卵叶远志 *P. sibiria* L.。分布于东北、华北及山东、陕西、甘肃等地。《药典》收载远志药材为远志科植物远志或卵叶远志的干燥根；春、秋二季采挖，除去须根和泥沙，晒干。

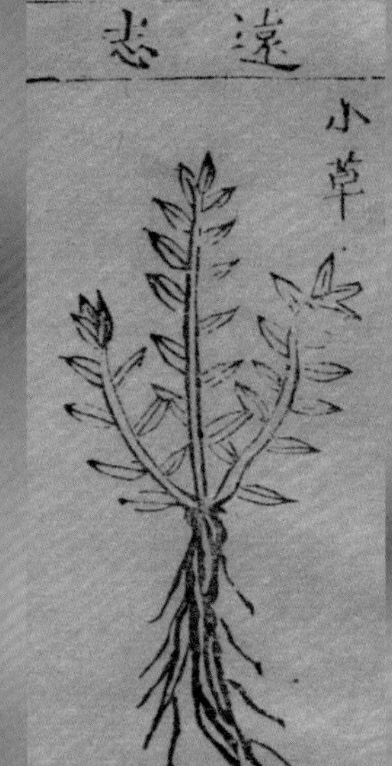

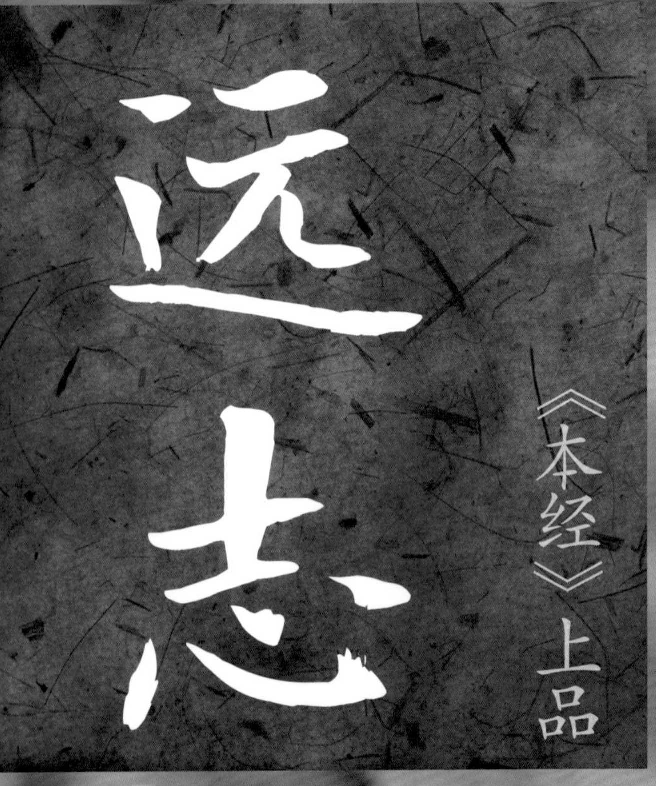

▷远志（*Polygala tenuifolia*）

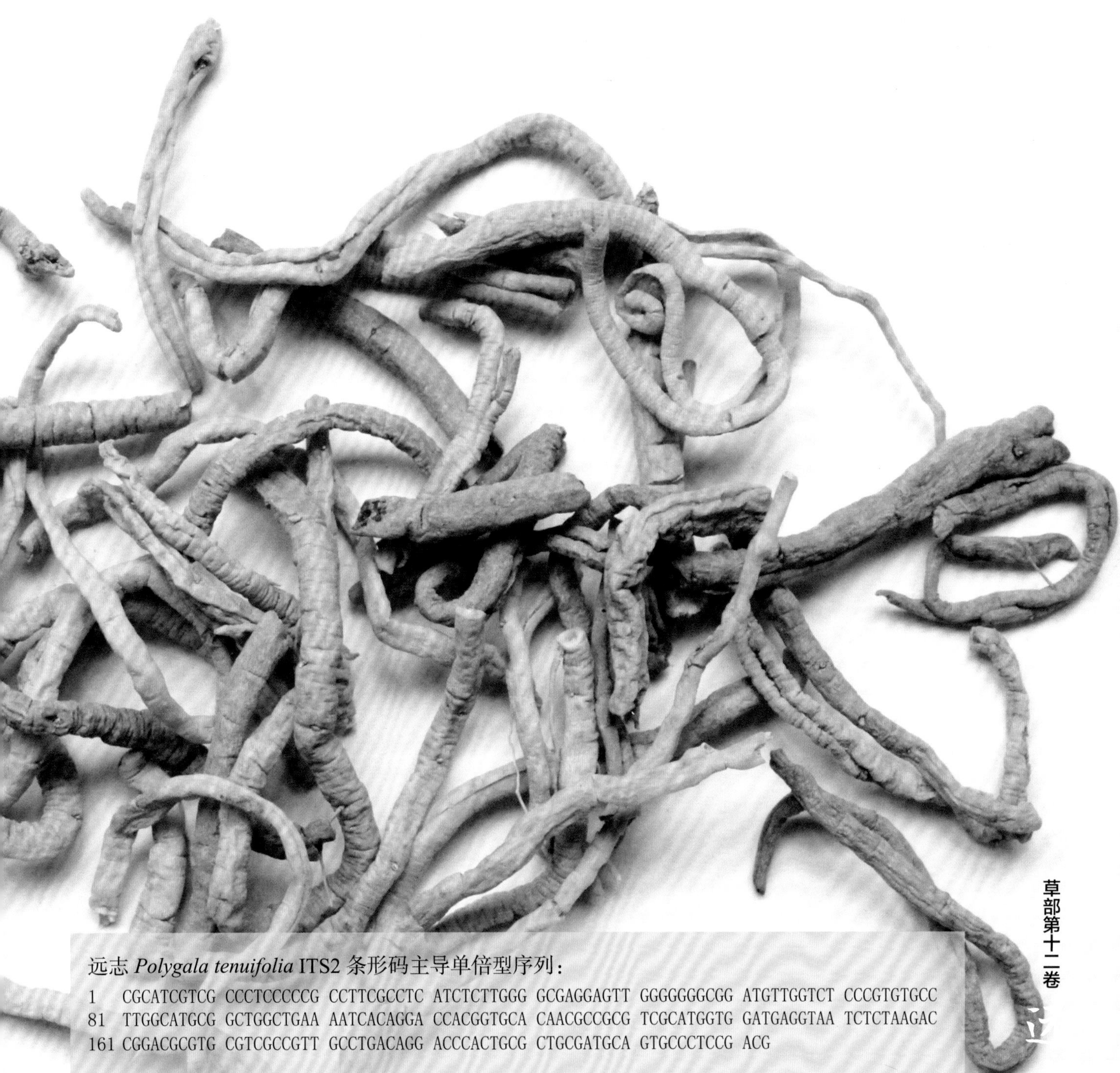

▽远志药材（远志筒和远志肉）

远志 *Polygala tenuifolia* ITS2 条形码主导单倍型序列：

1 CGCATCGTCG CCCTCCCCCG CCTTCGCCTC ATCTCTTGGG GCGAGGAGTT GGGGGGGCGG ATGTTGGTCT CCCGTGTGCC
81 TTGGCATGCG GCTGGCTGAA AATCACAGGA CCACGGTGCA CAACGCCGCG TCGCATGGTG GATGAGGTAA TCTCTAAGAC
161 CGGACGCGTG CGTCGCCGTT GCCTGACAGG ACCCACTGCG CTGCGATGCA GTGCCCTCCG ACG

卵叶远志 *Polygala sibirica* ITS2 条形码主导单倍型序列：

1 CGCATCGTCG CCCTCCCCCG CCTTCGCCTC ATCTCTTGGG GCGAGGAGTT GGGGGGGCGG ATGTTGGTCT CCCGTGTGCC
81 TTGGCATGCG GCTGGCTGAA AATCACAGGA CCACGGTGCA CAACGCCGCG TCGCATGGTG GATGAGGTAA TCTCTAAGAC
161 CGGACGCGTG CGTCGCCGTT GCCTGACAGG ACCCACTGCG CTGCGATGCA GTGCCCTCCG ACG

叶

‖ **主治** ‖

益精补阴气，止虚损梦泄。别录。

‖ **发明** ‖

[好古曰] 远志，肾经气分药也。[时珍曰]远志入足少阴肾经，非心经药也。其功专于强志益精，治善忘。盖精与志，皆肾经之所藏也。肾精不足，则志气衰，不能上通于心，故迷惑善忘。灵枢经云：肾藏精，精舍志。肾盛怒而不止则伤志，志伤则喜忘其前言，腰脊不可以俯仰屈伸，毛悴色夭。又云：人之善忘者，上气不足，下气有余，肠胃实而心肺虚，虚则营卫留于下，久之不以时上，故善忘也。陈言三因方，远志酒治痈疽，云有奇功，盖亦补肾之力尔。葛洪抱朴子云：陵阳子仲服远志二十年，有子三十七人，能坐在立亡也。

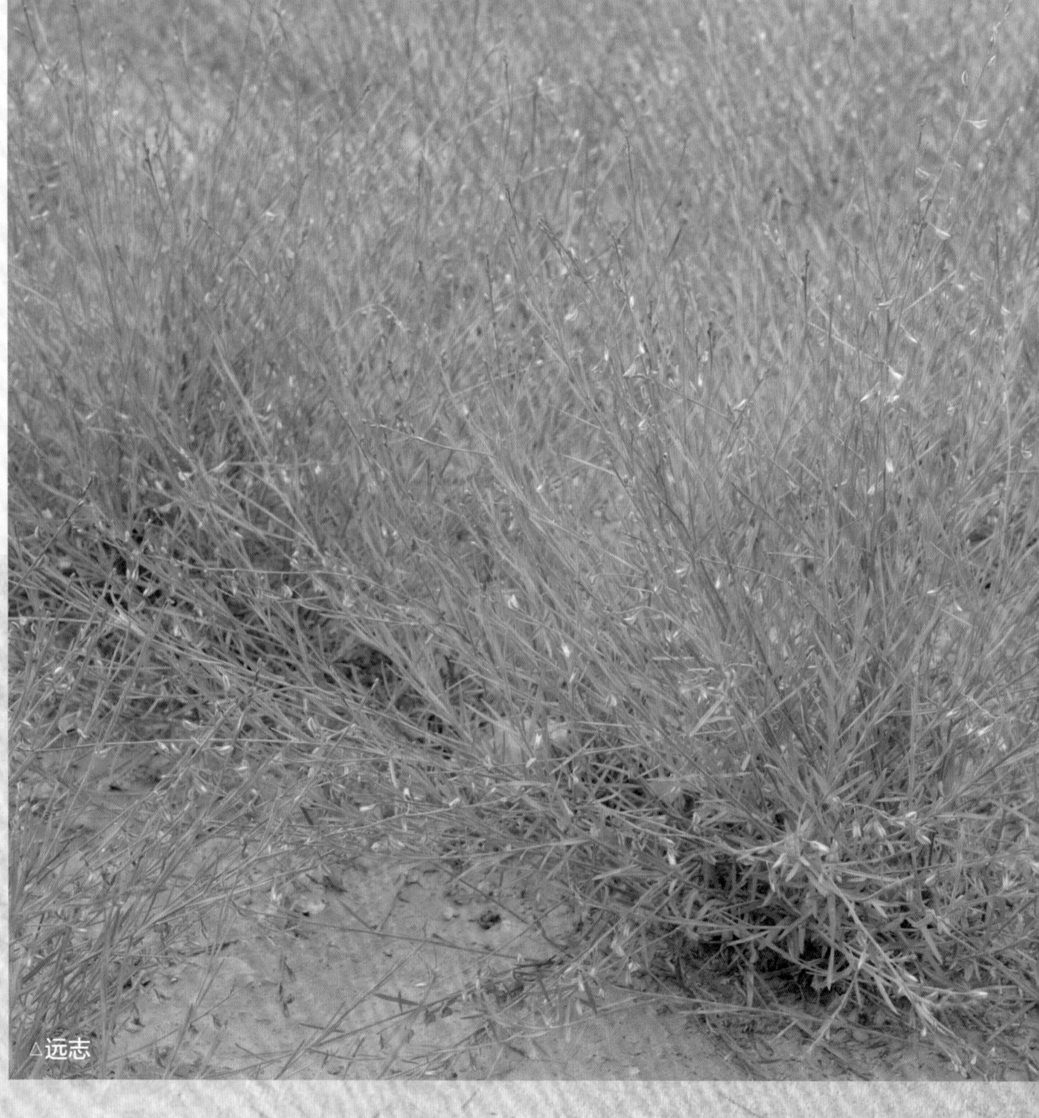

△远志

‖ **附方** ‖

旧三，新四。**心孔昏塞**多忘善误。丁酉日密自至市买远志，着巾角中，还为末服之，勿令人知。肘后方。**胸痹心痛**逆气，膈中饮食不下。小草丸：用小草、桂心、干姜、细辛、蜀椒出汗各三两，附子二分炮，六物捣下筛，蜜和丸梧子大。先食米汁下三丸，日三服，不知稍增，以知为度。忌猪肉、冷水、生葱、生菜。范汪东阳方。**喉痹作痛**远志肉为末，吹之，涎出为度。直指方。**脑风头痛**不可忍。远志末嗃鼻。宣明方。**吹乳肿痛**远志焙研，酒服二钱，以滓傅之。袖珍方。**一切痈疽**远志酒：治一切痈疽发背疖毒，恶候侵大。有死血阴毒在中则不痛，傅之即痛。有忧怒等气积，内攻则痛不可忍，傅之即不痛。或蕴热在内，热逼人手不可近，傅之即清凉。或气虚冷，溃而不敛，傅之即敛。此本韩大夫宅用以救人方，极验。若七情内郁，不问虚实寒热，治之皆愈。用远志不以多少，米泔浸洗，捶去心，为末。每服三钱，温酒一盏调，澄少顷，饮其清，以滓傅患处。三因方。**小便为浊**远志，甘草水煮半斤，茯神、益智仁各二两，为末，酒糊丸梧子大，每空心枣汤下五十丸。普济。

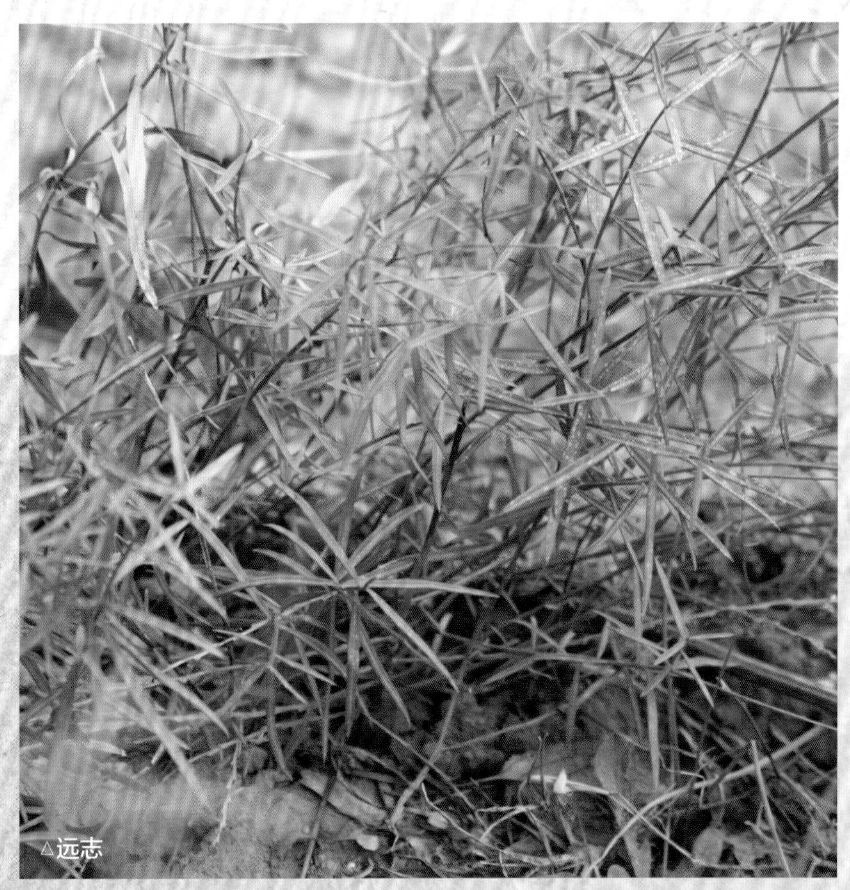

△远志

百脉根《唐本》

‖ **基原** ‖

据《纲目图鉴》《汇编》《大辞典》《中华本草》等综合分析考证，本品为豆科植物百脉根 *Lotus corniculatus* L.。分布于陕西、甘肃、湖南、广东、四川、贵州等地。春夏采收，挖根，洗净，切碎，晒干。

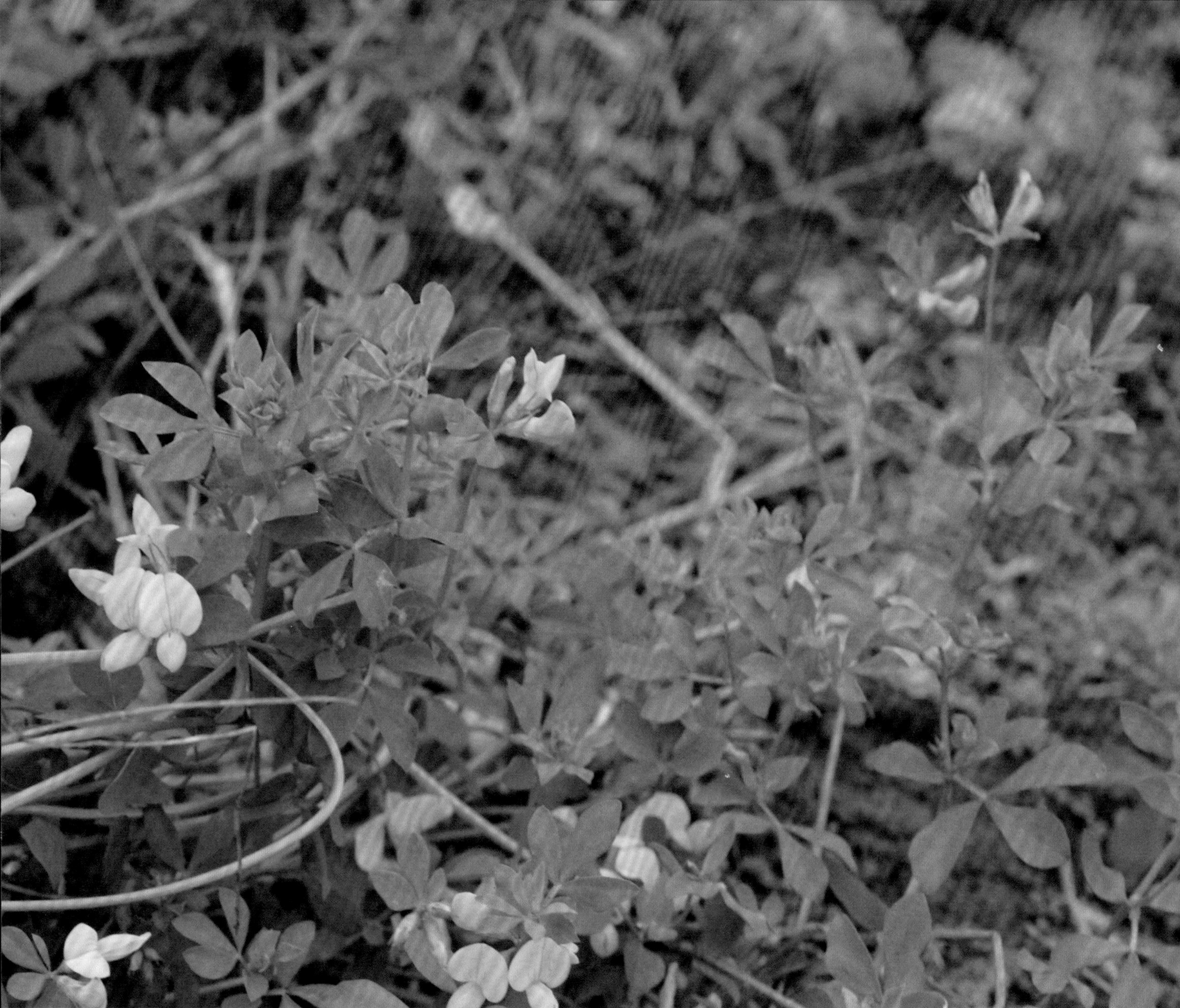

‖ **集解** ‖

[恭曰] 出肃州、巴西。叶似苜蓿，花黄，根如远志。二月、三月采根日干。[时珍曰] 按唐书作柏脉根，肃州岁贡之。千金、外台大方中亦时用之。今不复闻此，或者名称又不同也。

根

‖ **气味** ‖

苦，微寒，无毒。

‖ **主治** ‖

下气止渴去热，除虚劳，补不足。酒浸或水煮，丸散兼用。唐本。

‖ **基原** ‖

据《纲目图鉴》《药典图鉴》《中药图鉴》等综合分析考证，本品为小檗科植物淫羊藿 *Epimedium brevicornu* Maxim.。分布于河南、山西、陕西、青海、新疆等地。《纲目彩图》《药典图鉴》《中药图鉴》《汇编》《大辞典》《中华本草》认为还包括同属植物巫山淫羊藿 *E. koreanum* Nakai.、箭叶淫羊藿 *E. sagittatum*（Sieb.et Zucc.）Maxim.等。巫山淫羊藿分布于广西、四川、贵州、陕西等地，箭叶淫羊藿分布于西北、华东及福建、台湾、湖南、贵州等地。《药典》收载淫羊藿药材为小檗科植物淫羊藿、箭叶淫羊藿、柔毛淫羊藿 *E. pubescens* Maxim. 或朝鲜淫羊藿 *E. koreanum* Nakai 的干燥叶；夏、秋季茎叶茂盛时采收，晒干或阴干。

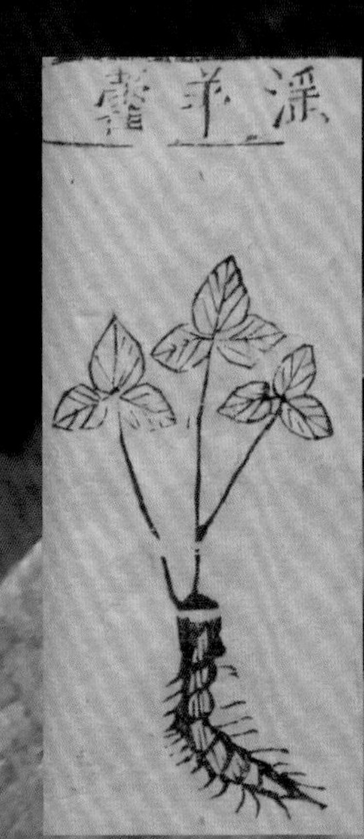

淫羊藿

《本经》中品

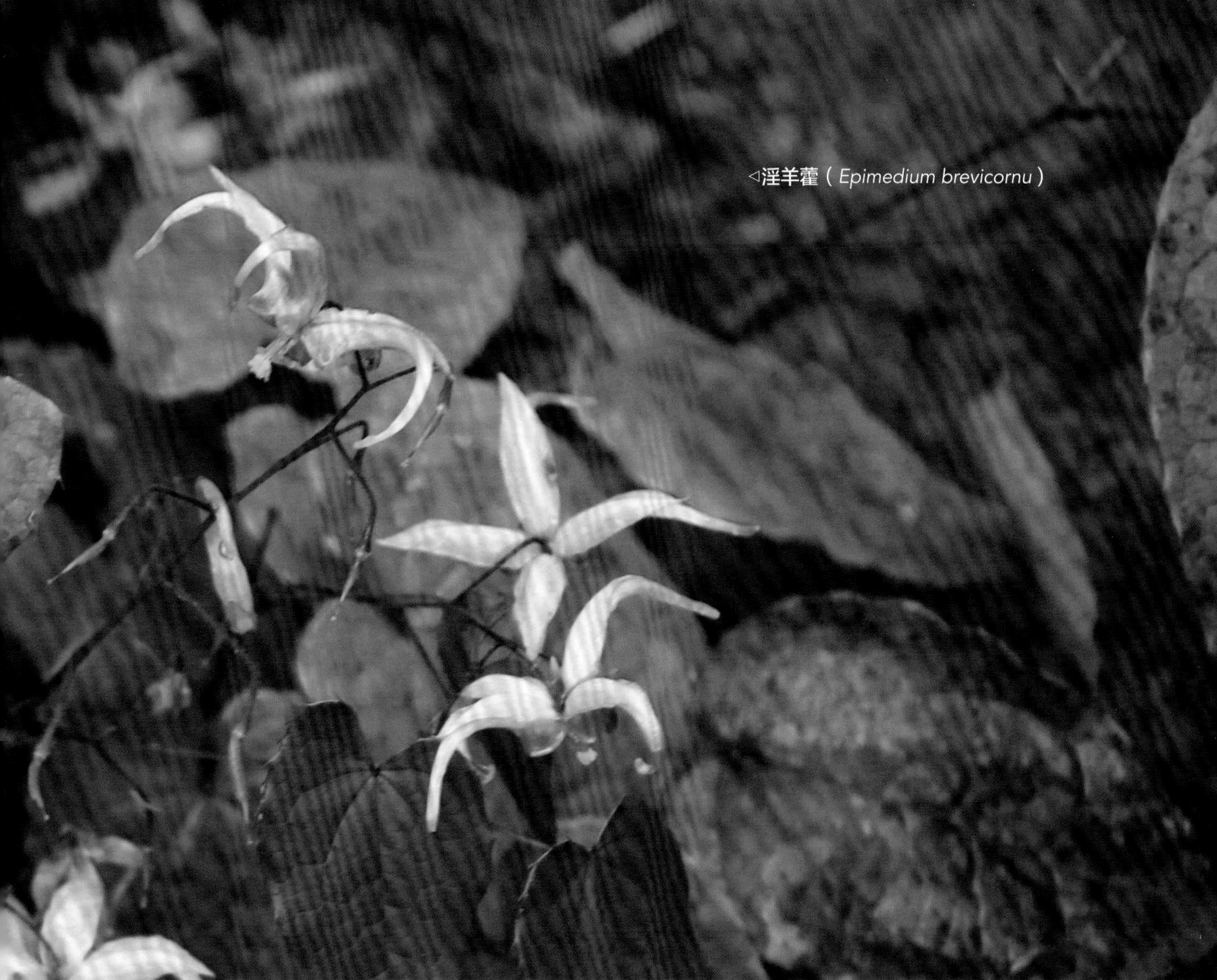

◁淫羊藿（*Epimedium brevicornu*）

‖ **释名** ‖

仙灵脾唐本**放杖草**日华**弃杖草**日华**千两金**日华**干鸡筋**日华**黄连祖**日华**三枝九叶草**图经**刚前**本经。[弘景曰] 服之使人好为阴阳，西川北部有淫羊，一日百遍合，盖食此藿所致，故名淫羊藿。[时珍曰] 豆叶曰藿，此叶似之，故亦名藿。仙灵脾、千两金、放杖、刚前，皆言其功力也。鸡筋、黄连祖，皆因其根形也。柳子厚文作仙灵毗，人脐曰毗，此物补下，于理尤通。

‖ **集解** ‖

[别录曰] 淫羊藿生上郡阳山山谷。[恭曰] 所在皆有。叶形似小豆而圆薄，茎细亦坚，俗名仙灵脾是也。[颂曰] 江东、陕西、泰山、汉中、湖湘间皆有之。茎如粟秆。叶青似杏，叶上有棘。根紫色有须。四月开白花，亦有紫花者。碎小独头子。五月采叶晒干。湖湘出者，叶如小豆，枝茎紧细，经冬不凋，根似黄连。关中呼为三枝九

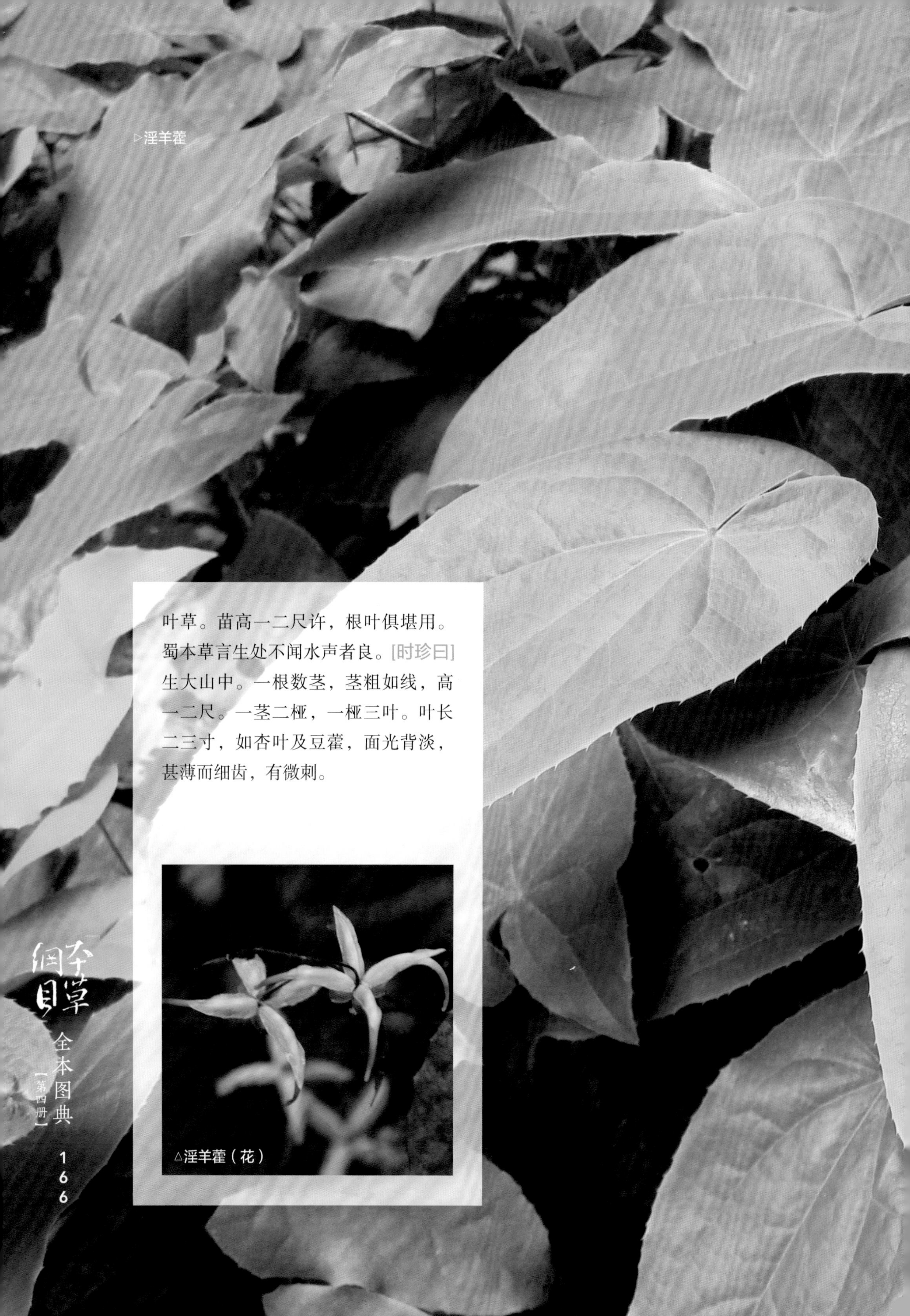

叶草。苗高一二尺许，根叶俱堪用。蜀本草言生处不闻水声者良。[时珍曰]生大山中。一根数茎，茎粗如线，高一二尺。一茎二桠，一桠三叶。叶长二三寸，如杏叶及豆藿，面光背淡，甚薄而细齿，有微刺。

△淫羊藿（花）

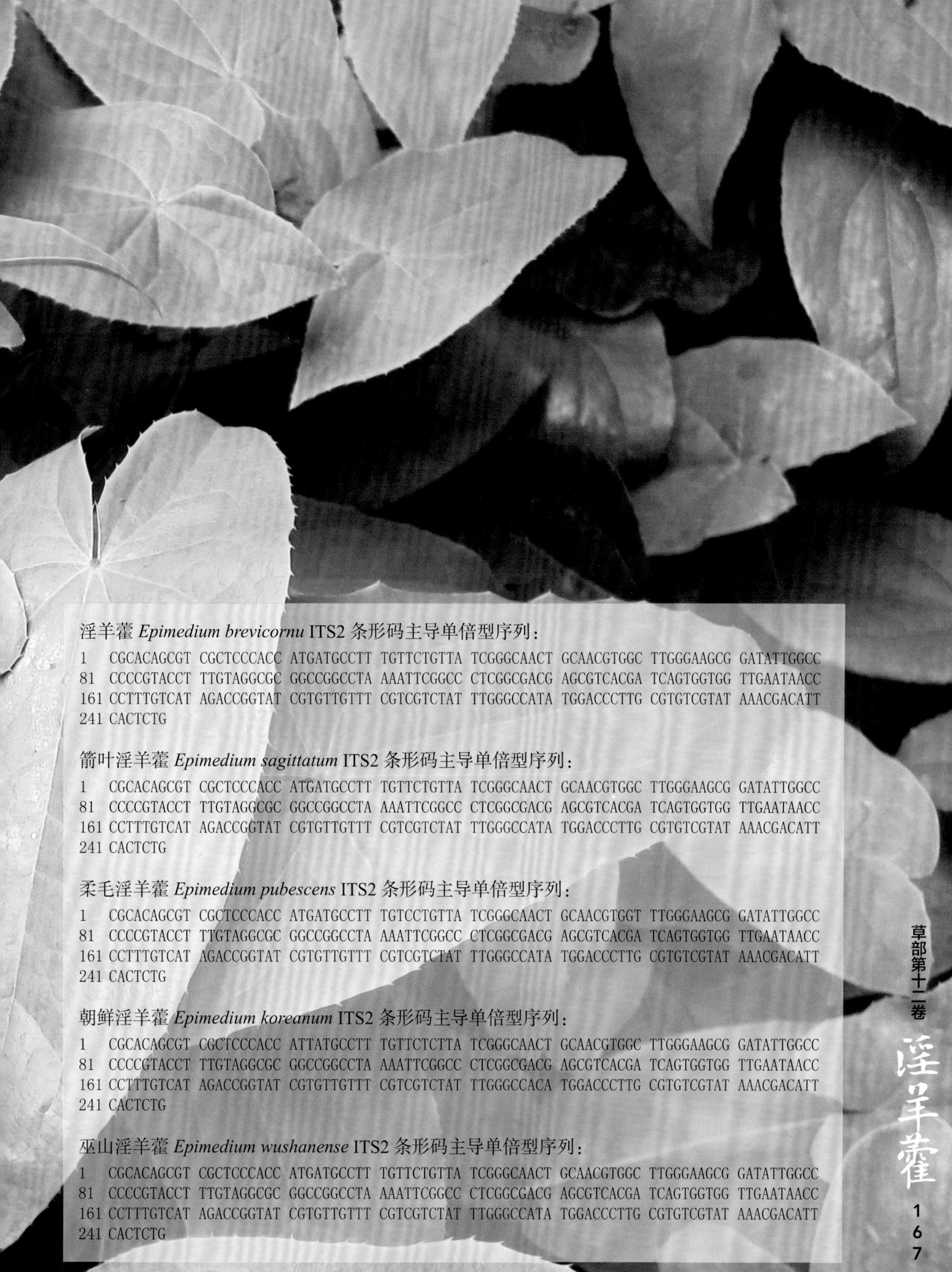

淫羊藿 *Epimedium brevicornu* ITS2 条形码主导单倍型序列：

```
1   CGCACAGCGT CGCTCCCACC ATGATGCCTT TGTTCTGTTA TCGGGCAACT GCAACGTGGC TTGGGAAGCG GATATTGGCC
81  CCCCGTACCT TTGTAGGCGC GGCCGGCCTA AAATTCGGCC CTCGGCGACG AGCGTCACGA TCAGTGGTGG TTGAATAACC
161 CCTTTGTCAT AGACCGGTAT CGTGTTGTTT CGTCGTCTAT TTGGGCCATA TGGACCCTTG CGTGTCGTAT AAACGACATT
241 CACTCTG
```

箭叶淫羊藿 *Epimedium sagittatum* ITS2 条形码主导单倍型序列：

```
1   CGCACAGCGT CGCTCCCACC ATGATGCCTT TGTTCTGTTA TCGGGCAACT GCAACGTGGC TTGGGAAGCG GATATTGGCC
81  CCCCGTACCT TTGTAGGCGC GGCCGGCCTA AAATTCGGCC CTCGGCGACG AGCGTCACGA TCAGTGGTGG TTGAATAACC
161 CCTTTGTCAT AGACCGGTAT CGTGTTGTTT CGTCGTCTAT TTGGGCCATA TGGACCCTTG CGTGTCGTAT AAACGACATT
241 CACTCTG
```

柔毛淫羊藿 *Epimedium pubescens* ITS2 条形码主导单倍型序列：

```
1   CGCACAGCGT CGCTCCCACC ATGATGCCTT TGTCCTGTTA TCGGGCAACT GCAACGTGGT TTGGGAAGCG GATATTGGCC
81  CCCCGTACCT TTGTAGGCGC GGCCGGCCTA AAATTCGGCC CTCGGCGACG AGCGTCACGA TCAGTGGTGG TTGAATAACC
161 CCTTTGTCAT AGACCGGTAT CGTGTTGTTT CGTCGTCTAT TTGGGCCATA TGGACCCTTG CGTGTCGTAT AAACGACATT
241 CACTCTG
```

朝鲜淫羊藿 *Epimedium koreanum* ITS2 条形码主导单倍型序列：

```
1   CGCACAGCGT CGCTCCCACC ATTATGCCTT TGTTCTCTTA TCGGGCAACT GCAACGTGGC TTGGGAAGCG GATATTGGCC
81  CCCCGTACCT TTGTAGGCGC GGCCGGCCTA AAATTCGGCC CTCGGCGACG AGCGTCACGA TCAGTGGTGG TTGAATAACC
161 CCTTTGTCAT AGACCGGTAT CGTGTTGTTT CGTCGTCTAT TTGGGCCACA TGGACCCTTG CGTGTCGTAT AAACGACATT
241 CACTCTG
```

巫山淫羊藿 *Epimedium wushanense* ITS2 条形码主导单倍型序列：

```
1   CGCACAGCGT CGCTCCCACC ATGATGCCTT TGTTCTGTTA TCGGGCAACT GCAACGTGGC TTGGGAAGCG GATATTGGCC
81  CCCCGTACCT TTGTAGGCGC GGCCGGCCTA AAATTCGGCC CTCGGCGACG AGCGTCACGA TCAGTGGTGG TTGAATAACC
161 CCTTTGTCAT AGACCGGTAT CGTGTTGTTT CGTCGTCTAT TTGGGCCATA TGGACCCTTG CGTGTCGTAT AAACGACATT
241 CACTCTG
```

根叶

‖ **修治** ‖

[敩曰] 凡使时呼仙灵脾，以夹刀夹去叶四畔花枝，每一斤用羊脂四两拌炒，待脂尽为度。

‖ **气味** ‖

辛，寒，无毒。[普曰] 神农、雷公：辛。李当之：小寒。[权曰] 甘，平。可单用。[保升曰] 性温。[时珍曰] 甘、香、微辛，温。[之才曰] 薯蓣、紫芝为之使，得酒良。

‖ **主治** ‖

阴痿绝伤，茎中痛，利小便，益气力，强志。本经。**坚筋骨，消瘰疬赤痈，下部有疮，洗出虫。丈夫久服，令人无子。**别录。[机曰] 无子字误，当作有子。**丈夫绝阳无子，女人绝阴无子，老人昏耄，中年健忘，一切冷风劳气，筋骨挛急，四肢不仁，补腰膝，强心力。**大明。

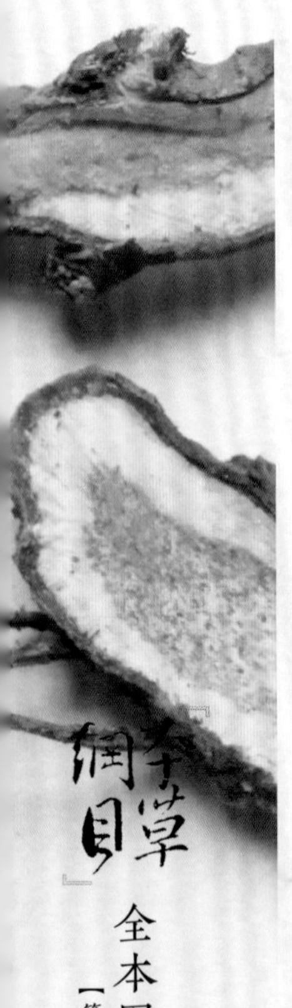

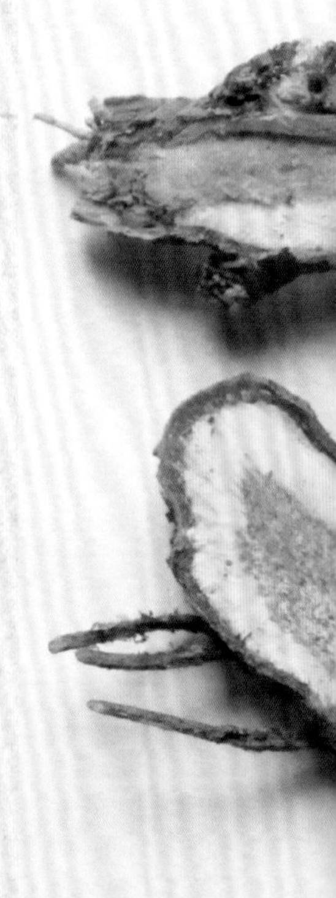

‖ **发明** ‖

[时珍曰] 淫羊藿味甘气香，性温不寒，能益精气，乃手足阳明、三焦、命门药也，真阳不足者宜之。

‖ **附方** ‖

旧三，新五。**仙灵脾酒**益丈夫兴阳，理腰膝冷。用淫羊藿一斤，酒一斗，浸三日，逐时饮之。食医心镜。**偏风不遂**皮肤不仁，宜服。仙灵脾酒：仙灵脾一斤，细剉，生绢袋盛，于不津器中，用无灰酒二斗浸之，重封，春夏三日、秋冬五日后，每日暖饮，常令醺然，不得大醉，酒尽再合，无不效验。合时，切忌鸡犬妇人见。圣惠方。**三焦咳嗽**腹满不饮食，气不顺。仙灵脾、覆盆子、五味子炒各一两，为末，炼蜜丸梧子大，每姜茶下二十丸。圣济录。**目昏生翳**仙灵脾，生王瓜即小栝楼红色者，等分，为末。每服一钱，茶下，日二服。圣济总录。**病后青盲**日近者可治。仙灵脾一两，淡豆豉一百粒，水一碗半，煎一碗，顿服即瘳。百一选方。**小儿雀目**仙灵脾根、晚蚕蛾各半两，炙甘草、射干各二钱半，为末。用羊子肝一枚，切开掺药二钱，扎定，以黑豆一合，米泔一盏，煮熟，分二次食，以汁送之。普济方。**痘疹入目**仙灵脾、威灵仙等分，为末。每服五分，米汤下。痘疹便览。**牙齿虚痛**仙灵脾为粗末，煎汤频漱，大效。奇效方。

▽淫羊藿根饮片

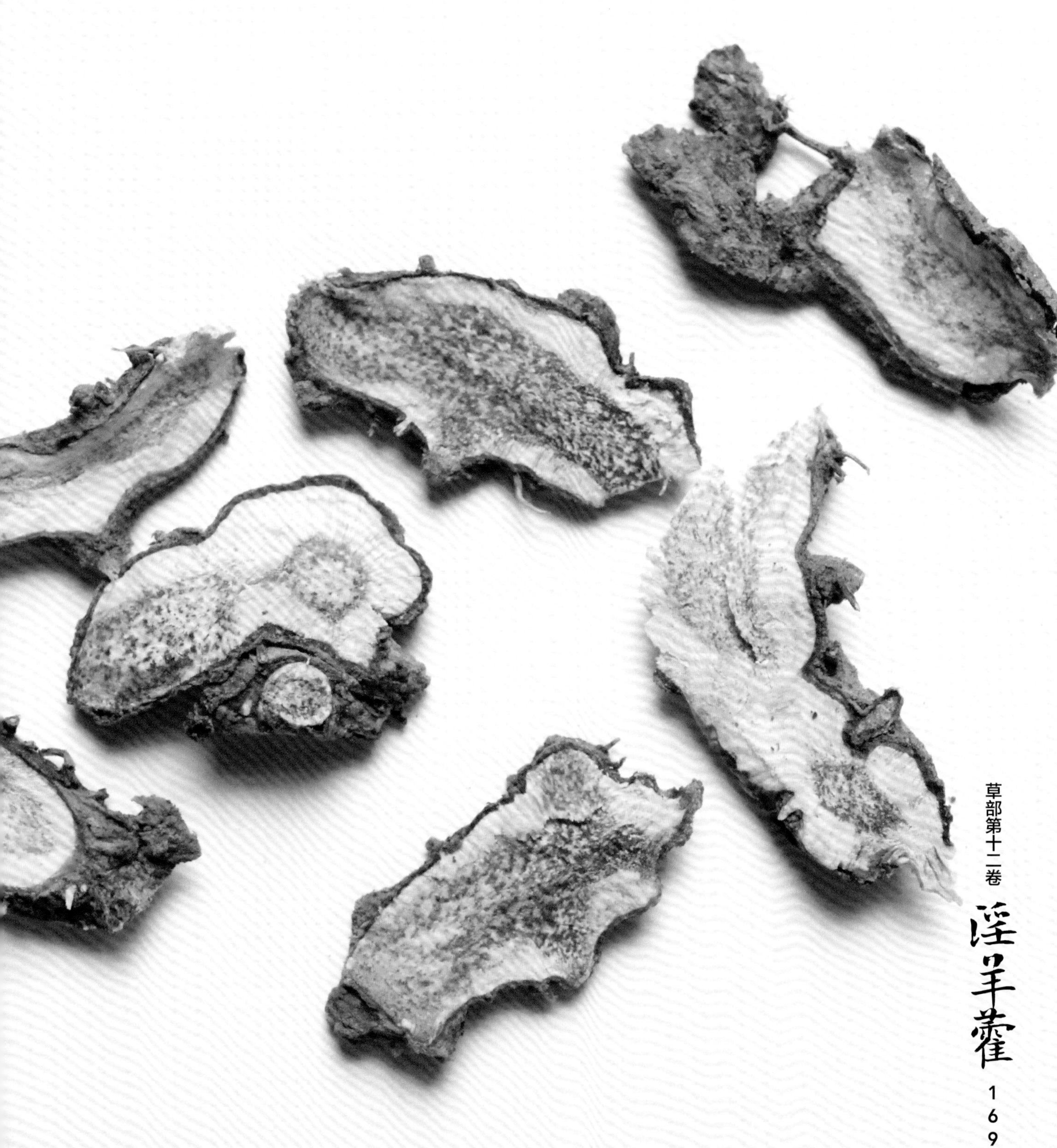

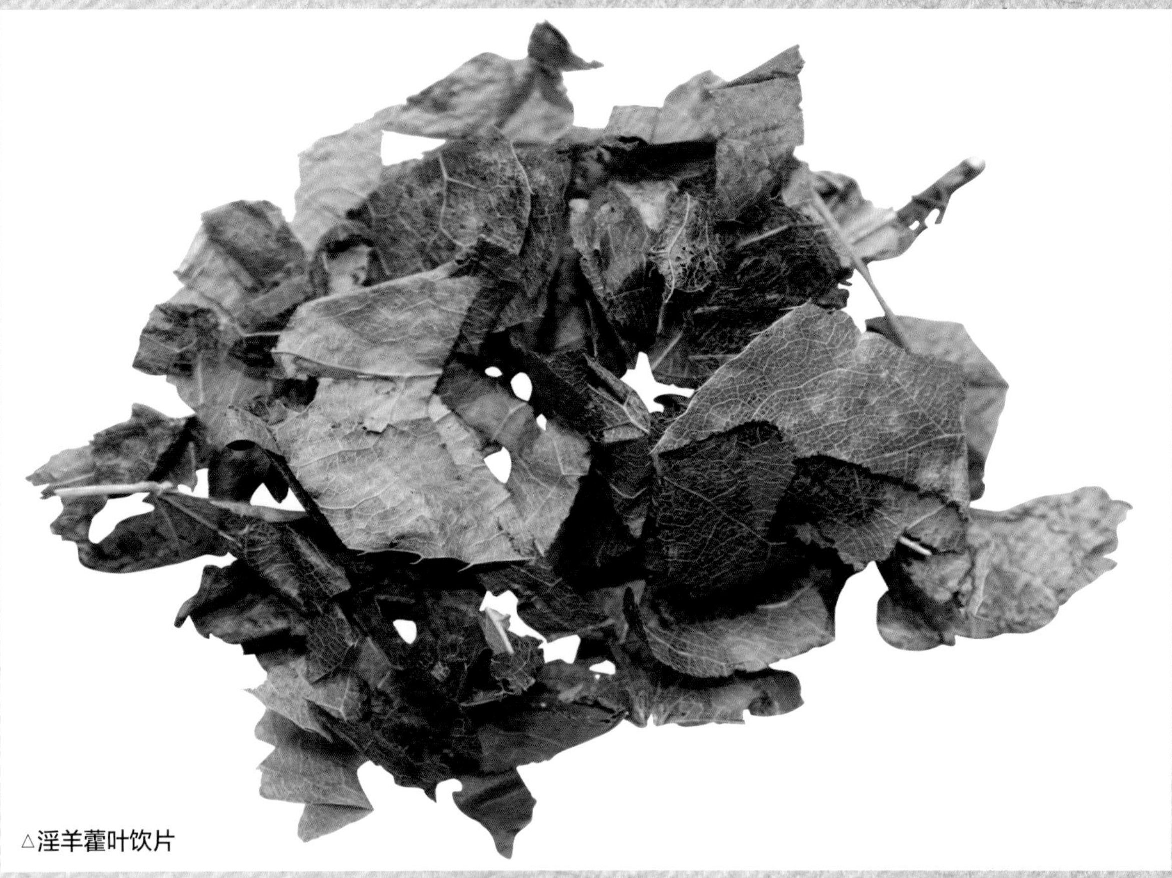
△淫羊藿叶饮片

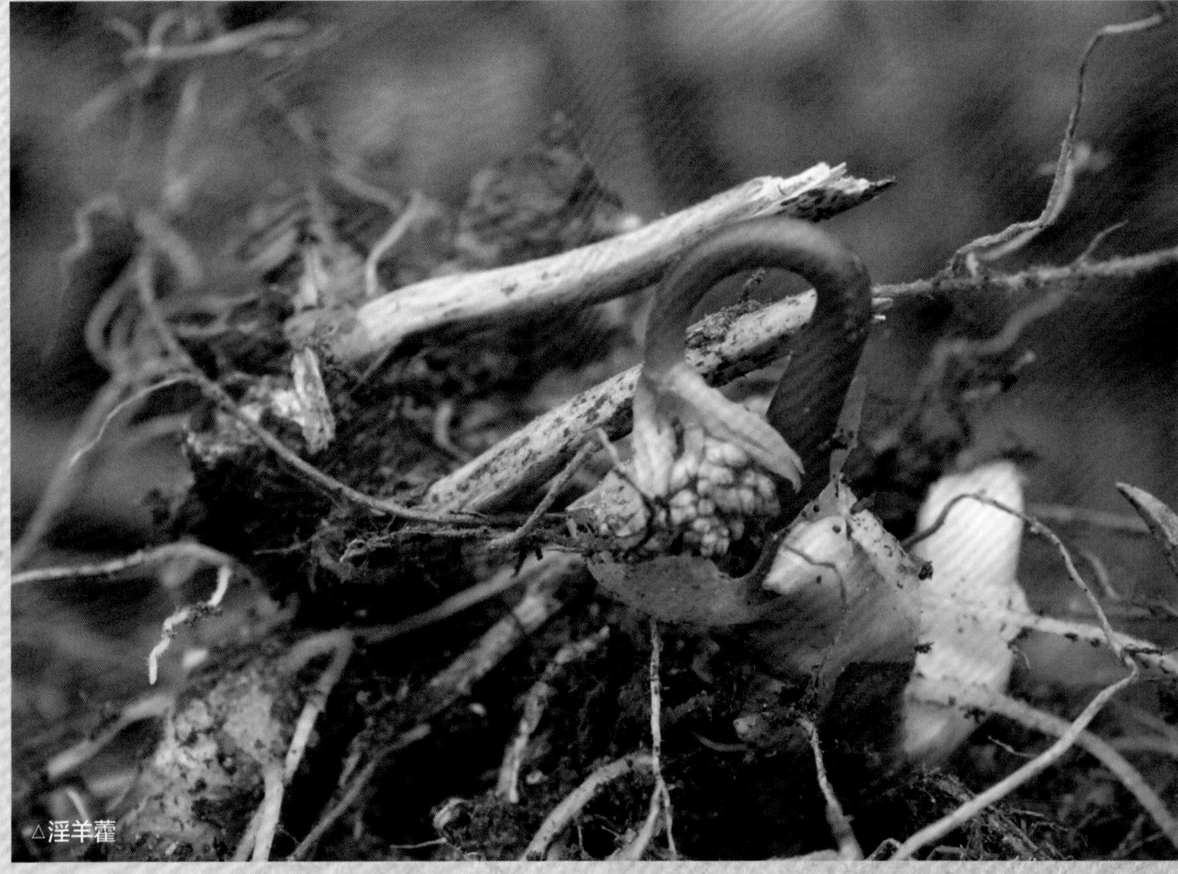
△淫羊藿

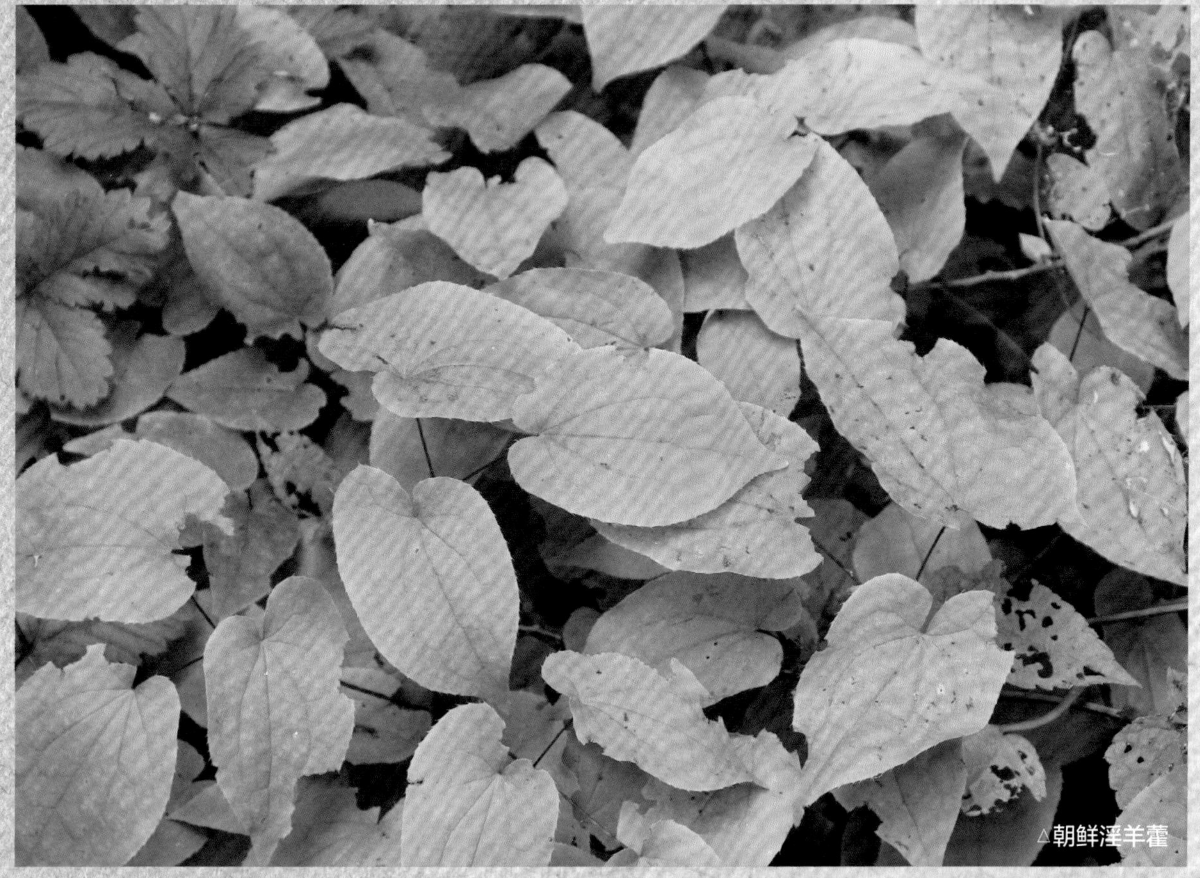

△朝鲜淫羊藿

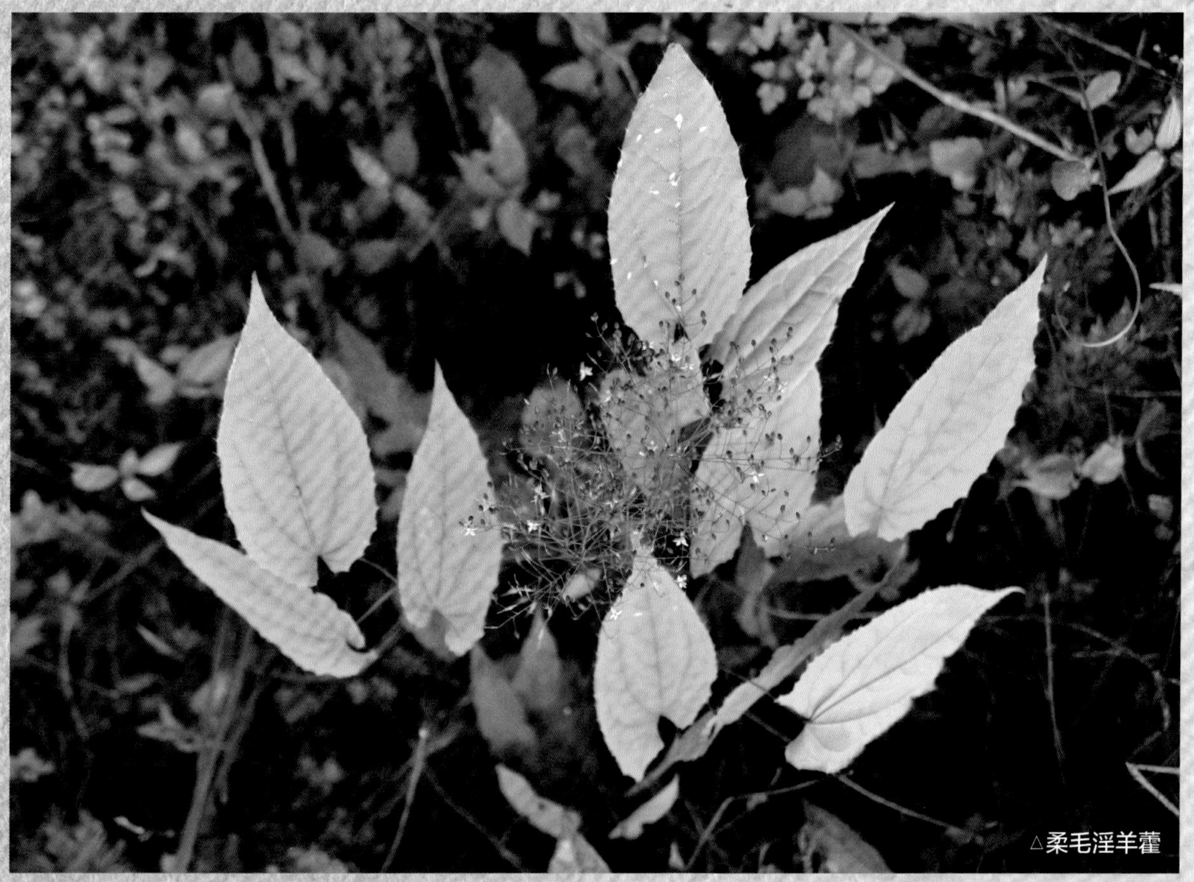

△柔毛淫羊藿

‖ 基原 ‖

据《纲目彩图》《大辞典》《中药图鉴》《药典图鉴》等综合分析考证，本品为石蒜科植物仙茅 *Curculigo orchioides* Gaertn.。分布于华南及浙江、江西、福建、台湾、湖南、四川等地。《药典》收载仙茅药材为石蒜科植物仙茅的干燥根茎；秋、冬二季采挖，除去根头和须根，洗净，干燥。

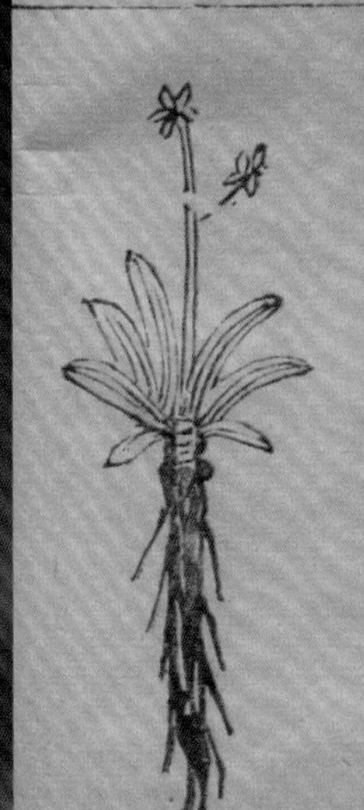

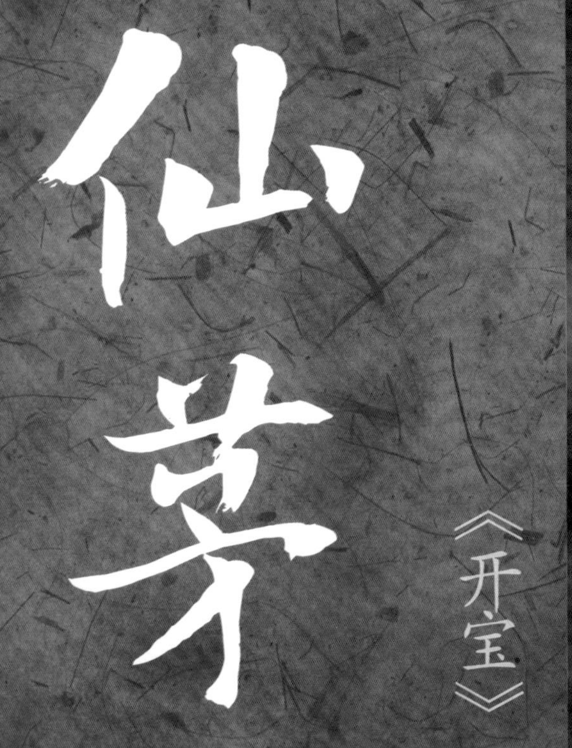

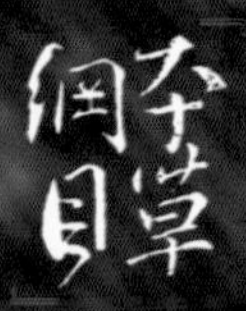

‖ **释名** ‖

独茅开宝**茅爪子**开宝**婆罗门参。**[珣曰]其叶似茅，久服轻身，故名仙茅。梵音呼为阿输乾陀。[颂曰] 其根独生。始因西域婆罗门僧献方于唐玄宗，故今江南呼为婆罗门参，言其功补如人参也。

‖ **集解** ‖

[珣曰] 仙茅生西域，叶似茅，其根粗细有节，或如笔管，有节文理。花黄色多涎。自武城来，蜀中诸州亦皆有之。今大庾岭、蜀川、江湖、两浙诸州亦有之。叶青如茅而软，且略阔，面有纵文。又似初生棕榈秧，高尺许。至冬尽枯，春初乃生。三月有花如栀子花，黄色，不结实。其根独茎而直，大如小指，下有短细肉根相附，外皮稍粗褐色，内肉黄白色。二月、八月采根暴干用。衡山出者花碧，五月结黑子。[时珍曰] 苏颂所说详尽得之。但四五月中抽茎四五寸，开小花深黄色六出，不似栀子。处处大山中有之，人惟取梅岭者用，而会典成都岁贡仙茅二十一斤。

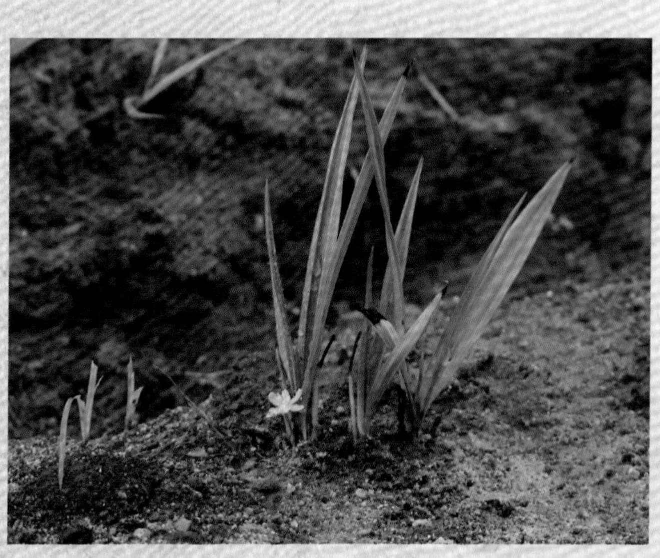

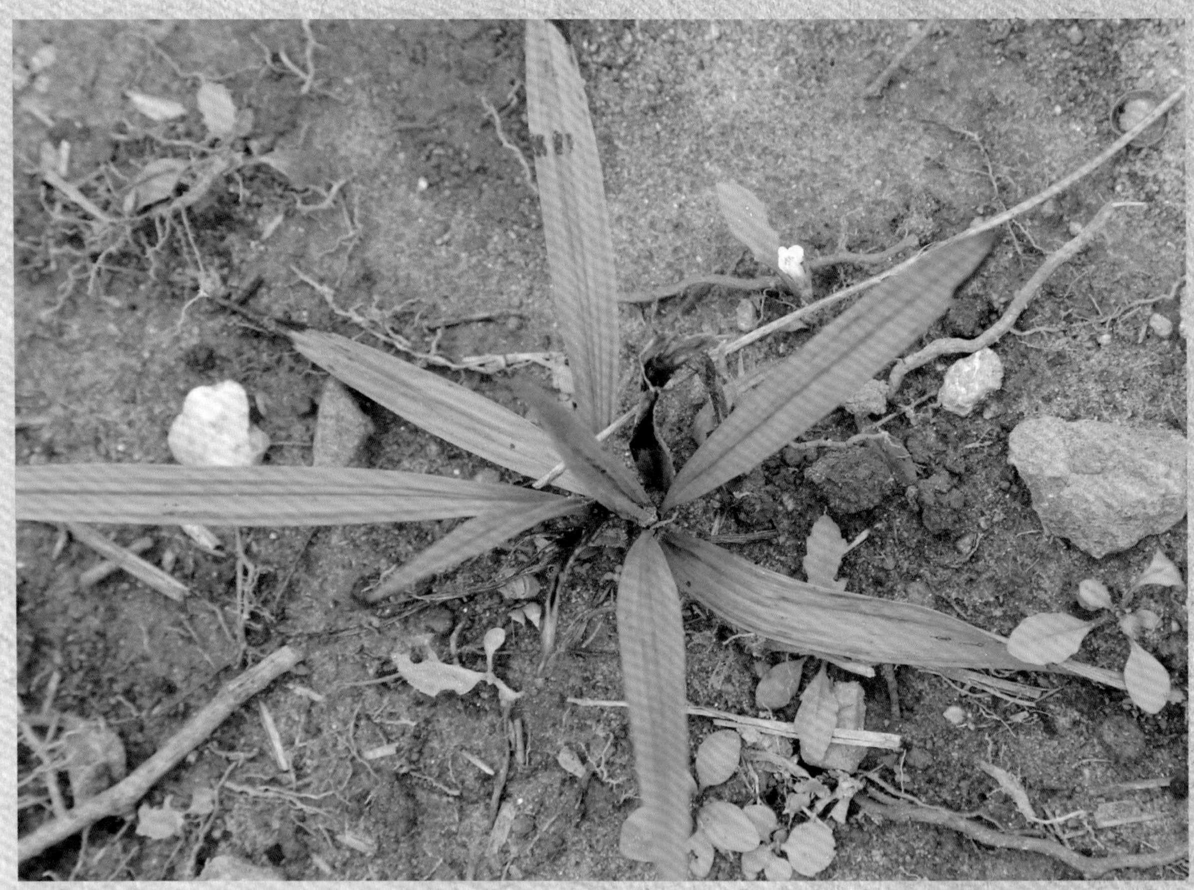

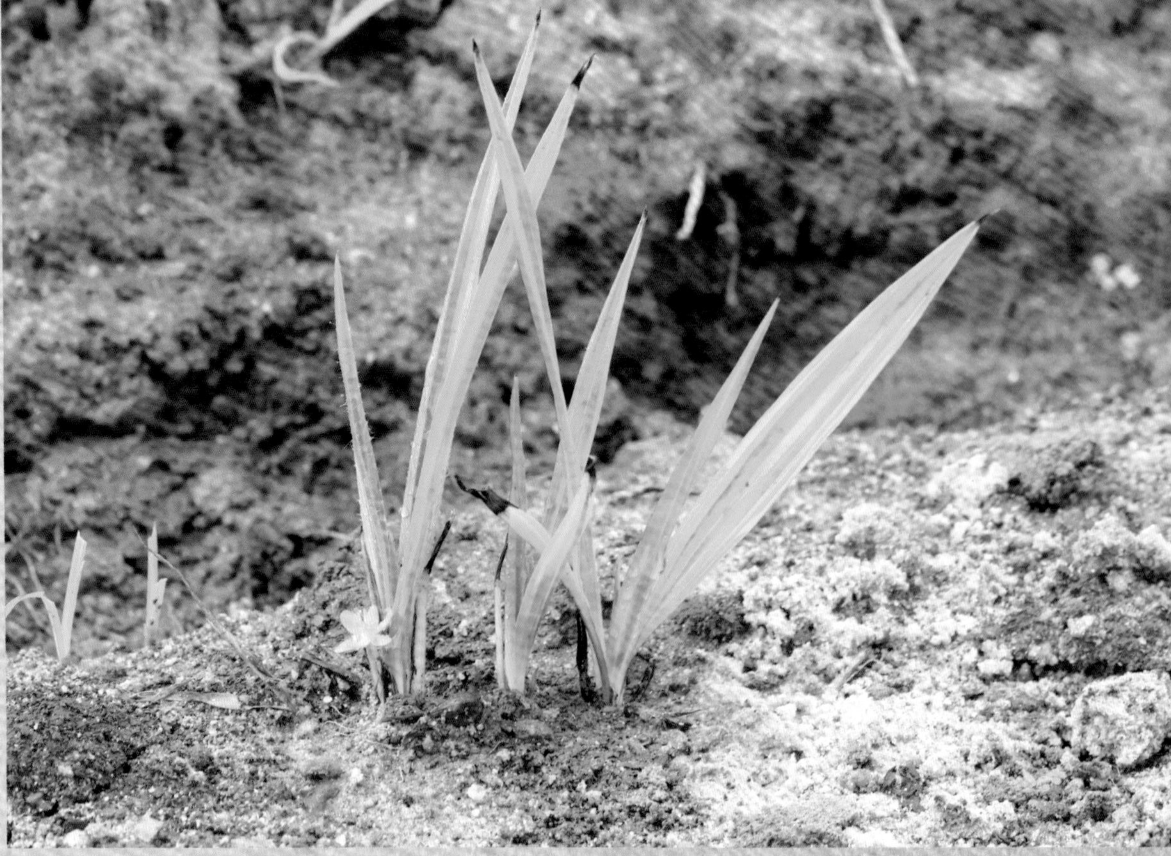

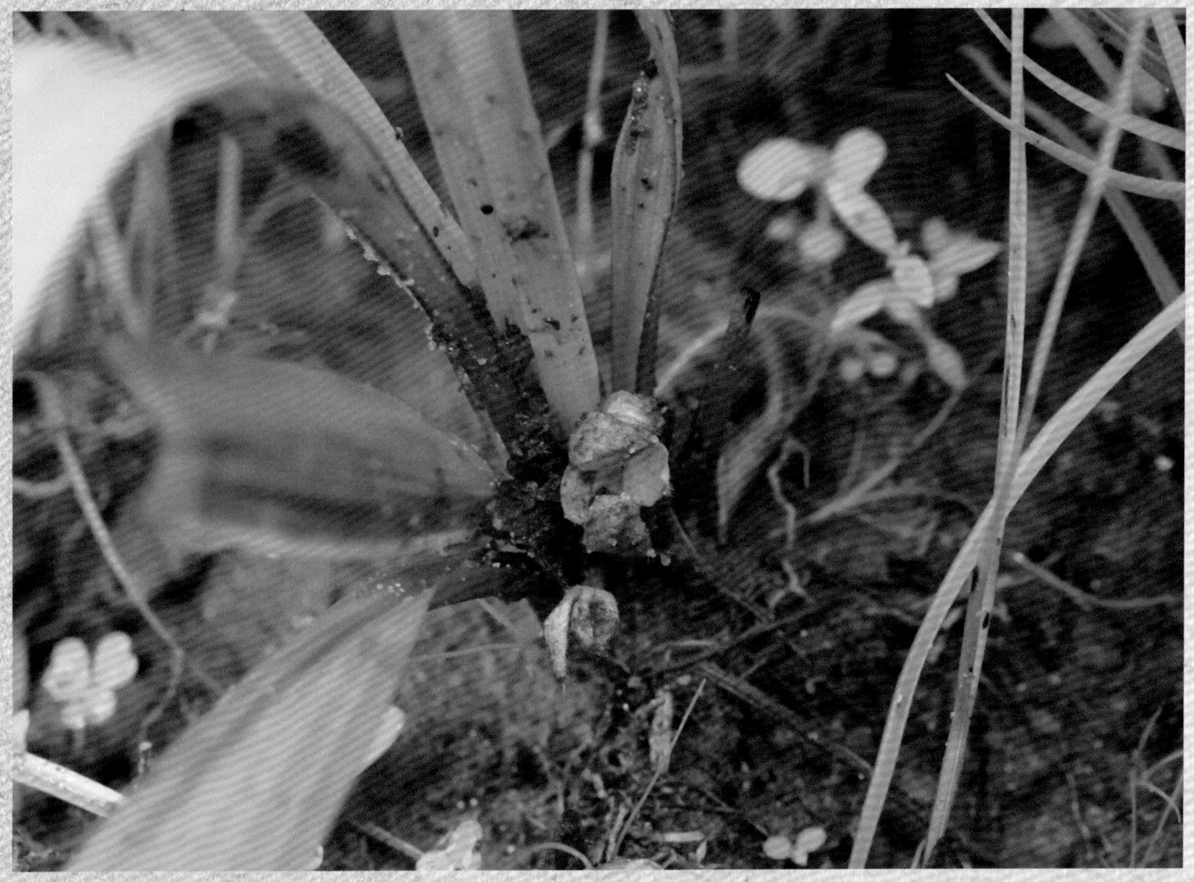

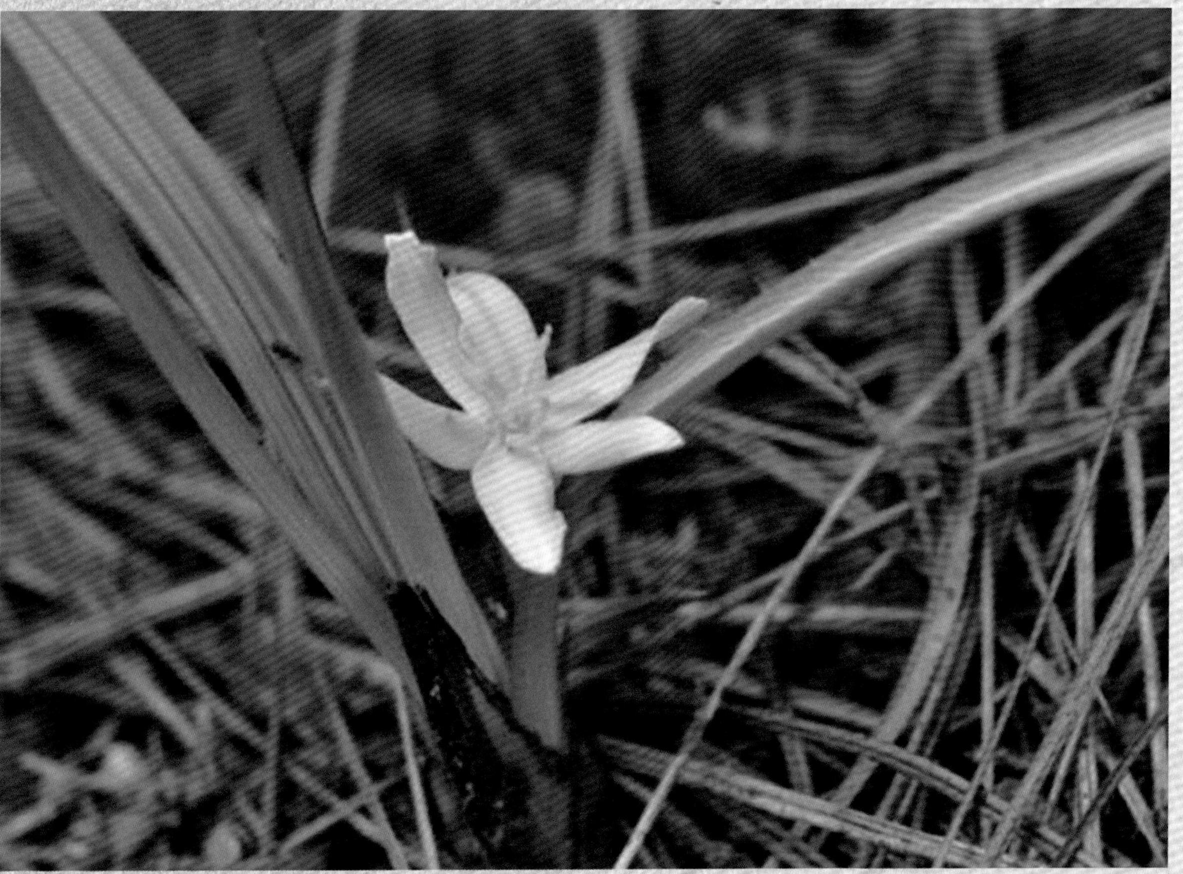

根

‖ **修治** ‖

[敩曰] 采得以清水洗，刮去皮，于槐砧上用铜刀切豆许大，以生稀布袋盛，于乌豆水中浸一宿，取出用酒拌湿蒸之，从巳至亥，取出暴干。勿犯铁器及牛乳，斑人鬓须。[大明曰] 彭祖单服法：以竹刀刮切，糯米泔浸去赤汁出毒，后无妨损。

‖ **气味** ‖

辛，温，有毒。[珣曰] 叶，微温，有小毒。又曰：辛，平，宣而复补，无大毒，有小热、小毒。

‖ **主治** ‖

心腹冷气不能食，腰脚风冷挛痹不能行，丈夫虚劳，老人失溺无子，益阳道。久服通神强记，助筋骨，益肌肤，长精神，明目。开宝。**治一切风气，补暖腰脚，清安五脏。久服轻身，益颜色。丈夫五劳七伤，明耳目，填骨髓。**李珣。**开胃消食下气，益房事不倦。**大明。

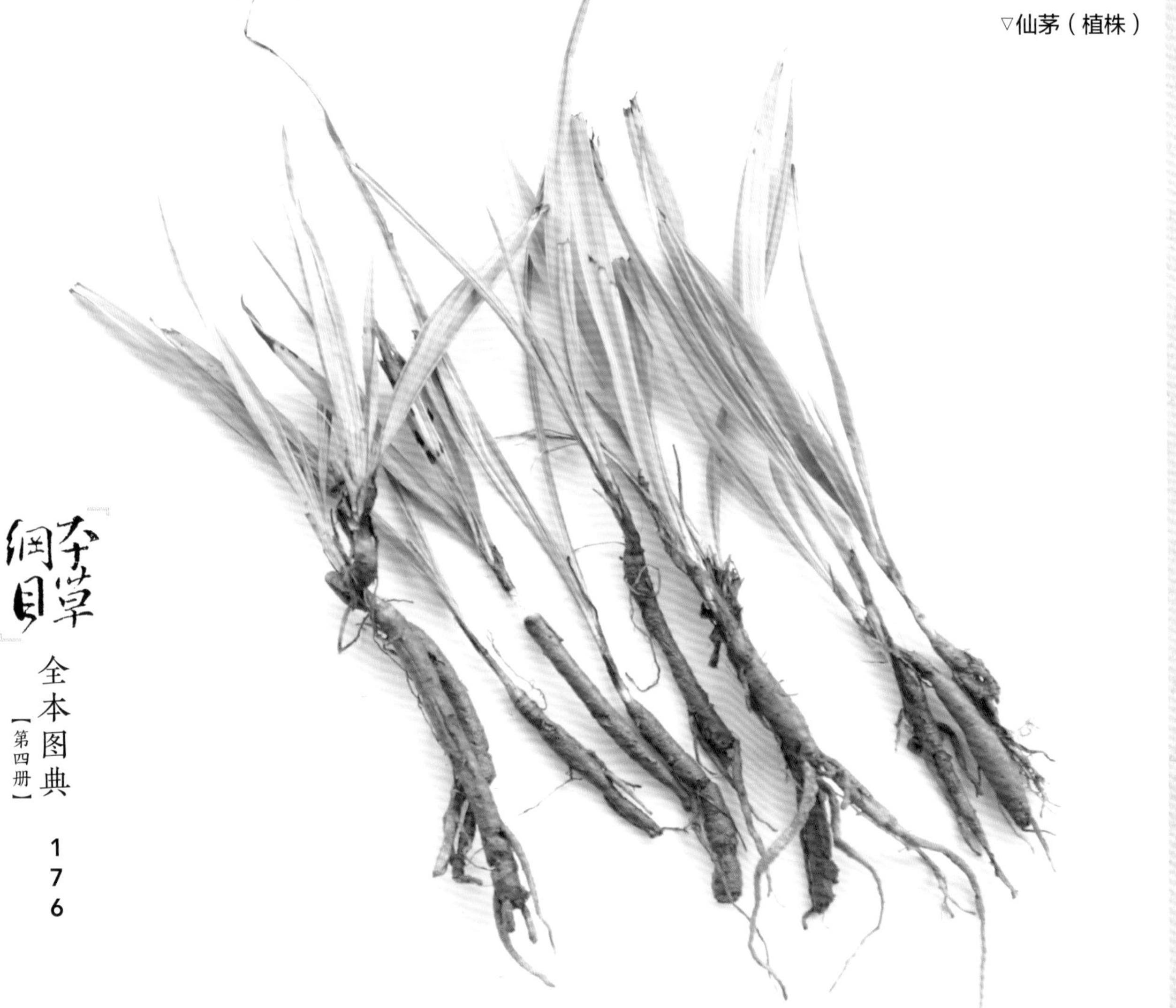

▽仙茅（植株）

‖发明‖

[颂曰]五代唐筠州刺史王颜著续传信方，因国书编录西域婆罗门僧服仙茅方，当时盛行。云五劳七伤，明目益筋力，宣而复补。云十斤乳石不及一斤仙茅，表其功力也。本西域道人所传。开元元年婆罗门僧进此药，明皇服之有效，当时禁方不传。天宝之乱，方书流散，上都僧不空三藏始得此方，传与司徒李勉、尚书路嗣供、给事齐杭、仆射张建封服之，皆得力。路公久服金石无效，得此药，其益百倍。齐给事守缙云日，少气力，风疹继作，服之遂愈。八九月采得，竹刀刮去黑皮，切如豆粒，米泔浸两宿，阴干捣筛，熟蜜丸梧子大，每旦空心酒饮任便下二十丸。忌铁器，禁食牛乳及黑牛肉，大减药力。[机曰]五台

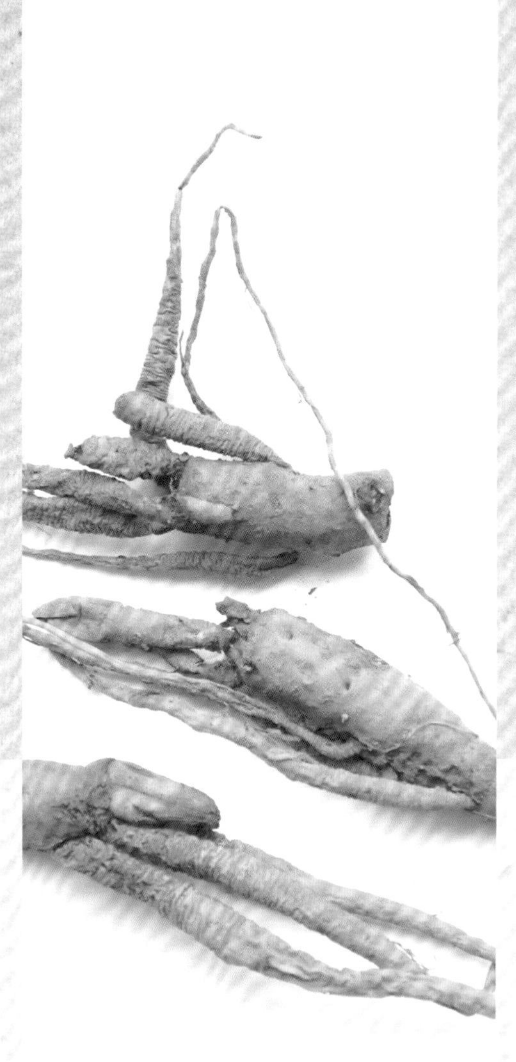

△仙茅（根茎）

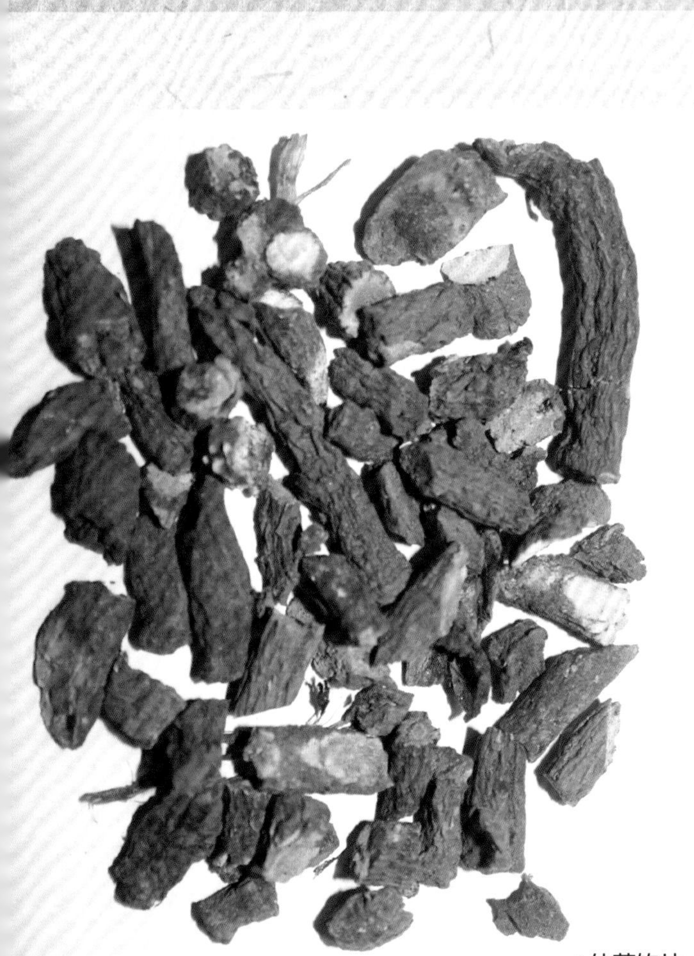

△仙茅饮片

▽仙茅（根茎）切片

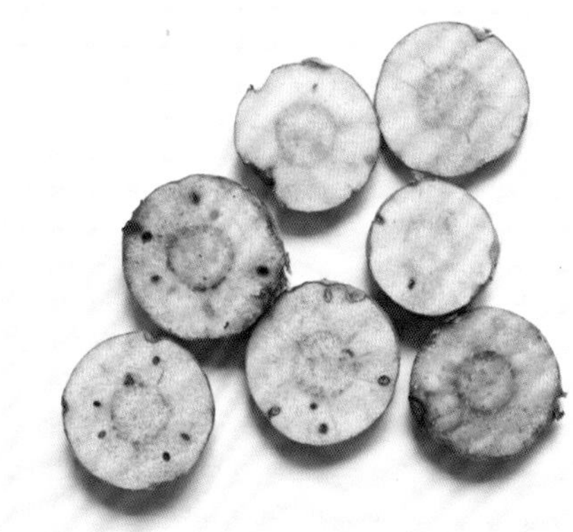

山有仙茅，患大风者，服之多瘥。[时珍曰]按许真君书云：仙茅久服长生。其味甘能养肉，辛能养节，苦能养气，咸能养骨，滑能养肤，酸能养筋，宜和苦酒服之，必效也。又范成大虞衡志云：广西英州多仙茅，其羊食之，举体悉化为筋，不复有血肉，食之补人，名乳羊。沈括笔谈云：夏文庄公禀赋异于人，但睡则身冷如逝者，既觉须令人温之，良久乃能动。常服仙茅、钟乳、硫黄，莫知纪极。观此则仙茅盖亦性热，补三焦命门之药也，惟阳弱精寒、禀赋素怯者宜之。若体壮相火炽盛者服之，反能动火。按张杲医说云：一人中仙茅毒，舌胀出口，渐大与肩齐。因以小刀剺之，随破随合，剺至百数，始有血一点出，曰可救矣。煮大黄、朴消与服，以药掺之，应时消缩。此皆火盛性淫之人过服之害也。弘治间，东海张弼梅岭仙茅诗，有使君昨日才持去，今日人来乞墓铭之句。皆不知服食之理，惟借药纵恣以速其生者，于仙茅何尤？

‖ **附方** ‖

新二。**仙茅丸**壮筋骨，益精神，明目，黑髭须。仙茅二斤，糯米泔浸五日，去赤水，夏月浸三日，铜刀刮剉阴干，取一斤；苍术二斤，米泔浸五日，刮皮焙干，取一斤；枸杞子一斤；车前子十二两；白茯苓去皮，茴香炒，柏子仁去壳，各八两；生地黄焙，熟地黄焙，各四两；为末，酒煮糊丸如梧子大。每服五十丸，食前温酒下，日二服。圣济总录。**定喘下气**补心肾。神秘散：用白仙茅半两，米泔浸三宿，晒炒；团参二钱半；阿胶一两半，炒；鸡膍胵一两，烧；为末。每服二钱，糯米饮空心下，日二服。三因方。

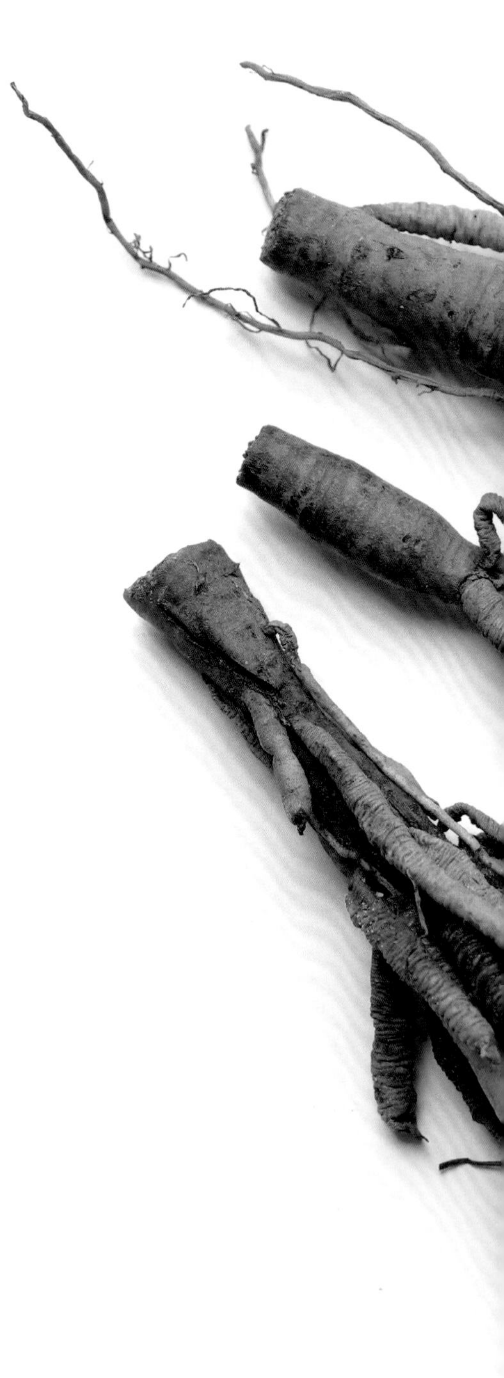

▽仙茅（根茎）

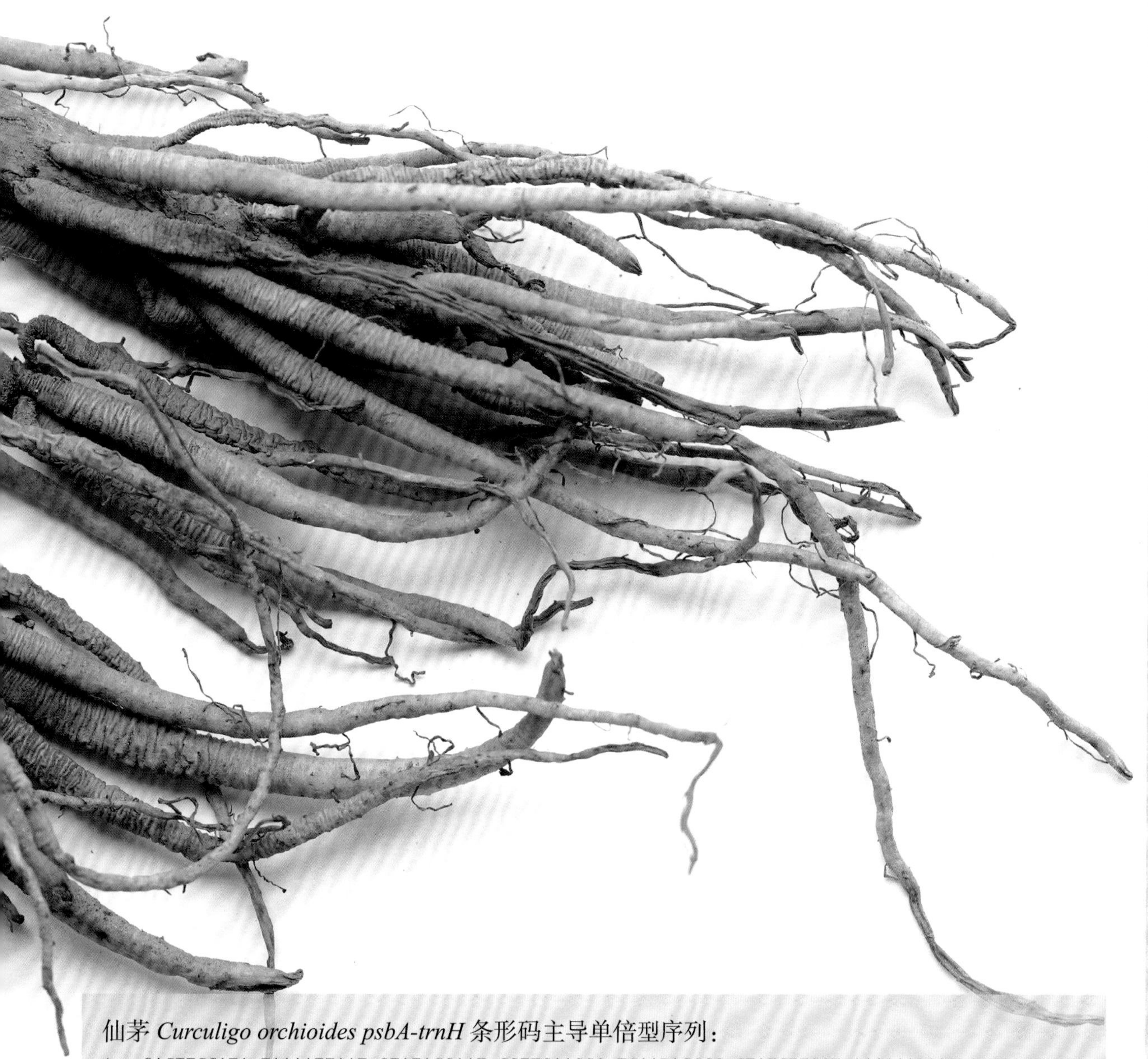

仙茅 *Curculigo orchioides psbA-trnH* 条形码主导单倍型序列：

```
1   GACTTCCATA TAAAATTAAT GTATACGAAT CGTTGAAGGG TCAATACCCC CTATCTTGCT AAAAAAAGAT AGGGGGTATC
81  TCCCTCCCTT GTTTGATTCT TTTTTCATTT TCATTAACGA CGAGATTTAT TATCGTTTCT CGCATGTCTC GCGAAAGTCA
161 GAGTAGGCGC AAATTCTCCC AATTTGTGAC CTACCATACG ATCCGTTATA TAAATAGGTA AATGTTCCTT TCCATTATGA
241 ATAGCGATTG TATGGCCAAT CATTGTGGGT ATAATGGTAG ATGCCCGAGA CCAAGTTACT ATTATTTCTT TCTCCTCCCT
321 CATGTTGAGT TTTTCAATTT TTCCCGATAA ATGATTAGCT ACAAAAGGAT TTTTTTTTAG TGAACGTGTC ACAGCGGATT
401 ACTCCTTTTT TTACATTTTA AAGATTGGCA TTCTATGTCC AATATCTCGA TCTAAGTATG AAGGTAAGAA TAAATACAAT
481 AATGATGAAC GGAAAAAAGA GAAAATCCTT TAGCTAGATA AGGGG
```

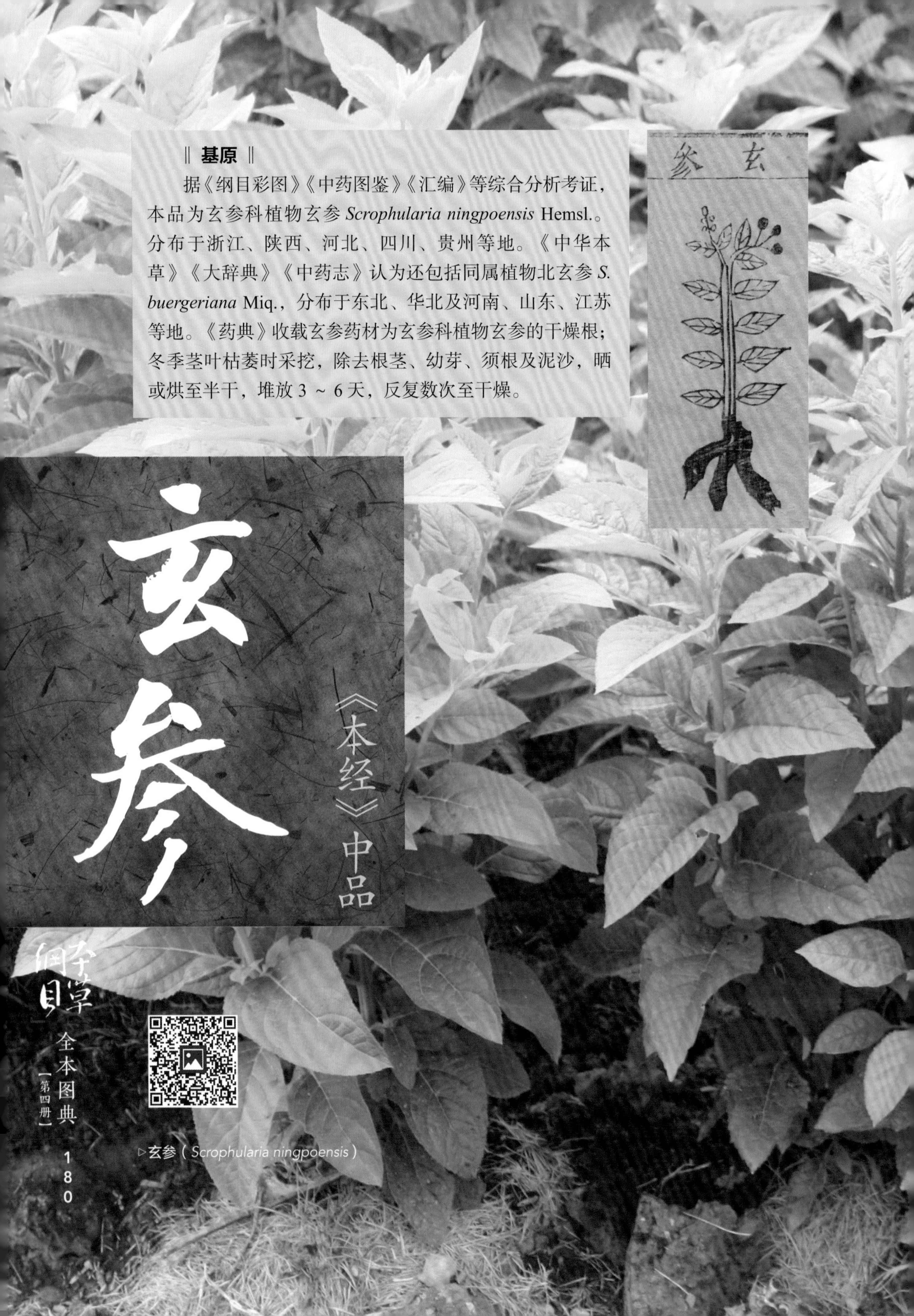

玄参

《本经》中品

‖ **基原** ‖

据《纲目彩图》《中药图鉴》《汇编》等综合分析考证，本品为玄参科植物玄参 *Scrophularia ningpoensis* Hemsl.。分布于浙江、陕西、河北、四川、贵州等地。《中华本草》《大辞典》《中药志》认为还包括同属植物北玄参 *S. buergeriana* Miq.，分布于东北、华北及河南、山东、江苏等地。《药典》收载玄参药材为玄参科植物玄参的干燥根；冬季茎叶枯萎时采挖，除去根茎、幼芽、须根及泥沙，晒或烘至半干，堆放 3 ~ 6 天，反复数次至干燥。

▷玄参（*Scrophularia ningpoensis*）

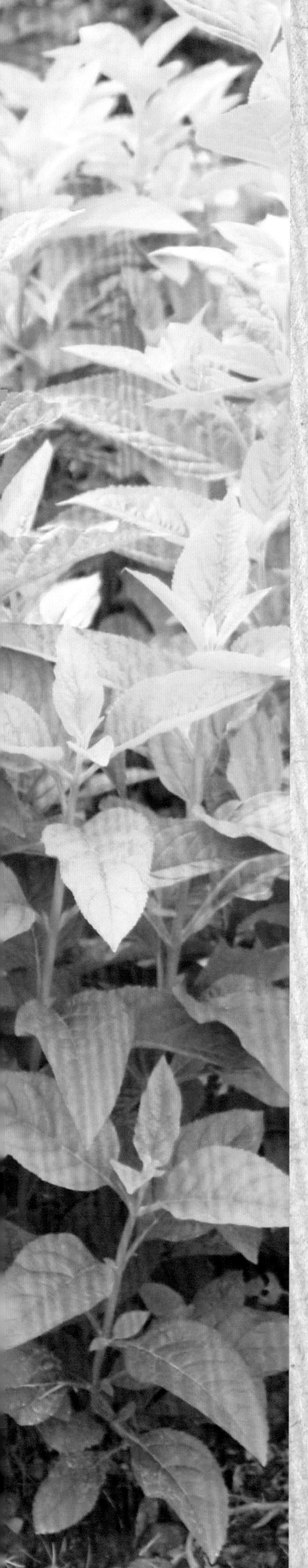

‖ **释名** ‖

黑参纲目**玄台**吴普**重台**本经**鹿肠**吴普**正马**别录**逐马**药性**馥草**开宝**野脂麻**纲目**鬼藏**吴普。[时珍曰] 玄，黑色也。别录一名端，一名咸，多未详。[弘景曰] 其茎微似人参，故得参名。[志曰] 合香家用之，故俗呼馥草。

‖ **集解** ‖

[别录曰] 玄参生河间川谷及冤句，三月、四月采根暴干。[普曰] 生冤句山阳。三月生苗。其叶有毛，四四相值，似芍药。黑茎，茎方，高四五尺。叶亦生枝间。四月实黑。[弘景曰] 今出近道，处处有之。茎似人参而长大。根甚黑，亦微香，道家时用，亦以合香。[恭曰] 玄参根苗并臭，茎亦不似人参，未见合香。[志曰] 其茎方大，高四五尺，紫赤色而有细毛。叶如掌大而尖长。根生青白，干即紫黑，新者润腻。陶云茎似人参，苏言根苗并臭，似未深识。[颂曰] 二月生苗。叶似脂麻对生，又如槐柳而尖长有锯齿。细茎青紫色。七月开花青碧色。八月结子黑色。又有白花者，茎方大，紫赤色而有细毛，有节若竹者，高五六尺。其根一根五七枚，三月、八月采暴干。或云蒸过日干。[时珍曰]今用玄参，正如苏颂所说。其根有腥气，故苏恭以为臭也。宿根多地蚕食之，故其中空。花有紫白二种。

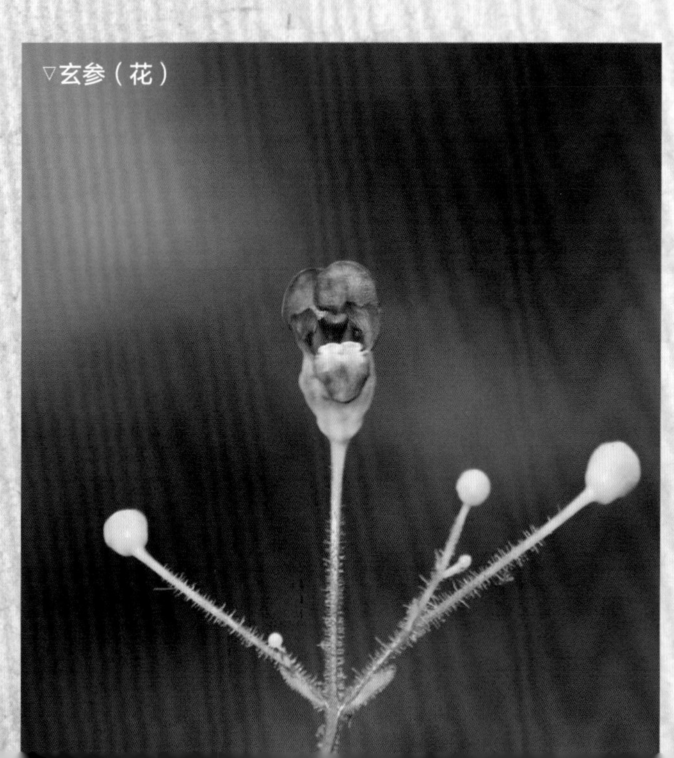

▽玄参（花）

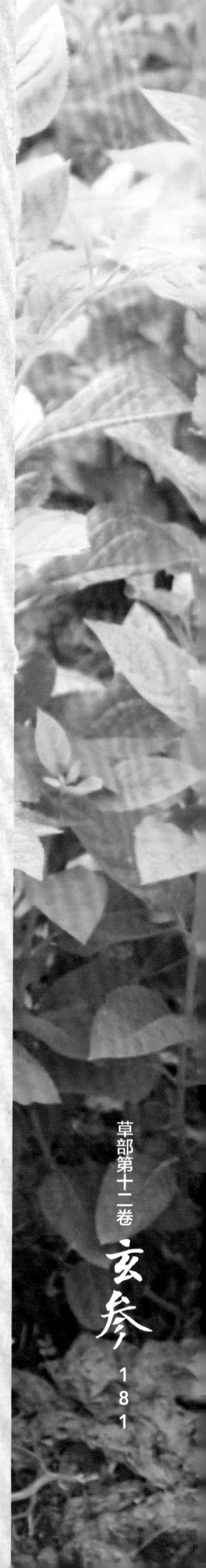

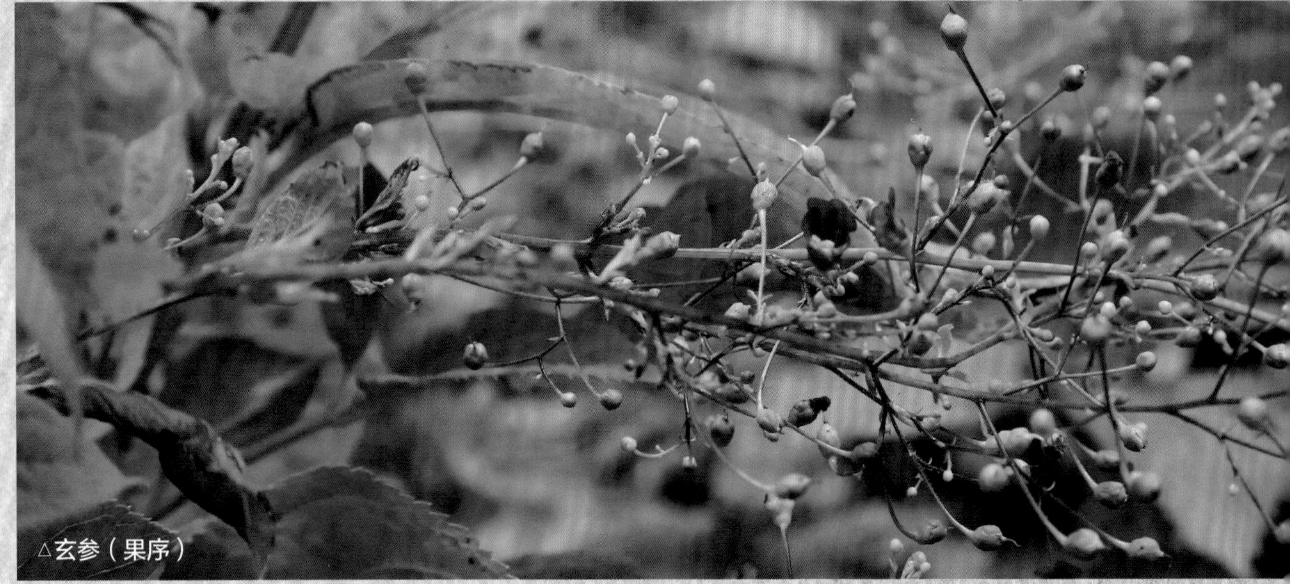
△玄参（果序）

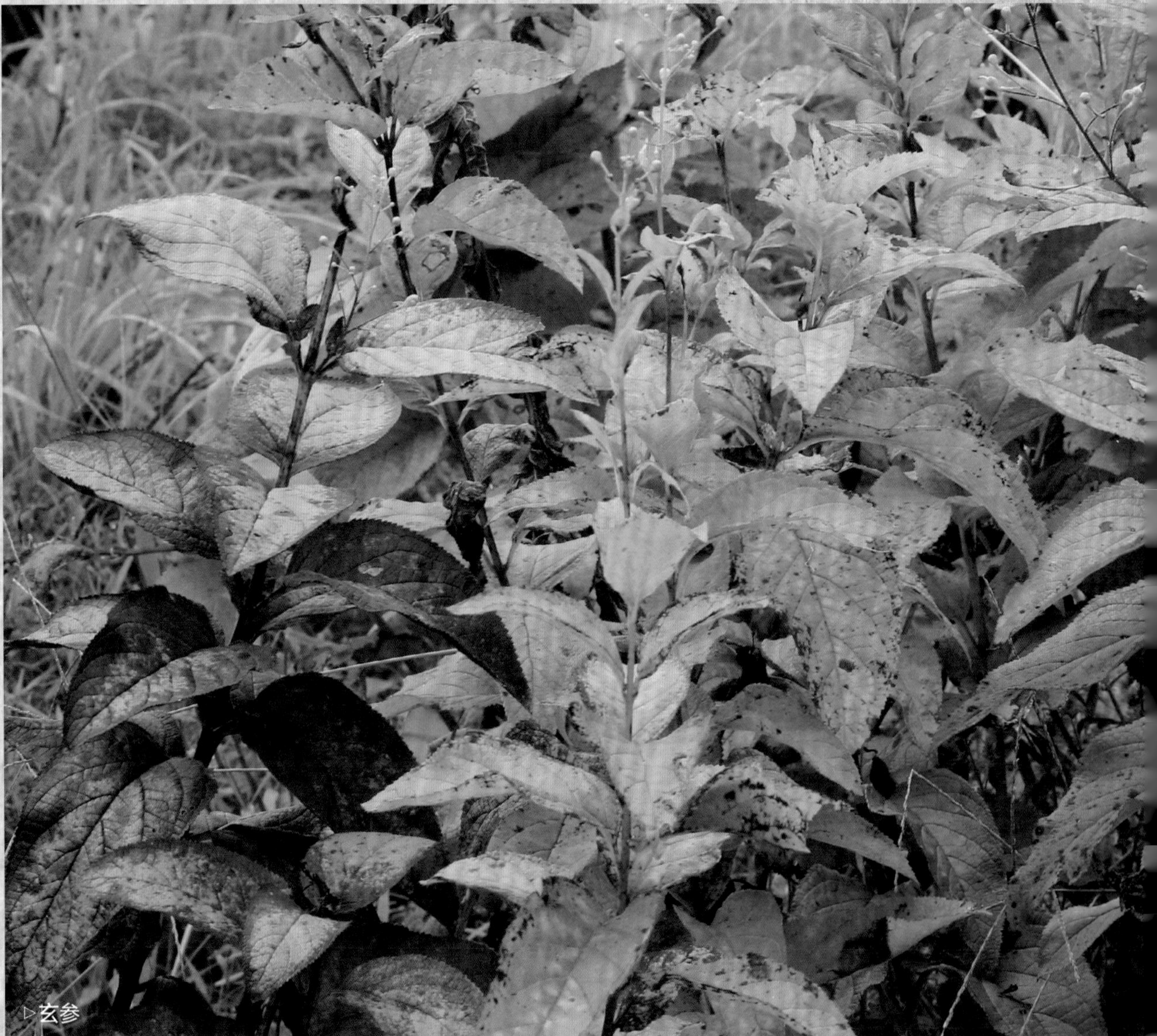

▷玄参

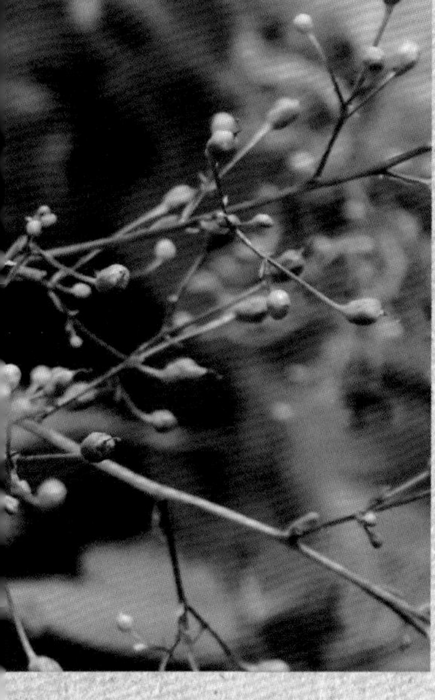

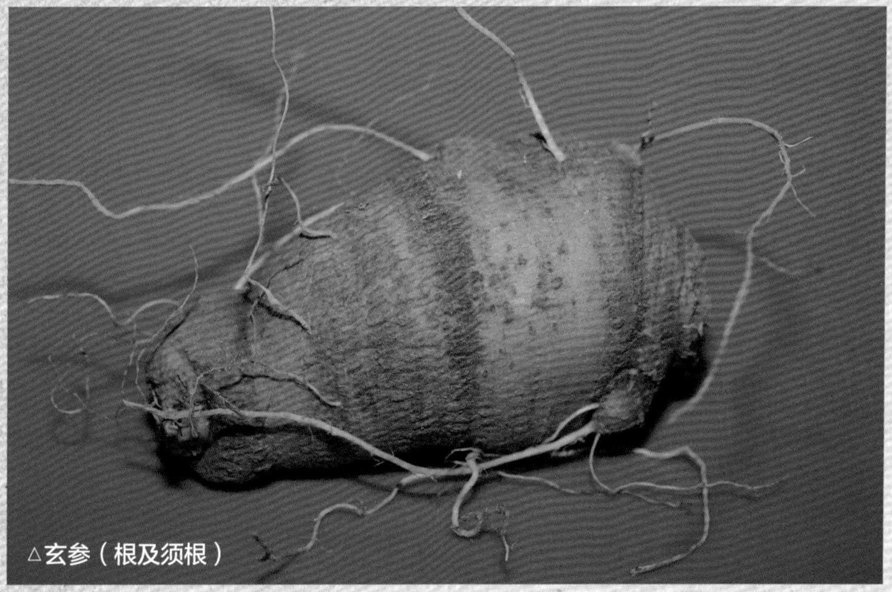

△玄参（根及须根）

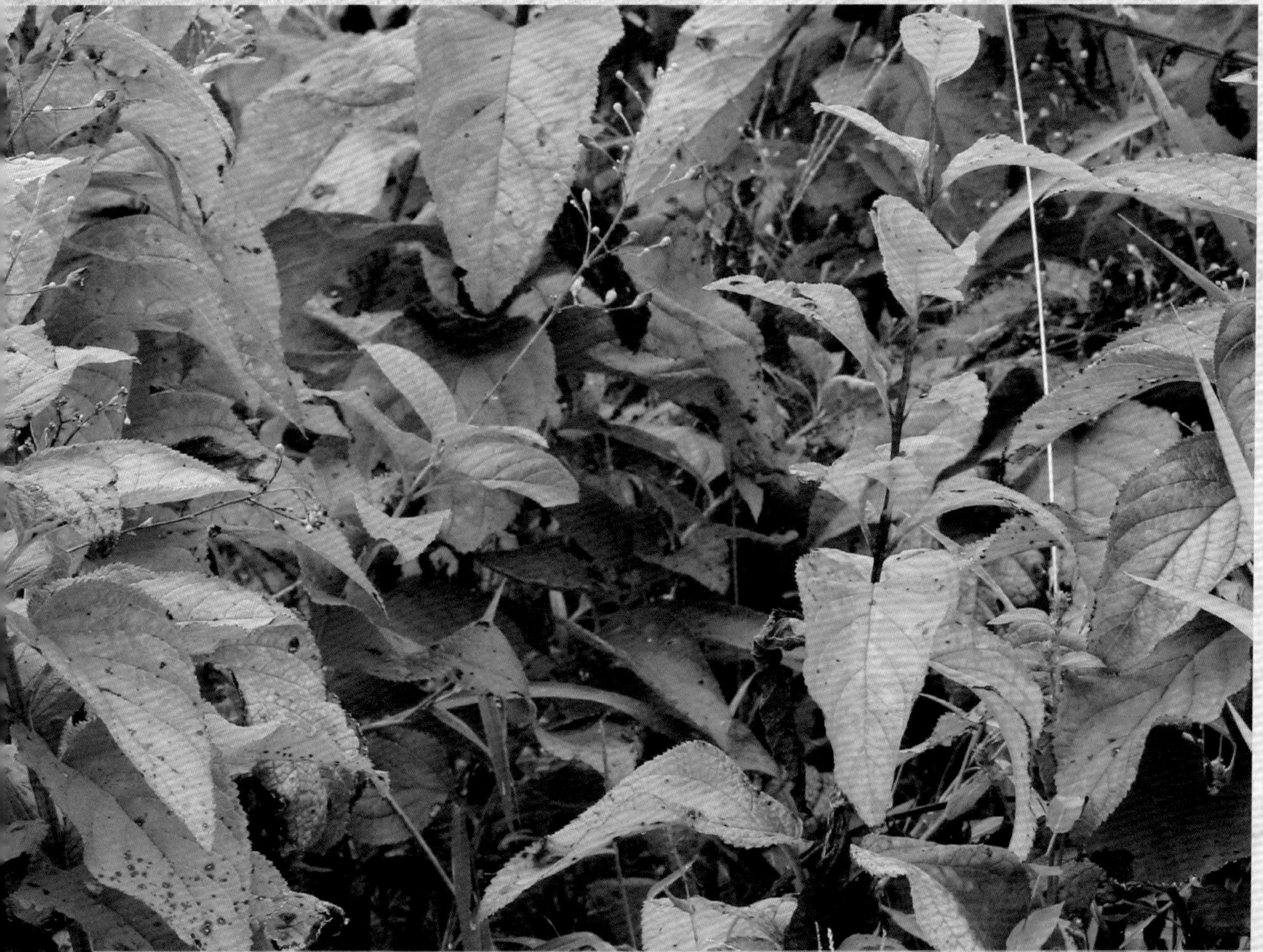

玄参 *Scrophularia ningpoensis* ITS2 条形码主导单倍型序列：

```
1   CGCATCGCGT CGCCCCCCTC CCAATCCCTT GGGATACAGA GAGGGGCGGA TATTGGCCTC CCGTGCTCTT TGGTGCGCGG
81  CCGGCCCAAA TGTGATCCCG CGTCGACGCG AGTCACGACC AGTGGTGGTT GATTCCTCAA CTCGCGTGCT GTCGTGCCGT
161 ATTGCGTCGT TCGTTTGGGC ATCGTCGTAG ACCCAAAAGG TGCTCTCGAG TGCCTTCGAC CG
```

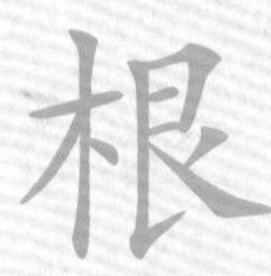

‖ **修治** ‖

[敩曰]凡采得后，须用蒲草重重相隔，入甑蒸两伏时，晒干用。勿犯铜器，饵之噎人喉，丧人目。

‖ **气味** ‖

苦，微寒，无毒。[别录曰] 咸。[普曰]神农、桐君、黄帝、雷公：苦，无毒。岐伯：寒。[元素曰] 足少阴肾经君药也，治本经须用。[之才曰] 恶黄芪、干姜、大枣、山茱萸，反藜芦。

‖ **主治** ‖

腹中寒热积聚，女子产乳余疾，补肾气，令人明目。本经。**主暴中风伤寒，身热支满，狂邪忽忽不知人，温疟洒洒，血瘕，下寒血，除胸中气，下水止**

▽玄参药材

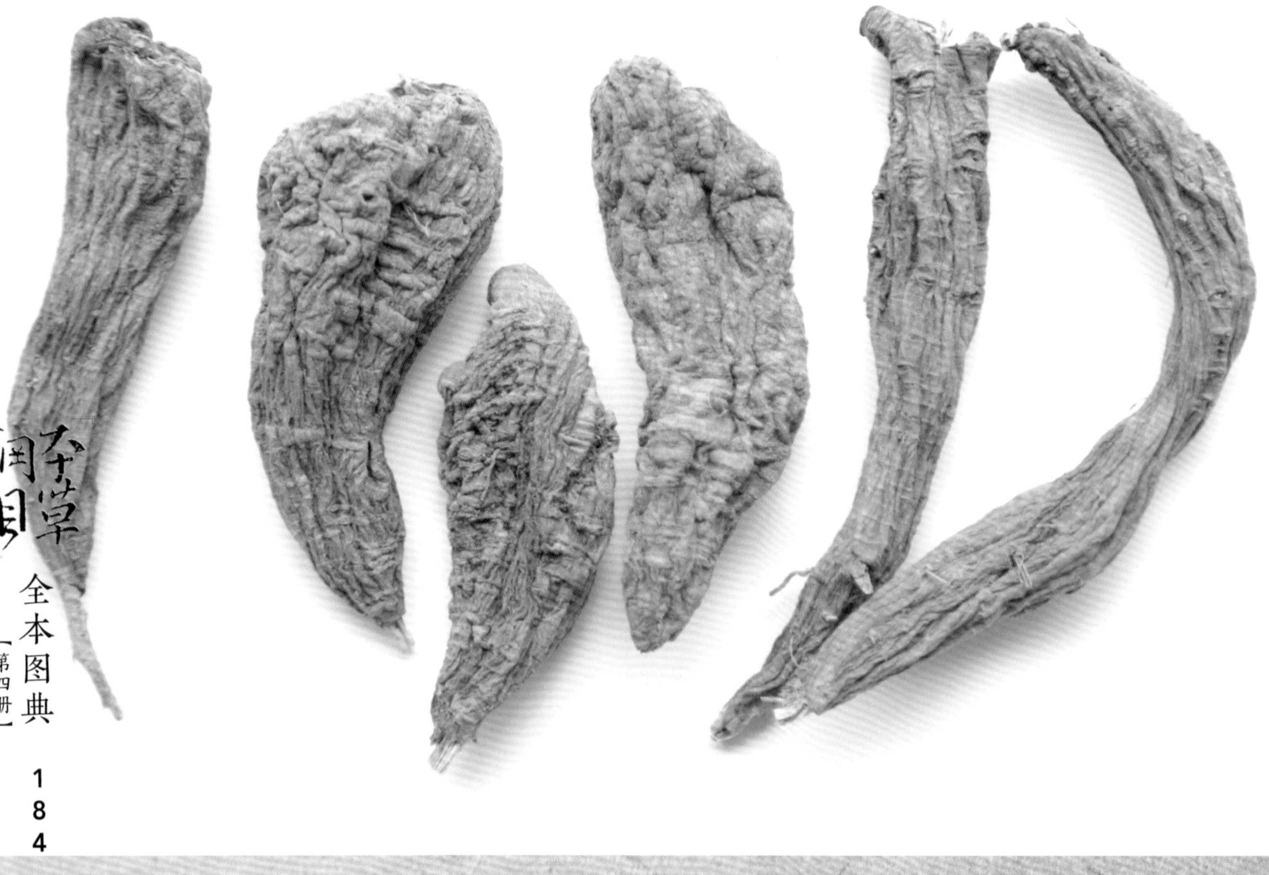

烦渴，散颈下核，痈肿，心腹痛，坚癥，定五脏。久服补虚明目，强阴益精。别录。**热风头痛，伤寒劳复，治暴结热，散瘤瘘瘰疬。**甄权。**治游风，补劳损，心惊烦躁，骨蒸传尸邪气，止健忘，消肿毒。**大明。**滋阴降火，解斑毒，利咽喉，通小便血滞。**时珍。

‖发明‖

[元素曰] 玄参乃枢机之剂，管领诸气上下，清肃而不浊，风药中多用之。故活人书治伤寒阳毒，汗下后毒不散，及心下懊憹，烦不得眠，心神颠倒欲绝者，俱用玄参。以此论之，治胸中氤氲之气，无根之火，当以玄参为圣剂也。[时珍曰] 肾水受伤，真阴失守，孤阳无根，发为火病，法宜壮水以制火，故玄参与地黄同功。其消瘰疬亦是散火，刘守真言结核是火病。

‖附方‖

旧二，新七。**诸毒鼠瘘**玄参渍酒，日日饮之。开宝本草。**年久瘰疬**生玄参捣傅之，日二易之。广利方。**赤脉贯瞳**玄参为末，以米泔煮猪肝，日日蘸食之。济急仙方。**发斑咽痛**玄参升麻汤：用玄参、升麻、甘草各半两，水三盏，煎一盏半，温服。南阳活人书。**急喉痹风**不拘大人小儿。玄参、鼠粘子半生半炒各一两，为末，新水服一盏立瘥。圣惠方。**鼻中生疮**玄参末涂之。或以水浸软塞之。卫生易简方。**三焦积热**玄参、黄连、大黄各一两，为末，炼蜜丸梧子大。每服三四十丸，白汤下。小儿丸粟米大。丹溪方。**小肠疝气**黑参㕮咀炒，为丸。每服一钱半，空心酒服，出汗即效。孙天仁集效方。**烧香治痨**经验方：用玄参一斤，甘松六两，为末，炼蜜一斤和匀，入瓶中封闭，地中埋罯十日取出。更用灰末六两，烧蜜六两，同和入瓶，更罯五日取出。烧之，常令闻香，疾自愈。[颂曰] 初入瓶中封固，煮一伏时，破瓶取捣入蜜，别以瓶盛，埋地中罯过用。亦可熏衣。

▽玄参（根）横切面

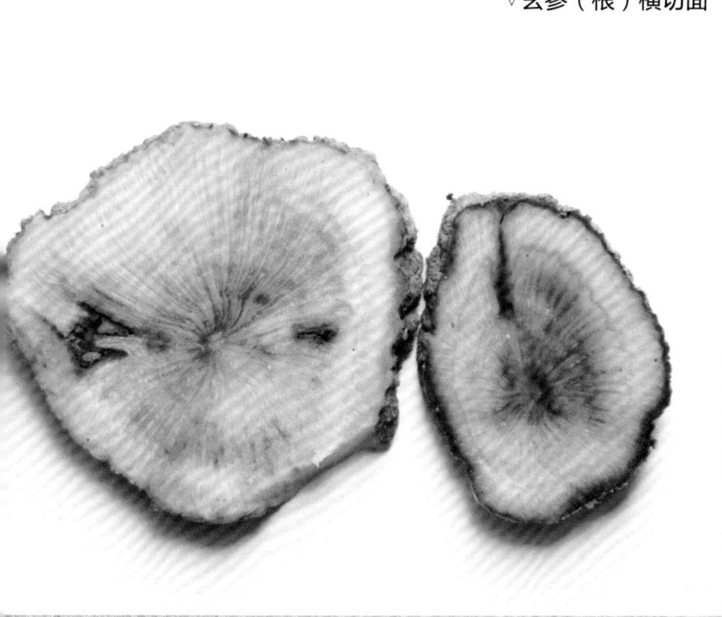

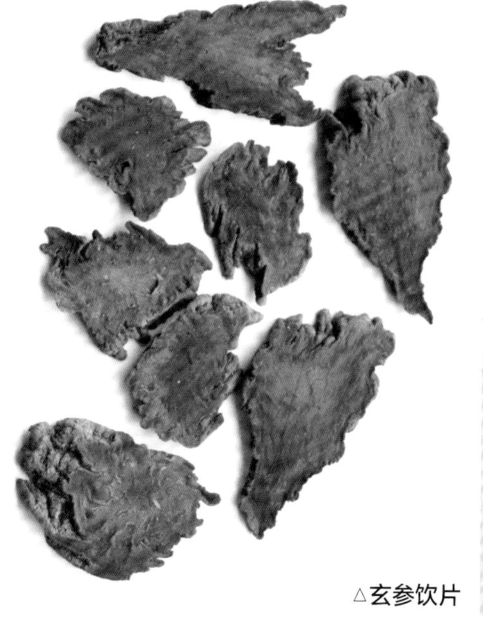

△玄参饮片

‖ **基原** ‖

据《纲目图鉴》《中药图鉴》《中华本草》等综合分析考证，本品为蔷薇科植物地榆 *Sanguisorba officinalis* L.。分布于我国东北、西北、华东、华中、西南等地区。《纲目彩图》《中药图鉴》《中华本草》《中药志》认为还包括同属植物长叶地榆 *S. officinalis* L. var. *longifolia* (Bert.) Yü et Li，分布于华东、中南、西南及黑龙江、河北、陕西、甘肃等地。《药典》收载地榆药材为蔷薇科植物地榆或长叶地榆的干燥根。后者习称“绵地榆”；春季将发芽时或秋季植株枯萎后采挖，除去须根，洗净，干燥，或趁鲜切片，干燥。

地榆

《本经》中品

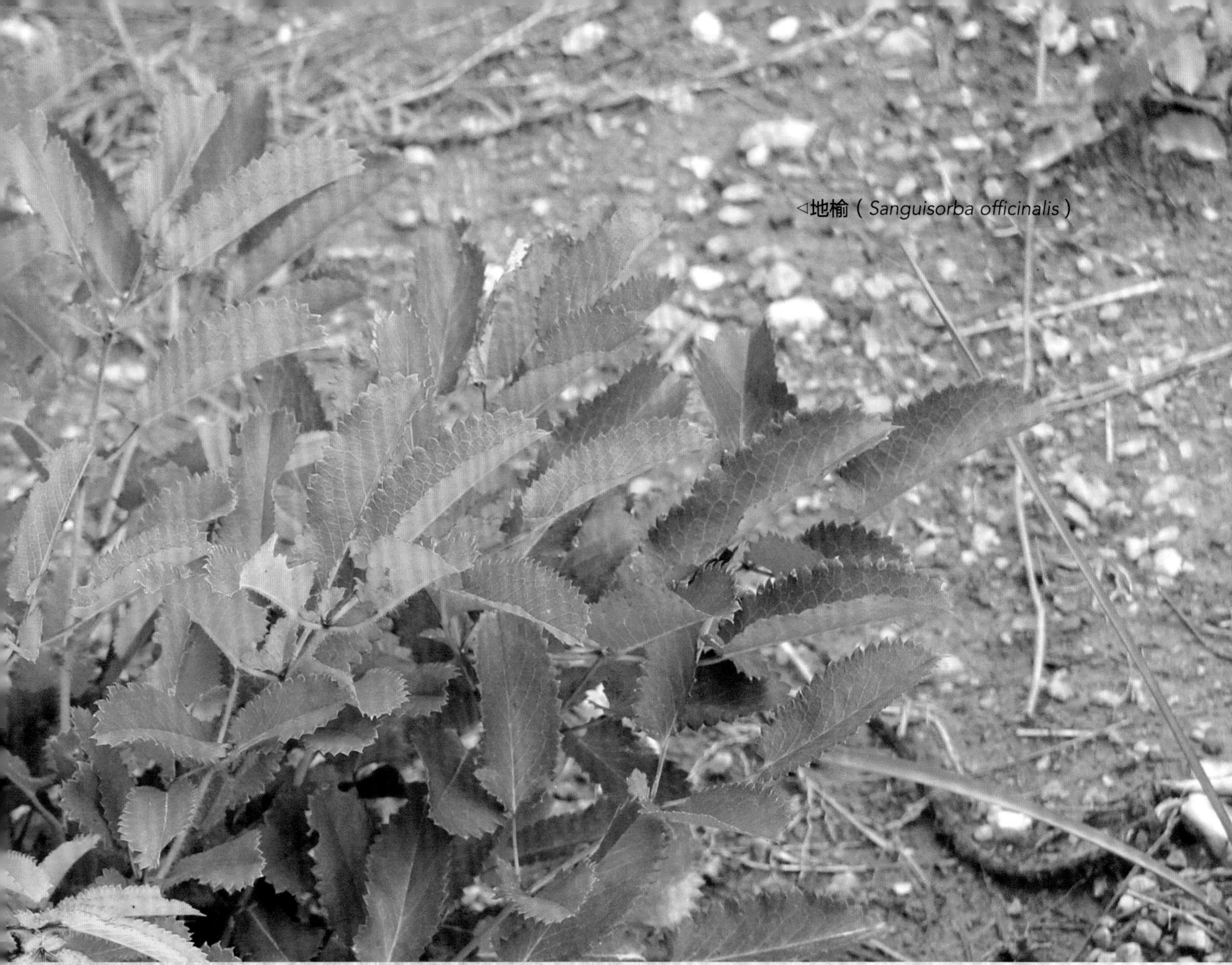

◁地榆（*Sanguisorba officinalis*）

校正：并入别录有名未用酸赭。

‖ **释名** ‖

玉豉　酸赭。[弘景曰] 其叶似榆而长，初生布地，故名。其花子紫黑色如豉，故又名玉豉。[时珍曰] 按外丹方言地榆一名酸赭，其味酸、其色赭故也。今蕲州俚人呼地榆为酸赭，又讹赭为枣，则地榆、酸赭为一物甚明，其主治之功亦同，因并别录有名未用酸赭为一云。

‖ **集解** ‖

[别录曰] 地榆生桐柏及冤句山谷，二月、八月采根暴干。又曰：酸赭生昌阳山，采无时。[颂曰] 今处处平原川泽皆有之。宿根三月内生苗，初生布地，独茎直上，高三四尺，对分出叶。叶似榆叶而稍狭，细长似锯齿状，青色。七月开花如椹子，紫黑色。根外黑里红，似柳根。[弘景曰] 其根亦入酿酒。道方烧作灰，能烂石，故煮石方用之。其叶山人乏茗时，采作饮亦好，又可煠茹。

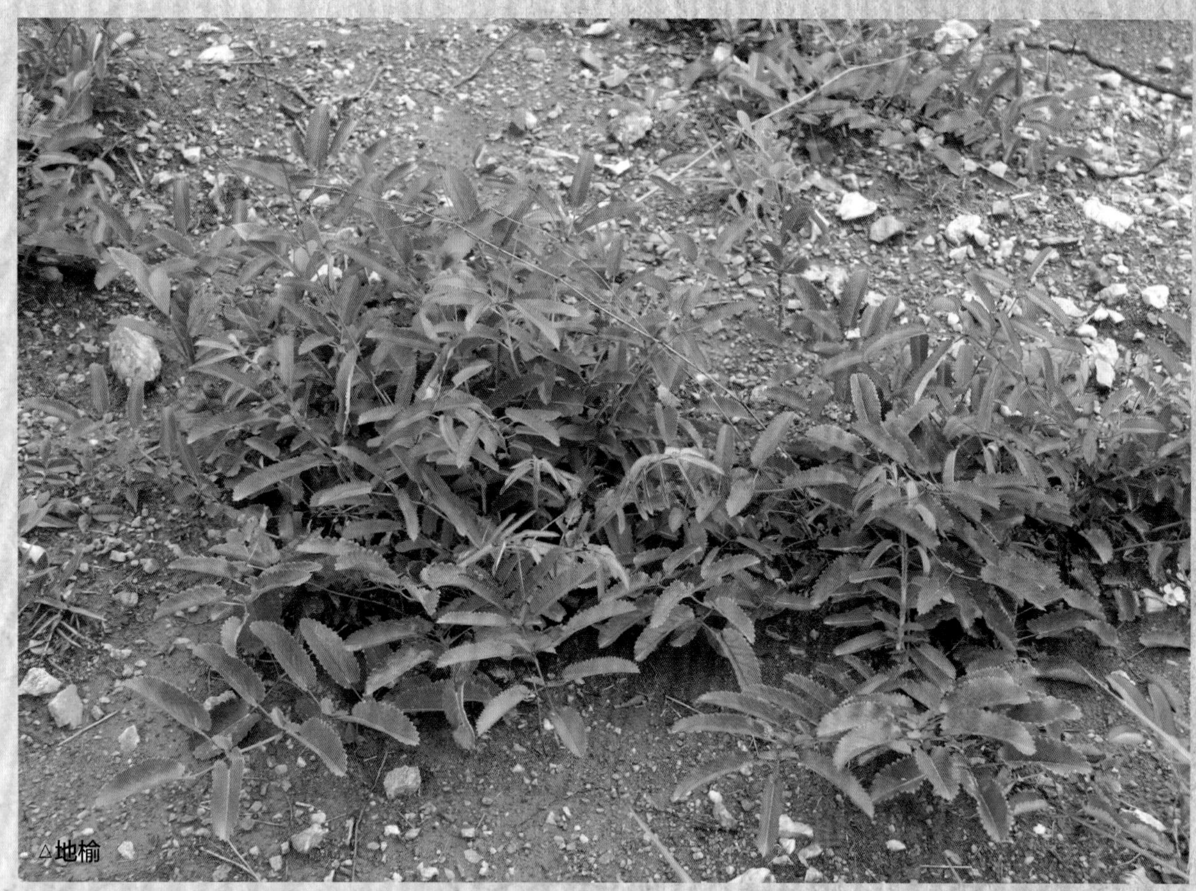

△地榆

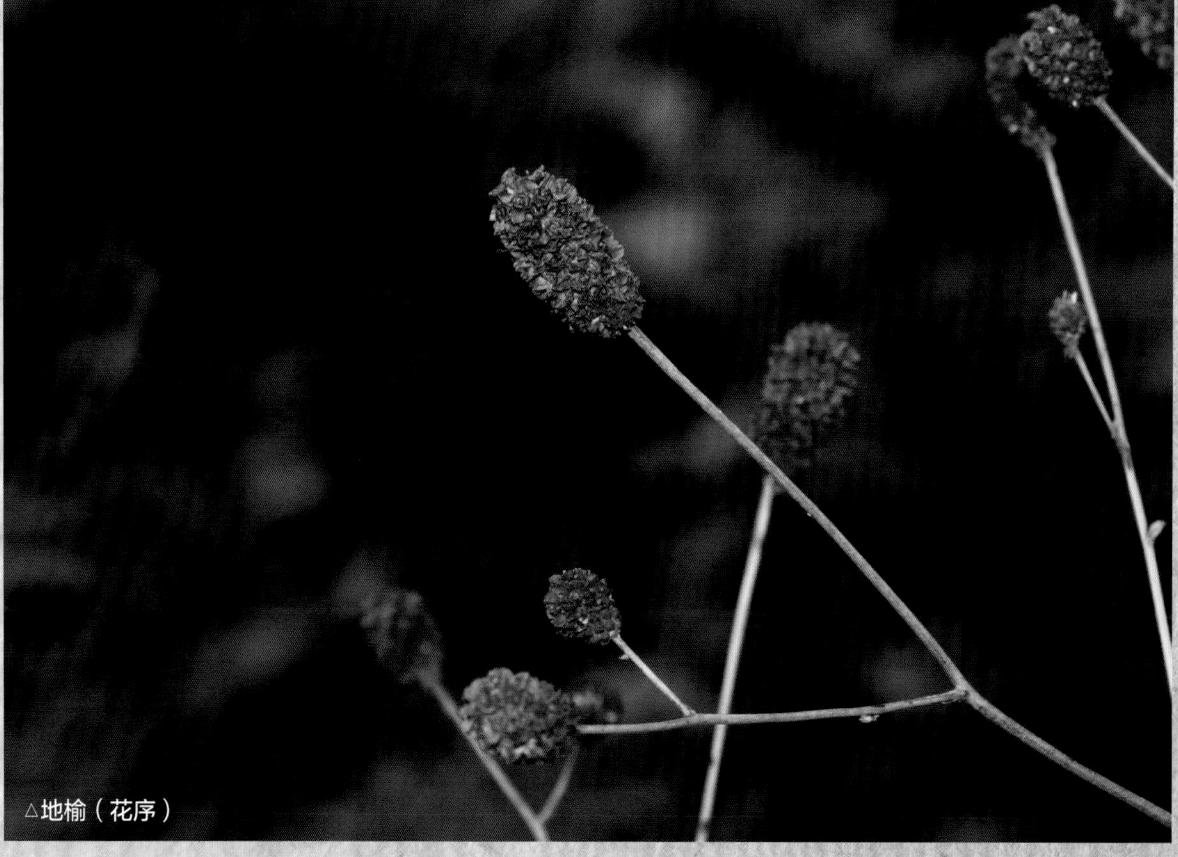

△地榆（花序）

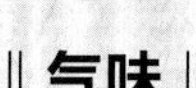

根

‖ **气味** ‖

苦，微寒，无毒。[别录曰] 甘、酸。[权曰] 苦，平。[元素曰] 气微寒，味微苦，气味俱薄，其体沉而降，阴中阳也，专主下焦血。[杲曰] 味苦、酸，性微寒，沉也，阴也。[之才曰] 得发良，恶麦门冬，伏丹砂、雄黄、硫黄。

‖ **主治** ‖

妇人乳产，痓痛七伤，带下五漏，止痛止汗，除恶肉，疗金疮。本经。**止脓血，诸瘘恶疮热疮，补绝伤，产后内塞，可作金疮膏，消酒，除渴，明目。**别录。**止冷热痢疳痢，极效。**开宝。**止吐血鼻衄肠风，月经不止，血崩，产前后诸血疾，并水泻。**大明。**治胆气不足。**李杲。**汁酿酒治风痹，补脑。捣汁涂虎犬蛇虫伤。**时珍。**酸赭：味酸。主内漏，止血不足。**别录。

‖ **发明** ‖

[颂曰] 古者断下多用之。[炳曰] 同樗皮治赤白痢。[宗奭曰] 其性沉寒，入下焦。若热血痢则可用。若虚寒人及水泻白痢，即未可轻使。[时珍曰] 地榆除下焦热，治大小便血证。止血取上截切片炒用。其梢则能行血，不可不知。杨士瀛云：诸疮，痛者加地榆，痒者加黄芩。

‖ **附方** ‖

旧八，新六。**男女吐血**地榆三两，米醋一升，煮十余沸，去滓，食前稍热服一合。圣

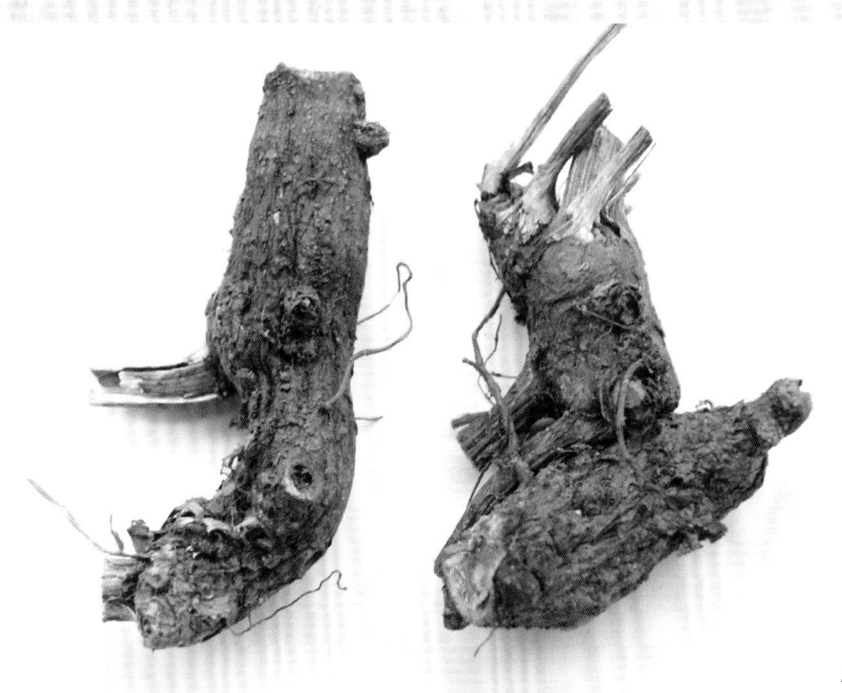

△地榆药材

▽地榆

恚方。**妇人漏下**赤白不止，令人黄瘦。方同上。**血痢不止**地榆晒研，每服二钱，掺在羊血上，炙熟食之，以捻头煎汤送下。一方：以地榆煮汁作饮，每服三合。圣济。**赤白下痢**骨立者。地榆一斤，水三升，煮一升半，去滓，再煎如稠饧，绞滤，空腹服三合，日再服。崔元亮海上方。**久病肠风**痛痒不止。地榆五钱，苍术一两，水二钟，煎一钟，空心服，日一服。活法机要。**下血不止**二十年者。取地榆、鼠尾草各二两。水二升，煮一升，顿服。若不断，以水渍屋尘饮一小杯投之。肘后方。**结阴下血**腹痛不已。地榆四两，炙甘草三两，每服五钱，水一盏，入缩砂四七枚，煎一盏半，分二服。宣明方。**小儿疳痢**地榆煮汁，熬如饴糖，与服便已。肘后方。**毒蛇螫人**新地榆根捣汁饮，兼以渍疮。肘后方。**虎犬咬伤**地榆煮汁饮，并为末傅之。亦可为末，白汤服，日三。忌酒。梅师方。**代指肿痛**地榆煮汁渍之，半日愈。千金方。**小儿湿疮**地榆煮浓汁，日洗二次。千金方。**小儿面疮**焮赤肿痛。地榆八两，水一斗，煎五升，温洗之。卫生总微方。**煮白石法**七月七日取地榆根，不拘多少阴干，百日烧为灰。复取生者，与灰合捣万下。灰三分，生末一分，合之。若石二三斗，以水浸过三寸，以药入水搅之，煮至石烂可食乃已。臞仙神隐书。

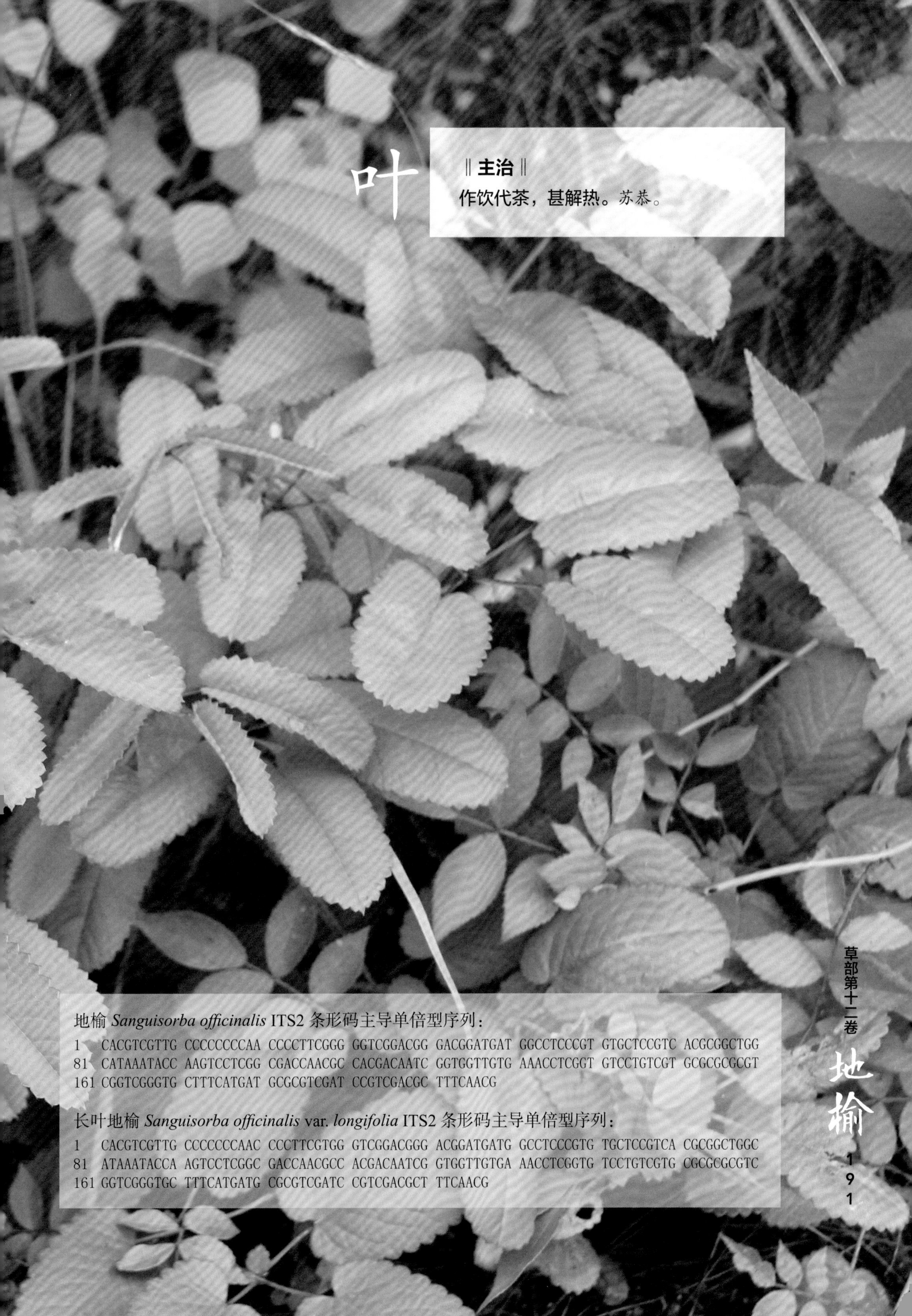

叶

‖主治‖

作饮代茶，甚解热。苏恭。

地榆 *Sanguisorba officinalis* ITS2 条形码主导单倍型序列：

```
1   CACGTCGTTG CCCCCCCCAA CCCCTTCGGG GGTCGGACGG GACGGATGAT GGCCTCCCGT GTGCTCCGTC ACGCGGCTGG
81  CATAAATACC AAGTCCTCGG CGACCAACGC CACGACAATC GGTGGTTGTG AAACCTCGGT GTCCTGTCGT GCGCGCGCGT
161 CGGTCGGGTG CTTTCATGAT GCGCGTCGAT CCGTCGACGC TTTCAACG
```

长叶地榆 *Sanguisorba officinalis* var. *longifolia* ITS2 条形码主导单倍型序列：

```
1   CACGTCGTTG CCCCCCCAAC CCCTTCGTGG GTCGGACGGG ACGGATGATG GCCTCCCGTG TGCTCCGTCA CGCGGCTGGC
81  ATAAATACCA AGTCCTCGGC GACCAACGCC ACGACAATCG GTGGTTGTGA AACCTCGGTG TCCTGTCGTG CGCGCGCGTC
161 GGTCGGGTGC TTTCATGATG CGCGTCGATC CGTCGACGCT TTCAACG
```

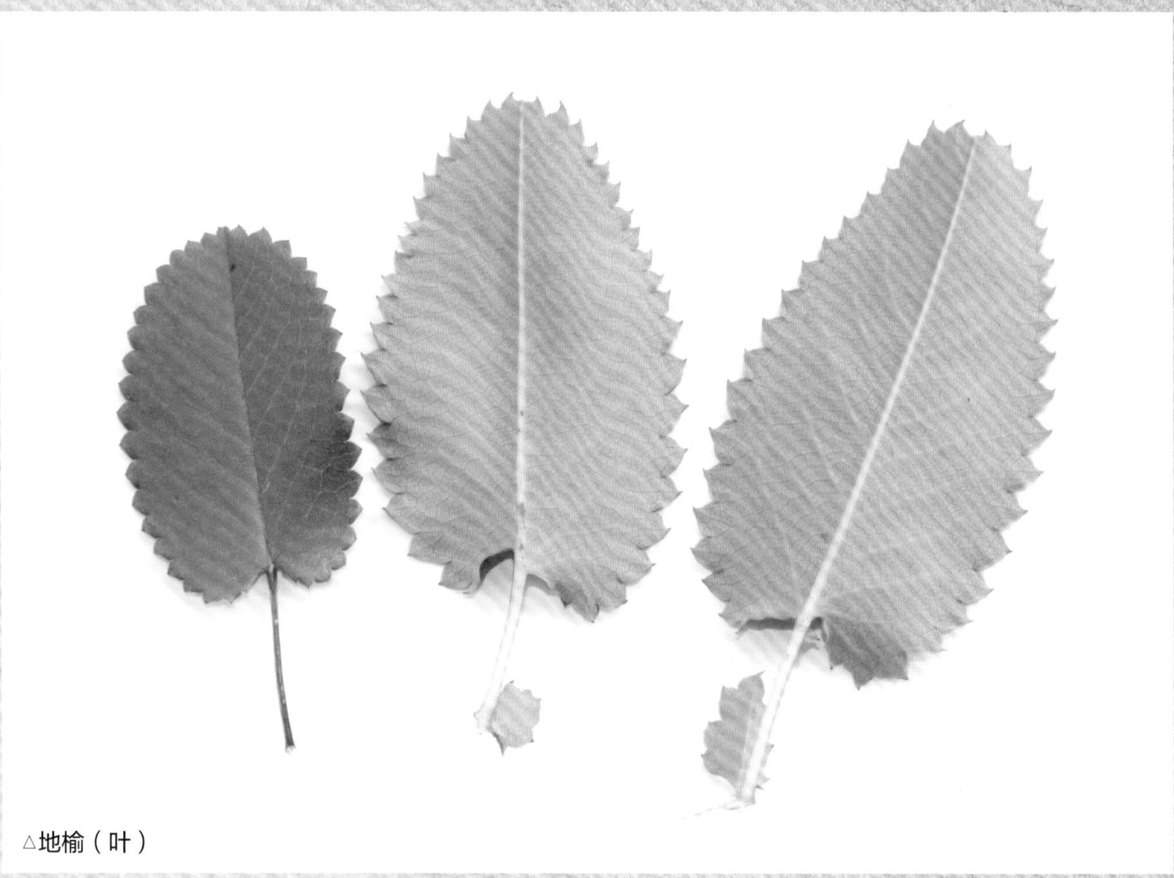
△地榆（叶）

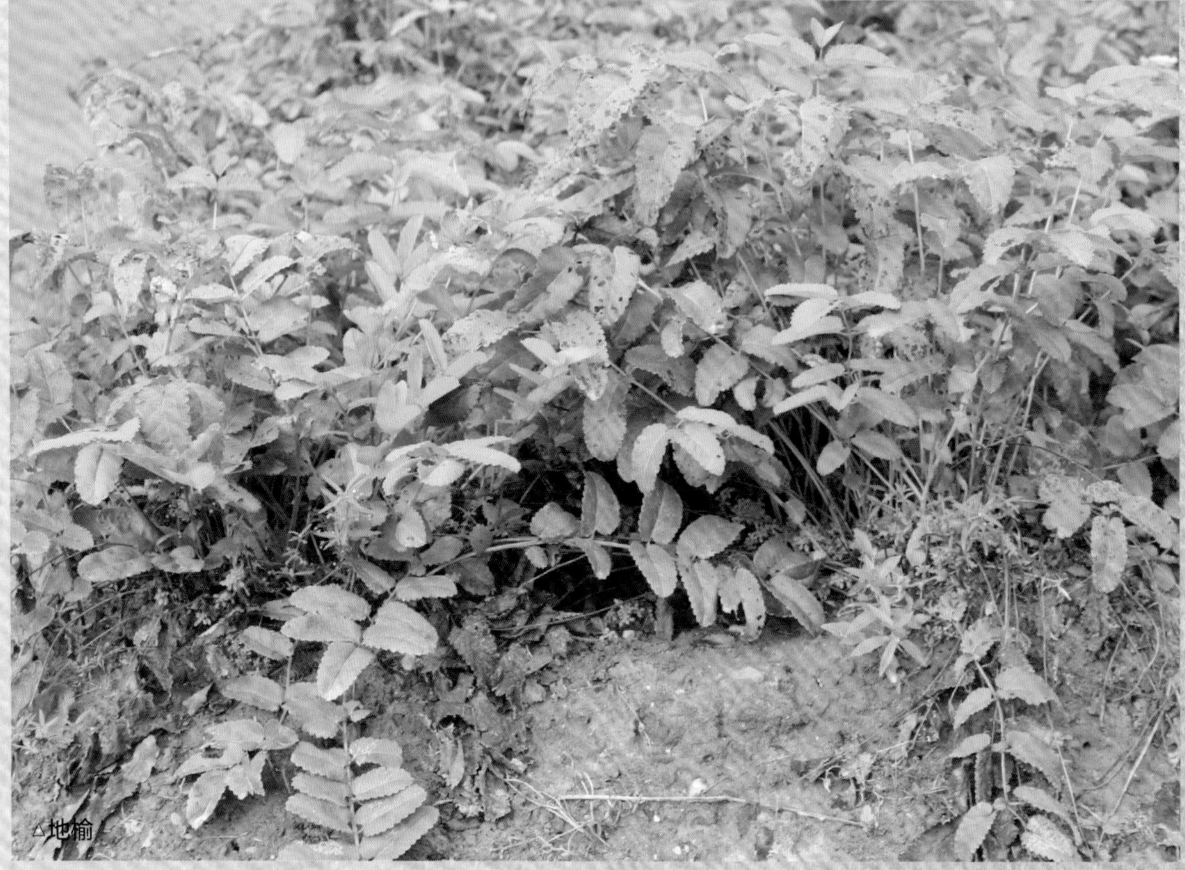
△地榆

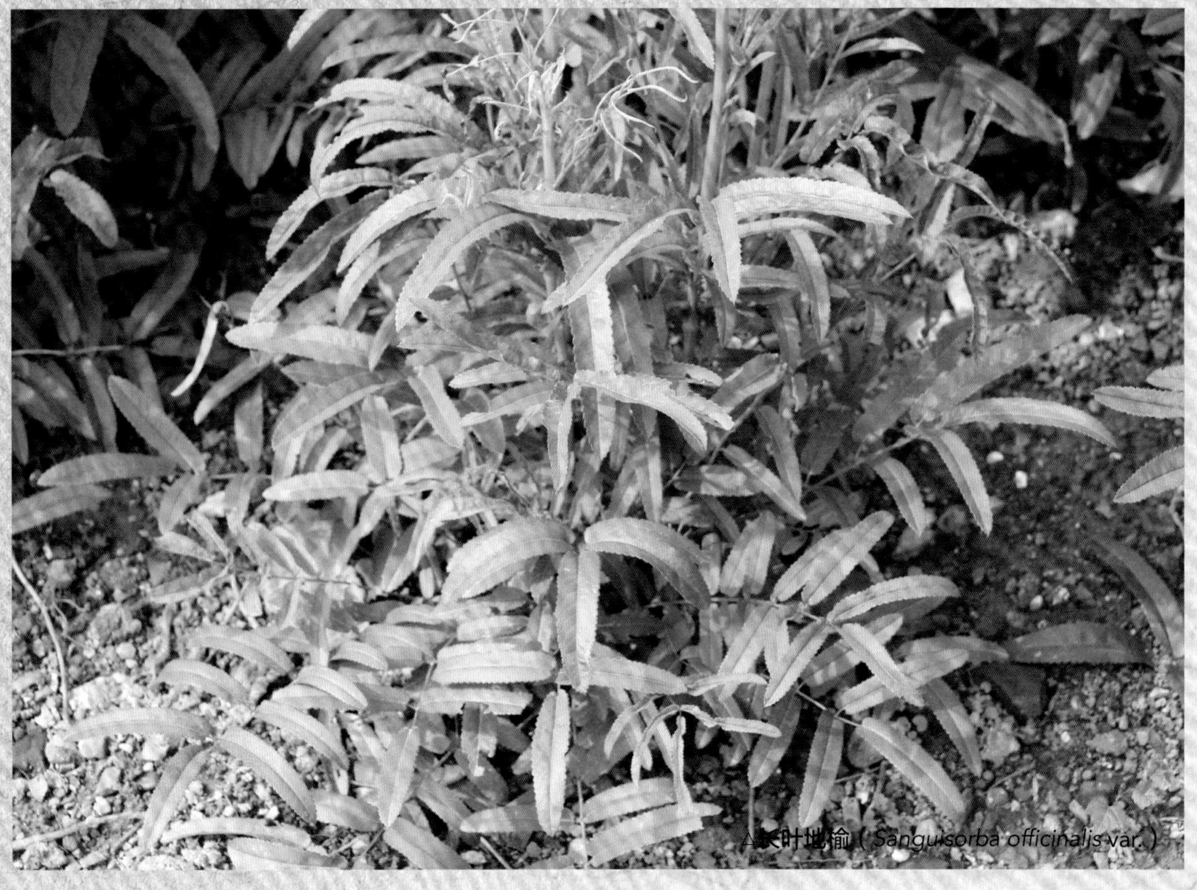
△长叶地榆（*Sanguisorba officinalis* var.）

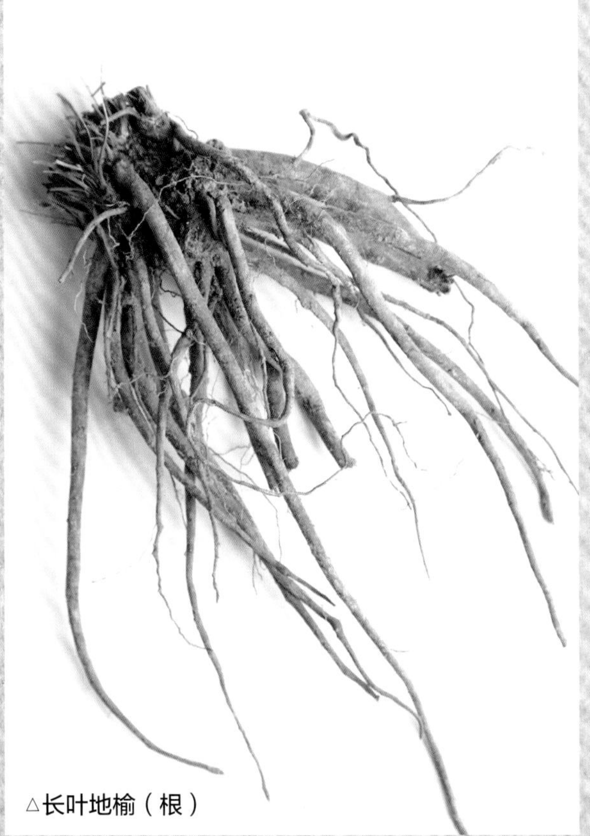
△长叶地榆（根）

△长叶地榆（叶）

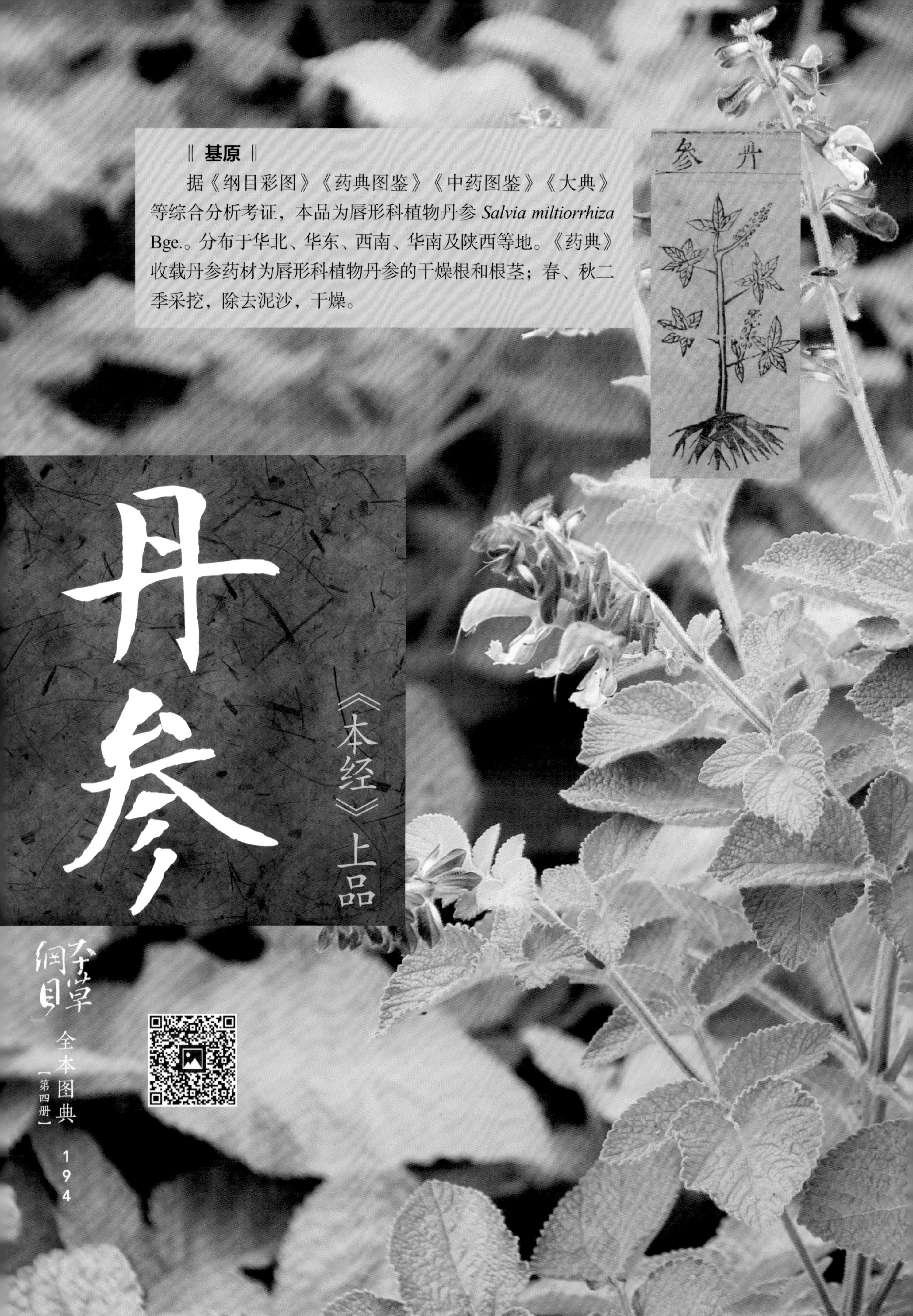

丹参

《本经》上品

‖ **基原** ‖

据《纲目彩图》《药典图鉴》《中药图鉴》《大典》等综合分析考证，本品为唇形科植物丹参 *Salvia miltiorrhiza* Bge.。分布于华北、华东、西南、华南及陕西等地。《药典》收载丹参药材为唇形科植物丹参的干燥根和根茎；春、秋二季采挖，除去泥沙，干燥。

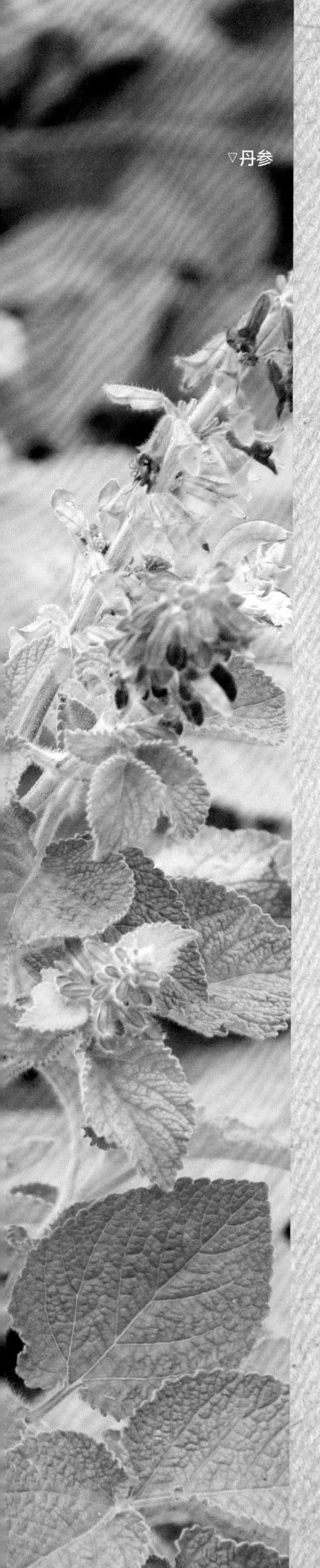

▽丹参

‖ **释名** ‖

赤参别录**山参**日华**郄蝉草**本经**木羊乳**吴普**逐马**弘景**奔马草。**[时珍曰] 五参五色配五脏。故人参入脾曰黄参，沙参入肺曰白参，玄参入肾曰黑参，牡蒙入肝曰紫参，丹参入心曰赤参，其苦参则右肾命门之药也。古人舍紫参而称苦参，未达此义尔。[炳曰] 丹参治风软脚，可逐奔马，故名奔马草，曾用实有效。

‖ **集解** ‖

[别录曰] 丹参生桐柏川谷及太山，五月采根暴干。[弘景曰] 此桐柏在义阳，是淮水发源之山，非江东临海之桐柏也。今近道处处有之。茎方有毛，紫花，时人呼为逐马。[普曰] 茎叶小房如荏有毛，根赤色，四月开紫花，二月、五月采根阴干。[颂曰] 今陕西、河东州郡及随州皆有之。二月生苗，高一尺许。茎方有棱，青色。叶相对，如薄荷而有毛。三月至九月开花成穗，红紫色，似苏花。根赤色，大者如指，长尺余，一苗数根。[恭曰] 冬采者良，夏采者虚恶。[时珍曰] 处处山中有之。一枝五叶，叶如野苏而尖，青色皱毛。小花成穗如蛾形，中有细子。其根皮丹而肉紫。

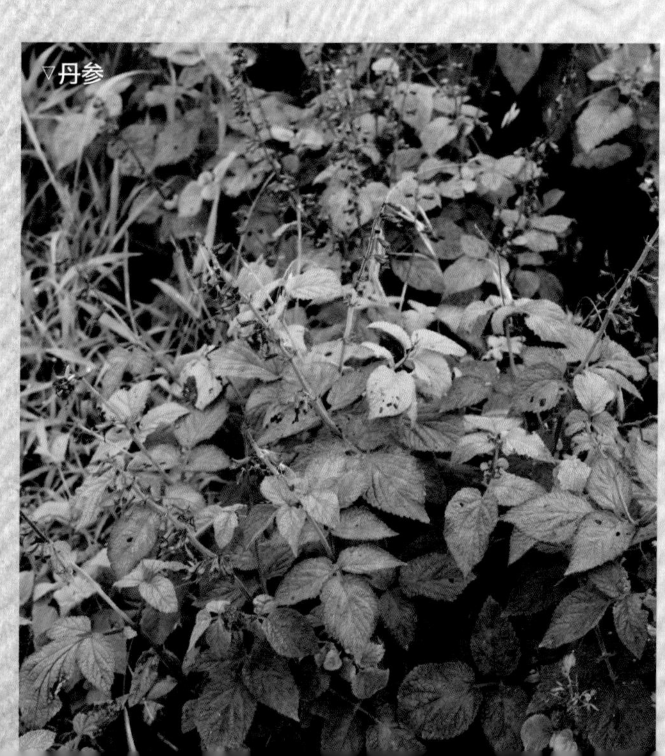

▽丹参

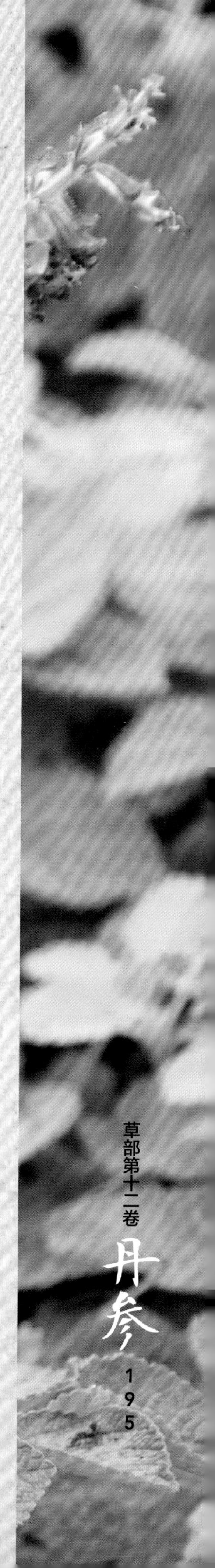

根

‖ **气味** ‖

苦，微寒，无毒。[普曰] 神农、桐君、黄帝、雷公：苦，无毒。岐伯：咸。[李当之] 大寒。[弘景曰] 久服多眼赤，故应性热，今云微寒，恐谬也。[权曰] 平。[之才曰]畏硷水，反藜芦。

‖ **主治** ‖

心腹邪气，肠鸣幽幽如走水，寒热积聚，破癥除瘕，止烦满，益气。本经。**养血，去心腹痛疾结气，腰脊强脚痹，除风邪留热。久服利人。**别录。**渍酒饮，疗风痹足软。**弘景。**主中恶及百邪鬼魅，腹痛气作，声音鸣吼，能定精。**甄权。**养神定志，通利关脉，治冷热劳，骨节疼痛，四肢不遂，头痛赤眼，热温狂闷，破宿血，生新血，安生胎，落死胎，止血崩带下，调妇人经脉不匀，血邪心烦，恶疮疥癣，瘿赘肿毒丹毒，排脓止痛，生肌长肉。**大明。**活血，通心包络，治疝痛。**时珍。

‖ **发明** ‖

[时珍曰] 丹参色赤味苦，气平而降，阴中之阳也。入手少阴、厥阴之经，心与包络血分药也。按妇人明理论云：四物汤治妇人病，不问产前产后，经水多少，皆可通用。惟一味丹参散，主治与之相同。盖丹参能破宿血，补新血，安生胎，落死胎，止崩中带下，调经脉，其功大类当归、地黄、芎䓖、芍药故也。

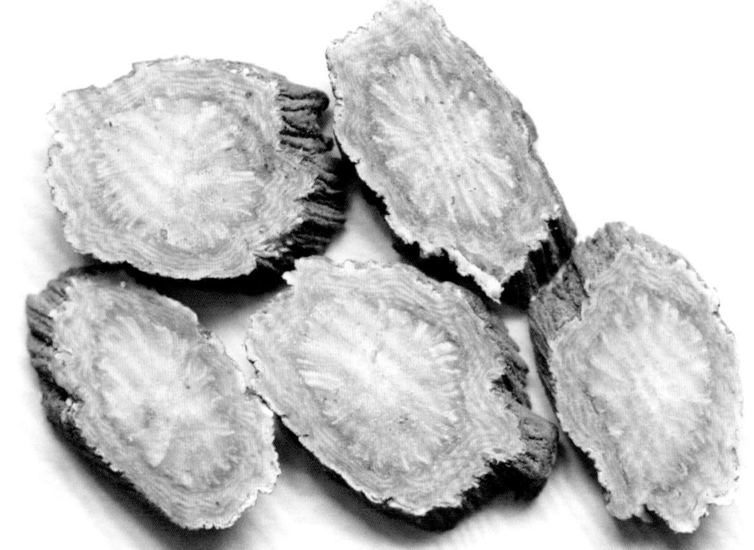

△丹参饮片

▽丹参药材

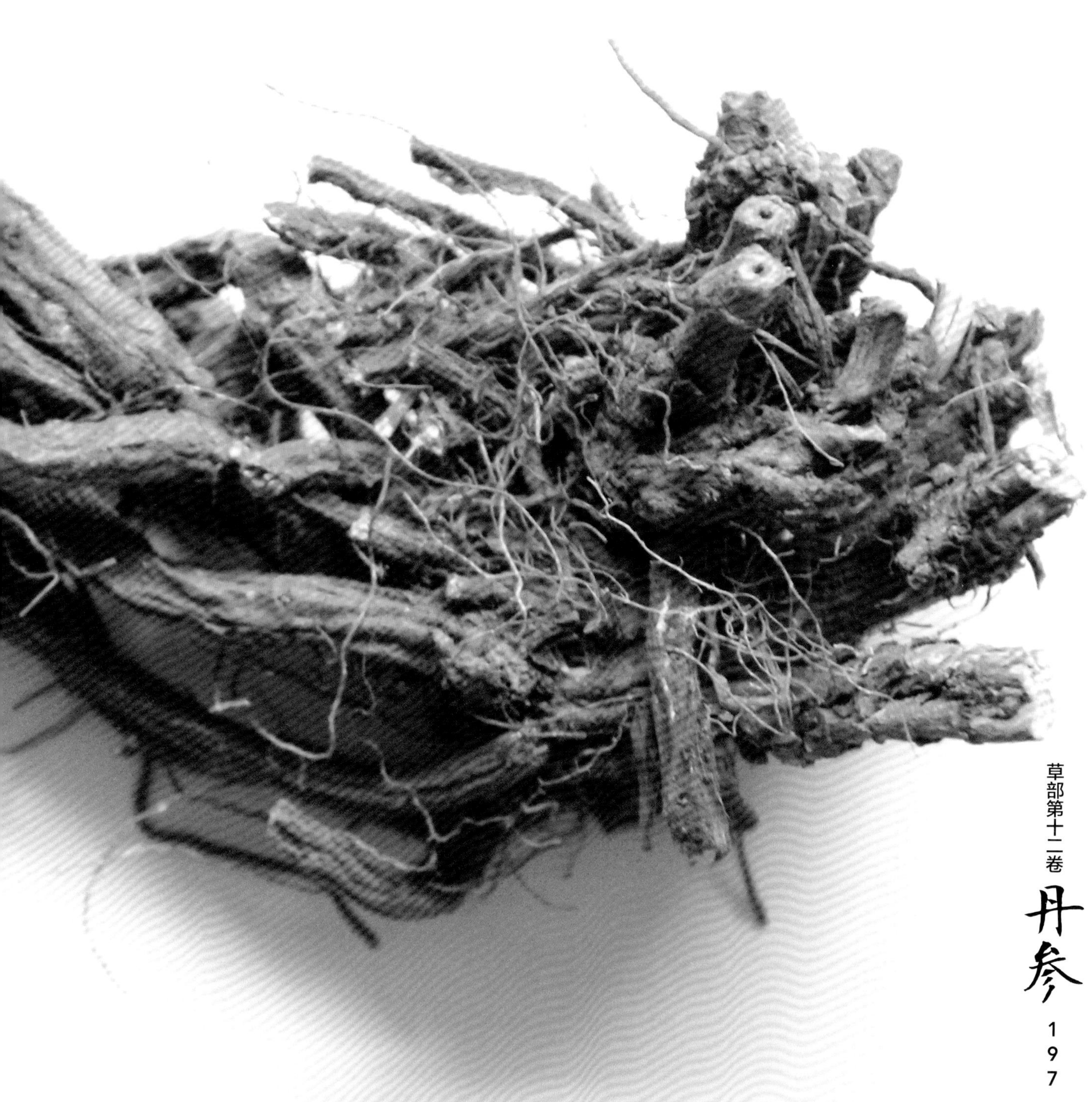

‖ **附方** ‖

旧三，新四。**丹参散**治妇人经脉不调，或前或后，或多或少，产前胎不安，产后恶血不下，兼治冷热劳，腰脊痛，骨节烦疼。用丹参洗净，切晒为末。每服二钱，温酒调下。妇人明理方。**落胎下血**丹参十二两，酒五升，煮取三升，温服一升，一日三服。亦可水煮。千金方。**寒疝腹痛**小腹阴中相引痛，白汗出，欲死。以丹参一两为末。每服二钱，热酒调下。圣惠方。**小儿身热**汗出拘急，因中风起。丹参半两，鼠屎炒三十枚，为末。每服三钱，浆水下。圣济总录。**惊痫发热**丹参摩膏：用丹参、雷丸各半两，猪膏二两，同煎七上七下，滤去滓盛之。每以摩儿身上，日三次。千金方。**妇人乳痈**丹参、白芷、芍药各二两，㕮咀，以醋淹一夜，猪脂半斤，微火煎成膏，去滓傅之。孟诜必效方。**热油火灼**除痛生肌。丹参八两剉，以水微调，取羊脂二斤，煎三上三下，以涂疮上。肘后方。

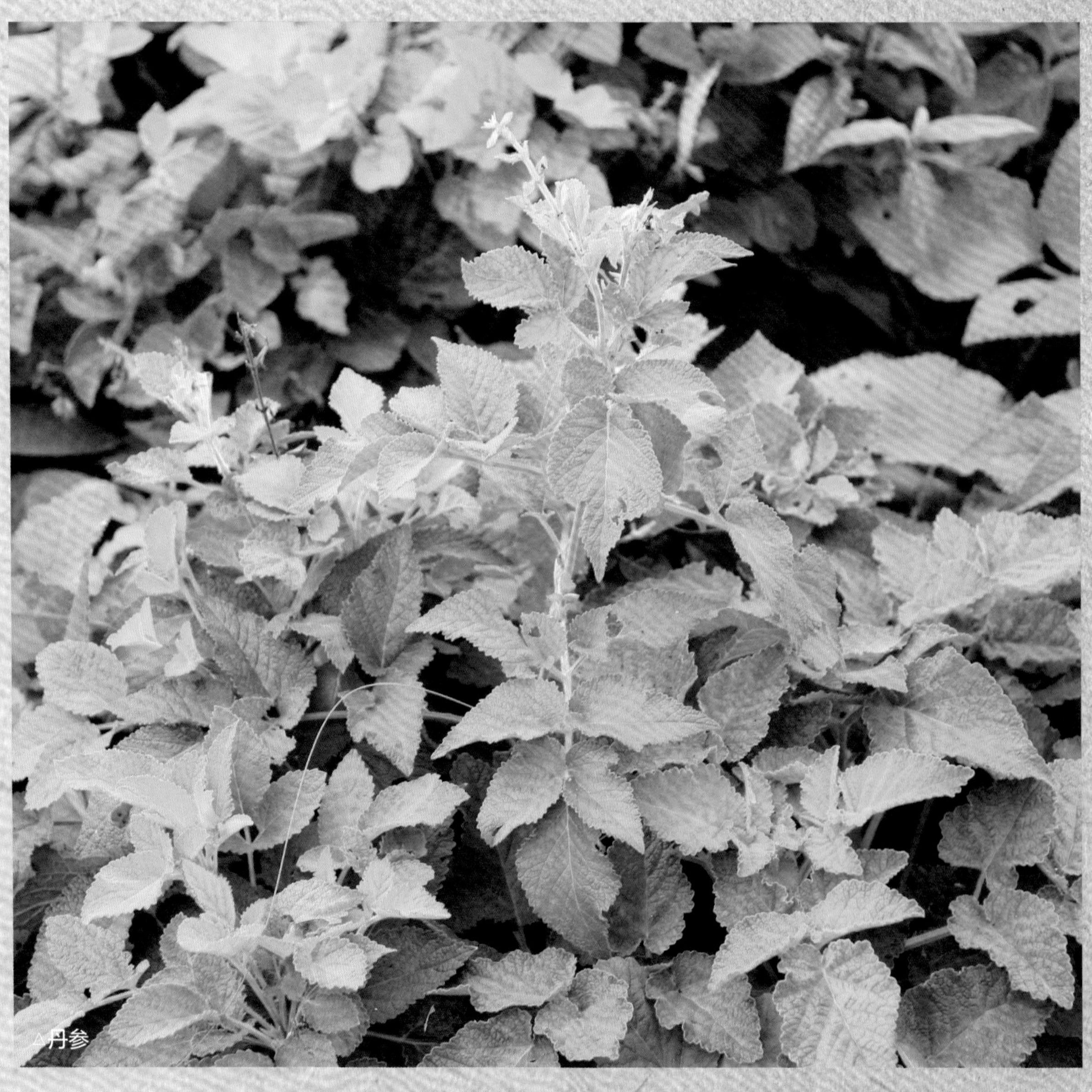

△丹参

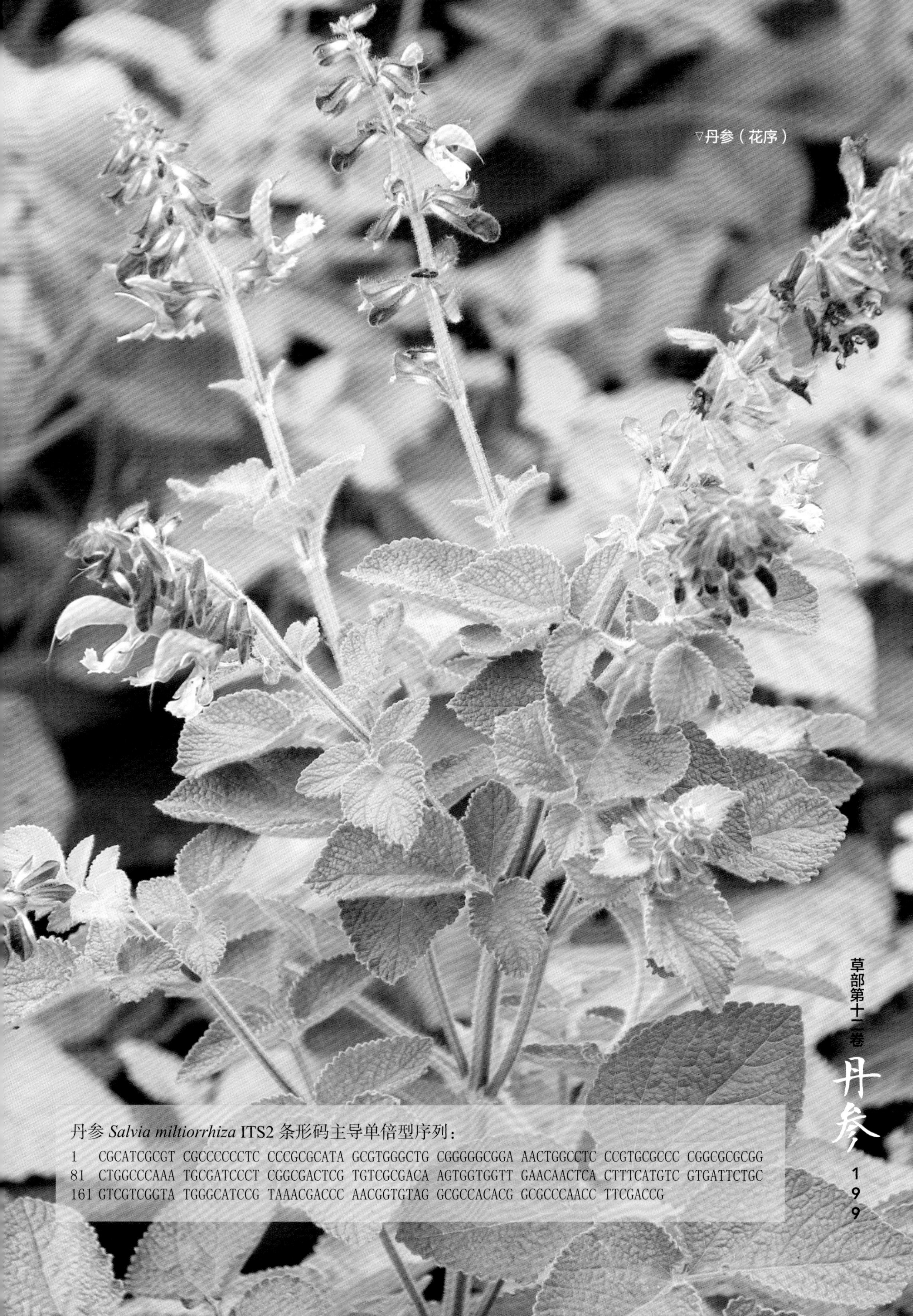

▽丹参（花序）

丹参 *Salvia miltiorrhiza* ITS2 条形码主导单倍型序列：

1 CGCATCGCGT CGCCCCCCTC CCCGCGCATA GCGTGGGCTG CGGGGGCGGA AACTGGCCTC CCGTGCGCCC CGGCGCGCGG
81 CTGGCCCAAA TGCGATCCCT CGGCGACTCG TGTCGCGACA AGTGGTGGTT GAACAACTCA CTTTCATGTC GTGATTCTGC
161 GTCGTCGGTA TGGGCATCCG TAAACGACCC AACGGTGTAG GCGCCACACG GCGCCCAACC TTCGACCG

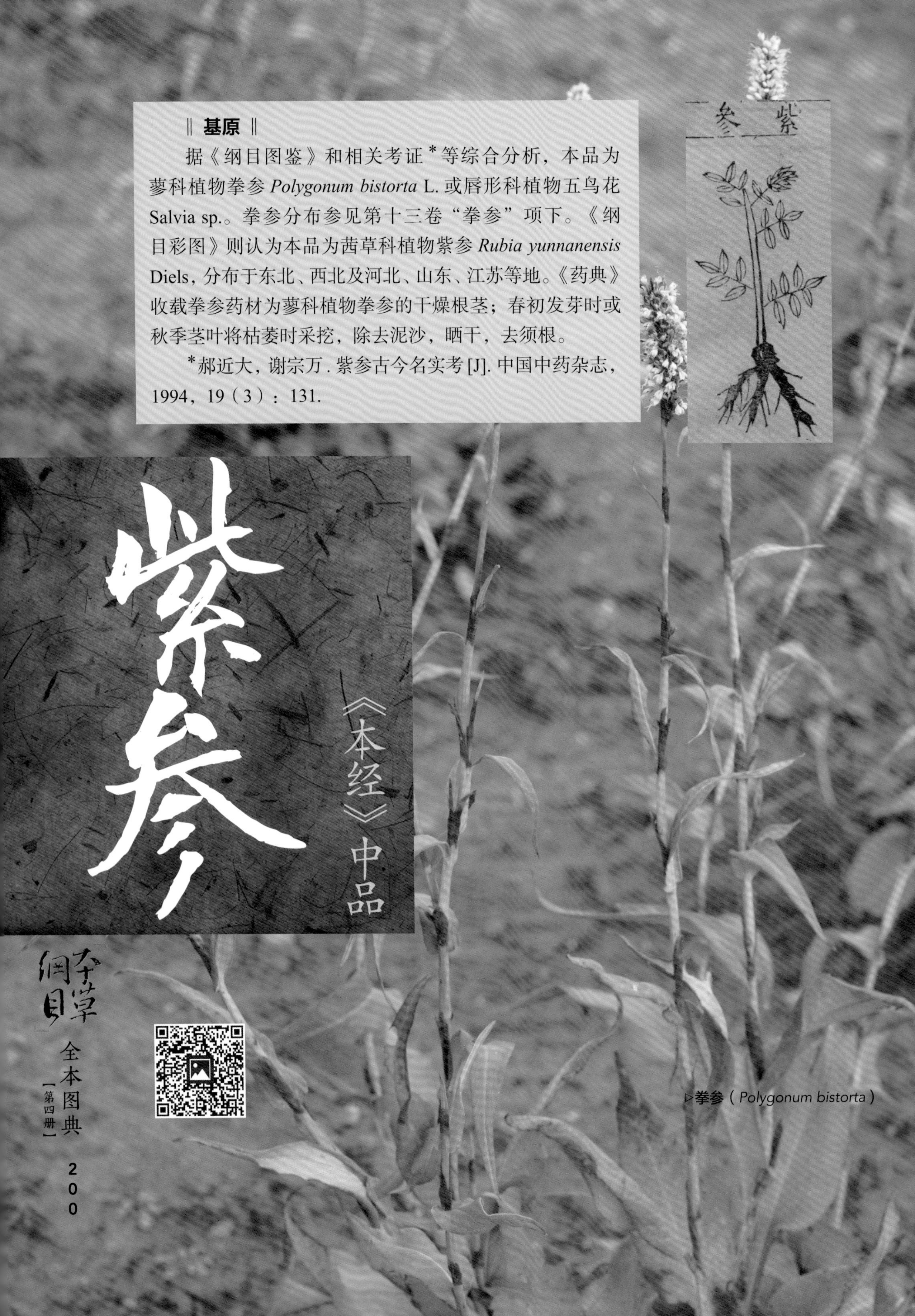

‖ **基原** ‖

据《纲目图鉴》和相关考证*等综合分析，本品为蓼科植物拳参 *Polygonum bistorta* L. 或唇形科植物五鸟花 Salvia sp.。拳参分布参见第十三卷“拳参”项下。《纲目彩图》则认为本品为茜草科植物紫参 *Rubia yunnanensis* Diels，分布于东北、西北及河北、山东、江苏等地。《药典》收载拳参药材为蓼科植物拳参的干燥根茎；春初发芽时或秋季茎叶将枯萎时采挖，除去泥沙，晒干，去须根。

*郝近大，谢宗万．紫参古今名实考 [J]. 中国中药杂志，1994，19（3）：131.

紫参

《本经》中品

▷拳参（*Polygonum bistorta*）

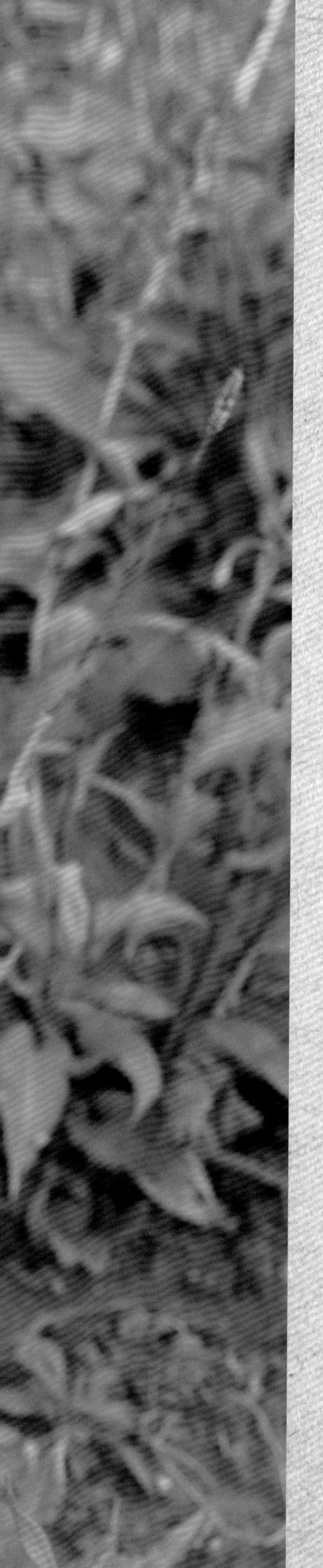

‖ **释名** ‖

牡蒙本经**童肠**别录**马行**别录**众戎**别录**五鸟花**纲目[时珍曰] 紫参、王孙，并有牡蒙之名。古方所用牡蒙，多是紫参也。按钱起诗集云：紫参，幽芳也。五葩连萼，状如飞禽羽举。故俗名五鸟花。

‖ **集解** ‖

[别录曰] 紫参生河西及冤句山谷，三月采根，火炙使紫色。[普曰] 紫参一名牡蒙，生河西或商山。圆聚生根，黄赤有文，皮黑中紫，五月花紫赤，实黑大如豆。[弘景曰] 今方家皆呼为牡蒙，用之亦少。[恭曰] 紫参叶似羊蹄，紫花青穗。其根皮紫黑，肉红白，肉浅皮深。所在有之。长安见用者，出蒲州。牡蒙乃王孙也，叶似及己而大，根长尺余，皮肉亦紫色，根苗不相似。[颂曰] 今河中、晋、解、齐及淮、蜀州郡皆有之。苗长一二尺，茎青而细。其叶青似槐叶，亦有似羊蹄者。五月开花白色，似葱花，亦有红紫而似水荭者。根淡紫，黑色，如地黄状，肉红白色，肉浅而皮深。三月采根，火炙紫色。又云：六月采，晒干用。[时珍曰] 紫参根干紫黑色，肉带红白，状如小紫草。范子计然云：紫参出三辅，有三色，以青赤色为善。

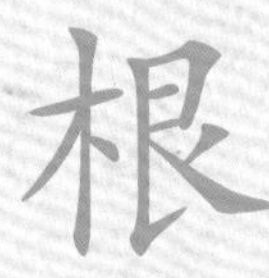

‖ **气味** ‖

苦，寒，无毒。[别录曰] 微寒。[普曰] 牡蒙，神农、黄帝：苦。[李当之] 小寒。[之才曰] 畏辛夷。

‖ **主治** ‖

心腹积聚，寒热邪气，通九窍，利大小便。本经。**疗肠大热，唾血衄血，肠中聚血，痈肿诸疮，止渴益精。**别录。**治心腹坚胀，散瘀血，治妇人血闭不通。**甄权。**主狂疟瘟疟，鼽血汗出。**好古。**治血痢。**好古。**牡蒙：治金疮，破血，生肌肉，止痛，赤白痢，补虚益气，除脚肿，发阴阳。**苏恭。

‖ **发明** ‖

[时珍曰] 紫参色紫黑，气味俱厚，阴也，沉也。入足厥阴之经，肝脏血分药

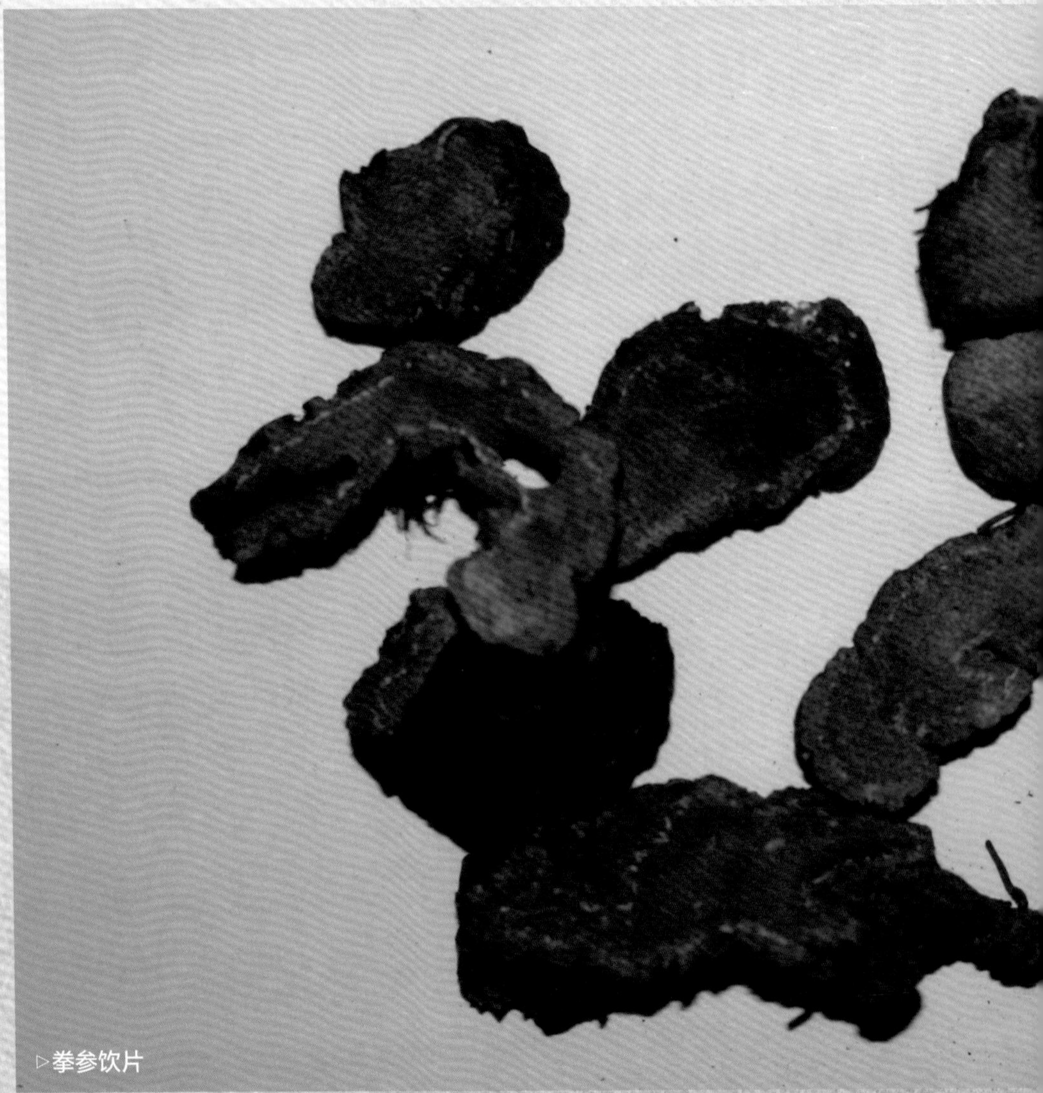

▷拳参饮片

也。故治诸血病，及寒热疟痢痈肿积块之属厥阴者。古方治妇人肠覃病乌喙丸所用牡蒙，即此物也。唐·苏恭注王孙引陈延之小品方牡蒙所主之证，正是紫参。若王孙则止治风湿痹证，不治血病。故今移附于此。

‖ **附方** ‖

旧一，新二。**紫参汤**治痢下。紫参半斤，水五升，煎二升，入甘草二两，煎取半升，分三服。张仲景金匮玉函。**吐血不止**紫参、人参、阿胶炒等分，为末，乌梅汤服一钱。一方去人参，加甘草，以糯米汤服。圣惠方。**面上酒刺**五参丸：用紫参、丹参、人参、苦参、沙参各一两，为末，胡桃仁杵和丸梧子大。每服三十丸，茶下。普济。

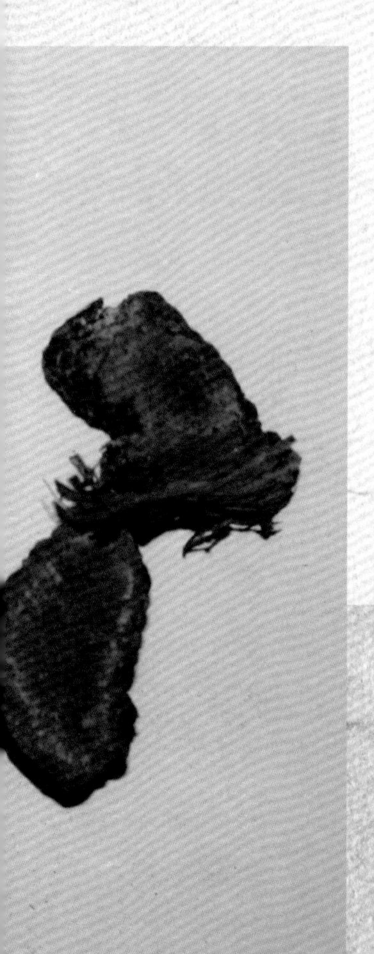

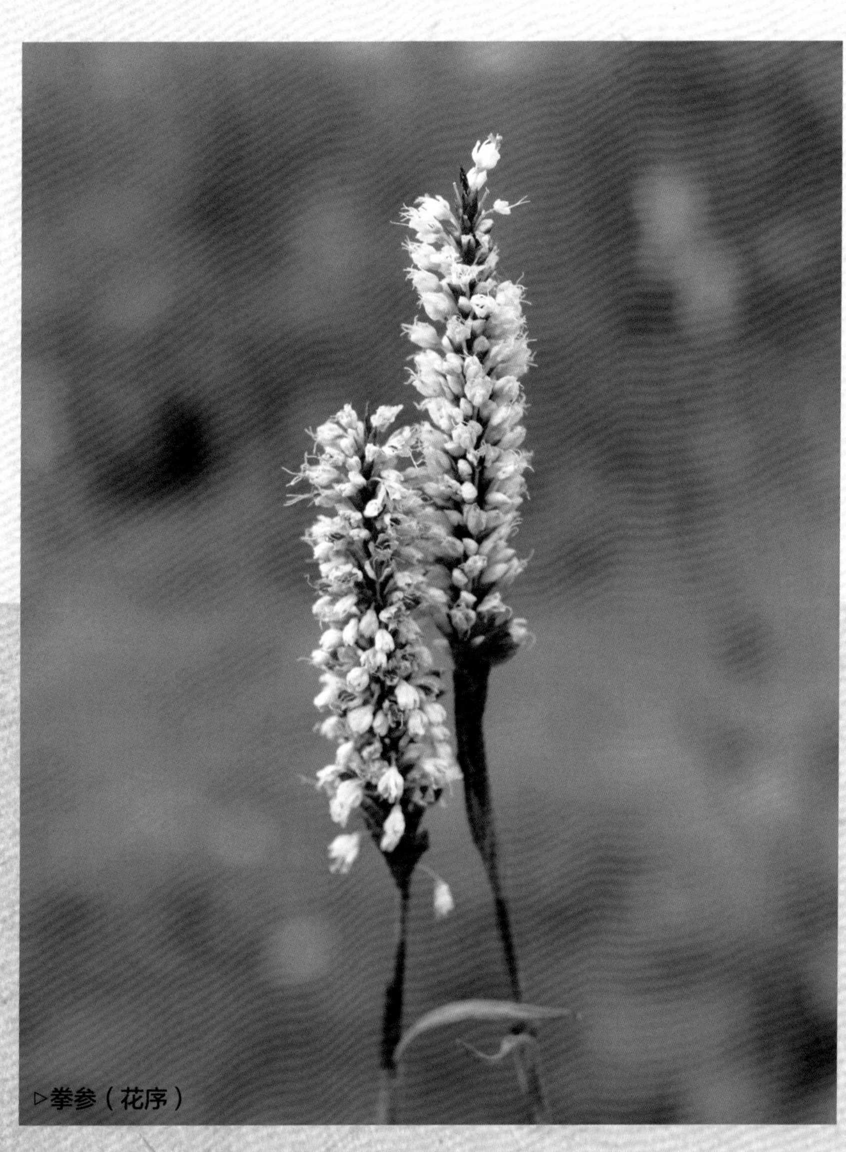

▷拳参（花序）

‖ **基原** ‖

据《纲目图鉴》《大辞典》《中华本草》等综合分析考证，本品为百合科植物巴山重楼 *Paris bashanensis* Wang et Tang。分布于湖北、四川等地。有学者 * 认为把重楼称为“王孙”是根源于李时珍的误会，王孙（《植物名实图考》）应为双子叶植物三白草科的三白草 *Saururus chinensis*(Lour.)Baill.。

* 李恒. 蚤休、重楼和王孙 [J]. 广西植物，1986，6（3）：187-192.

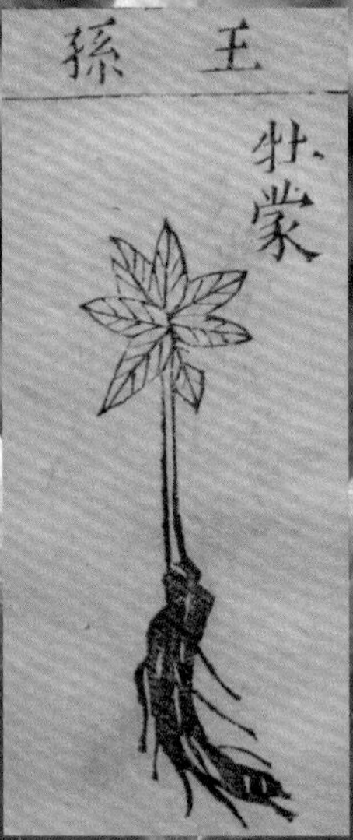

王孙

《本经》中品

校正：并入拾遗旱藕。

‖ **释名** ‖

牡蒙弘景**黄孙**别录**黄昏**别录**旱藕**。[普曰] 楚名王孙，齐名长孙，又名海孙。吴名白功草，又名蔓延。[时珍曰] 紫参一名牡蒙，木部合欢一名黄昏，皆与此名同物异。

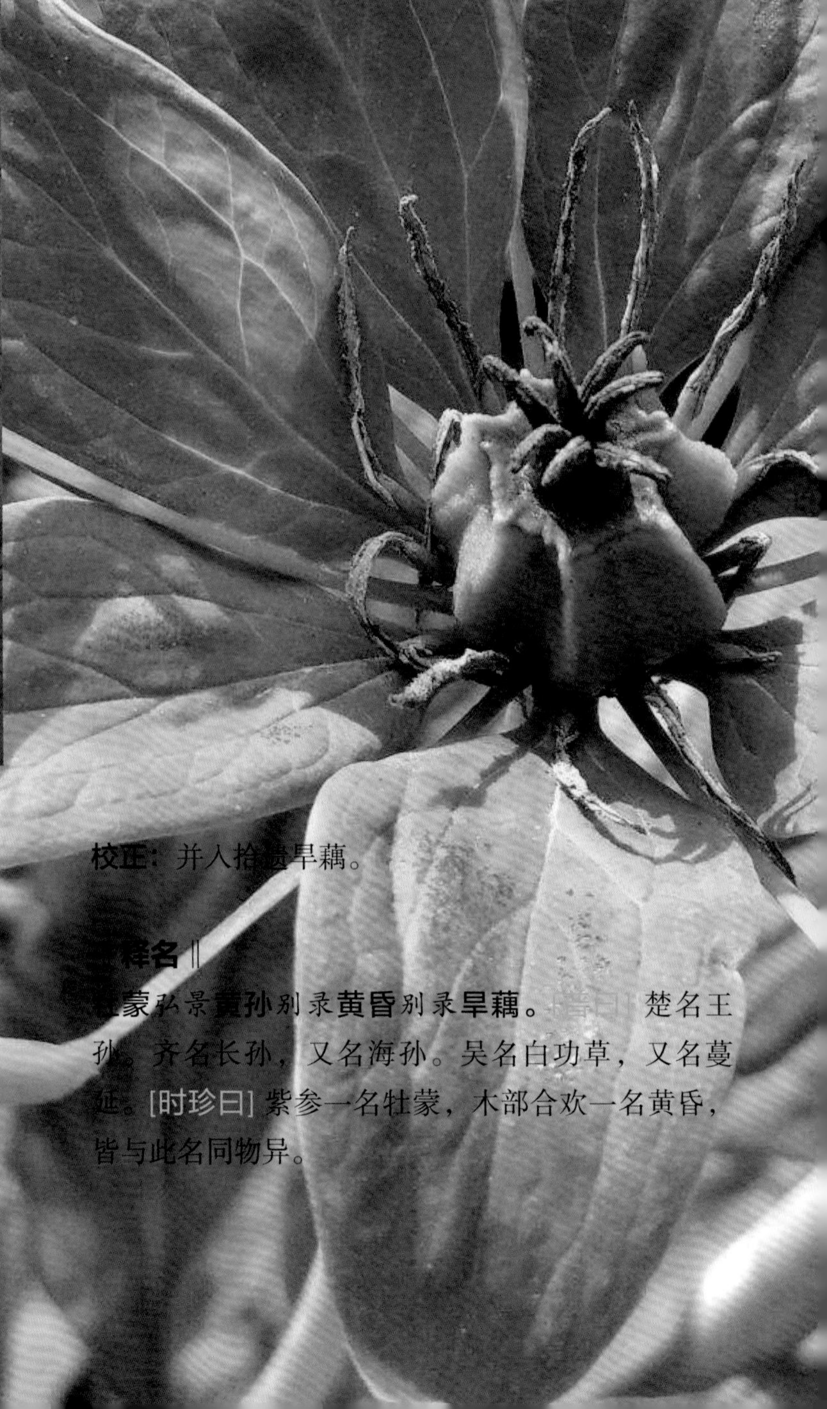

△巴山重楼（*Paris bashanensis*）

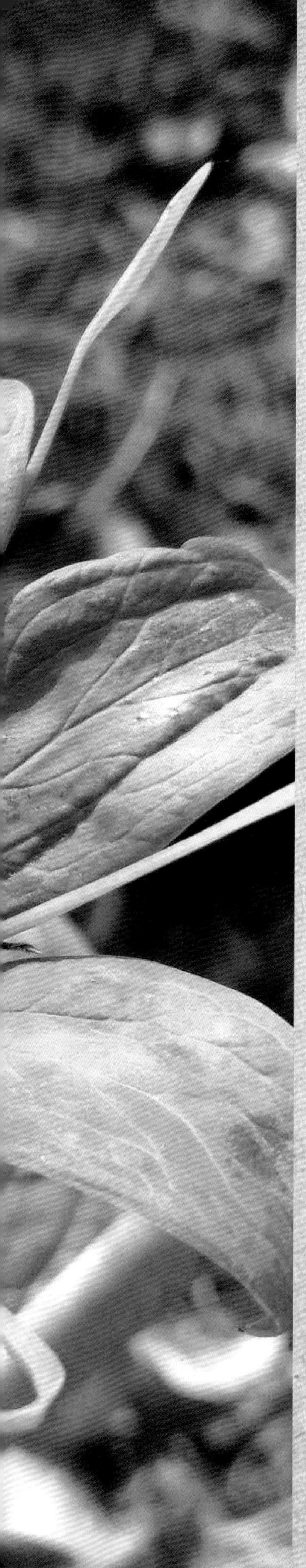

‖ **集解** ‖

[别录曰] 王孙生海西川谷，及汝南城郭垣下。[普曰] 蔓延赤文，茎叶相当。[弘景曰] 今方家皆呼为黄昏，云牡蒙，市人少识者。[恭曰] 按陈延之小品方，述本草牡蒙一名王孙。徐之才药对有牡蒙无王孙。此则一物明矣。牡蒙叶似及己而大，根长尺余，皮肉皆紫色。[藏器曰] 旱藕生太行山中，状如藕。[时珍曰] 王孙叶生颠顶，似紫河车叶。按神农及吴普本草，紫参一名牡蒙。陶弘景亦曰，今方家呼紫参为牡蒙。其王孙并无牡蒙之名，而陶氏于王孙下乃云，又名牡蒙，且无形状。唐·苏恭始以紫参、牡蒙为二物，谓紫参叶似羊蹄，王孙叶似及己。但古方所用牡蒙，皆为紫参；后人所用牡蒙，乃王孙非紫参也。不可不辨。唐玄宗时隐民姜抚上言：终南山有旱藕，饵之延年，状类葛粉。帝取作汤饼，赐大臣。右骁骑将军甘守诚曰：旱藕者，牡蒙也，方家久不用，抚易名以神之尔。据此牡蒙乃王孙也。盖紫参止治血证积聚疟痢，而王孙主五脏邪气痹痛疗百病之文，自可推也。苏恭引小品方牡蒙所主之证，乃紫参，非王孙，故今移附紫参之下。

根

‖ **气味** ‖

苦，平，无毒。[普曰] 神农、雷公：苦，无毒。黄帝：甘。[藏器曰] 旱藕：甘。平，无毒。

‖ **主治** ‖

五脏邪气，寒湿痹，四肢疼酸，膝冷痛。本经。**疗百病，益气。**别录。**旱藕：主长生不饥，黑毛发。**藏器。

‖ **基原** ‖

据《纲目彩图》《纲目图鉴》《中华本草》及相关考证 * 等综合分析，本品为紫草科植物紫草（硬紫草）*Lithospermum erythrorhizon* Sieb.et Zucc.。分布于东北、华中、华东及陕西、山西、贵州等地。现今普遍使用的紫草为紫草科植物软紫草（新疆紫草）*Arnebia euchroma*(Royle)Johnst.，是中药紫草的新兴品种，且科学实验已证明其质量优于硬紫草 **, ***。《药典》收载紫草药材为紫草科植物新疆紫草或内蒙紫草 *A.guttata* Bunge 的干燥根；春、秋二季采挖，除去泥沙，干燥。

* 吴迪，李成义 . 紫草的本草考证 [J]. 时珍国医国药，2008，19（8）：2042-2043.

** 谢宗万 . 中药材品种论述（上册）[M].2 版 . 上海：上海科学技术出版社，1990：47.

*** 谢宗万 . 中药品种理论研究 [M]. 北京：中国中医药出版社，1991：65.

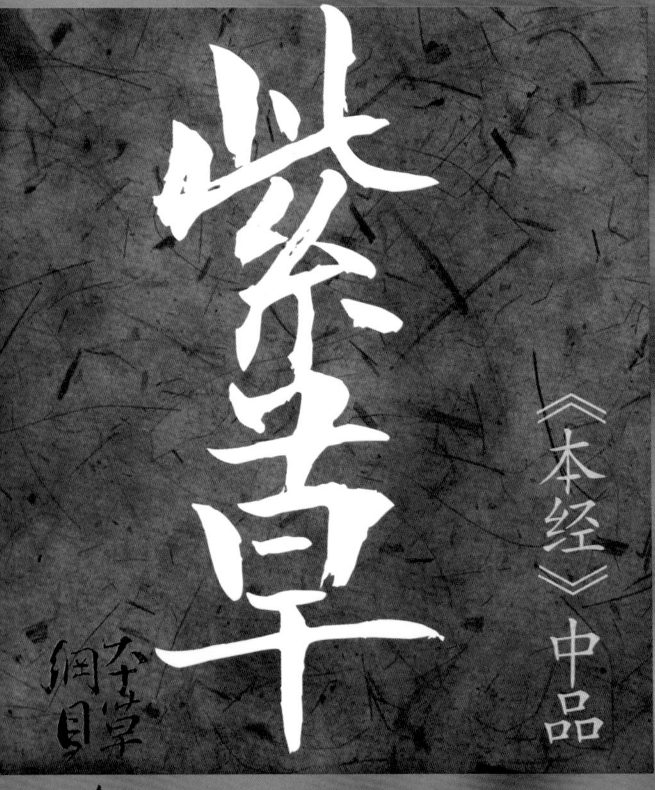

◁紫草（硬紫草，*Lithospermum erythrorhizon*）

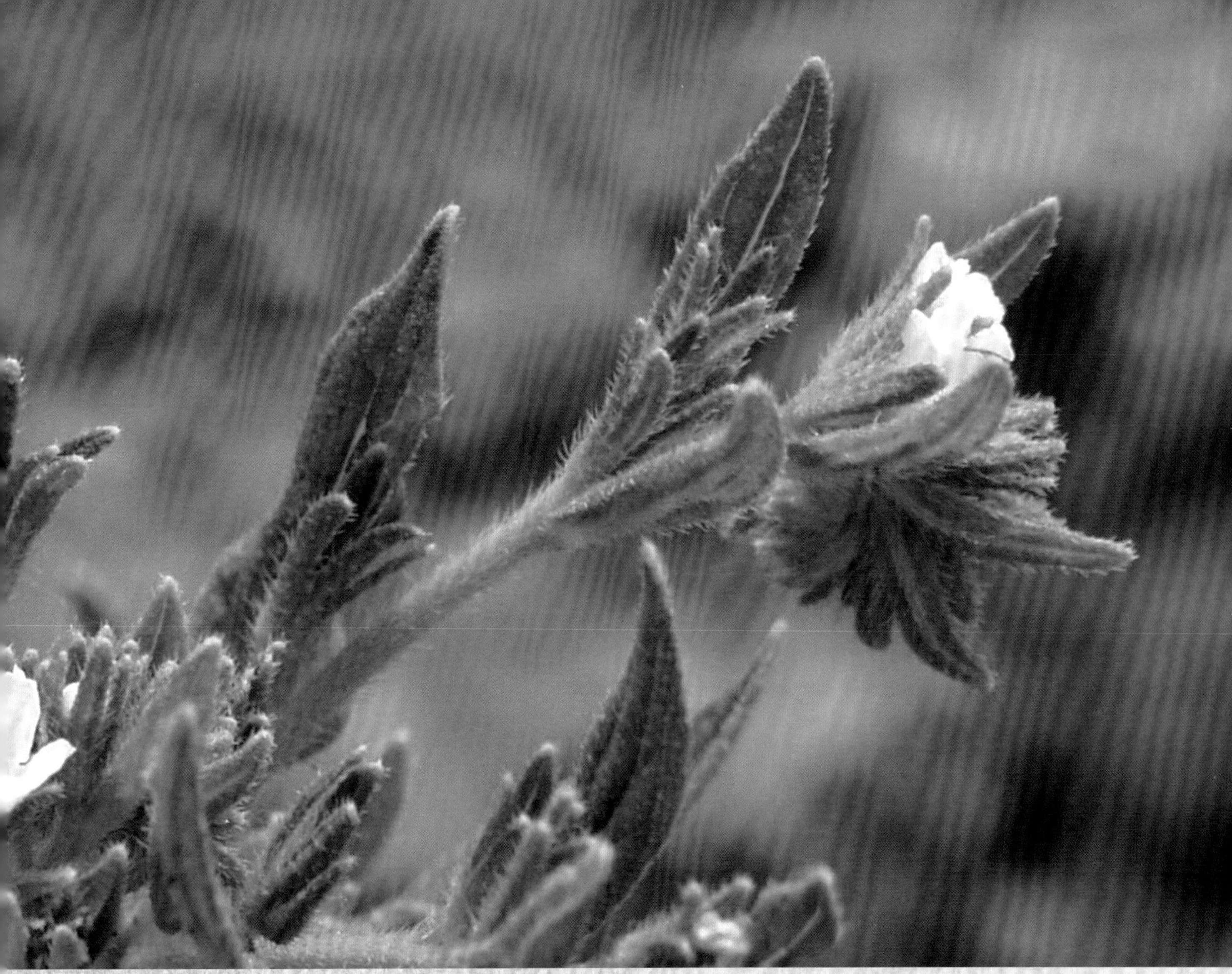

‖**释名**‖

紫丹别录**紫芙**音袄**茈莨**广雅。音紫戾。**藐**尔雅。音邈。**地血**吴普**鸦衔草**。[时珍曰]此草花紫根紫，可以染紫，故名。尔雅作茈草。瑶、侗人呼为鸦衔草。

‖**集解**‖

[别录曰]紫草生砀山山谷及楚地，三月采根阴干。[弘景曰]今出襄阳，多从南阳新野来，彼人种之，即是今染紫者，方药都不复用。博物志云：平氏阳山紫草特好，魏国者染色殊黑，比年东山亦种之，色小浅于北者。[恭曰]所在皆有，人家或种之。苗似兰香，茎赤节青，二月开花紫白色，结实白色，秋月熟。[时珍曰]种紫草，三月逐垄下子，九月子熟时刈草，春社前后采根阴干，其根头有白毛如茸。未花时采，则根色鲜明；花过时采，则根色黯恶。采时以石压扁曝干。收时忌人溺及驴马粪并烟气，皆令草黄色。

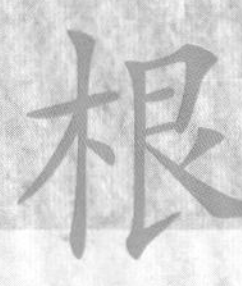

‖ **修治** ‖

[敩曰] 凡使，每一斤用蜡二两溶水拌蒸之，待水干，取去头并两畔髭，细剉用。

‖ **气味** ‖

苦，寒，无毒。[权曰] 甘，平。[元素曰] 苦，温。[时珍曰] 甘、咸，寒。入手、足厥阴经。

‖ **主治** ‖

心腹邪气，五疸，补中益气，利九窍。本经。**通水道，疗肿胀满痛。以合膏，疗小儿疮，及面皶。**别录。**治恶疮瘑癣。**甄权。**治斑疹痘毒，活血凉血，利大肠。**时珍。

‖ **发明** ‖

[颂曰] 紫草古方稀用。今医家多用治伤寒时疾发疮疹不出者，以此作药，使其发出。韦宙独行方，治豌豆疮，煮紫草汤饮，后人相承用之，其效尤速。[时珍曰] 紫草味甘咸而气寒，入心包络及肝经血分。其功长于凉血活血，利大小肠。故痘疹欲出未出，血热毒盛，大便闭涩者，宜用之。已出而紫黑便闭者，亦可用。若已出而红活，及白陷大便利者，切宜忌之。故杨士瀛直指方云：紫草治痘，能导大便，使发出亦轻。得木香、白术佐之，尤为有益。又曾世荣活幼心书云：紫草性寒，小儿脾气实者犹可用，

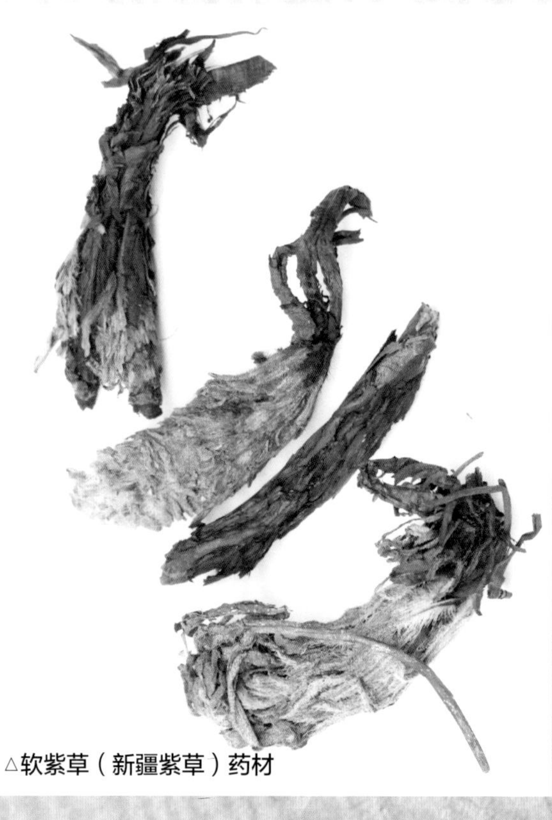

△软紫草（新疆紫草）药材

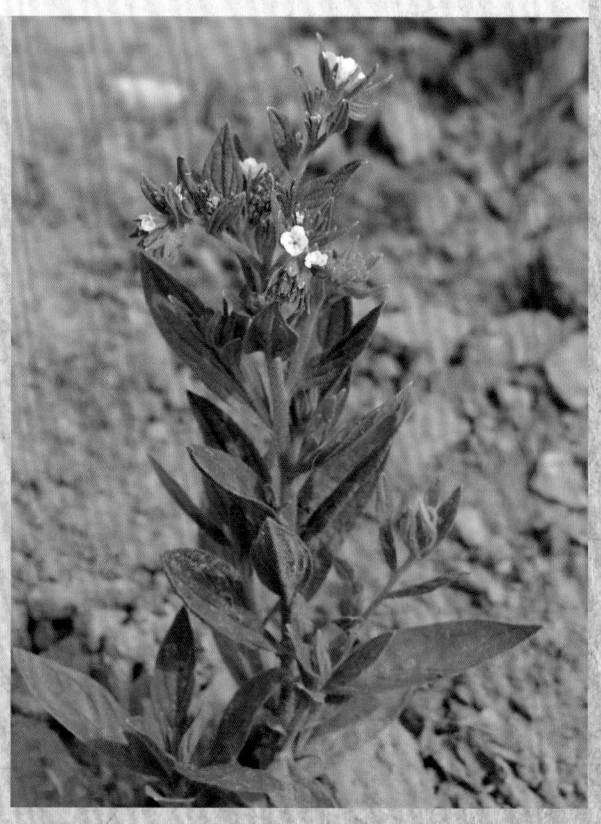

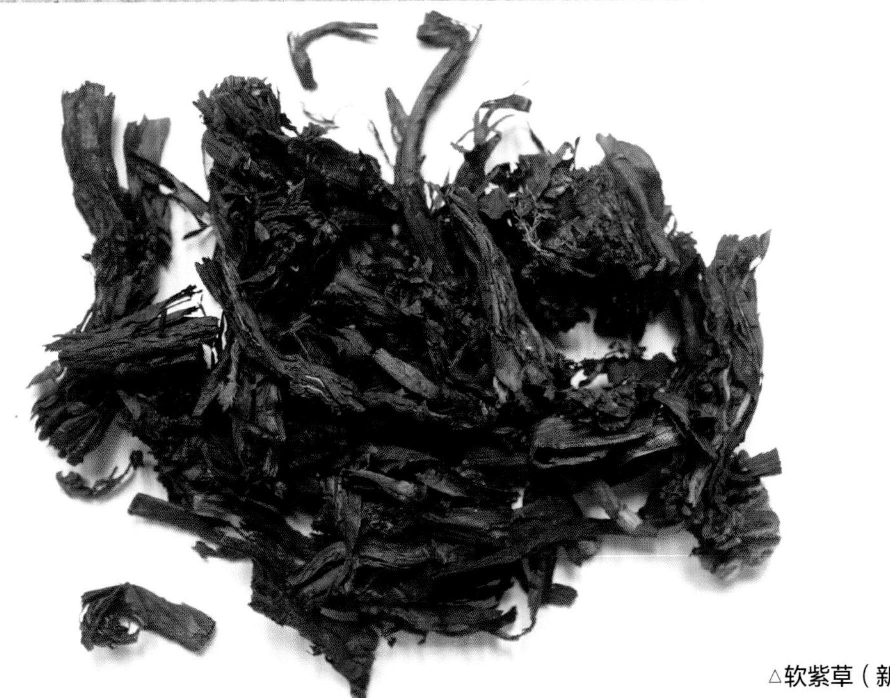

△软紫草（新疆紫草）饮片

脾气虚者反能作泻。古方惟用茸，取其初得阳气，以类触类，所以用发痘疮。今人不达此理，一概用之。非矣。

‖ **附方** ‖

旧三，新六。**消解痘毒**紫草一钱，陈皮五分，葱白三寸，新汲水煎服。直指方。**婴童疹痘**三四日，隐隐将出未出，色赤便闭者。紫草二两剉，以百沸汤一盏泡，封勿泄气，待温时服半合，则疮虽出亦轻。大便利者勿用。煎服亦可。经验后方。**痘毒黑疔**紫草三钱，雄黄一钱，为末，以胭脂汁调，银簪挑破，点之极妙。集简方。**痈疽便闭**紫草、栝楼实等分，新水煎服。直指方。**小儿白秃**紫草煎汁涂之。圣惠方。**小便卒淋**紫草一两，为散，每食前用井华水服二钱。千金翼。**产后淋沥**方同上。产宝。**恶虫咬人**紫草煎油涂之。圣惠方。**火黄身热**午后却凉，身有赤点。或黑点者，不可治。宜烙手足心、背心、百会、下廉。内服紫草汤：紫草、吴蓝一两，木香、黄连各一两，水煎服。三十六黄方。

新疆紫草 *Arnebia euchroma* ITS2 条形码主导单倍型序列：

```
1   CACATCGCGT CACCCCATCC AAAATAATGT TGGATGTGGT GGATTGTGAC CTCCTGTGTC TTGAGATGCA GTTGGTCGAA
81  ATTCGAGTCC GGAGCTTAGG ACTTCACGAC AAGTGGTGGT TGGATAACAA CTCGCGTCAT GTCGTGTGCC AAGCCTCCGT
161 GTCTCCGTAG ACCCTAAGGC GCGTGCTTTC CAACTCGTTC GTTGGGAAAC CGTGCTACGA CCG
```

内蒙紫草 *Arnebia guttata* ITS2 条形码主导单倍型序列：

```
1   CGCATCGCGT CACCCCATCC CATGTAACTA TGGATGTGGT GGATTGTGAC CTCCTGTGTC TTGAGATGCA GTTGGTCAAA
81  ATTTGAGTCT GGAGCTGAGG ACTTCACGTC AAGTGGTGGT TGGATAACAA CTCGCGTCCT GTCGTGTGCC AAACCTCCAT
161 TCCTCTGTGG ACCCTAAGGC GTGTTTTTTT CCAACTCTTG TGTTGGGAAA TCTTGCTACG A
```

白头翁

《本经》下品

‖ **基原** ‖

据《纲目彩图》《纲目图鉴》《大辞典》等综合分析考证，本品为毛茛科植物白头翁 *Pulsatilla chinensis* (Bge.) Regel。分布于东北、华北及陕西、江苏、安徽、湖北、四川等地。《中华本草》《药典》收载白头翁药材为毛茛科植物白头翁的干燥根；春、秋二季采挖，除去泥沙，干燥。

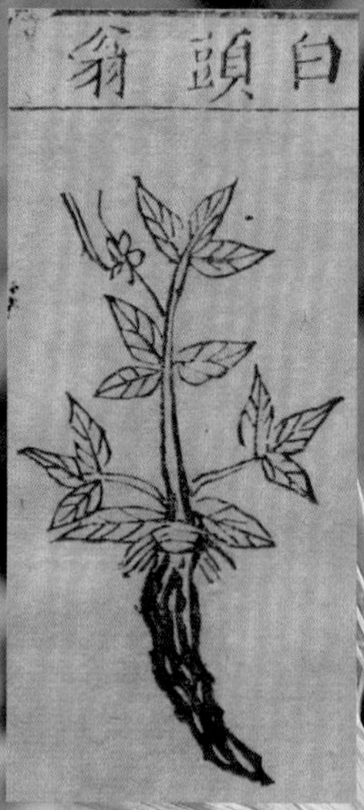

白頭翁

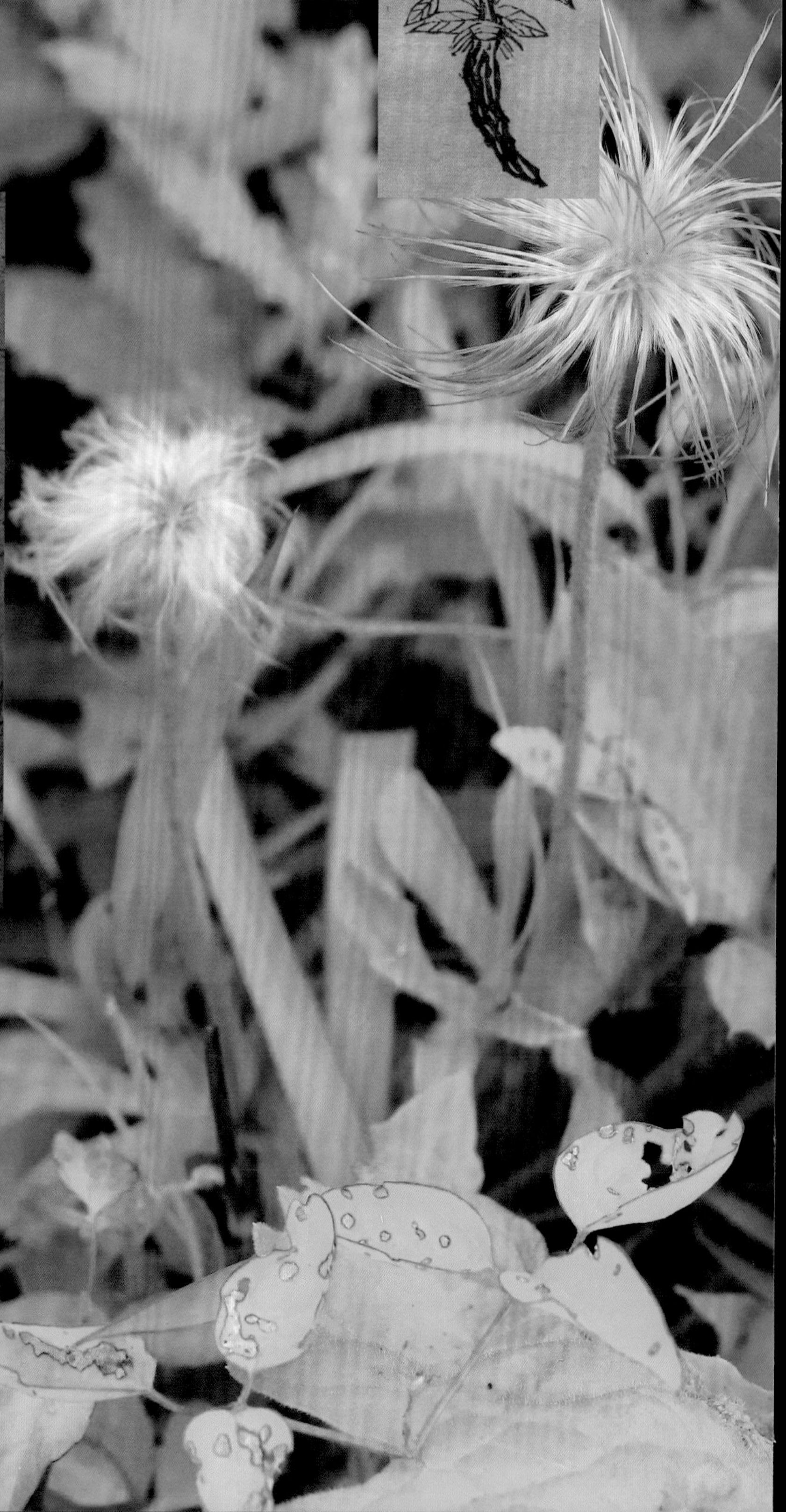

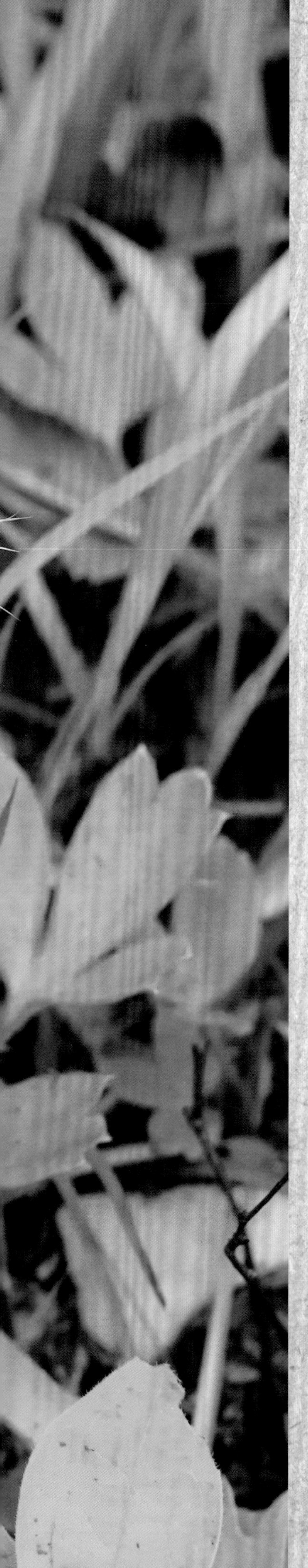

‖ **释名** ‖

野丈人本经**胡王使者**本经**奈何草**别录。[弘景曰] 处处有之。近根处有白茸，状似白头老翁，故以为名。[时珍曰] 丈人、胡使、奈何，皆状老翁之意。

‖ **集解** ‖

[别录曰] 白头翁生高山山谷及田野，四月采。[恭曰] 其叶似芍药而大，抽一茎。茎头一花，紫色，似木槿花。实大者如鸡子，白毛寸余，皆披下，似纛头，正似白头老翁，故名焉。陶言近根有白茸，似不识也。太常所贮蔓生者，乃是女萎。其白头翁根，似续断而扁。[保升曰]所在有之，有细毛，不滑泽，花蕊黄。二月采花，四月采实，八月采根，皆日干。[颂曰]处处有之。正月生苗，作丛生，状似白薇而柔细稍长，叶生茎头，如杏叶，上有细白毛而不滑泽。近根有白茸。根紫色，深如蔓菁。其苗有风则静，无风而摇，与赤箭、独活同也。陶注未述茎叶，苏注言叶似芍药，实如鸡子，白毛寸余者，皆误矣。[宗奭曰] 白头翁生河南洛阳界，其新安山野中屡尝见之，正如苏恭所说。至今本处山中及人卖白头翁丸，言服之寿考，又失古人命名之义。陶氏所说，失于不审，宜其排叱也。[机曰] 寇宗奭以苏恭为是，苏颂以陶说为是。大抵此物用根，命名取象，当准苏颂图经，而恭说恐别是一物也。

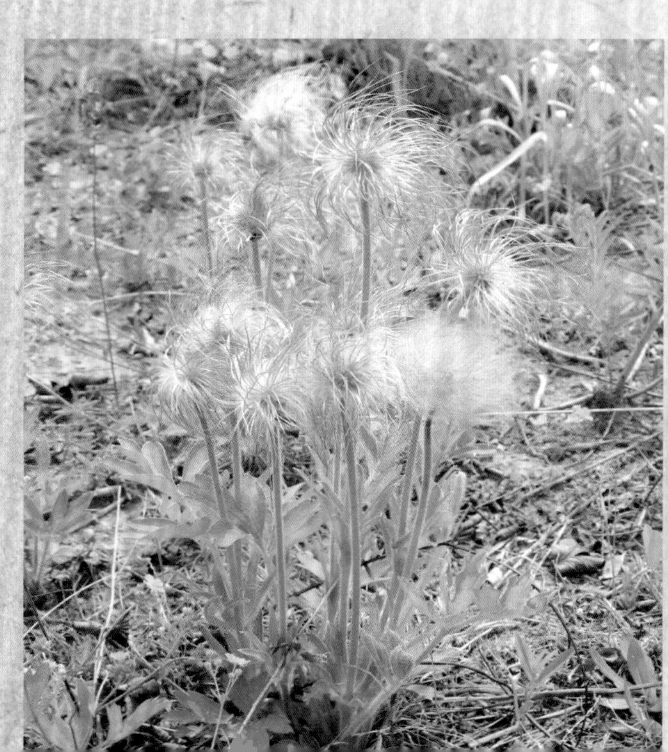

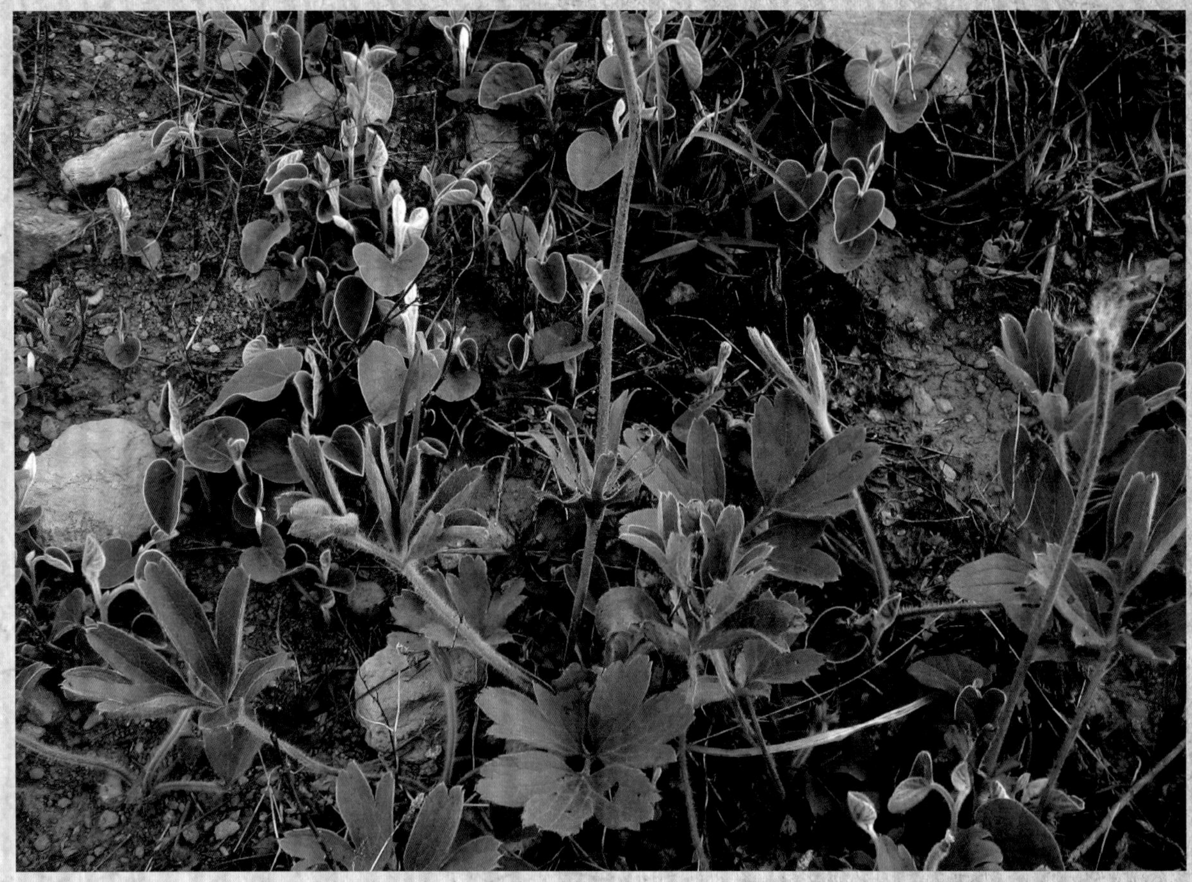

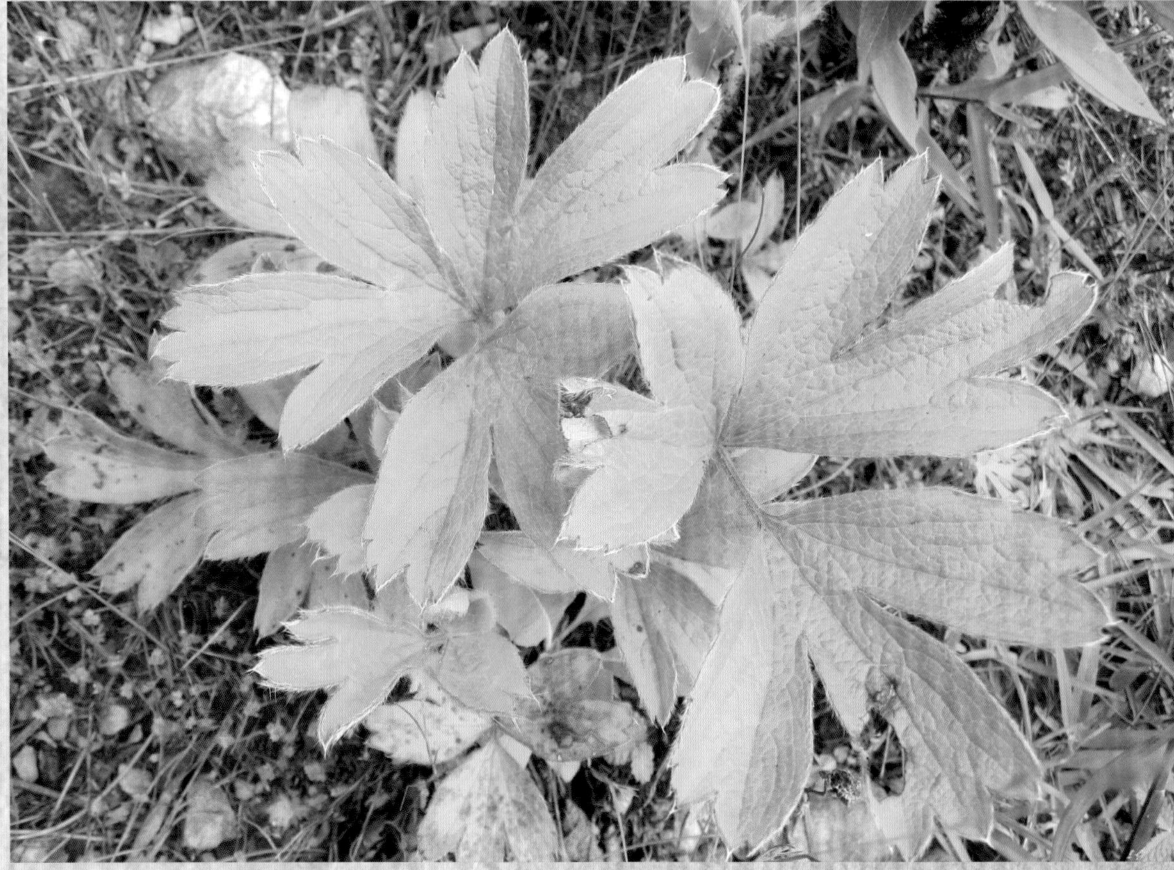

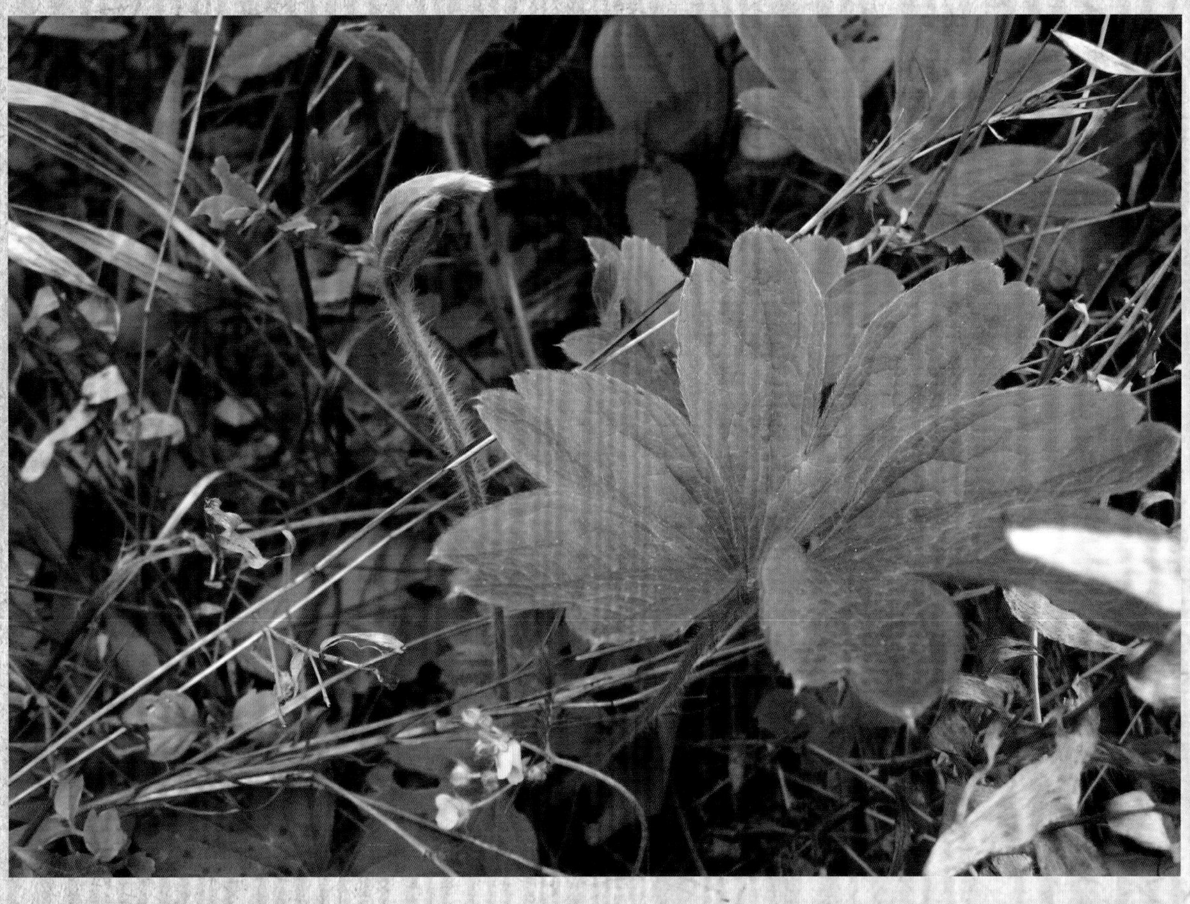

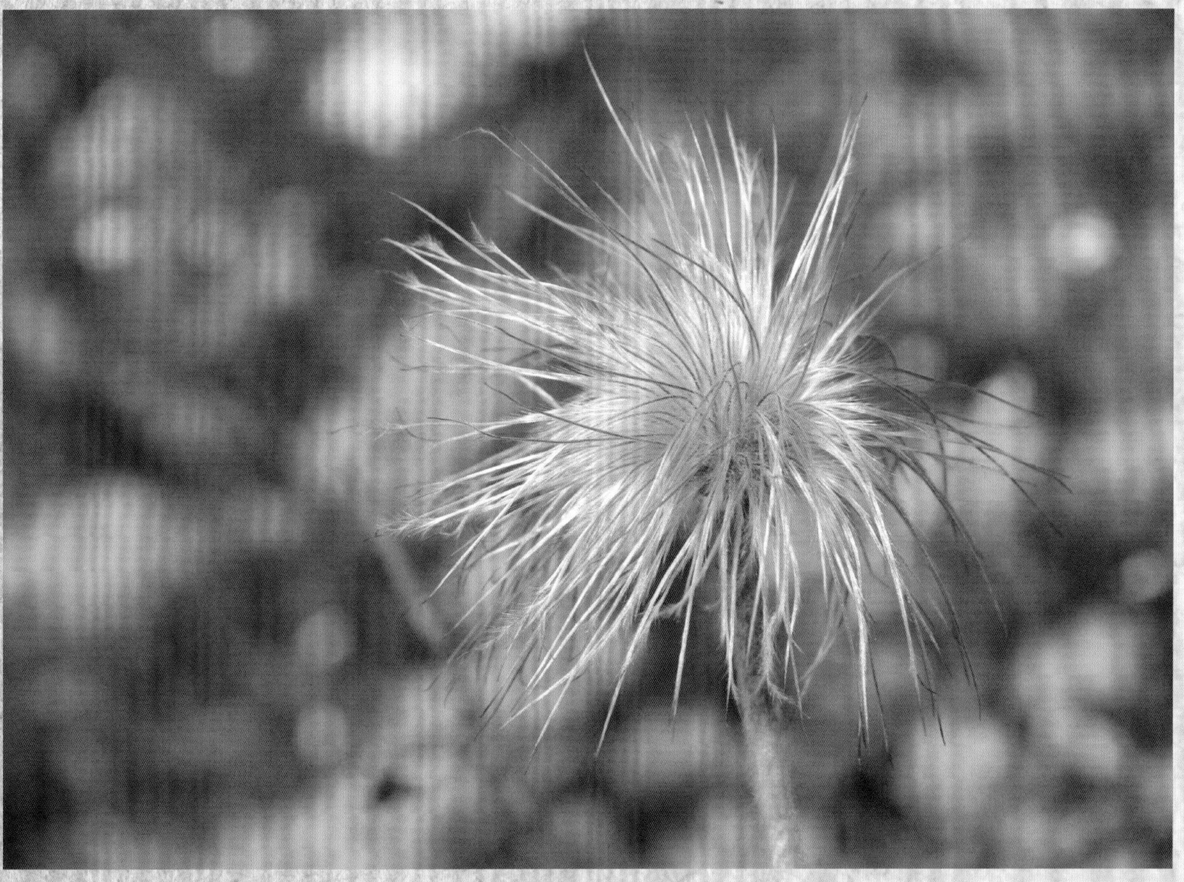

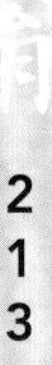

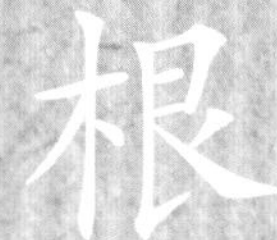

‖ **气味** ‖

苦，温，无毒。[别录曰] 有毒。[吴绶曰] 苦、辛，寒。[权曰] 甘、苦，有小毒。豚实为之使。[大明曰]得酒良。花、子、茎、叶同。

‖ **主治** ‖

温疟，狂易寒热，癥瘕积聚瘿气，逐血止腹痛，疗金疮。本经。**鼻衄。**别录。**止毒痢。**弘景。**赤痢腹痛，齿痛，百节骨痛，项下瘤疬。**甄权。**一切风气，暖腰膝，明目消赘。**大明。

‖ **发明** ‖

[颂曰] 俗医合补下药甚验，亦冲人。[杲曰] 气厚味薄，可升可降，阴中阳也。张仲景治热痢下重，用白头翁汤主之。盖肾欲坚，急食苦以坚之。痢则下焦虚，故以纯苦之剂坚之。男子阴疝偏坠，小儿头秃膻腥，鼻衄无此不效，毒痢有此获功。[吴绶曰] 热毒下痢紫血鲜血者宜之。

▽白头翁饮片

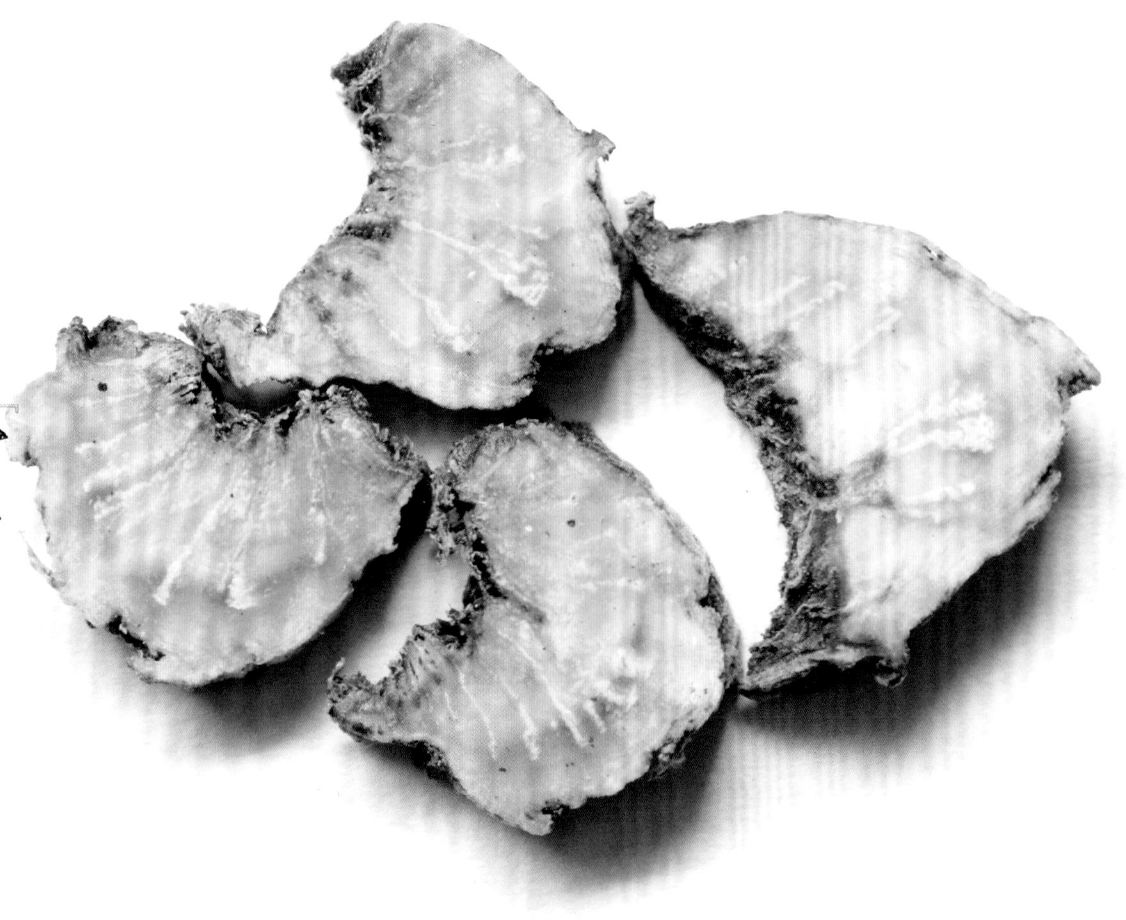

‖ **附方** ‖

旧二，新三。**白头翁汤**治热痢下重。用白头翁二两。黄连、黄檗、秦皮各三两，水七升，煮二升，每服一升，不愈更服。妇人产后痢虚极者，加甘草、阿胶各二两。仲景金匮玉函方。**下痢咽肿**春夏病此，宜用白头翁、黄连各一两，木香二两，水五升，煎一升半，分三服。圣惠方。**阴㿉偏肿**白头翁根生者，不限多少，捣傅肿处。一宿当作疮，二十日愈。外台秘要。**外痔肿痛**白头翁草，一名野丈人，以根捣涂之，逐血止痛。卫生易简方。**小儿秃疮**白头翁根捣傅，一宿作疮，半月愈。肘后方。

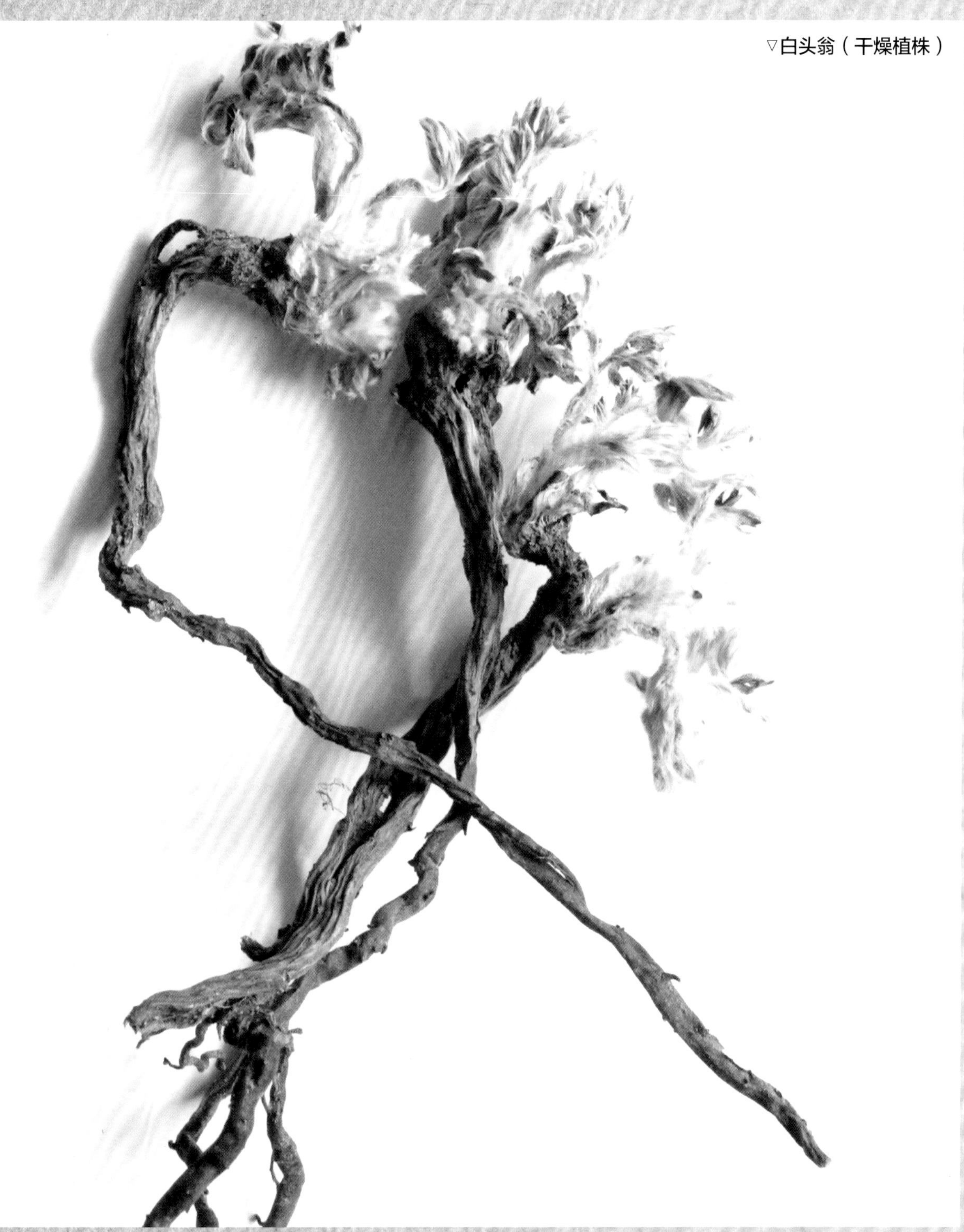

▽白头翁（干燥植株）

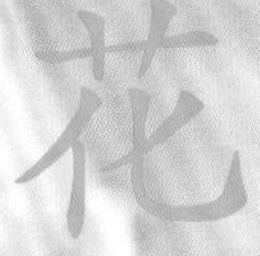

‖ **主治** ‖

疟疾寒热，白秃头疮。时珍。

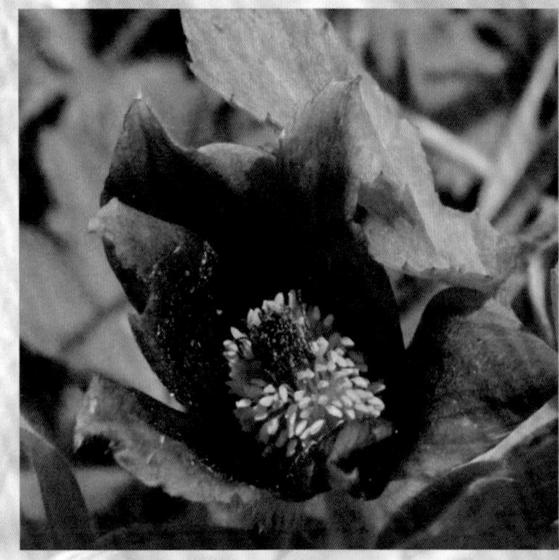

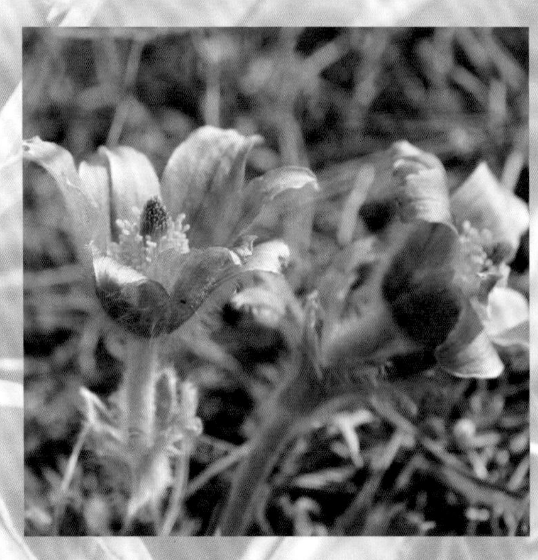

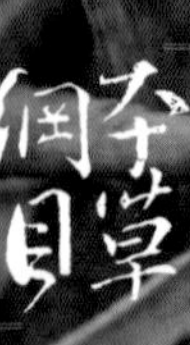

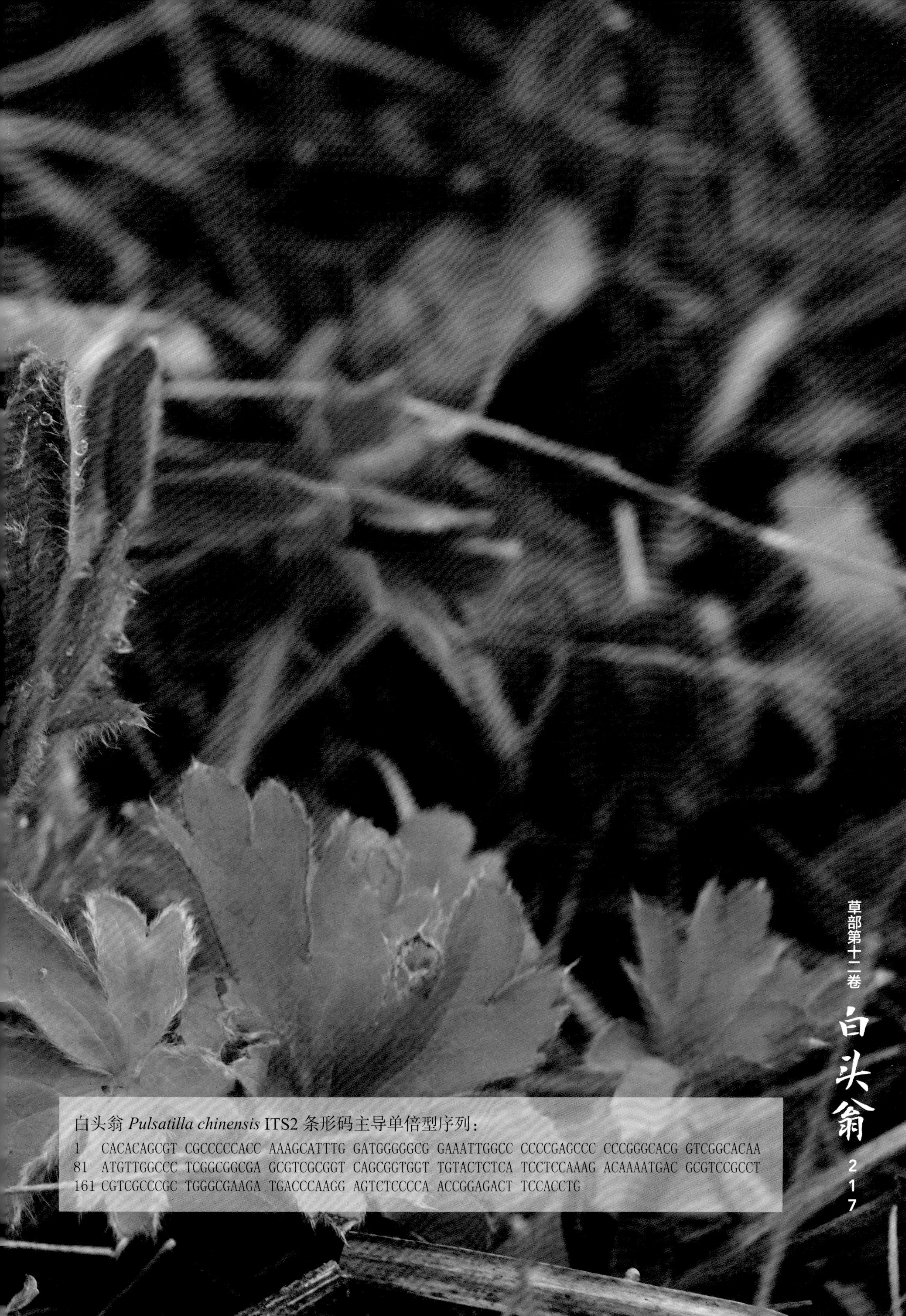

白头翁 *Pulsatilla chinensis* ITS2 条形码主导单倍型序列：

```
1   CACACAGCGT CGCCCCCACC AAAGCATTTG GATGGGGGCG GAAATTGGCC CCCCGAGCCC CCCGGGCACG GTCGGCACAA
81  ATGTTGGCCC TCGGCGGCGA GCGTCGCGGT CAGCGGTGGT TGTACTCTCA TCCTCCAAAG ACAAAATGAC GCGTCCGCCT
161 CGTCGCCCGC TGGGCGAAGA TGACCCAAGG AGTCTCCCCA ACCGGAGACT TCCACCTG
```

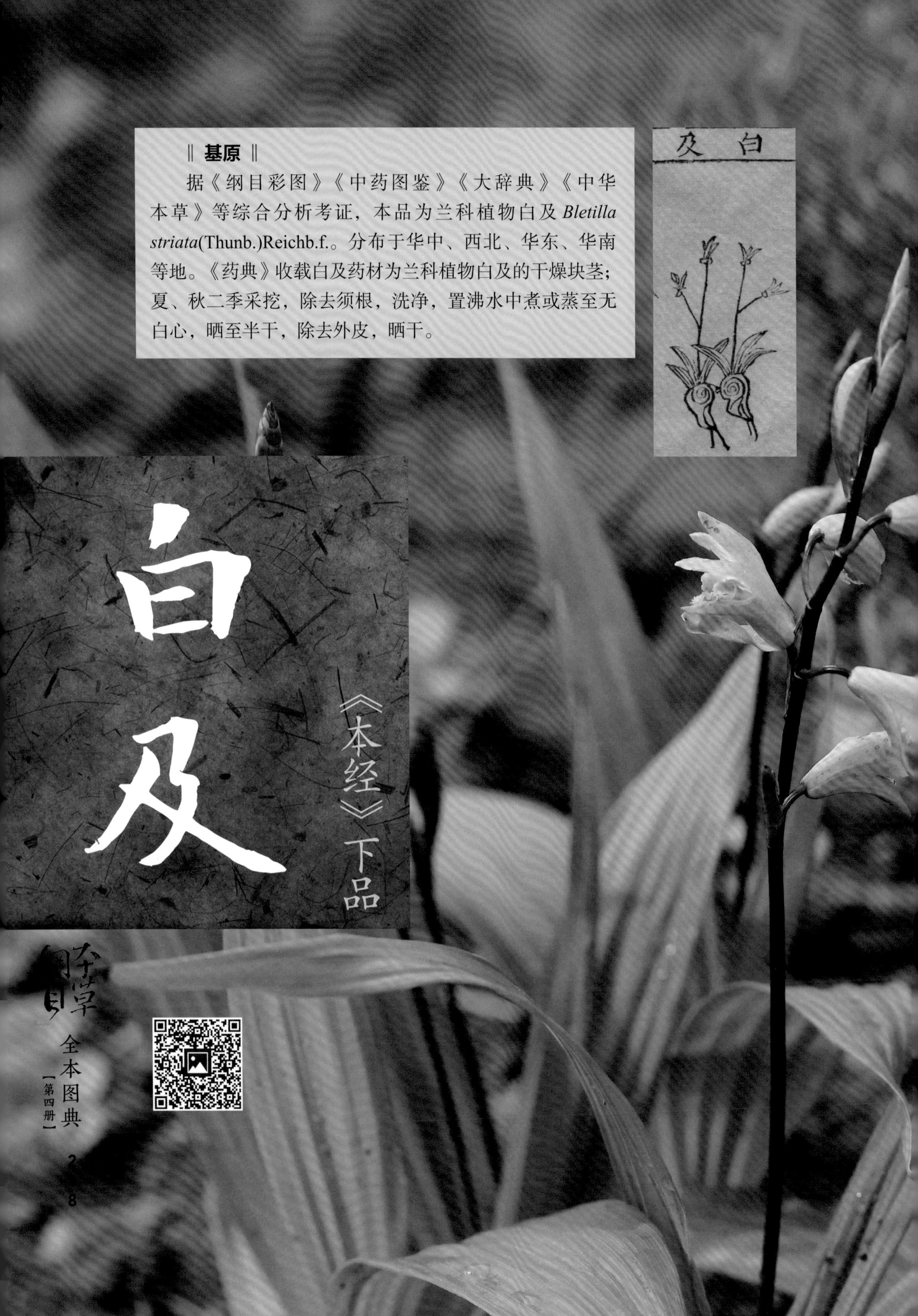

‖ **基原** ‖

据《纲目彩图》《中药图鉴》《大辞典》《中华本草》等综合分析考证，本品为兰科植物白及 *Bletilla striata*(Thunb.)Reichb.f.。分布于华中、西北、华东、华南等地。《药典》收载白及药材为兰科植物白及的干燥块茎；夏、秋二季采挖，除去须根，洗净，置沸水中煮或蒸至无白心，晒至半干，除去外皮，晒干。

白及

《本经》下品

校正：并入别录白给。

‖**释名**‖

连及草本经**甘根**本经**白给。**[时珍曰] 其根白色，连及而生，故曰白及。其味苦，而曰甘根，反言也。吴普作白根，其根有白，亦通。金光明经谓之罔达罗喝悉多。又别录有名未用白给，即白及也，性味功用皆同，系重出，今并为一。

‖**集解**‖

[别录曰] 白及生北山川谷及冤句及越山。又曰：白给生山谷，叶如藜芦，根白相连，九月采。[普曰] 茎叶如生姜、藜芦，十月花，直上，紫赤色，根白连，二月、八月、九月采。[弘景曰] 近道处处有之。叶似杜若，根形似菱米，节间有毛。方用亦稀，可以作糊。[保升曰] 今出申州。叶似初生棕苗叶及藜芦。三四月抽出一苔，开紫花。七月实熟，黄黑色。冬凋。根似菱，有三角，白色，角头生芽。八月采根用。[颂曰] 今江淮、河、陕、汉、黔诸州皆有之，生石山上。春生苗，长一尺许。叶似栟榈，两指大，青色。夏开紫花。二月七月采根。[时珍曰] 韩保升所说形状正是，但一科止抽一茎。开花长寸许，红紫色，中心如舌。其根如菱米，有脐，如凫茈之脐，又如扁扁螺旋纹。性难干。

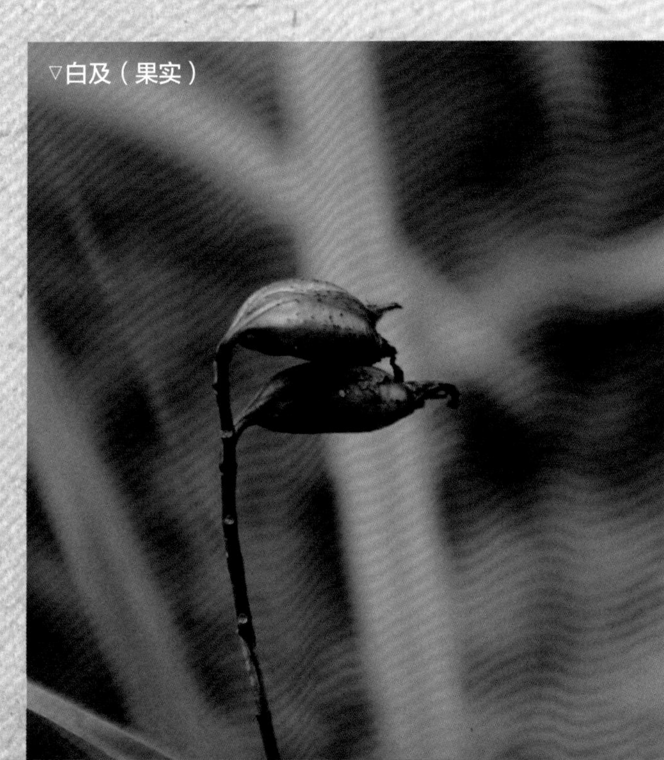
▽白及（果实）

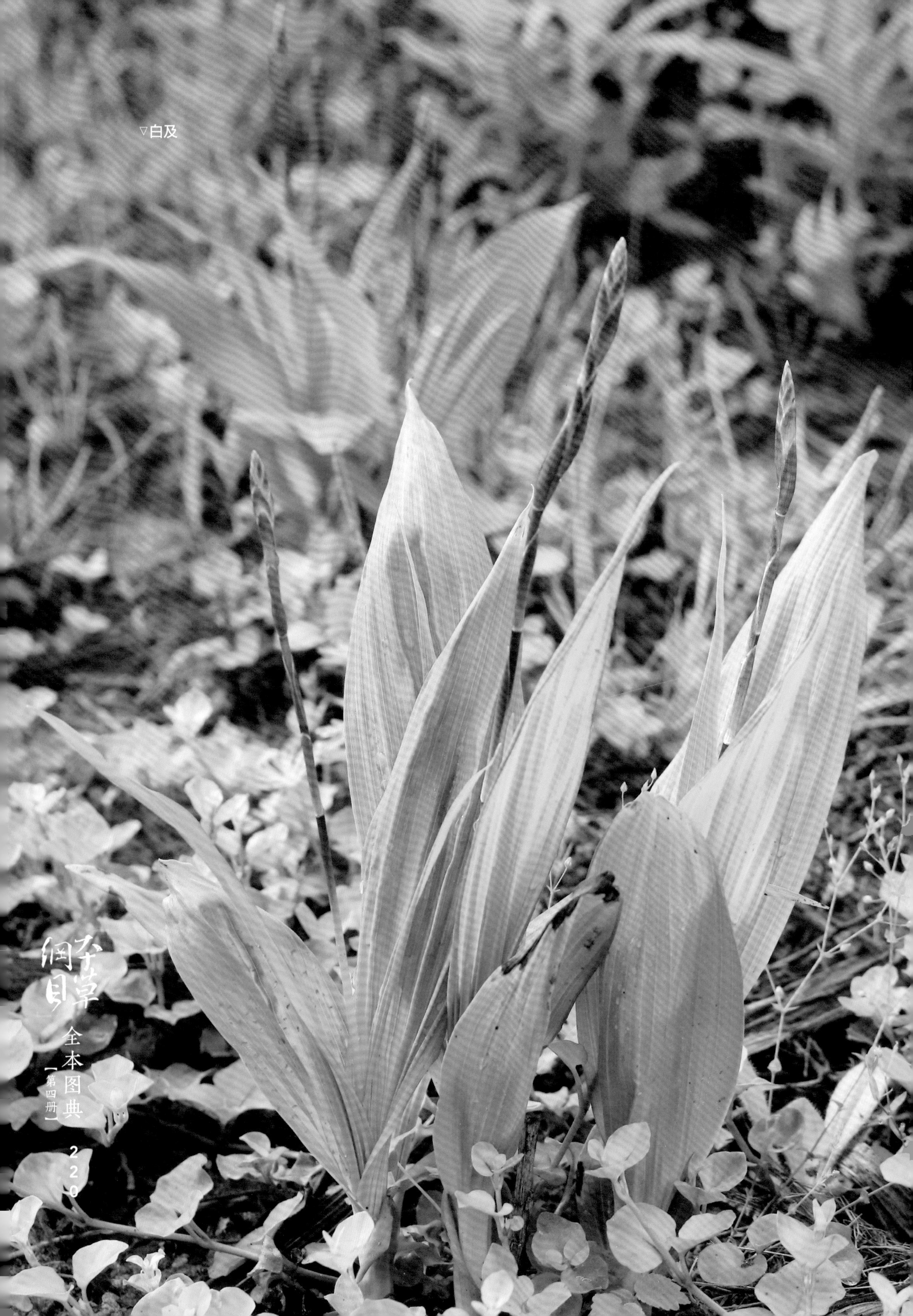

▽白及

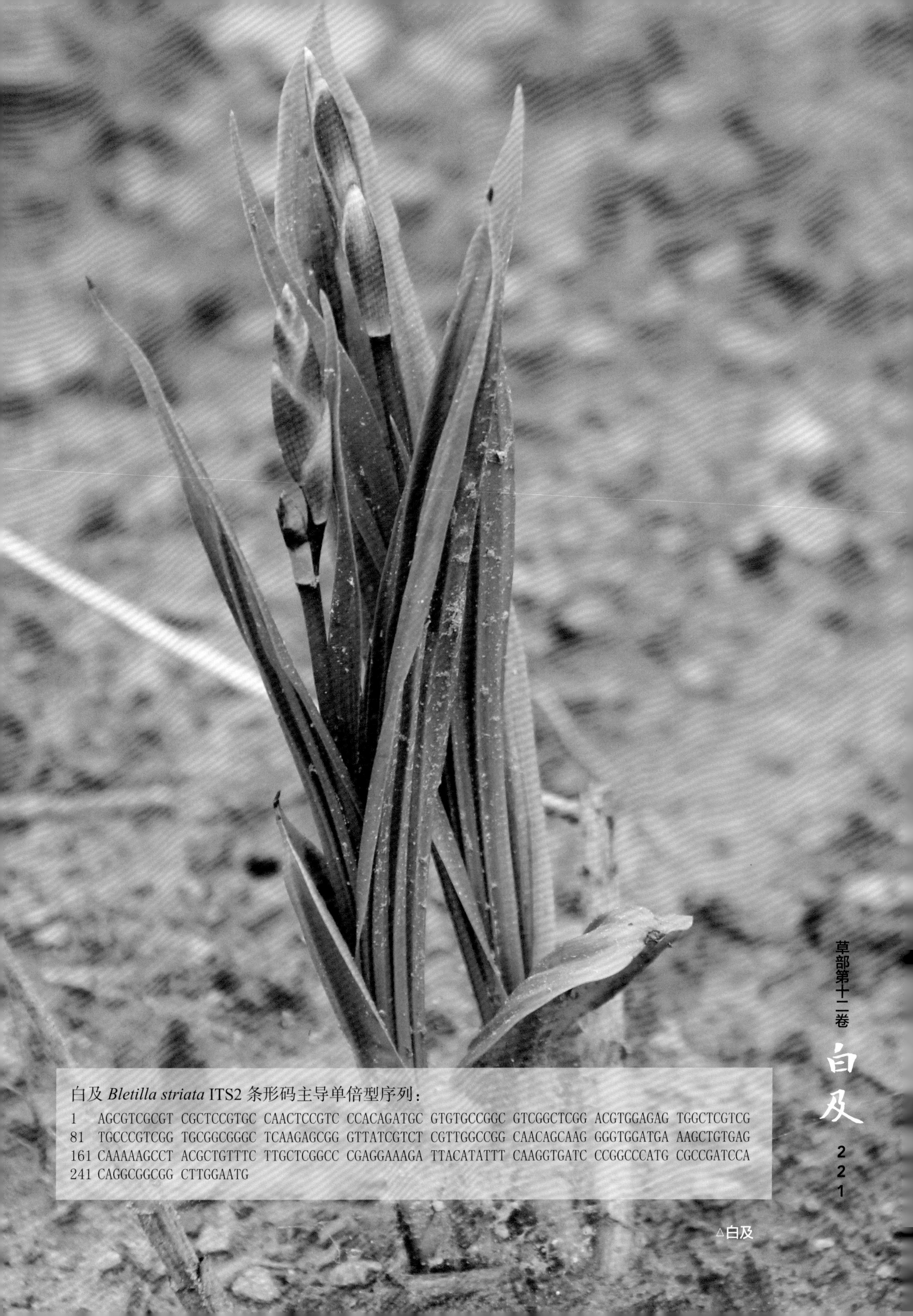

白及 *Bletilla striata* ITS2 条形码主导单倍型序列：

1　AGCGTCGCGT CGCTCCGTGC CAACTCCGTC CCACAGATGC GTGTGCCGGC GTCGGCTCGG ACGTGGAGAG TGGCTCGTCG
81　TGCCCGTCGG TGCGGCGGGC TCAAGAGCGG GTTATCGTCT CGTTGGCCGG CAACAGCAAG GGGTGGATGA AAGCTGTGAG
161 CAAAAAGCCT ACGCTGTTTC TTGCTCGGCC CGAGGAAAGA TTACATATTT CAAGGTGATC CCGGCCCATG CGCCGATCCA
241 CAGGCGGCGG CTTGGAATG

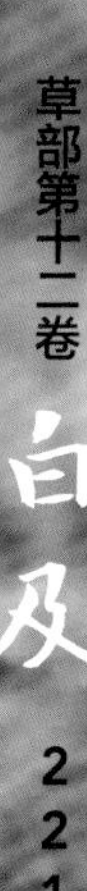

△白及

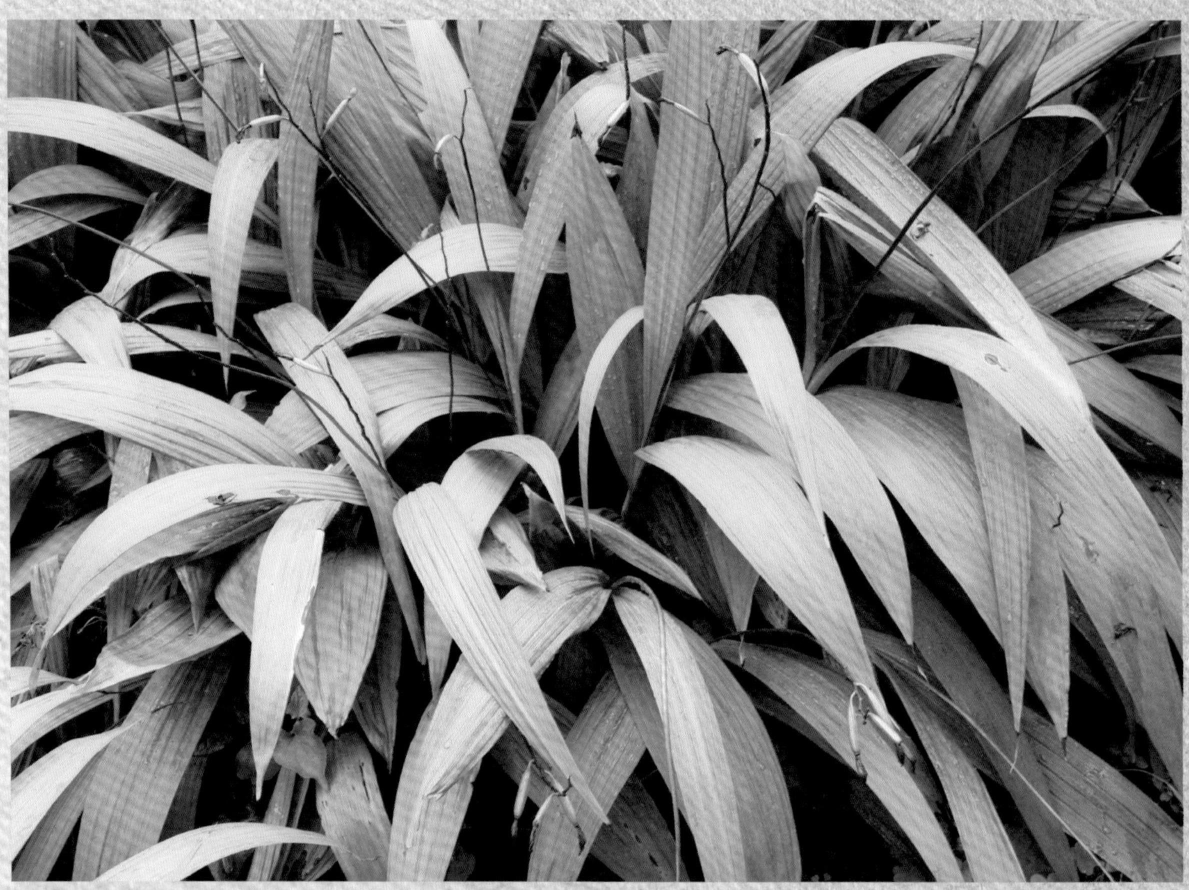

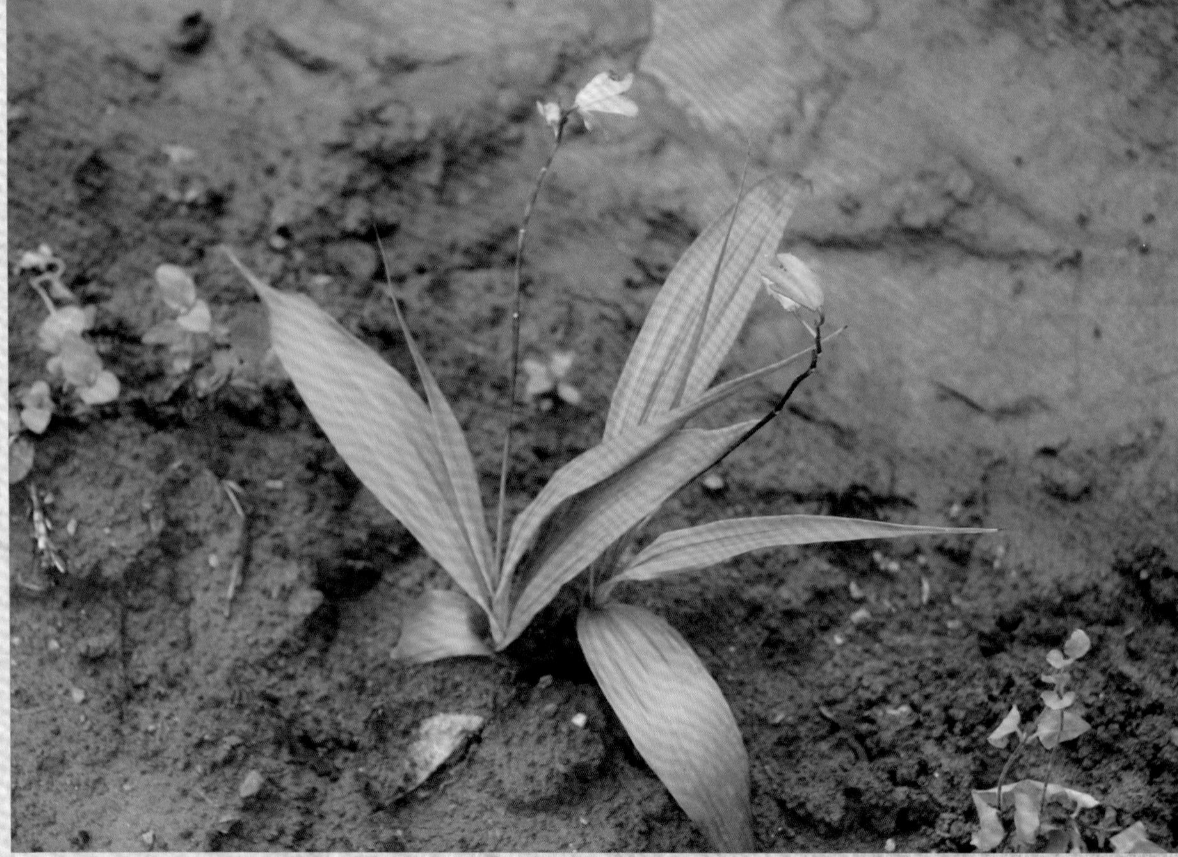

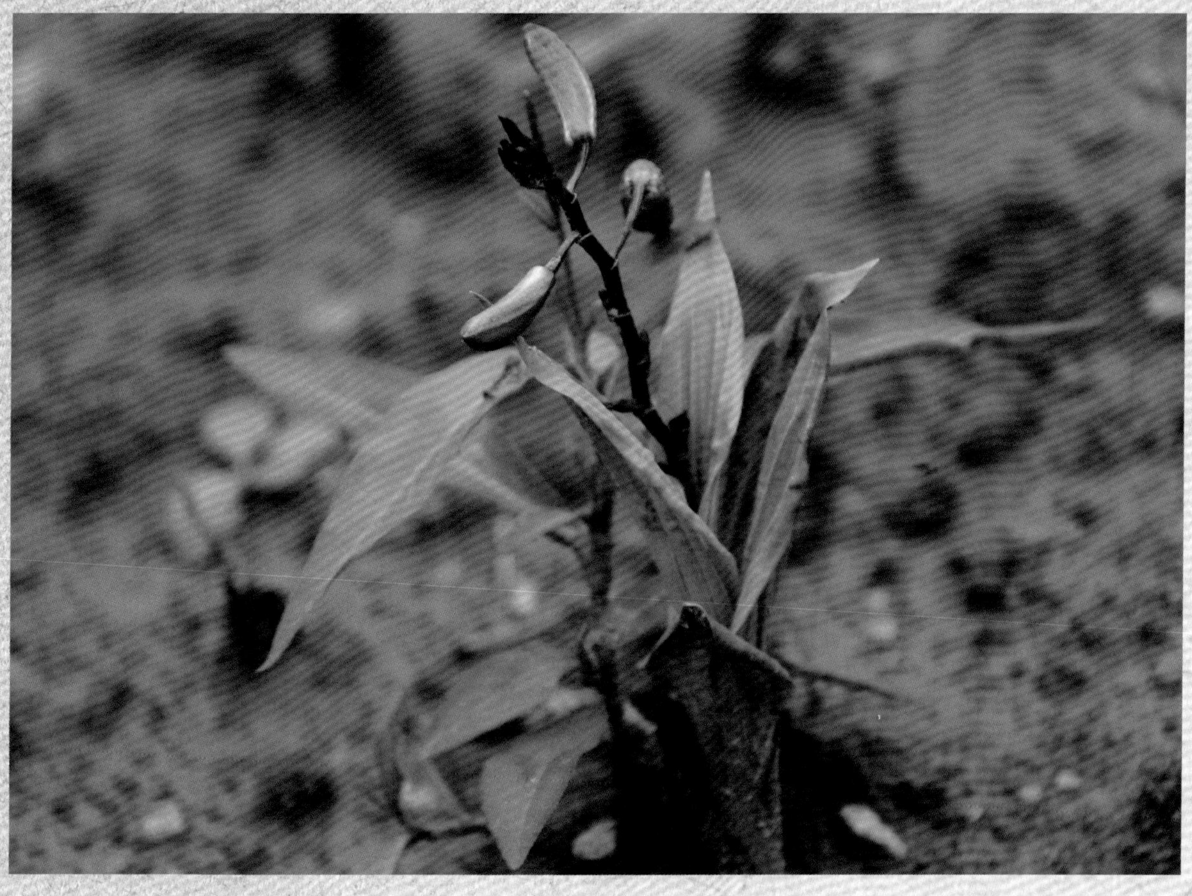

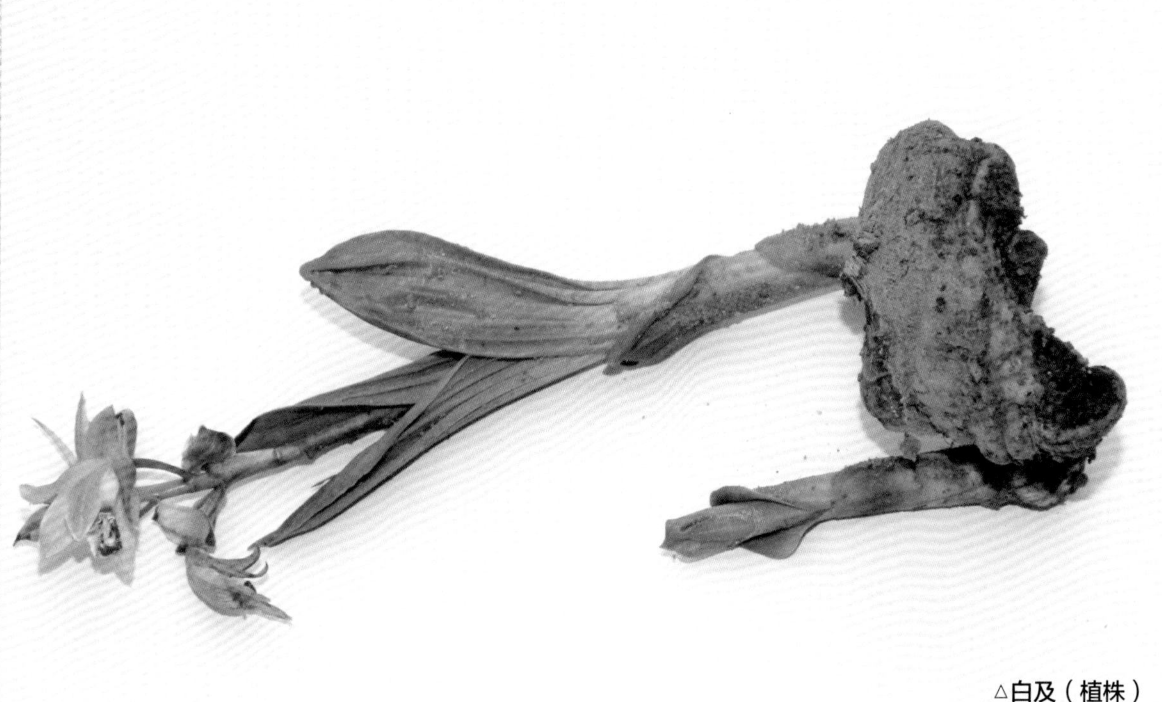

△白及（植株）

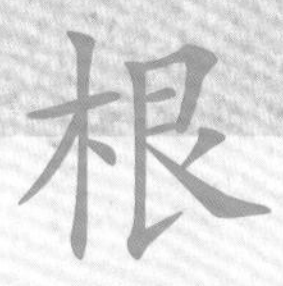

根

‖ **气味** ‖

苦，平，无毒。[别录曰] 辛，微寒。白给：辛，平，无毒。[普曰] 神农：苦。黄帝：辛。李当之：大寒。雷公：辛，无毒。[大明曰] 甘、辛。[杲曰]苦、甘，微寒，性涩，阳中之阴也。[之才曰] 紫石英为之使，恶理石，畏李核、杏仁，反乌头。

‖ **主治** ‖

痈肿恶疮败疽，伤阴死肌，胃中邪气，贼风鬼击，痱缓不收。本经。**除白癣疥虫。结热不消，阴下痿，面上皯皰，令人肌滑。**甄权。**止惊邪血邪血痢，痫疾风痹，赤眼癥结，温热疟疾，发背瘰疬，肠风痔瘘，扑损，刀箭疮，汤火疮，生肌止痛。**大明。**止肺血。**李杲。

白给：主伏虫白癣肿痛。别录。

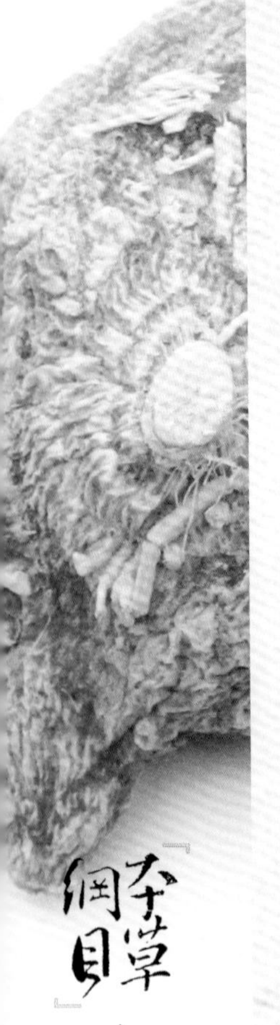

‖ **发明** ‖

[恭曰] 山野人患手足皲拆者，嚼以涂之有效。为其性粘也。[颂曰] 今医家治金疮不瘥及痈疽方多用之。[震亨曰] 凡吐血不止，宜加白及。[时珍曰] 白及性涩而收，得秋金之令，故能入肺止血，生肌治疮也。按洪迈夷坚志云：台州狱吏悯一大囚。囚感之，因言：吾七次犯死罪，遭讯拷，肺皆损伤，至于呕血。人传一方，只用白及为末，米饮日服，其效如神。后其囚凌迟，刽者剖其胸，见肺间窍穴数十处，皆白及填补，色犹不变也。洪贯之闻其说，赴任洋州，一卒忽苦咯血甚危，用此救之，一日即止也。摘玄云：试血法：吐在水碗内，浮者肺血也，沉者肝血也，半浮半沉者心血也。各随所见，以羊肺、羊肝、羊心煮熟，蘸白及末，日日食之。

‖ **附方** ‖

旧一，新八。**鼻衄不止**津调白及末，涂山根上，仍以水服一钱，立止。经验方。**心气疼痛**白及、石榴皮各二钱，为末，炼蜜丸黄豆大。每服三丸，艾醋汤下。生生编。**重舌鹅口**白及末，乳汁调涂足心。圣惠方。**妇人阴脱**白及、川乌头等分，为末，绢裹一钱纳阴中，入三寸，腹内热即止，日用一次。广济方。**疔疮肿毒**白及末半钱，以水澄之，去水，摊于厚纸上贴之。袖珍方。**打跌骨折**酒调白及末二钱服，其功不减自然铜、古铢钱也。永类方。**刀斧伤损**白及、石膏煅等分，为末。掺之，亦可收口。济急方。**手足皲裂**白及末水调塞之。勿犯水。济急方。**汤火伤灼**白及末油调傅之。赵真人方。

◁白及药材

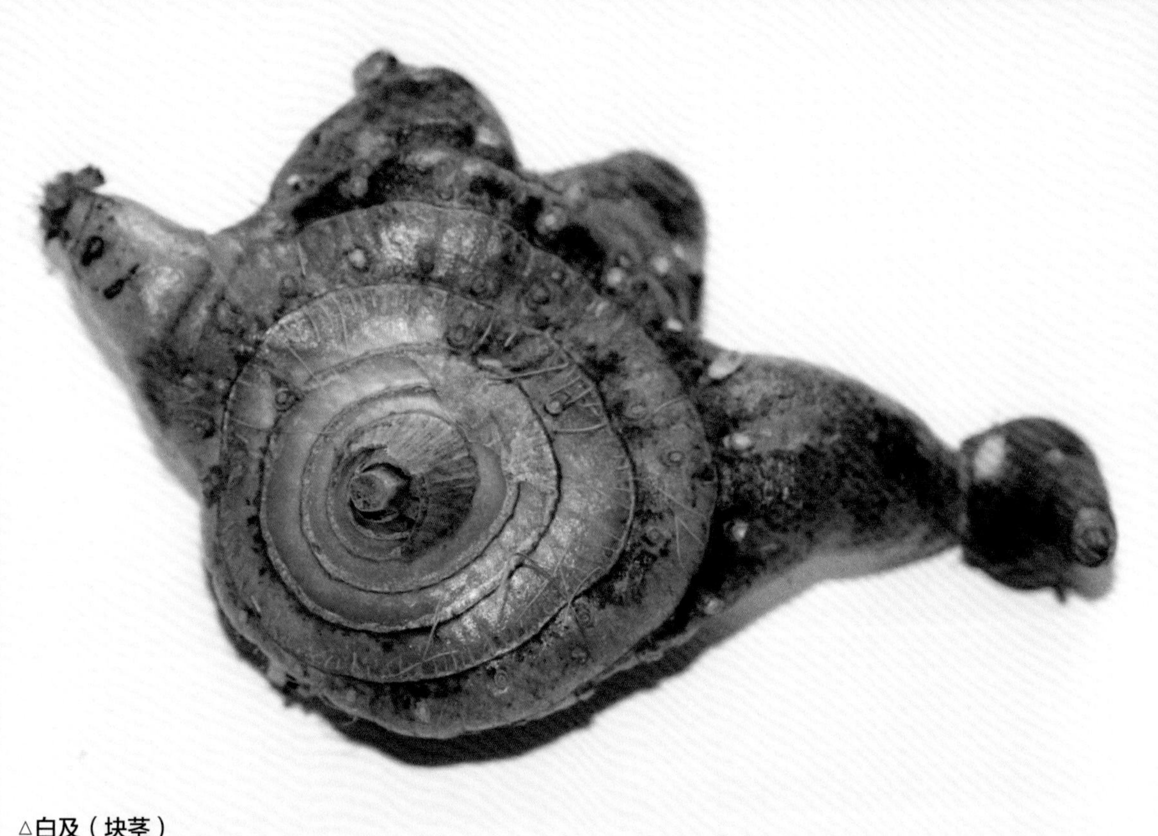

△白及（块茎）

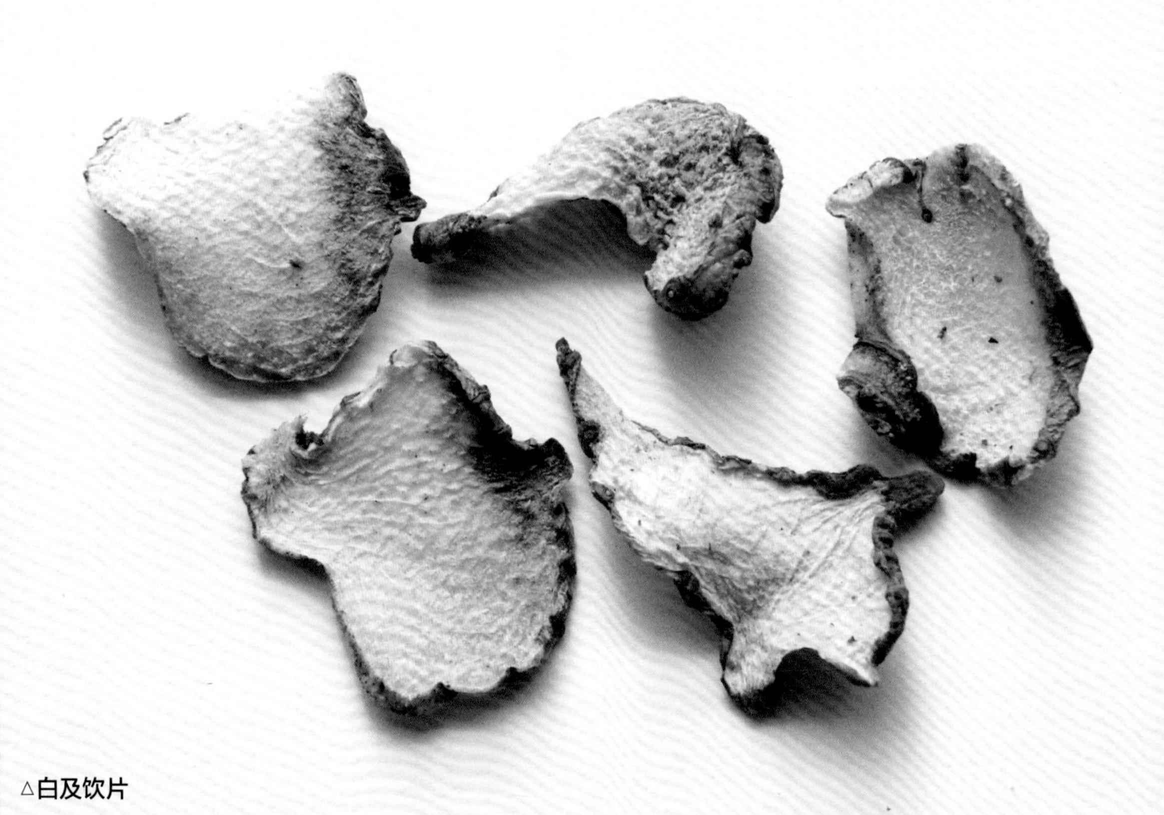

△白及饮片

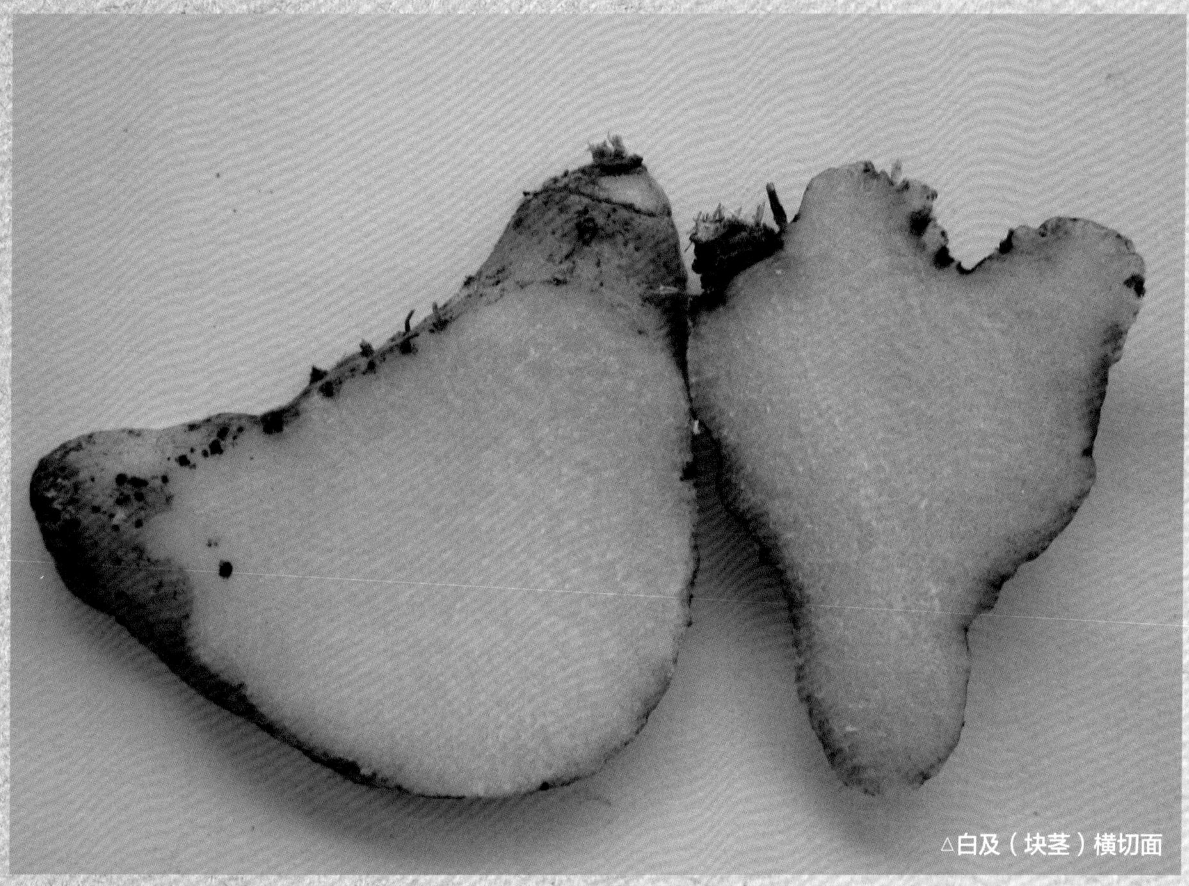
△白及（块茎）横切面

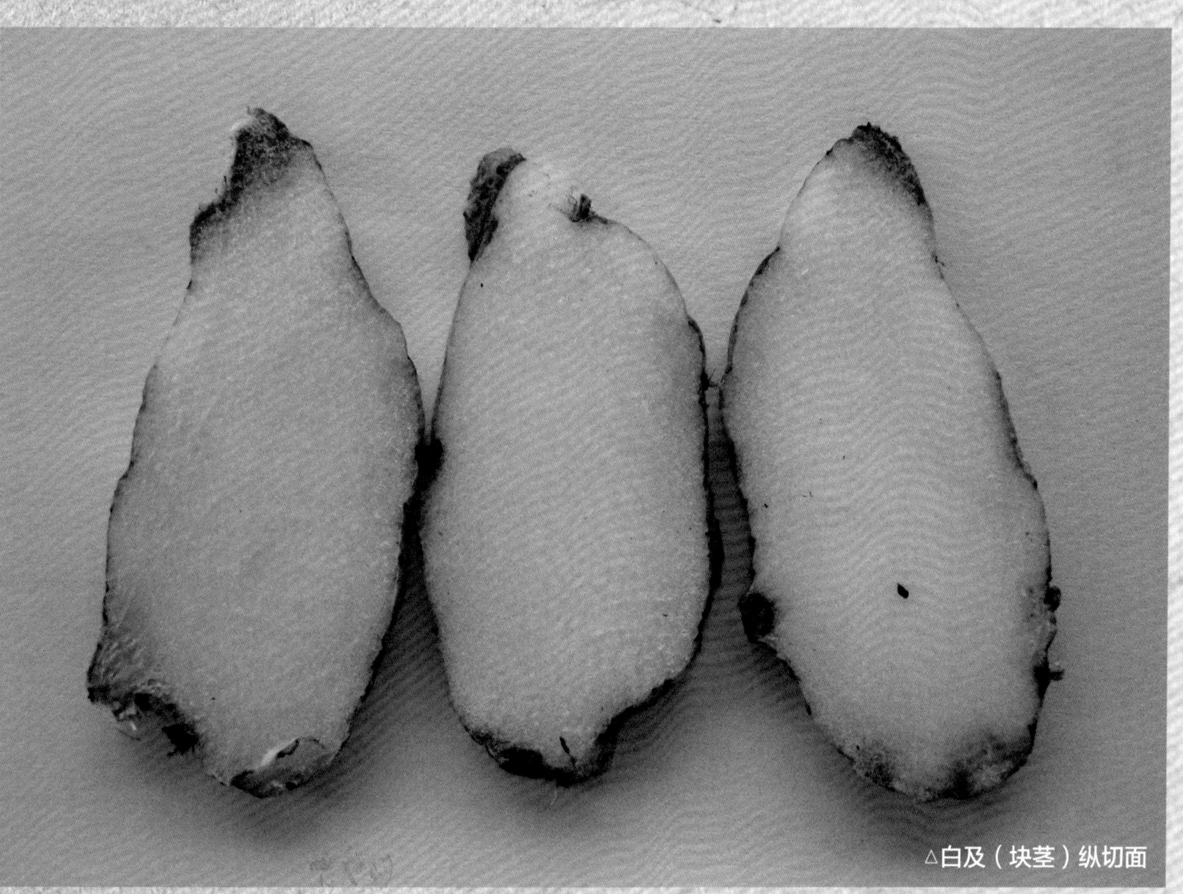
△白及（块茎）纵切面

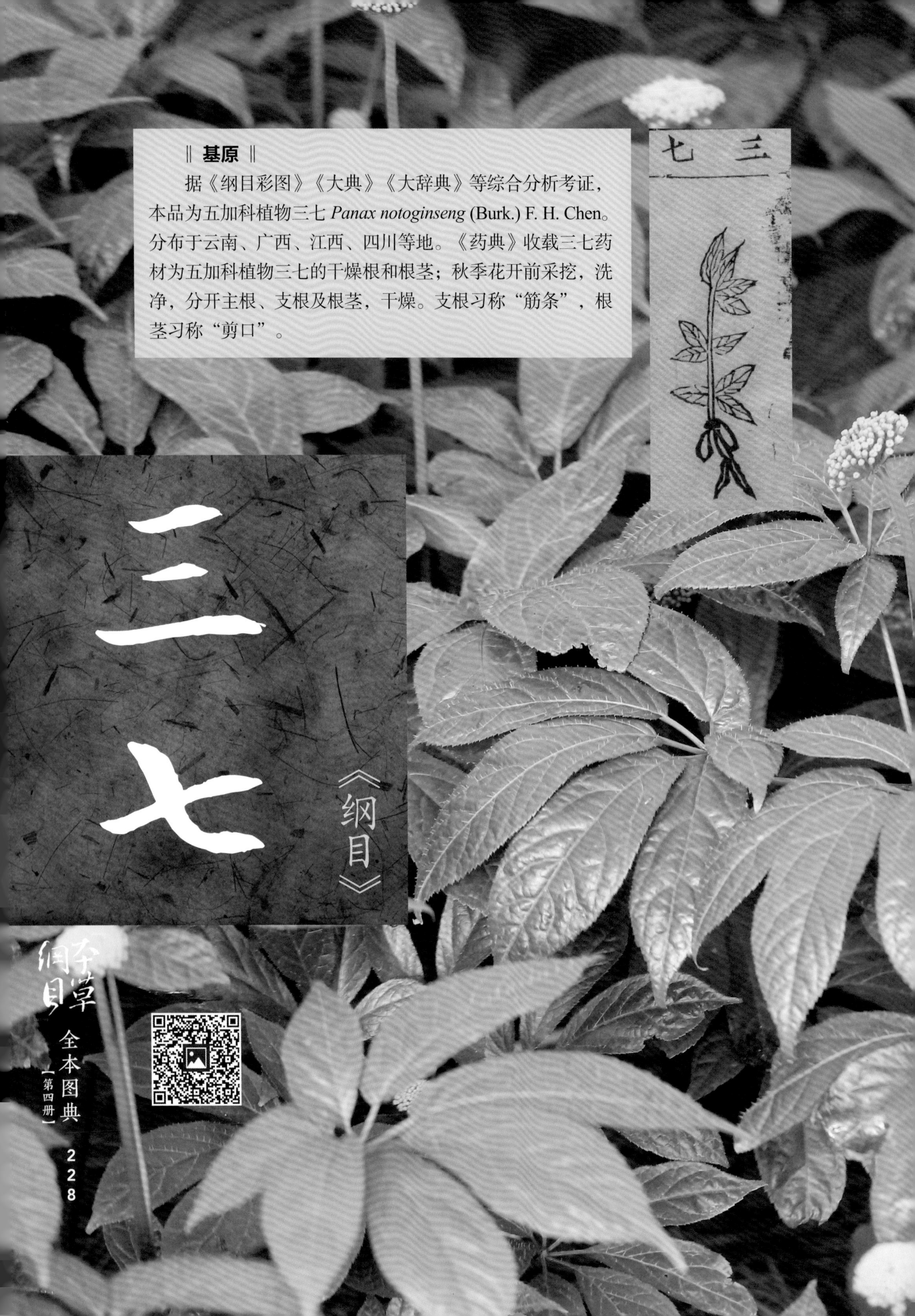

‖ **基原** ‖

据《纲目彩图》《大典》《大辞典》等综合分析考证，本品为五加科植物三七 *Panax notoginseng* (Burk.) F. H. Chen。分布于云南、广西、江西、四川等地。《药典》收载三七药材为五加科植物三七的干燥根和根茎；秋季花开前采挖，洗净，分开主根、支根及根茎，干燥。支根习称“筋条”，根茎习称“剪口”。

三七

《纲目》

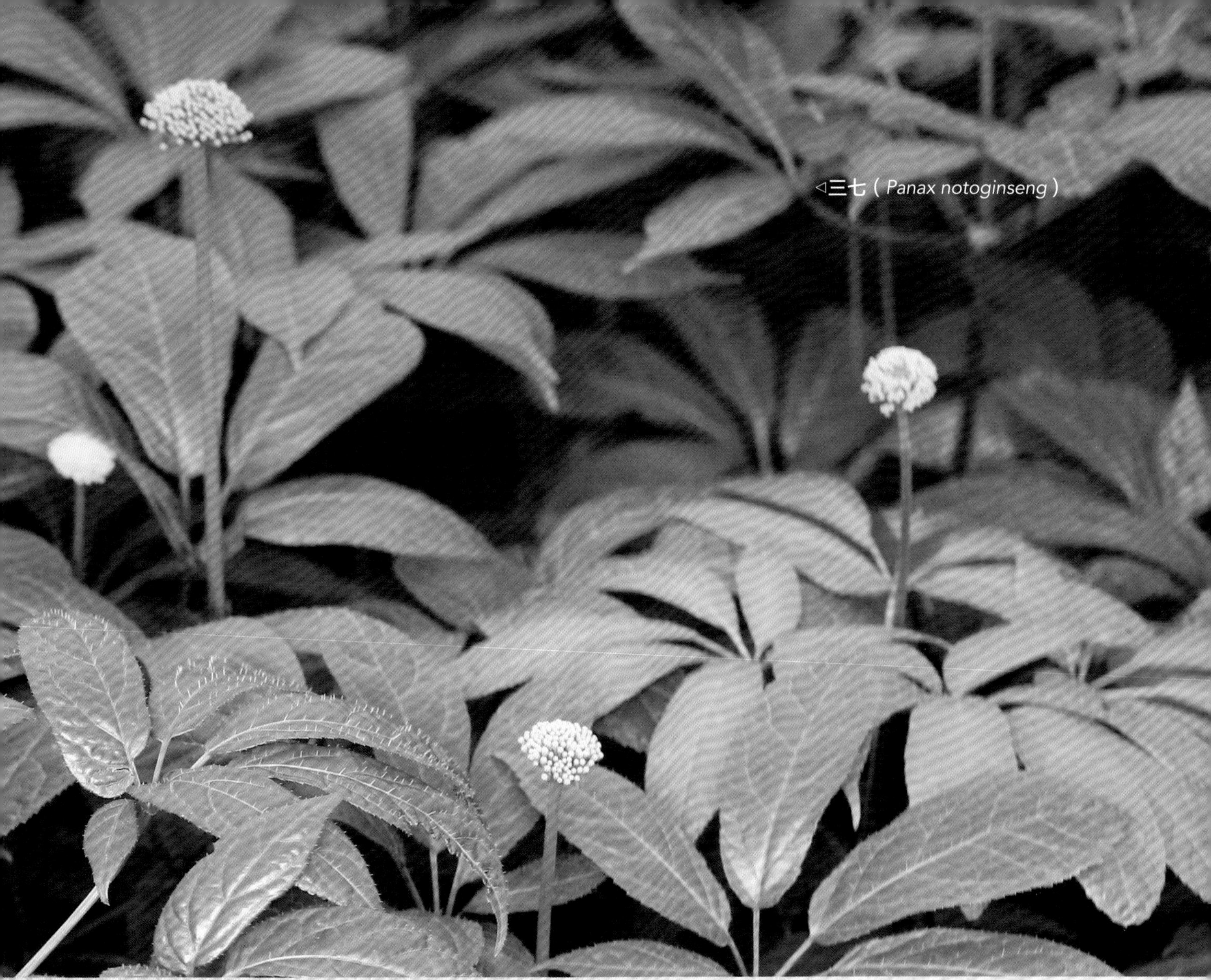

◁三七（*Panax notoginseng*）

‖**释名**‖

山漆纲目 **金不换**。[时珍曰] 彼人言其叶左三右四，故名三七，盖恐不然。或云本名山漆，谓其能合金疮，如漆粘物也，此说近之。金不换，贵重之称也。

‖**集解**‖

[时珍曰] 生广西南丹诸州番峒深山中，采根暴干，黄黑色。团结者，状略似白及；长者如老干地黄，有节。味微甘而苦，颇似人参之味。或云：试法，以末掺猪血中，血化为水者乃真。近传一种草，春生苗，夏高三四尺。叶似菊艾而劲厚，有岐尖。茎有赤棱。夏秋开黄花，蕊如金丝，盘纽可爱，而气不香，花干则絮如苦荬絮。根叶味甘，治金疮折伤出血，及上下血病甚效。云是三七，而根大如牛蒡根，与南中来者不类，恐是刘寄奴之属，甚易繁衍。

根

‖ **气味** ‖

甘、微苦，温，无毒。

‖ **主治** ‖

止血散血定痛，金刃箭伤跌扑杖疮血出不止者，嚼烂涂，或为末掺之，其血即止。亦主吐血衄血，下血血痢，崩中经水不止，产后恶血不下，血运血痛，赤目痈肿，虎咬蛇伤诸病。时珍。

‖ **发明** ‖

[时珍曰] 此药近时始出，南人军中用为金疮要药，云有奇功。又云：凡杖扑伤损，瘀血淋漓者，随即嚼烂，罨之即止，青肿者即消散。若受杖时，先服一二钱，则血不冲心，杖后尤宜服之，产后服亦良。大抵此药气温、味甘微

▽三七（植株）

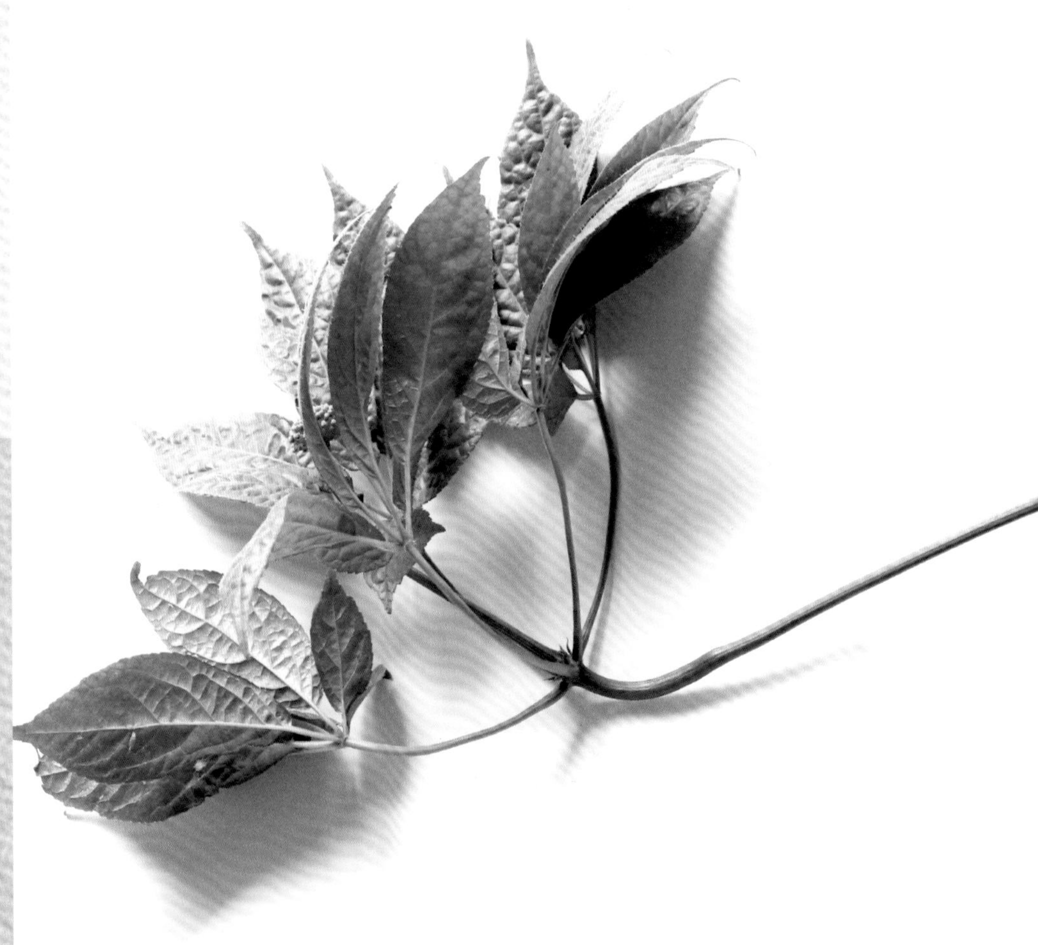

苦，乃阳明、厥阴血分之药，故能治一切血病，与骐麟竭、紫铆相同。

‖ **附方** ‖

新八。**吐血衄血**山漆一钱，自嚼米汤送下。或以五分，加入八核汤。濒湖集简方。**赤痢血痢**三七三钱，研末，米泔水调服，即愈。同上。**大肠下血**三七研末，同淡白酒调一二钱服，三服可愈。加五分入四物汤，亦可。同上。**妇人血崩**方同上。**产后血多**山漆研末，米汤服一钱。同上。**男妇赤眼**十分重者，以山漆根磨汁涂四围甚妙。同上。**无名痈肿**疼痛不止，山漆磨米醋调涂即散。已破者，研末干涂。**虎咬蛇伤**山漆研末，米饮服三钱，仍嚼涂之。并同上。

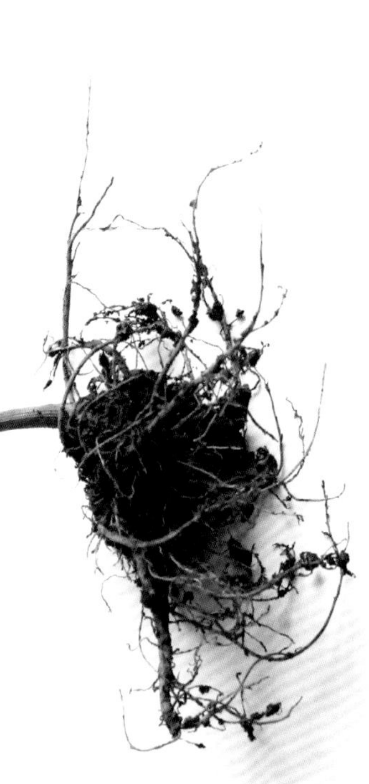

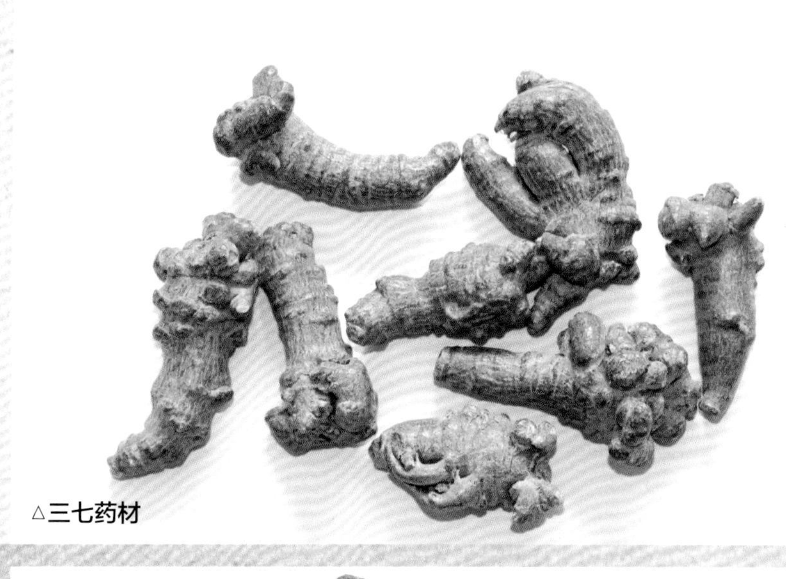

△三七药材

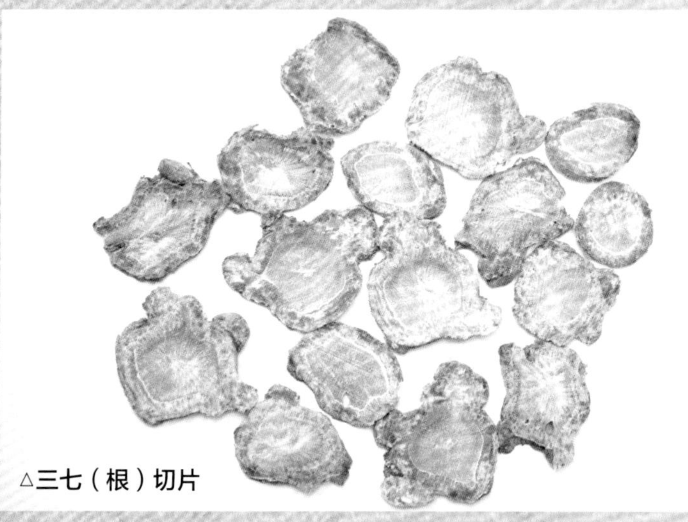

△三七（根）切片

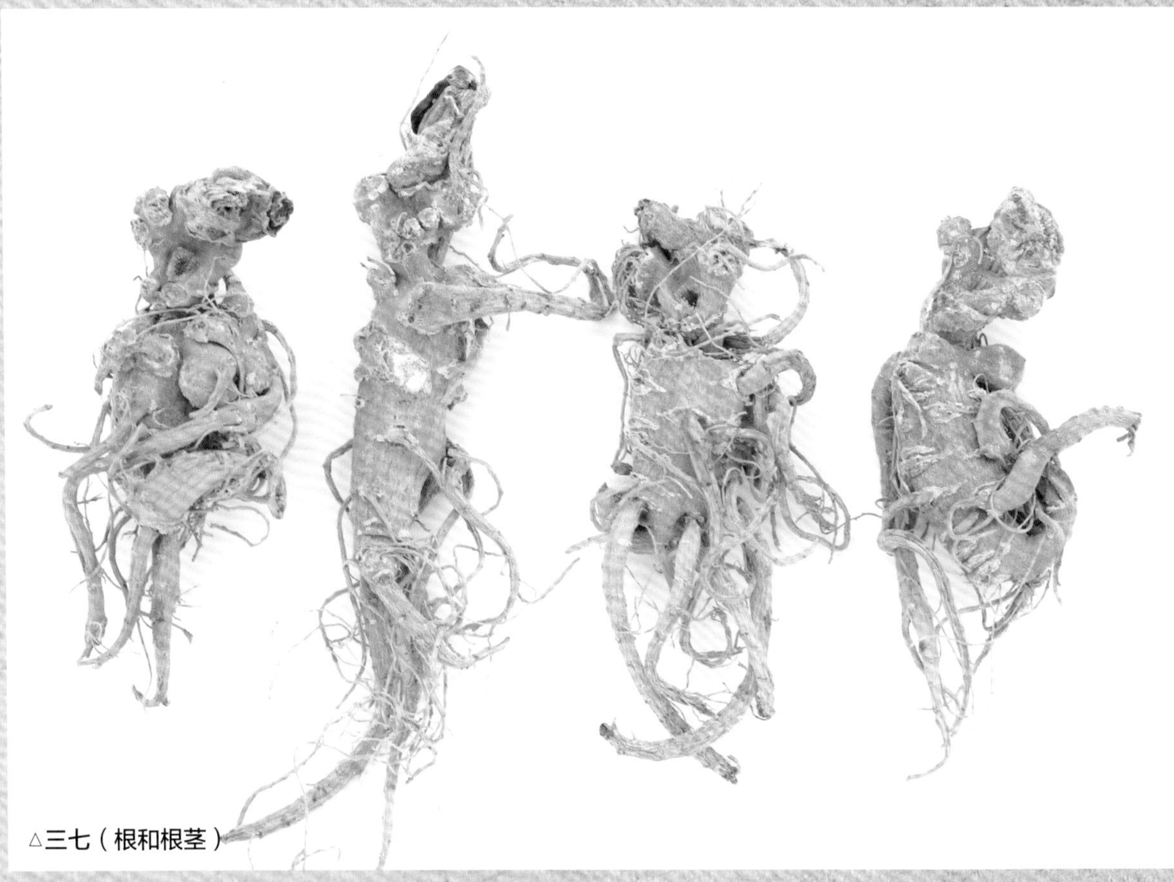
△三七（根和根茎）

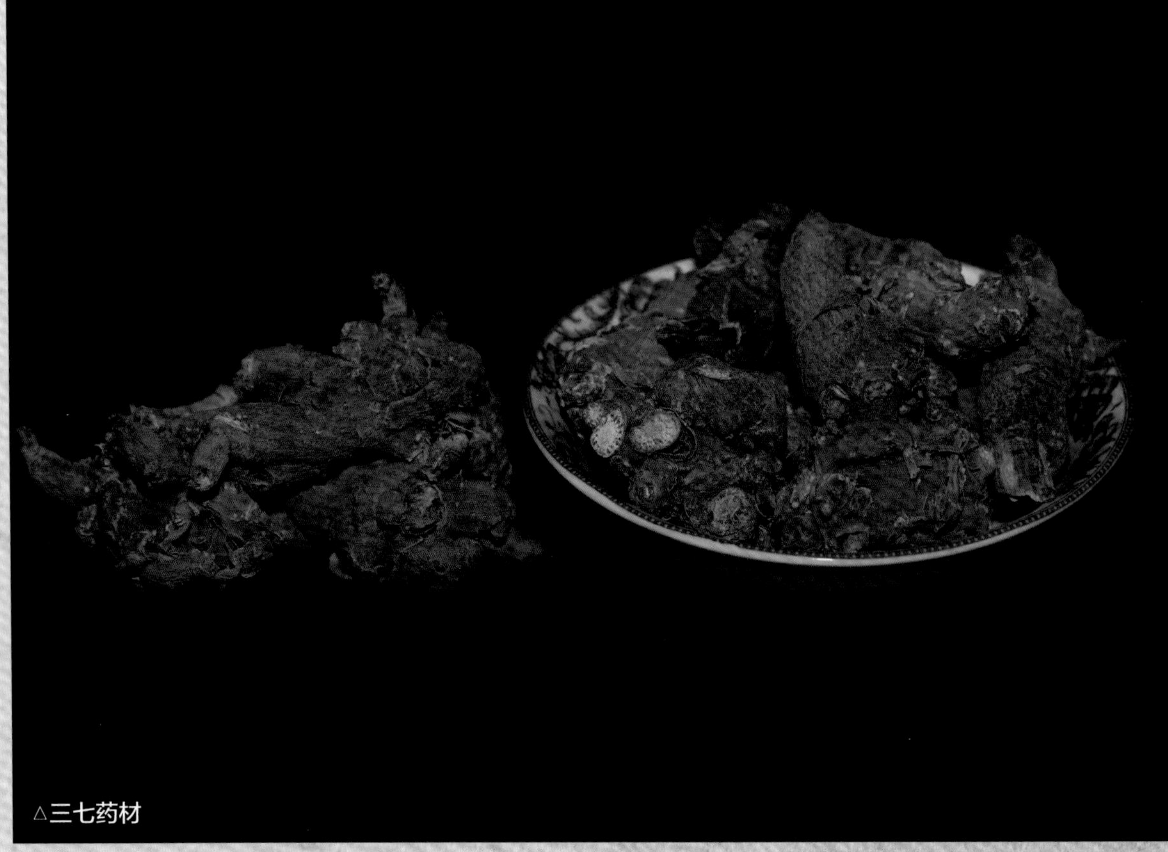
△三七药材

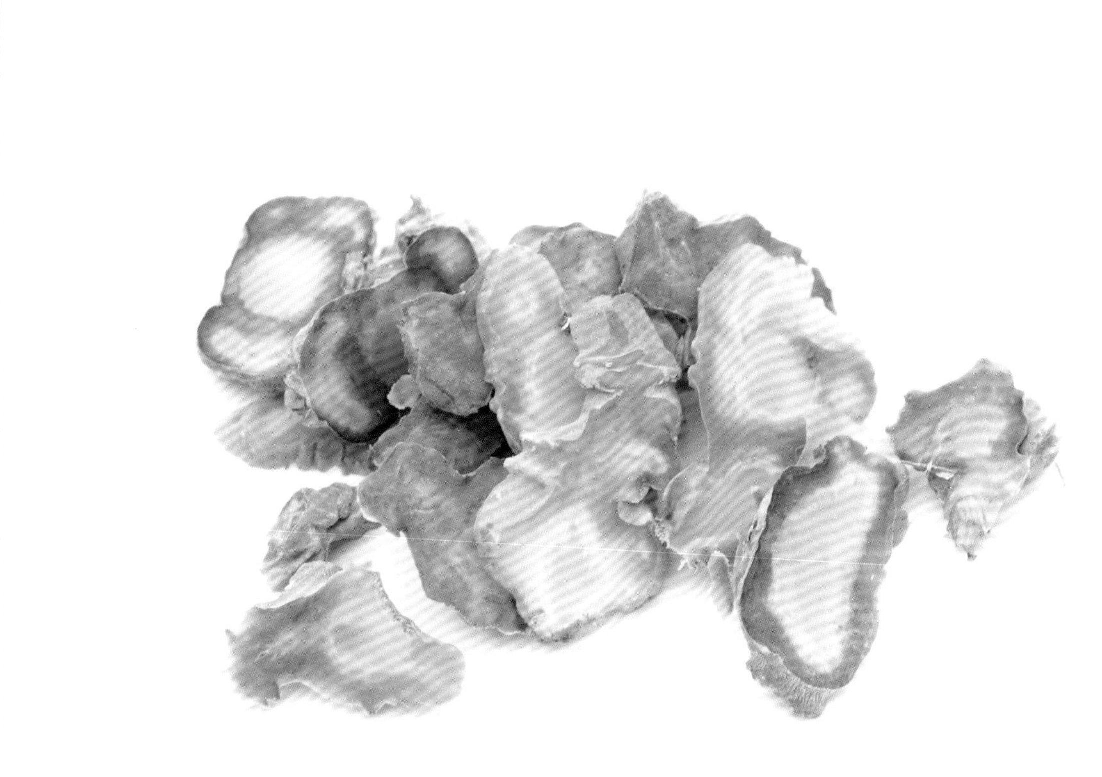
△三七（根茎）切片

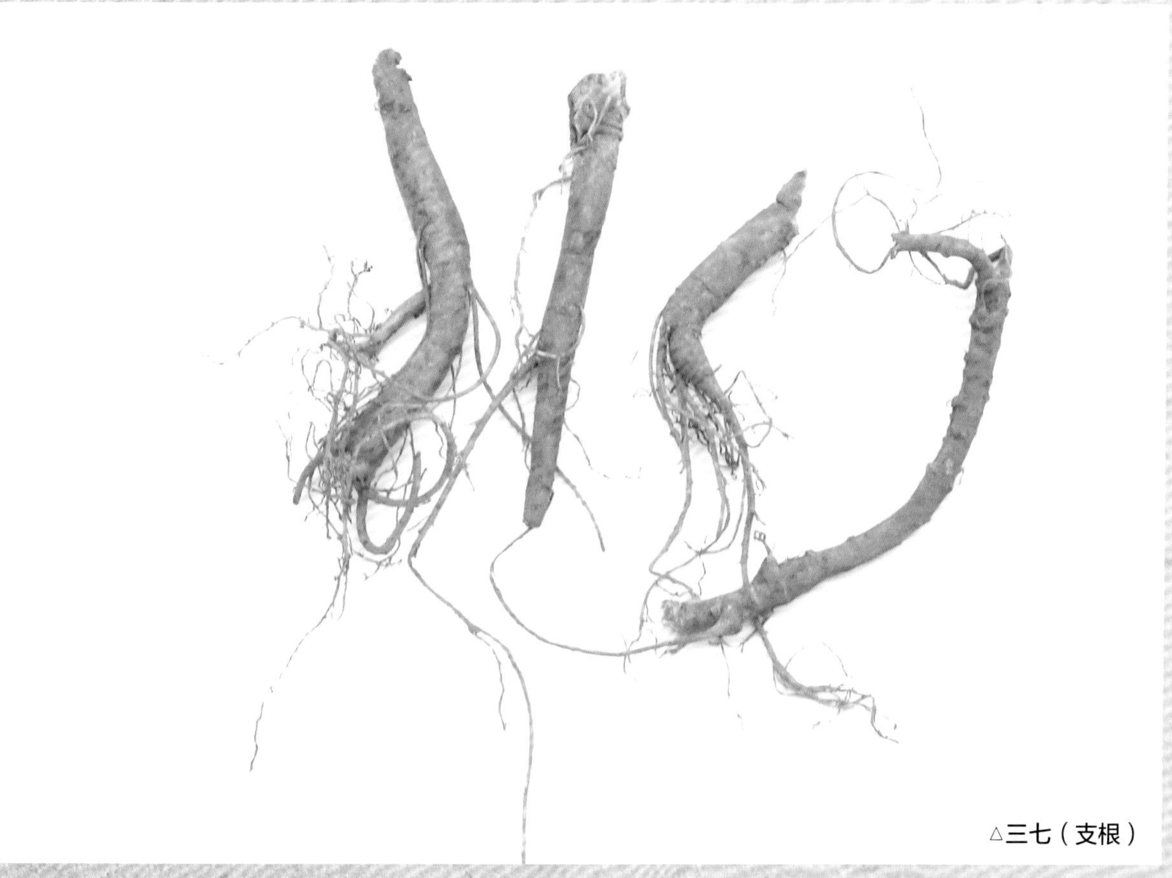
△三七（支根）

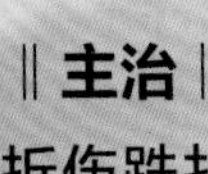

‖ **主治** ‖

折伤跌扑出血，傅之即止，青肿经夜即散，余功同根。时珍。

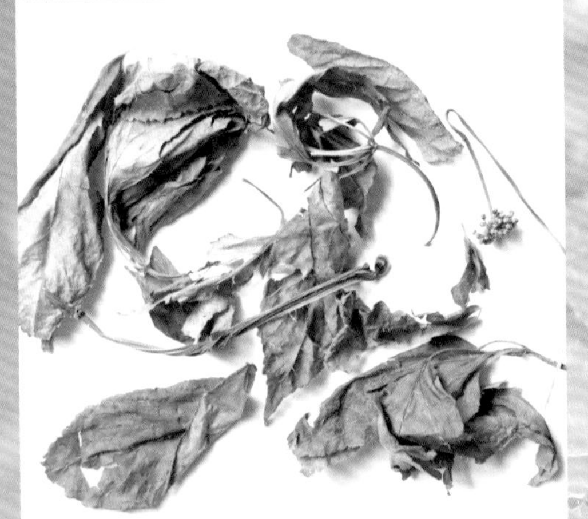

△三七（地上部分）

三七 *Panax notoginseng* ITS2 条形码主导单倍型序列：

```
1   CGCATCGCGT CGCCCCCCAA CCCATCATTC CCTCGCGGGA GTCGATGCGG AGGGGCGGAT AATGGCCTCC CGTGTCTCAC
81  CGCGCGGTTG GCCCAAATGC GAGTCCTTGG CGATGGACGT CACGACAAGT GGTGGTTGTT AAAAGCCCTC TTCTCATGTC
161 GTGCGGTGAC CCGTCGCCAG CAAAAGCTCT CATGACCCTG TTGCGCTGTC CTCGACGCGC GCTCCGACCG
```

△三七